CLINICAL ORTHODONTICS AND
BIOMECHANICS OF CLEAR ALIGNER

口腔正畸隐形矫治临床与生物力学

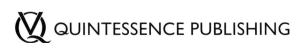

QUINTESSENCE PUBLISHING

Berlin | Chicago | Tokyo
Barcelona | London | Milan | Mexico City | Paris | Prague | Seoul | Warsaw
Beijing | Istanbul | Sao Paulo | Zagreb

口腔正畸隐形矫治
临床与生物力学

CLINICAL ORTHODONTICS AND
BIOMECHANICS OF CLEAR ALIGNER

主　编　房　兵
副主编　夏伦果　赵　宁　唐国华　潘晓岗

北方联合出版传媒（集团）股份有限公司
辽宁科学技术出版社
沈　阳

图文编辑

刘　菲　刘　娜　康　鹤　肖　艳　王静雅　纪凤薇　刘玉卿　张　浩　倪璐璐

图书在版编目（CIP）数据

口腔正畸隐形矫治临床与生物力学 / 房兵主编. —沈阳：
辽宁科学技术出版社，2023.11
ISBN 978-7-5591-3141-6

Ⅰ. ①口…　Ⅱ. ①房…　Ⅲ. ①口腔正畸学—矫治
器　Ⅳ. ①R783.508

中国国家版本馆CIP数据核字（2023）第150016号

出版发行：辽宁科学技术出版社
　　　　　（地址：沈阳市和平区十一纬路25号　邮编：110003）
印　刷　者：凸版艺彩（东莞）印刷有限公司
经　销　者：各地新华书店
幅面尺寸：210mm×285mm
印　　张：43
插　　页：4
字　　数：860千字
出版时间：2023年11月第1版
印刷时间：2023年11月第1次印刷
策划编辑：陈　刚
责任编辑：殷　欣　苏　阳　金　烁　杨晓宇　张丹婷　张　晨
封面设计：倪璐璐
版式设计：周　洁
责任校对：李　霞

书　　号：ISBN 978-7-5591-3141-6
定　　价：698.00元

投稿热线：024-23280336
邮购热线：024-23280336
E-mail:cyclonechen@126.com
http://www.lnkj.com.cn

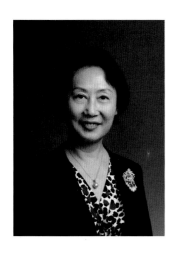

房兵

教授，主任医师，博士生导师

上海交通大学医学院附属第九人民医院口腔正畸科主任

中华口腔医学会口腔正畸专业委员会候任主任委员

中华口腔医学会口腔美学专业委员会副主任委员

中国整形美容协会口腔整形美容分会副会长

上海口腔医学会口腔正畸专业委员会主任委员

国际牙医师学院（ICD）院士

美国Angle口腔正畸专业委员会委员

英国爱丁堡皇家外科学院院士及口腔正畸专科院士国际考官

CONTRIBUTORS

编委名单

主 编
房 兵

副 主 编
夏伦果 赵 宁 唐国华 潘晓岗

审 核
陈荣敬 游清玲 陈振琦 纪 芳

主编助理
郑小雯

编 委
（按姓名首字笔画为序）

于 泉 叶年嵩 刘 超 纪 芳

李振霞 汪虹虹 陈荣敬 陈振琦

欧阳宁娟 郑小雯 房 兵 赵 宁

段余峰 袁玲君 夏伦果 唐国华

储汎婷 游清玲 潘晓岗

编委助理
（按姓名首字笔画为序）

苏 晗 李洋洋 李媛君 吴晓伟

陈雪慧 姜 婷 秦雨晨 唐昕月

崔梦娟 舒萌萌

以上均来自上海交通大学医学院附属第九人民医院

FOREWORD

序言

口腔正畸学是口腔临床学科中使用"力"治疗疾病的一个分支学科，"力"是错𬌗畸形治疗中唯一的"药"。错𬌗畸形从儿童乳牙萌出和青少年换牙开始发病，发病率约70%，成为口腔功能和"颜值"的主要"杀手"，严重影响患者的身心健康。

错𬌗畸形治疗是通过矫治器释放不同的力和力矩驱动牙齿移动，帮助口腔正畸医生实现活体器官移动，使牙齿在其新的位置上行使正常的生理功能。"力"作为"药"用，其大小、作用时间，以及力矩的大小和方向所引起的力学生物学响应，均需要进行精准的研究，明确其机制并实现临床转化，才能保证牙齿的安全移动，为患者创造美观和健康的、新的口腔颌面结构。

在错𬌗畸形的治疗中，由于施力不当会造成牙齿移动中的伤害和其载体牙槽骨的伤害，发生损伤口腔健康的并发症。随着数字化技术的发展，口腔正畸学中的施力装置矫治器也进入了数字化时代，透明矫治器应运而生。它是近十几年发展迅速的新型矫治器，广泛应用于临床。与发展了120多年的固定矫治器相比，透明矫治器从材料、形状和施力方式均产生了颠覆性的改变。

房兵教授在隐形矫治临床应用及研究领域有很高的造诣，同时在口腔生物力学研究领域也颇有建树。她带领上海交通大学医学院附属第九人民医院口腔正畸科团队，将积累了近20年的透明矫治器的临床矫治和生物力学研究经验，集合成了《口腔正畸隐形矫治临床与生物力学》一书。本书对隐形矫治技术的历史与发展、透明矫治器材料发展、隐形矫治生物力学基本原理、隐形矫治中支抗的发展与力学作用，以及隐形矫治中各种牙移动的生物力学原理进行了阐述，并结合临床实际病例对各类错𬌗畸形的隐形矫治生物力学原理做了详尽的总结。

《口腔正畸隐形矫治临床与生物力学》是国内第一部研究隐形矫治生物力学的著作，对临床医生理解隐形矫治的生物力学原理，将具有非常深刻的影响。本书将帮助读者系统、清晰地理解隐形矫治生物力学概念，理论联系临床实践，进而加强对隐形矫治技术的掌握，控制并发症，提高理论与临床技能，实现正畸治疗中美观–功能–健康的目标。

姜宗来

医学博士

美国生物与医学工程院会士（AIBME Fellow）

中国生物医学工程学会监事长

《医用生物力学杂志》主编

PREFACE

前言

口腔正畸是一门研究牙颌面畸形的学科，随着科技的发展，口腔正畸的治疗方式也在不断地更新和改进。透明矫治器是借助数字化技术和高分子材料创新而生成的矫治器，更为隐蔽、舒适、美观，逐渐受到越来越多患者的青睐。

《口腔正畸隐形矫治临床与生物力学》是一本有关隐形矫治技术的专业书籍，涵盖了现代口腔正畸学领域最前沿技术和理论。医学领域的技术和理论发展日新月异，为了更好地满足口腔正畸医生对知识和技能的更新需求，本书旨在为口腔正畸医生提供全面而深入的隐形矫治临床技术指导，应用生物力学原理和规律的分析结果，帮助口腔正畸医生更好地理解透明矫治器的正畸牙移动规律，使得口腔正畸医生更好地掌握"隐形矫治"这门数字化矫治技术。

本书的编委来自上海交通大学医学院附属第九人民医院口腔正畸科的专家团队，积累了近20年的隐形矫治各类牙颌面畸形的成功经验及临床研究结果，在理论和实践中有深厚的学术造诣，最终总结、汇集，呈现给各位同仁。

本书通过11章的内容诠释了口腔正畸治疗临床中最多见的情况。第1章隐形矫治技术牙移动的生物力学：正畸牙移动是口腔正畸治疗的核心内容之一，其生物力学概念指在施加一定力量的情况下，通过牙齿与周围骨组织之间的相互作用，使牙齿产生移动和调整位置的过程。正畸牙移动的生物力学概念涉及牙齿、牙周膜、骨组织等多方面的生物力学原理，是口腔正畸治疗的重要内容之一。第2章颌骨旋转的生物力学概念：颌骨旋转是指在口腔正畸治疗中，通过施加一定的力量，使上下颌骨发生相对旋转的过程，可以有效改善上下颌骨之间的错位和不平衡。颌骨旋转的生物力学概念涉及牙齿、牙槽骨、颞下颌关节等多方面的生物力学原理，是口腔正畸治疗中的重要手段之一。后续的9章内容分别是：第3章 I 类错𬌗畸形伴拥挤的非拔牙矫治、第4章 II 类错𬌗畸形伴深覆盖的非拔牙矫治、第5章 III 类错𬌗畸形的非拔牙矫治、第6章开𬌗畸形的矫治、第7章 I 类错𬌗畸形的拔牙矫治、第8章 II

类错殆畸形的拔牙矫治、第9章Ⅲ类错殆畸形的正畸–正颌联合矫治、第10章青少年Ⅱ类错殆畸形的矫治、第11章错殆畸形伴颞下颌关节紊乱病的矫治，主要描述了不同错殆畸形的诊断和矫治方案，隐形矫治技术的治疗流程，合理设计矫治器、附件和施力方式，在临床操作中生物力学特点和操作技巧，重要牙移动步骤的生物力学规律和临床表现，以及相应的矫治效果呈现。

本书内容包括隐形矫治的基本概念、矫治中移动牙和支抗牙的力系统设计、透明矫治器材料对治疗的影响、临床应用技巧、牙移动生物力学有限元建模的实战分析等方面，每一章都经过反复推敲和修改，力求为读者呈现最新、最全面、最实用的隐形矫治生物力学原理知识以及在临床中的应用。

在此要特别鸣谢整个编委团队，本书经过仔细打磨，对透明矫治器驱动牙移动的生物力学规律，结合临床实例进行了科学的论证。同时特别鸣谢"时代天使研究院"的多位工程师，在生物力学建模、有限元力学分析、结果的反复验证等方面做出的贡献，使得这本聚焦于隐形矫治技术临床与生物力学的科学规律揭示和阐述的书籍顺利完成，成为国内目前出版的第一本研究口腔正畸隐形矫治生物力学的参考书，在此对所有的贡献者表示特别感谢。

我们相信，本书将能够为广大口腔正畸医生提供有益的指导和帮助，更好地应对隐形矫治技术的临床挑战，提高治疗效果和患者满意度。同时，我们也期待读者们能够通过本书，深入解析透明矫治器的生物力学原理，从理论和科学研究方面丰富与促进口腔正畸学以及相关行业的发展。

房兵

2023年8月

CONTENTS

目录

1

第1章

隐形矫治技术
牙移动的生物力学

BIOMECHANICS OF
ORTHODONTIC
TOOTH MOVEMENT
IN CLEAR ALIGNER TREATMENT

1.1　透明矫治器的研发历史及产品简介

透明矫治器的溯源

透明矫治器的历史可以追溯到1924年，当时Orrin Remensnyder发明了"Flex-o-Tite"橡胶矫治器，可获得牙齿的少量移动。1945年，Harold Kesling制作了防止牙齿矫治后复发的"正位器"，同时提出可以通过一系列的正位器来完成牙齿的移动。1963年，Shanks开发了一种生产护齿类透明保持器的技术。1964年，Nahoum为他的"真空成型牙轮廓装置"申请了专利。1994年，Sheridan开发了名为"ESSIX"的矫治器系统，通过使用透明的热塑性膜片排齐牙齿，解决轻微的前牙错位问题，并使该技术在临床上得到应用。

透明矫治器的诞生

1997年，斯坦福大学的Zia Chishti和Kelsey Wirth两位研究生将三维计算机图形成像技术应用到牙齿矫治领域，成立Align Technology公司，创造了世界上第一个批量生产透明矫治器的Invisalign系统。1998年，Invisalign获得了美国食品药品监督管理局（FDA）的批准，当时美国正畸团体对这种矫治系统持抵制态度。2001年，Align Technology公司上市，投入大量资金做电视宣传广告，将产品提供给口腔全科医生。

继Invisalign之后，类似的透明矫治器品牌陆续出现。Inman Aligner由牙科技师Donal P. Inman于2000年在佛罗里达州开发，最初用于轻微矫治，最终被口腔全科医生广泛用于牙贴面修复前的准备。2005年，Align的一个创始人在巴基斯坦创立了Orthoclear；2006年，其业务由在得克萨斯州成立的ClearCorrect接替。Orthocaps于2006年在德国创立，是一种白天和夜间使用两种不同膜片材料的"Twin Aligner"系统。

2002年，由首都医科大学口腔医学院、清华大学激光快速成型中心与北京时代天使生物科技有限公司研发了具有我国自主知识产权的国产隐形矫治系统，并获得国家发明专利，在国内推广应用。

透明矫治器的发展

全球隐形矫治系统蓬勃发展，已成为当代主流正畸技术之一。目前在国内注册的透明矫治器品牌已有30余种，下面根据产品上市的时间顺序，介绍常见的几个隐形矫治系统。这些产品特点主要来自公司官方宣传，其有效性有待临床或体外研究证实。

爱齐（Align）的隐适美（Invisalign）

隐适美于2011年引入中国市场。隐适美G系列从2010年推出的G3复杂牙齿移动解决方案、2015年推出的G6前磨牙减数矫治方案，以及2021年推出的G8深覆𬌗矫治和后牙扩弓方案，陆续推出更新的产品以贴近医生的临床需求。爱齐公司宣称拥有三大核心科技，即SmartTrack材料、SmartForce功能和SmartStage技术。SmartTrack材料的专利塑料配方以期创造柔软和持续的矫治力及更好的矫治器与牙面贴合。SmartForce功能由优化附件和矫治器上的压力嵴或压力区组成，帮助实现计划的牙齿移动。SmartStage技术对牙齿移动的分步模式进行优化，用于提高牙移动的可预测性。隐适美另有前导下颌（mandibular advancement，MA）系统，通过后牙两侧的精密翼托引导下颌至前伸位，以获得类似Twin-Block功能矫治器的效果。但是这些公司宣传的产品功能，尚未见有效的实验数据或临床研究证据的文章发表。ClinCheck软件提供了友好的工作界面和良好的仿真效果，实现医生和公司后台技术人员的沟通，确定治疗方案的三维虚拟显示。

时代天使的Angelalign

上海时代天使医疗器械有限公司成立于2003年，2006年获隐形矫治发明专利的授权，2007年建立完整的3D打印生产线。2015年发布双膜交替的时代天使冠军版；2016年发布masterControl膜片材料；2019年发布多层复合材料masterControl S，拥有自适应性、记忆性、超弹性、抗撕裂、抗染色及隐形效果好等六大特点，同年发布面向替牙期的儿童版。2016年发布矫治力学模拟系统masterForce，对隐形矫治力学表达和施力效果提供模拟及展示。通过iOrtho平台提供具有多种模式和功能的产品，包括多模式矫治系统masterMulti（2017年发布），可选择不同膜片、不同矫治模式和不同矫治器佩戴周期，以满足个性化矫治需求。近期的产品更新还包括：

（1）根骨系统（2020年发布）

实现CBCT数据与牙冠扫描数据的融合，帮助医生评估根骨关系，以期让矫治更加安全高效。根骨系统的准确性需要研究进一步证实，医生要具备熟练的CBCT解读能力，才能更有效地使用这些工具。

（2）精控附件系统和智美隐形矫治系统（2021年发布）

基于masterEngine生物数据平台和masterForce生物力学技术平台开发的多种智能计算分析工具，输入临床影像数据、临床生物学数据、生物力学计算数据、材料性能参数、医学标准化设计等资料，通过力学智能解析计算，输出包括附件等优化力学表达的个性化方案设计，以期让牙齿稳定地达到目标位。其有效性有待临床研究论证。

奥美科（Ormco）的Spark

奥美科公司成立于1960年，总部位于美国加利福尼亚州，是全球主要的正畸产品制造商之一。公司于2019年开始提供透明矫治器品牌Spark，产品特点如下：

（1）TruGEN膜片材料

0.75mm厚度聚氨酯和共聚酯的复合3层高分子材料，公司宣称初始力值轻柔，能释放更为恒定的应力。

（2）膜片纹路浅，不易色素沉积

得益于材料更规则的物料表面以及精度为99μm的3D打印技术，矫治器长时间佩戴仍能保持清透。

（3）Approver数字化软件融合CBCT根骨系统

将CBCT的牙根及牙槽骨信息与3D数字化模型相结合，可从矢状面、冠状面和水平面同时查看牙根与颊舌侧牙槽骨的位置关系，以期帮助医生进行可视化诊断和设计，但也尚未见临床研究证据。

（4）提供多种附件选择

医生可根据需要设计附件的种类、位置和大小。

士卓曼（Straumann）的ClearCorrect

士卓曼公司是全球知名的牙科公司之一，2019年收购ClearCorrect进入透明矫治器市场。产品使用0.75mm厚的聚氨酯膜片。主要特点是矫治器裁切为非扇形的平直边缘，延伸超过龈缘。公司的体外实验显示，矫治器边缘覆盖牙龈2mm与平齐牙龈的扇形边缘相比，固位力明显增加，可以减少附件的使用[1]，但是还未见临床研究结果的相关文章发表。

正雅齿科的Smartee

正雅齿科科技（上海）有限公司（简称正雅）成立于2004年，其特点包括：

（1）正雅GS系列

将矫治器的𬌗面延伸为𬌗板，通过类似Twin-Block矫治器上下𬌗垫的匹配，协调上下颌间关系。其有效性尚未见临床研究结果的相关文章发表。

（2）Smartee正雅GII版

采用Smartee G FULL系列膜片，有着良好的韧性，应力释放更平缓，提升对牙齿的包裹。也提供软硬两种膜片，日间和夜间组合使用。但同样未见相应的临床研究证据。

隐形矫治技术的优势

与固定矫治技术相比，隐形矫治技术有以下优势。

对患者的优势

（1）美观舒适

减少成人患者矫治期间矫治器对美观的影响。

（2）对日常活动影响小

不存在会对体育活动造成危险的金属部件，不影响演奏乐器。

（3）更容易保持口腔及牙周健康

进食和刷牙时矫治器可摘下，牙周治疗期间不存在托槽和弓丝的干扰，降低脱矿和龋损的风险。

（4）没有应急情况

包括托槽脱落、弓丝刺激黏膜、釉质磨损、金属材料的过敏等。

对治疗的优势

（1）数字化排牙

有利于确定更精确的治疗方案、更顺畅的医患沟通和多学科的协调，并利于治疗进展和治疗结果与预期效果的比较及评价。

（2）避免颌间干扰

透明矫治器的𬌗垫效应可避免反𬌗、锁𬌗等矫治中对颌牙的干扰；深覆𬌗治疗初期没有下颌前牙难以正常放置托槽的现象，上下颌前牙可以同时开始移动。

（3）可分步移动牙齿

磨牙顺序远中移动。

（4）设置步数或每步牙齿的移动量

实现轻力或间歇性施力。

对正畸医生团队的优势

（1）数字化治疗方案有利于技术的推广和医生的学习。

（2）减少主诊医生的椅旁时间，更好地发挥治疗团队的作用。

（3）减少应急处理的复诊次数。

（4）复诊的安排（如频率）更自由。

（5）对团队成员的培训更加容易。

隐形矫治技术的不足

和其他矫治技术一样，隐形矫治技术有其局限性。

（1）透明矫治器属于活动矫治器，其疗效依赖于患者的配合。

（2）临床牙冠短的牙齿或牙列，固位不足，难以有效移动。

（3）矫治器并非完全隐形，与舌侧矫治器相比，透明矫治器对美观仍有一定影响。

（4）对牙根的控制能力较弱，要求正畸医生掌握隐形矫治技术独特的牙移动生物力学，才能扬长避短，获得可预测的矫治效果。

作为一种新型的矫治技术，隐形矫治技术的发展前景令人期待。近期的软件更新，已实现了CBCT与治疗方案的集成，未来隐形矫治技术的创新可能会聚焦于AI设计、直接3D打印、实时矫治器生产等方面。

1.2　透明矫治器膜片材料的力学特征

用于制作透明矫治器膜片材料的力学性能，是影响隐形矫治疗效的核心要素之一。膜片材料是一类有机高分子共聚物，理想的膜片应具备同矫治需求相契合的力学性能。

膜片材料的基本力学参数

透明矫治器在使用中可以产生短期和长期的矫治力。短期载荷是矫治器佩戴到牙列上后即刻

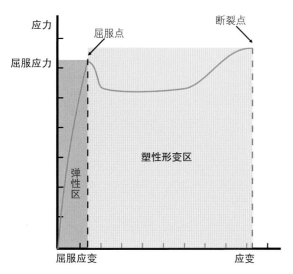

图1-2-1 热塑性膜片材料的应力-应变曲线

产生的矫治力，矫治器是否发生弹性形变并能恢复至其原始形状是至关重要的。当矫治器与牙列贴合后，产生的是不连续的长期载荷，受到矫治器上预设的牙移动和口腔颌面部的生物机械力共同作用。掌握膜片材料实施牙移动的性能，首先需要了解该材料的力学特征。评估膜片材料力学参数的常用方法是测定该材料的应力-应变曲线（图1-2-1）[2]。

（1）弹性模量

对材料施加的应力与造成材料变形之间的比值称为模量，对于使用拉伸试验进行测定的材料，该比例常数称为弹性模量或杨氏模量（Young's modulus）。弹性模量是膜片的固有属性，是表征材料刚度的参数，反映材料抵抗变形的能力。膜片材料的弹性模量越大、刚度越高，产生的矫治力就越大，相同应力下材料弹性形变越小，摘戴矫治器就越困难。

（2）弹性区

在弹性区内，材料的应力和应变基本遵守胡克定律，即应力与应变成正比关系，撤除应力之

后，材料可以恢复至原始的形状和长度。

（3）屈服点

屈服点是应力-应变曲线上第一次出现应力不增加而应变增加的点，该点对应的应力与应变分别称为屈服应力与屈服应变。材料屈服后会发生不可逆的塑性变形，因此屈服应力和屈服应变与材料的适用范围直接相关。屈服应力越高，表示材料能抵抗的外力越高；屈服应变越高，表示材料能适用的弹性形变范围越大。透明矫治器的制作通常会选用屈服点高的膜片材料。

（4）塑性形变区

塑性形变区是应力-应变曲线上屈服点与断裂点之间的区域。当材料的变形达到这一范围后，撤去应力，材料将不会恢复至原始形状。临床设计透明矫治器每一步形变量（步距）需要遵守弹性区和塑性形变区的力学性能。步距在弹性区内时，矫治器可以保持原始形状。而步距大于弹性区进入塑性形变区时，矫治器虽然没有断裂，但发生形变，牙齿就无法移动至设计的位置。

（5）极限抗拉强度

极限抗拉强度指材料在断裂前所能承受的最大应力。

（6）材料韧性

材料韧性是反映材料断裂前吸收能量多少的指标，可以通过计算应力-应变曲线下的面积测定材料的韧性。

（7）延伸率

延伸率指材料在应力作用下发生的总应变，通常会测定材料屈服点和断裂点的延伸率，分别称为屈服延伸率与极限延伸率。这些性能与透明矫治器的热压膜制作过程以及摘戴过程中是否容易发生断裂有关。

（8）力传递

材料的种类、厚度、结构、加工方式以及载荷情况等因素均会影响膜片应力的释放，理想的透明矫治器需要膜片材料实现最佳的力传递。如果对牙齿施加过大的力，会发生间接骨吸收而不是直接骨吸收，牙移动速度变慢，甚至发生牙根吸收；而如果对牙齿传递的力不足，可能无法达到激活牙移动的阈值。

（9）应力松弛

膜片材料实际同时表现出黏性（类似液体）和弹性（类似固体）的黏弹性特质，因此膜片材料也称为黏弹性材料。应力–应变关系会随着时间变化，其时间依赖性特征的基本表现之一就是应力松弛。应力松弛是一个高分子材料普遍存在的现象，也反映为拉力衰减，指的是当应变维持在某个恒定量时，材料应力逐渐减少的现象。透明矫治器上的应变产生在预先设计了牙移动的区域，由于膜片材料的黏弹性，预设的力量会随时间衰减，这一现象在潮湿环境中通常会表现得更加明显，受影响程度与材料的塑性性能、吸水量、温度及所承受载荷的大小有关。

膜片材料的其他性能

（1）热成型性能

热成型性能是膜片材料制作透明矫治器的基本性能。膜片材料具备适宜的加工温度范围，受热软化容易成型而又不至于熔融，加热时材料可以拉伸，经气动或机械压力就会在模具上形成清晰的轮廓。

（2）热稳定性

热稳定性指膜片材料在加热过程中抵抗热分解的能力，其实质是受热分解的难易度。

（3）吸水性

吸水性是指材料从环境中吸收水分的能力。膜片吸收水分的程度取决于材料类型与环境条件（包括温度、湿度和接触时间）。

（4）化学稳定性

透明矫治器处在温暖潮湿的口腔环境，唾液中的无机盐或有机物和膜片聚合物发生不可逆的化学反应时，会改变膜片性能，对矫治效果可能产生负面影响。

（5）尺寸稳定性

由于膜片聚合物具有黏弹性，在外力作用下易产生蠕变现象，导致矫治器的尺寸不稳定。在热压成型和脱模的过程中，矫治器可能因为膜片材料回弹变形等原因发生一定的变形，影响矫治器的正常使用和力学表达；戴入口内后，膜片材料的吸水性也会对矫治器的尺寸稳定造成影响。

（6）耐疲劳性

疲劳是指物件在低于其断裂应力的循环加载下，发生损伤和断裂的现象。膜片材料需具有较高的耐疲劳性，以防止矫治器反复摘戴而导致断裂。

常用的膜片材料

膜片材料是一类具有不同特性的聚合物，一般为聚丙烯类和共聚酯类，主要包括聚丙烯（polypropylene，PP）、苯二甲酸乙二醇酯（polyethylene terephthalate，PET）、聚对苯二甲酸乙二酯–聚乙二醇［poly（ethylene terephthalate）–glycol，PETG］、热塑性聚氨酯（thermoplastic polyurethane，TPU）、聚碳

酸酯（polycarbonate，PC）及乙烯乙酸乙烯酯（ethylene vinyl acetate，EVA）等[3]。

（1）聚丙烯（PP）

PP是由丙烯通过加聚反应而成，Scheu公司推出的Hardcast膜片即为PP材料。PP作为工业生产中重要的商业化聚合物之一，具备优良的刚度，以及良好的热稳定性、化学稳定性和生物相容性，但是其尺寸稳定性较差，韧性方面的不足也限制了它的应用。

（2）苯二甲酸乙二醇酯（PET）

PET因其优越的耐疲劳性成为一种广泛使用的热压膜材料，目前临床上常用于制作压膜保持器的Biolon膜片即为PET材料。PET除可以释放较大的应力外，还可以维持尺寸的长期稳定。

（3）聚对苯二甲酸乙二酯-聚乙二醇（PETG）

PETG为无定型、非结晶共聚酯，是PET的一种衍生物，相比PET多了1,4-环己烷二甲醇单体，Erkodent公司推出的Erkodur膜片及Scheu公司推出的Duran膜片均为PETG材料。PETG材料力学性能优异，韧性好、拉伸强度高；PETG具有较高的透明性，还表现出良好的耐化学腐蚀性、耐疲劳性和尺寸稳定性。因其生物相容性好、卫生级别高，多种PETG材料均满足美国食品药品监督管理局（FDA）标准，被广泛用于制作医疗器械。除此之外，PETG与其他聚合物的相容性较好，可以使用一些高性能的高分子材料与PETG进行物理熔融共混改性，得到性能更加优异的新材料，拓展PETG的使用范围。

（4）热塑性聚氨酯（TPU）

TPU是透明矫治器中常用的热塑性材料。隐适美使用的Ex30、Ex40、SmartTrack几代材料均为TPU材料。TPU兼具塑料和弹性两者性能，既有硫化橡胶的机械性能，又有热塑性聚合物的加工性能。因为没有普通橡胶中的化学网络结构，TPU可以被反复地融化和加工。TPU具有较高的弹性，可以满足正畸轻而持续的矫治力需求，还具有高抗张强度、高撕裂强度和高耐磨性等特征。

（5）聚碳酸酯（PC）

PC可以与其他聚合物联合用于膜片的制作，如Durasoft膜片即由PC与TPU组合而成，可以释放较为恒定的矫治力。PC根据分子基团的结构差异，可以分为脂肪族PC、芳香族PC和脂肪芳香族聚PC等多种类，其中芳香族PC机械性能相对较好，应用范围较广。作为一种无定型、无色透明的高硬聚酯材料，PC综合性能优异、强度高，可以在更广的温度范围内使用；同时PC的透光性好，使其产品具有良好的美观性；PC材料还具有高尺寸稳定性以及低吸水速率。但也有一些缺点限制了PC的广泛应用，如其较差的延伸性、加工过程应力集中易开裂以及耐磨性差等特征。

（6）乙烯乙酸乙烯酯（EVA）

EVA是由无极性、结晶性烯单体和非结晶性乙酸乙烯酯（vinyl acetate，VA）单体，在引发剂存在下共聚，得到类似橡胶弹性体的无毒、无味、透明的热塑性塑料，具有良好的生物相容性，Dentsply公司推出的Essix A+膜片即为EVA材料，常用于制作压膜保持器。总体而言，EVA具有优良的弹性、柔韧性、透明性和耐化学腐蚀性。EVA中VA含量高时，其抗冲击性和弹性都会增加，但结晶度、刚度、软化温度及熔点均下降。

鉴于不同的膜片材料具有不同的性能特征，在不同方面具有各自的优劣，许多学者着眼于各种材料的共混改性研究。不同种类的原材料可以形成不同性能的共混物，同样的原材料种类，搭配的比例不同，所得共混物的相关性能也存在差异。了解已有膜片材料的不足之处，就可以通过选择具有相关优势性能的材料来对原材料进行针对性的改进，高效地改善膜片材料的相关性能，使其更能满足隐形矫治的临床需求。例如，将PETG、PC和TPU按照7∶1∶2的比例进行共混改性后可以表现出最佳的机械性能，同时吸水性与应力松弛特性也优于Erkodur和Biolon膜片材料[4]。应力松弛同样受到材料种类和结构的影响，例如单层材料F22 Aligner（TPU）和Duran（PETG）的应力松弛速率大于双层材料Durasoft（TPU/PC）和Erkoloc-Pro（PETG/TPU）[5]。

膜片材料的力学特征和临床应用

除了膜片材料自身的力学参数外，矫治器的力学性能还受到其他许多因素的影响。

厚度

透明矫治器的膜片厚度会影响矫治力。一般而言，材料越厚，其弹性模量和最大应力越大，产生的矫治力值大小与厚度基本成正比。研究发现，0.75mm初始厚度的膜片，其弹性及抗断裂能力位于0.50～1.00mm厚度的膜片之间，结合膜片应力和热成型厚度变化考量，综合性能为三者中最佳[6]。厚的膜片虽然在最大应力与固位力方面存在优势，但是比较硬、弹性小，患者摘戴

可能存在困难，佩戴的不适感也会增加。因此，0.75mm厚度的膜片常用于透明矫治器的制作，对于保持器则可以使用较厚的膜片材料。

值得一提的是，热成型膜片经不同加工工艺（如塑性、冷却、修剪等）后制成的矫治器厚度，同原材料的膜片厚度之间存在差异。例如，时代天使的masterControl S膜片初始厚度为（0.76±0.05）mm，实际矫治器厚度在前牙区为0.45～0.61mm、尖牙区为0.53～0.64mm、后牙区为0.58～0.68mm。

边缘高度

Cowley等[1]报道了3种不同边缘高度的矫治器：沿龈缘的扇形裁切、平龈缘的直线裁切和高于龈缘2mm的直线裁切，发现在同样的材料与附件条件下，高于龈缘2mm的矫治器具有最大的固位力。由于矫治器边缘高度的影响，牙齿压入移动比倾斜移动更为显著，增加的矫治力可能是边缘形状引起的刚度增强所致[7]。

步距和形变量

隐形矫治设计的每步移动量，也就是矫治器与牙齿之间的形变量，也称为激活量或步距。过小或过大的形变量均会影响临床治疗效果。每步形变量过小虽然可以增加佩戴的舒适度且方便摘戴，但产生的矫治力太小，并且会很快衰减至启动牙槽骨改建的阈值以下，影响有效的牙齿移动；而形变量过大时，虽然可以传递较大的矫治力，但也增加了就位的难度，影响矫治器与牙冠的贴合，甚至可能会使矫治器产生不可逆的形变，同样影响矫治效果[8]。根据膜片材料的特性，不同透明矫治器品牌选用的每步形

变量有差异，如时代天使每步设计的形变量为0.25～0.33mm。

时间和老化

由于应力松弛，膜片产生的矫治力会随着时间衰减，温度越高、湿度越大，材料老化越明显，发生应力衰减也越明显。Lombardo等[5]在体外测量了多种膜片材料的应力松弛特性，发现所有的材料在24小时内都释放了大量的应力，尤其是在最初的8小时内应力释放更大，之后则达到了一个变化较小的平台期，衰减趋于稳定。老化特征会随着膜片材料的不同而改变，时代天使对外公布的数据显示，masterControl材料在24小时后应力松弛率≤75%，masterControl S材料在24小时后的应力松弛率≤30%。隐适美SmartTrack材料的测评数据为24小时应力松弛率约30%，7天的应力松弛率为47%。

另外，膜片材料经37℃人工唾液浸泡后，材料变脆，耐磨性降低[9]。热塑性材料吸水后，会加速老化，改变其理化性能，材料膨胀也影响矫治器与牙面的贴合程度。因此理想的透明矫治器材料应具有尽可能低的吸水性。材料的吸水性一方面受材料结晶度的影响，无定型非晶态聚合物（如PC、PETG、TPU等）有较高的吸水速率，而半晶体材料（如PP、EVA等）的吸水速率较低；另一方面材料的层次结构也将影响其吸水性，随着材料层数的增加，吸水速率将随之增加。

更换频率

合适的佩戴周期也是影响牙移动效果的关键因素，透明矫治器需要足够的佩戴时间才能实现所需的牙移动。临床建议佩戴矫治器至少20小时/天，单副矫治器持续佩戴2周。临床研究显示，每副戴用15天的隐适美矫治器，其与牙齿和附件间的间隙最少[10]。虽然戴用7天、10天和14天的总体临床效果相近，但对于难移动的后牙，仍建议戴用2周的方案[11]。在临床诊疗中，每次复诊检查非常重要，根据牙移动的进程和矫治器之间的一致性进行实时调整，是保证矫治效果的重要因素。正畸医生需结合预设与实际牙移动的差异、当前治疗阶段的需要、患者的依从性以及矫治器的物理磨损情况等综合检查考量，在矫治的不同阶段提供个性化的更换频率。

光滑度

透明矫治器的表面并非完全光滑，其粗糙度在第1周后下降40%～70%，导致材料摩擦系数以及矫治器微机械固位的降低，是除了材料老化和牙移位导致的应力衰减之外，矫治器固位随时间减弱的另一原因。这一特性也使得菌斑的保留能力降低，利于减少矫治器表面的菌斑积聚与牙石形成[12]。

透明矫治器材料的展望

目前的膜片材料性能尚不能完全满足隐形矫治的需求，理想的隐形矫治膜片材料应具备以下特点：

（1）良好的加工性

膜片加热成型的温度对于矫治器的成型非常重要，要综合考虑材料的熔融温度、流动性以及热分解温度等因素，保证材料加工流动性良好。

（2）优异的力学性能

理想的透明矫治器材料需要具有较高的屈服应力、合适的弹性模量以及尽可能低的应力松弛率。

（3）卓越的光学性能

材料需具备抵抗变色的能力以维持佩戴周期内矫治器的透明、美观。

（4）低吸水率和稳定性

在佩戴周期内，矫治器吸水后材料的体积和性能应基本保持不变；矫治器应当呈现一定的惰性，保持理化性质的稳定，不会与唾液成分发生反应。

（5）良好的生物相容性

对人体无毒副作用。

从原始的膜片材料到临床使用的透明矫治器之间还需要多道工序，热成型会引发矫治器尺寸的改变与理化性质的变化，膜片材料的收缩或膨胀均会影响矫治器的应力以及与牙列的贴合，此外还存在材料浪费、环境污染的问题。为了克服传统热压膜制造的局限性，近年来不少研究尝试使用生物相容性材料直接3D打印透明矫治器，目前的最佳选择是制造精度较高的光化学聚合技术。

光敏树脂类材料流动性优良、光固化速度快，是高精度3D打印的首选材料，也是适合用于直接3D打印制作透明矫治器的材料。常用打印树脂的特性与细胞毒性参数见表1-2-1[13]。有研究采用Dental LT透明树脂（Formlabs，美国），利用3D打印成功制作了0.75mm厚的透明矫治器，将其机械性能和尺寸特征与Duran膜片传统加工的热成型矫治器进行比较，发现基于树脂3D打印的透明矫治器更适合临床使用，因其在尺寸、形状上更为精确，并且能以较低的位移抵抗更大的最大载荷，产生可逆的弹性形变，这表明3D直接打印的矫治器具有足够的机械强度抵抗外部载荷而不会降低临床性能[14]。尽管目前尚缺乏经过验证和批准的用于直接打印透明矫治器的光聚合树脂，但医学界对于生物相容性树脂开发的兴趣日益浓厚，一些关于改性树脂与打印规程的试验研究已在志愿者中进行。

表1-2-1　常用打印树脂的特性与细胞毒性参数

品牌	材料	密度（g/cm³）	弹性模量（MPa）	拉伸应力（MPa）	断裂伸长率（%）	细胞活力（%）	细胞毒性
Dental LT（Formlabs Inc.）	光聚合透明甲基丙烯酸酯低聚物和甲基丙烯酸乙二醇酯	1.1～1.3	2300	84	12	60.3（第1天）62.5（第14天）	轻微
Accura 60 SLA（3D System）	聚碳酸酯基光聚合树脂	1.13～1.21	2690～3100	58～68	5～13	13.9（第1天）24.5（第7天）	严重
E-Guard（Envision TEC）	光聚合透明树脂	1.06～1.12	2050～2130	79～85	3.81	64.91（第1天）75.1（第7天）	轻微

1.3　隐形矫治的生物力学

正畸学的科学性体现在对牙移动的生物学基础以及矫治器自身功能的理解。数学、计算机科学、材料科学和生物力学是优化器械设计的核心。透明矫治器的最新进展正是基于这些学科的原则，要改善矫治器的功能，首先必须了解它的工作原理。

透明矫治器的施力方式

隐形矫治是正畸治疗技术之一，遵守正畸学的基本原则，如力的应用、力的施加和控制、支抗以及生物力学原理。但是，临床医生需要清晰地理解固定矫治与隐形矫治之间的异同。充分了解透明矫治器的优缺点，将有助于临床医生根据特定的错𬌗类型选择最佳的矫治方式。

矫治力

固定矫治器和透明矫治器移动牙齿的根本区别在于，固定矫治器通过托槽和弓丝移动牙齿时可以使用"拉力"也可以使用"推力"，而透明矫治器使用的是"推力"。戴入透明矫治器后，牙齿的原始位置与矫治器上的位置存在微小的差异，矫治器包裹在牙齿上发生形变，矫治器材料的弹性将推动牙齿进入设计的位置（图1-3-1）。

控制方式

固定矫治器通过弓丝结扎入槽来控制牙移动，弓丝越粗，控制就越好。弓丝按顺序从工作范围宽、高弹性、柔韧的镍钛圆丝开始，逐渐向刚性的不锈钢方丝过渡。当弓丝尺寸接近槽沟尺寸时，预置在托槽上的倾斜度、转矩和外展内收角将得到充分地表达。这时，重要的一点是将弓

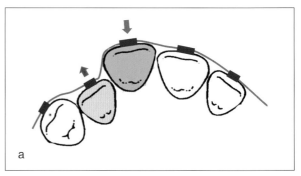

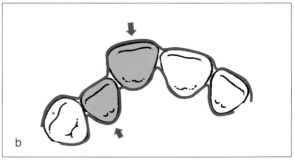

图1-3-1　（a）固定矫治器通过弓丝对牙齿施加"推力"或"拉力"；（b）透明矫治器只能对牙齿施加"推力"

丝完全压入槽沟内，并用结扎丝做紧密结扎（图1-3-2a～c）。

透明矫治器通过包裹牙齿表面来实现牙齿控制，包裹的面积越大，控制效果越好。当牙齿临床牙冠长、表面积大时，牙齿的控制更好，牙移动的表达更佳。在牙面上放置附件，可以增加矫治器的接触面积，同时增加固位，使矫治器和牙冠更紧密接触。减少矫治器和牙冠间余隙的另一重要方法是使用咬胶，其作用同结扎丝将弓丝完全固定在槽沟内一样（图1-3-2d～f）。

对外形较小的牙齿（如锥形侧切牙），增加透明矫治器控制能力的方法除了放置附件外，另一重要策略是尽早在侧切牙两侧创造间隙，使矫治器能包裹整个牙冠，帮助牙移动有效表达（图1-3-3）。

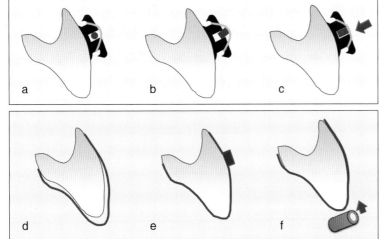

图1-3-2 增加对牙齿控制的方法。（a～c）固定矫治器通过增加弓丝尺寸和紧密结扎减少弓丝与槽沟间的余隙；（d～f）减少透明矫治器余隙的方法是使用附件和咬胶使矫治器与牙冠紧密接触

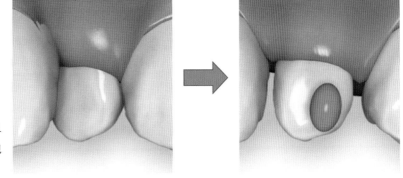

图1-3-3 对牙冠过小的锥形侧切牙，除了放置附件外，更重要的方法是尽早在侧切牙两侧创造间隙，使矫治器能包裹整个牙冠

施力模式

透明矫治器对牙齿施加矫治力的模式可以分为位移驱动和力驱动两种。位移驱动是指矫治器通过治疗方案下一步定位的牙冠几何外观成形，牙齿将移动直到它与矫治器中的外形一致。这种位移驱动对牙齿倾斜移动是卓有成效的，但在牙齿控根移动时就不那么有效了。

力驱动是指矫治器形成特定的形状，旨在向牙冠施加特定的力，以期实现更有效、更精准的牙移动控制。隐适美的SmartForce和时代天使的精控附件系统都是力驱动模式，是基于其各自的生物力学平台，通过优化附件（见下文**"附件"**）和矫治器阴性附件（如压力点、压力区、压力嵴，见下文**"透明矫治器的功能性结构"**），再结合矫治器膜片材料和矫治步距的材料力学、生物力学及生产工艺等维度设计的矫治方案。

牙移动的力学和生物学基础

力矩-力和正畸牙移动类型

为了实现理想的牙移动，首先必须确定施加在牙上的力系统。牙齿的移动类型由经过阻抗中心的合力和合力矩决定，无论是隐形矫治还是固定矫治，施加在牙冠上的合力如果不经过阻抗中心，就会产生力矩，牙齿将旋转。在固定矫治中，可以通过弓丝在托槽上施加转矩，当合力矩为零时，牙齿发生整体移动（图1-3-4a）。同样，在隐形矫治中，理论上也可以实现唇侧和舌侧的合力矩为零（图1-3-4b），但透明矫治器是多点施力，施力大小和方向难以确定，牙齿的移动方式不像固定矫治器那样容易控制。

牙移动的基本类型分为：①简单倾斜移动或非控制倾斜移动：旋转中心接近阻抗中心，牙冠和牙根朝相反方向移动。②控制倾斜移动：旋转

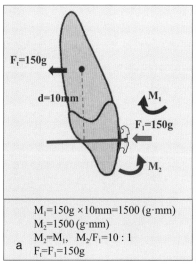
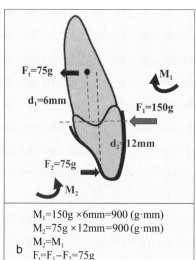

图1-3-4 牙齿的移动类型由经过阻抗中心的合力和合力矩决定。（a）在固定矫治中，作用在托槽上的矫治力F_1（150g）会产生力矩M_1，当在托槽上施加方向相反、大小相同的力矩M_2时，合力矩为零，牙齿做整体移动；（b）在隐形矫治中，要实现整体移动，牙冠在唇侧和舌侧受到的合力矩也需要为零

中心位于牙根顶点，牙冠从一边向另一边移动。③平移或整体移动：旋转中心不存在或接近无穷远，牙冠和牙根朝相同方向的移动程度相同，没有发生旋转。④转矩移动或控根移动：旋转中心位于牙冠顶部，牙根沿力的方向自由移动（图1-3-5）。

隐形矫治的牙移动以倾斜移动为主。Jiang等[15]对231颗切牙隐形矫治前后的临床回顾性研究显示，切牙矢状向移动的总体表达率是55.6%，非控制倾斜移动的表达率最高（72%），其次是控制倾斜移动和整体移动，表达率最低的是转矩移动（35%）（图1-3-5）。为实现有效的牙根移动，需充分理解透明矫治器的工作原理。

正畸牙移动的动力学和组织学反应

基于临床角度，正畸牙移动可分为3个不同阶段：即刻移动阶段、延迟阶段、快速移动阶段[16]。

（1）即刻移动阶段

牙齿对正畸力的初始应答几乎是立即发生的，表现为牙齿在牙周膜黏弹性允许范围内的移动。牙齿移动量取决于牙根长度和牙槽骨高度。例如，牙槽骨高度降低会导致牙齿阻抗中心偏向根尖，牙齿更易发生倾斜移动。牙周膜对正畸力的传递和削减起着重要的作用，成年人牙周膜弹性模量要大于青少年、应力水平高、生物学反应性下降，因此成年人牙移动延迟。另外，正畸牙移动后牙周膜和牙槽骨的弹性发生实质性降低。

（2）延迟阶段

临床上无法观察到牙移动，但牙周围组织发生改建。施加过度正畸力会在牙周膜中形成部分血管闭锁或完全血管闭锁。在部分闭锁情况下，血管可以重建绕过闭锁区。然而，完全的血管闭锁会造成邻近区域的暂时性坏死，牙移动启动较慢。轻的矫治力移动牙齿不会出现延迟期，其临床移动速率显著。年龄会影响牙周膜细胞的增殖活性，成年人正畸时间增加主要在于牙移动启动前的延迟阶段，一旦牙齿开始移动，速率和青少年是类似的。

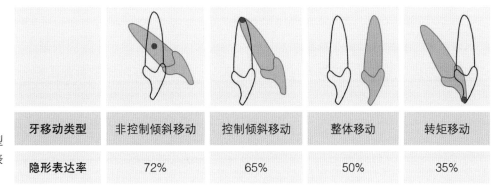

牙移动类型	非控制倾斜移动	控制倾斜移动	整体移动	转矩移动
隐形表达率	72%	65%	50%	35%

图1-3-5　牙移动类型和切牙隐形矫治的表达率[15]

（3）快速移动阶段

牙周膜和牙槽骨的适应性反应启动了牙移动。张力侧主要特点为成骨细胞增加的成骨反应。压力侧早期为牙槽骨净丢失，大量破骨细胞流入，随后回到基础水平，移动晚期成骨细胞也随后增加。正畸过程中牙活动度增大，X线片显示牙周膜间隙增宽。矫治力激活破骨细胞生成后再次加力，可以很快募集到第二批破骨细胞，引起显著的牙移动，而无明显牙根吸收风险。

力的大小与正畸牙移动

Schwarz[17]将矫治力大小分为4级。

（1）第1级

力量过小或作用时间短，不能引起组织的反应，牙齿无移动。

（2）第2级

温和而持久的矫治力，压强小于毛细血管压，引起牙周组织的反应，但不发生组织损伤。牙齿产生移动，且移动较快。

（3）第3级

矫治力强度较大，超过毛细血管压，引起组织局部坏死，阻碍生理性的骨改建过程。牙齿移动较慢，可能产生牙槽骨的潜掘性吸收，并伴有牙根吸收。

（4）第4级

矫治力强度过大，造成牙周膜破坏，使牙槽骨与牙根直接接触，牙齿不能移动。

正畸力大小与牙移动的关系其实存在争议。一些研究显示存在最适矫治力，当施加的正畸力轻于此力值时，牙齿移动与施加的矫治力间存在直接线性关系；而大于此力时则成反比[18]。动物实验已证实了轻力与牙移动的直接线性关系，

而力量较大时存在平台期。尽管有关正畸治疗的生物力学都假设存在正畸牙移动的最适力值，但实际上都缺乏直接证据，个体差异可能是主要原因。不过从矫治效率和健康两方面考虑，使用轻力的原则都是确定的。

力的作用时间与正畸牙移动

以力的作用周期可分为4种[19]。

（1）恒定力

矫治力随时间改变无周期变化，如固定矫治器中螺旋弹簧产生的推力或拉力，虽会发生一定程度的衰减，但能保持相对恒定的持续状态。

（2）渐变力

矫治力随时间改变力值逐渐增大或缩小，如应用弹性橡皮链牵引牙齿所产生的力。每个透明矫治器产生的矫治力属于渐变力。

（3）波动力

矫治力在一定范围内、在一定水平不断波动变化，有较短的周期，如每天更换弹性橡皮圈进行Ⅱ类或Ⅲ类牵引产生的矫治力。同样，每次更换透明矫治器产生的也是波动力。

（4）瞬间力

在极短的时间内力值从零到很高，然后又从峰值很快下降消失，如用结扎丝向后结扎尖牙时产生的矫治力。

大部分矫治器产生的力会逐渐消失，持续轻力其实是一个理想的概念。动物实验显示，间歇性加力同样能引发正畸牙移动，和持续力无差异，矫治力衰减后牙槽骨仍发生大量的骨组织更新[20]。如果再次加力的时间与初次加力产生骨改建的后阶段一致，即可实现牙齿快速移动和破骨细胞的快速募集[21]。隐形矫治顺序佩戴透明矫

治器，就是一系列间歇力施加的过程。除了更换矫治器的频率外，施加轻力可能更加重要。临床上可以通过减小每副矫治器的步距或增加矫治步数，实现施加轻力，尤其是对有牙槽骨高度降低或需要压低的牙齿。

昼夜节律与正畸牙移动

骨组织的新陈代谢和生理性反应的昼夜节律对正畸牙移动有着重要的意义。夜里睡眠期间新陈代谢减慢，有研究报道，与夜间加力组相比，全天加力组和白天加力组的牙齿张力侧牙周组织中可以观察到更多新骨生成，而压力侧可以观察到更多破骨细胞活动，牙齿移动量是夜间加力组的2倍。与全天加力组相比，白天加力组存在的牙周膜玻璃样变区更少。由此提示，仅在夜间戴用透明矫治器是不可取的[16]。临床上有些患者白天由于社交等情况，仅在夜间睡觉时戴用，除了佩戴时间不足以外，夜间牙移动的骨改建活力下降也是影响矫治效果的重要因素。

加速正畸牙移动的方法

近年来，有较多提高正畸牙移动效率的报道，主要包括物理或机械力刺激（振荡、低强度激光、电流、脉冲电磁场）和外科辅助手段（骨皮质切开术、牙槽骨离断术、牙周膜离断术）。骨皮质切开术可使牙齿移动速度暂时提升，也许与其上调破骨细胞分化因子RANKL有关。大鼠牙移动实验组中，持续过表达RANKL，牙齿移动速率明显高于对照组和骨皮质切开术组。提示通过局部调控骨生物学反应来加速正畸牙移动，有良好的临床前景[16]。目前的研究显示，透明矫治器并不能加快牙移动速度。

牙根吸收

牙根吸收是正畸治疗中常见的一种并发症。引发牙根吸收的因素尚不明确，但易感因素包括遗传、牙槽骨密度高、治疗时间长、牙根形态异常和牙外伤。隐形矫治中牙根吸收也有报道，Toyokawa-Sperandio等[22]和Iglesias-Linares等[23]的临床研究显示，隐形矫治中牙根吸收平均小于原始牙根长度的10%，发生率与固定矫治器所描述的正畸轻力非常相似，与病例复杂性和根尖移动量呈正相关。Yi等[24]则报道非拔牙病例使用透明矫治器的患者总体根尖吸收发生率明显低于固定矫治器患者，治疗持续时间与根尖吸收量呈正相关。

隐形矫治力学的分析方法

与固定矫治器相比，透明矫治器发生形变后与牙冠的接触点不固定，施加在牙齿上的力的作用点、大小及方向均不确定，应力分析具有一定难度。隐形矫治力学的体外研究方法主要有实验应力分析法和理论应力分析法。实验应力分析法包括位移传感器测量法与电阻应变计测量法，理论应力分析法主要为三维有限元分析法[25~26]。

位移传感器测量法

位移传感器测量法通过位移传感器感知被测物体的线位移或角位移，获得力值数据。制作树脂牙列模型，将测试牙牙冠与牙列分离，在测试牙上粘接传感器，戴入透明矫治器后，传感器捕捉测试牙的受力。再通过设置牙阻抗中心，使用数学模型计算力系统，输出三维方向上的力与力矩。这种方法多用于测量矫治器戴入后牙齿的受力情况，但因没有模拟牙根和牙周组织，所以无法体现牙根及牙周组织的应力分布。

电阻应变计测量法

电阻应变计测量法通过电阻应变计的电阻值变化检测物体应力、应变情况。制作牙列树脂模型，将电阻应变计粘接在被测矫治器或牙上，当被测构件变形时，电阻应变计的电阻值发生变化，电阻应变计将电阻值换算成应变或应力值。电阻应变计测量法在常温测量时精度可达到1%~2%，能直接测定物体表面的应力应变。但一个电阻应变计只能测定构件表面一个点沿某一方向的应变，所以需将电阻应变计置于牙表面的不同位点，才能分析一颗牙的总体应力分布。

三维有限元分析法

三维有限元分析法是将一个连续体离散为有限个单元来计算整体力学表现的方法，其分析过程包括模型的建立、网格划分、参数定义、边界条件设定、载荷和应力计算（见"**1.6关闭拔牙间隙的生物力学原理**"图1-6-1）。三维有限元分析法是目前隐形矫治应力分布体外研究中唯一将牙周组织纳入考量的方法，能够计算加载模型任意部位的应力和位移。有限元分析可比性强、重复性好，但结果受材料参数及工况模拟方法等因素的影响，对有限元分析结果的正确理解和解读尤为重要。

（1）牙齿的位移

这些位移代表了牙齿在受力后的移动趋势，虽然它们是牙齿受力后瞬时微动的结果，并非长时间内牙齿改建产生的牙移动，但因为体现了牙齿受力和牙周组织变形，能反映牙齿移动的方式（见"**1.6关闭拔牙间隙的生物力学原理**"图1-6-1）。

（2）牙齿的受力

矫治器产生的力是施加在牙冠上的，这些力的效果可等效为作用于牙齿阻抗中心的合力，以及以阻抗中心为参考点的合力矩（图1-3-6）。以阻抗中心为参考点的优势在于，经过阻抗中心的合力不产生牙齿的旋转，而合力矩只产生转动效应，由此可容易判断牙齿的移动趋势。

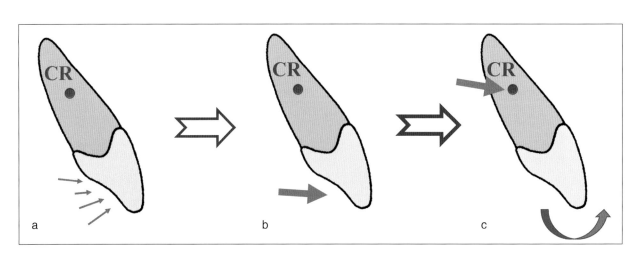

图1-3-6　（a）牙齿受到透明矫治器施加的不同部位的力；（b）可等效为一个合力；（c）这个合力又可等效为经过牙齿阻抗中心（CR）的力和一个力矩

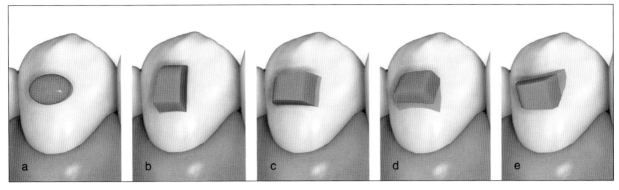

图1-3-7 常规附件包括：（a）椭圆形附件、（b）垂直矩形附件、（c）水平矩形附件、（d）殆向楔形附件、（e）龈向楔形附件

（3）牙周膜应力

应力是在物体内部单位面积上的相互作用力，其单位一般为帕（Pa）、千帕（KPa）或兆帕（MPa）。在分析牙周膜应力时，可以采用等效应力（equivalent stress或von mises stress）或主应力（principal stress）。前者是一个≥0的标量，体现了局部组织受到变形作用的大小，但不体现力的方向。后者可分为最大主应力（maximum principal stress或1st principal stress）、中间主应力（mid-principal stress或2nd principal stress）和最小主应力（minimum principal stress或3rd principal stress）。3个主应力的方向相互垂直，共同体现了每个区域的应力状态。在分析牙周膜应力时，根据牙周膜的受力特点，对于受到拉伸的区域，应考查该区域的最大主应力；而对于受到压缩的区域，应考查该区域的最小主应力。

附件

为了提高牙齿移动的可预测性，隐形矫治技术引入了"附件"这类辅助装置。附件的基本功能是在牙冠的唇颊面或舌面上形成一个"扶手"，增加矫治器对牙冠的卡抱作用和固位力。附件可分为两类：常规附件和优化附件。

常规附件

常规附件是指有固定形状和大小的附件，有以下几种类型（图1-3-7）：

（1）椭圆形附件

椭圆形附件（图1-3-7a）的体积较小，主要用于牙齿表面积有限，无法放置其他常规附件，或放置在牙齿舌侧而不希望有太大固位力的情况（如舌倾的下颌第二磨牙的舌面）。

（2）矩形附件

矩形附件可以垂直或水平放置（图1-3-7b，c），水平矩形附件有利于控制牙根转矩，垂直矩形附件有利于控制牙根轴倾。

（3）楔形附件

楔形附件可以认为是矩形附件的变异（图1-3-7d，e），水平和垂直矩形附件都可以设计为楔形。楔形的斜面是作用面，产生推力以实现所需的牙移动。斜向殆方的水平楔形附件有更大的固位力（图1-3-7d），斜向龈方的水平楔形附件有利于帮助伸长移动（图1-3-7e）。同样，垂直楔形附件常用于帮助扭转移动。

优化附件

隐适美和时代天使都发布了优化附件，以"力驱动"模式移动牙齿。当牙齿移动达到某些阈值时，软件会自动放置优化附件。优化附件与传统附件不同，具有以下特性：

（1）提供施力点，控制力的方向和大小，以实现更可预测的牙移动。

（2）为每颗牙齿的宽度、牙长轴和外形轮廓量身定做。

（3）精确定位作用面以传递理想牙移动所需的力，同时消除干扰。

优化附件只有工作面是和矫治器贴合的，根据每颗牙齿的独特形态，其作用表面的几何形状会有所不同。矫治器在设计时会比附件上的作用面更锐，以便在作用面上施加额外的矫治力，以实现设计的牙齿移动。牙齿上的优化附件一般小于矫治器上容纳附件的空泡，以此减少附件其他表面的接触。如果在治疗过程中需要更换优化附件，医生应使用附件模板重新粘接附件。治疗过程中需要进行方案调整时，软件将根据牙齿的形状和当前位置放置新的优化附件。

隐适美的优化附件包括伸长附件、控根附件、多平面附件和扭转附件（图1-3-8a～e）。时代天使除了类似的前牙轴倾控根附件外（图1-3-8f，g），还包括后牙轴倾控根附件（图1-3-8h）、尖牙和前磨牙的优化旋转附件（图1-3-8i）及青少年优化固位附件（图1-3-8j）。

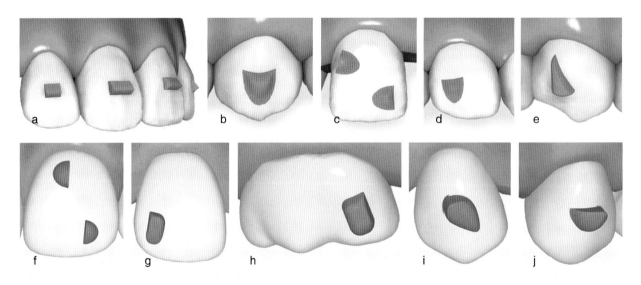

图1-3-8　隐适美的优化附件包括：（a）切牙伸长附件、（b）前磨牙伸长附件、（c）轴倾控根附件、（d）多平面附件、（e）扭转附件；时代天使的优化附件包括：（f，g）前牙轴倾控根附件、（h）后牙轴倾控根附件、（i）尖牙和前磨牙的优化旋转附件、（j）青少年优化固位附件

透明矫治器的功能性结构

除了在牙冠上放置实体附件外，透明矫治器上设计朝向牙冠的突起，如压力点、压力区和压力嵴，可以提供一个有利于复杂三维运动的力系统，最终获得预期的牙移动。另外，透明矫治器的外形也可以做剪切或延伸，设计其他辅助矫治的功能性结构。

压力嵴

（1）转矩嵴

转矩嵴是矫治器切牙唇侧龈方或舌侧切缘设计的压力嵴，从而产生舌向控根移动所需的力矩（图1-3-9a）。

（2）扭转嵴

时代天使的矫治器可以在切牙上设计扭转嵴，提供扭矩，用于解决切牙微小扭转的纠正（图1-3-9b）。

（3）压低嵴

时代天使的矫治器在切牙上可以设计压低嵴，用于辅助切牙压低。对前牙内收的拔牙病例，在提高压低向力的同时可有效抑制牙冠舌向倾斜，防止发生钟摆效应（图1-3-9c）。

𬌗板

透明矫治器的𬌗面向颊侧或𬌗方延伸，可以形成𬌗板，用于协调上下颌牙列的颌间关系。如隐适美的MA和时代天使的A6（图1-3-10），用于模拟Twin-Block或Herbst等功能性矫治器的作用。

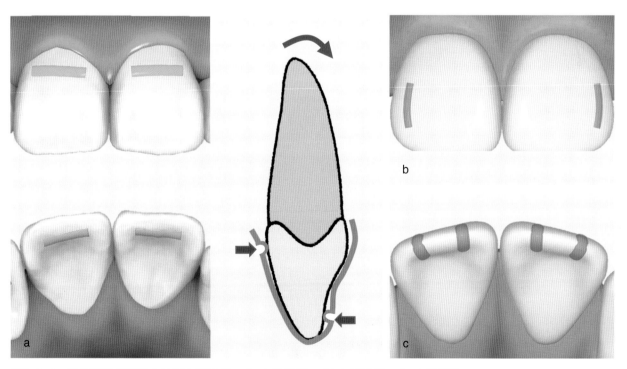

图1-3-9　透明矫治器切牙上的压力嵴包括：（a）转矩嵴、（b）扭转嵴、（c）压低嵴

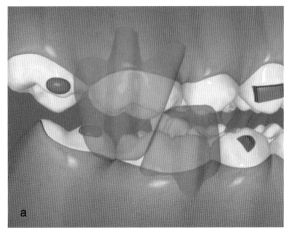
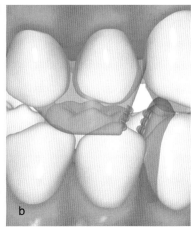

图1-3-10　透明矫治器的𬌗面向（a）颊侧或（b）𬌗方延伸形成𬌗板，用于协调上下颌牙列的颌间关系

平面导板和斜面导板

上颌前牙舌隆突对应的矫治器舌面可设计平面或斜面导板（图1-3-11）。平面导板主要作用是使后牙脱离咬合，防止深覆𬌗治疗过程中出现的咬合干扰，斜面导板兼有引导下颌牙列前伸的作用。在整个治疗过程中，导板的位置会不断调整，以维持与下颌前牙接触。由于导板的宽度有限，不适宜用于覆盖过大的病例。

舌刺和舌导

舌刺和舌导是下颌透明矫治器向舌侧的延伸。舌刺位于下颌切牙，尖端与舌接触产生一定刺激作用，辅助纠正吐舌、伸舌、吞咽不良习惯（图1-3-12a）。舌导则对舌体起到支撑作用，辅助纠正舌低位（图1-3-12b）。

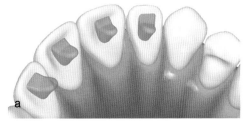
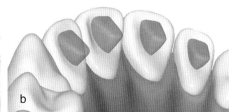

图1-3-11　（a）上颌前牙腭侧的平面导板；（b）上颌前牙腭侧的斜面导板

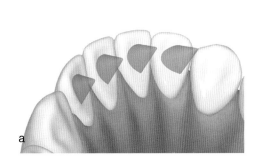
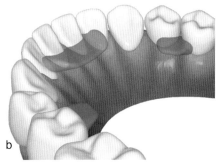

图1-3-12　（a）下颌切牙舌侧的舌刺；（b）下颌牙列舌侧的舌导

牵引装置

隐形矫治中常常需要做颌间或颌内牵引。常用的方法是在透明矫治器边缘做切口，如隐适美矫治器的半圆形开窗是避让牙冠上粘接牵引扣的位置，精密切割是在矫治器边缘形成斜行切口，可以容纳牵引橡皮圈（图1-3-13a）。

时代天使的透明矫治器能在表面整合天使扣（图1-3-13b），可实现任意角度牵引，避免矫治器切口造成的结构不连续以及挂入橡皮筋时产生的矫治器局部不贴合。

奥美科公司的Spark透明矫治器，是在类似附件的空泡上做了切口，也维持了矫治器边缘的完整性（图1-3-13c）。

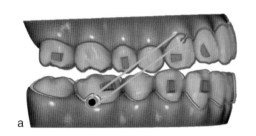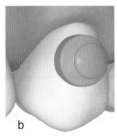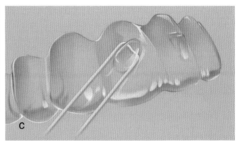

图1-3-13 透明矫治器的牵引装置：（a）隐适美的开窗和斜行切口、（b）时代天使的天使扣、（c）奥美科公司的Spark挂钩

1.4 隐形矫治中的支抗

支抗是指抵抗矫治力的反作用力的结构，受到与矫治力大小相等、方向相反的作用力。正畸治疗的关键之一就是最大限度地移动希望矫治的牙齿，同时通过各种手段控制不希望移动的牙齿，即所谓的"支抗控制"。当原本不希望移动的牙齿发生过度的移动时，称为"支抗失控"或"支抗丧失"。所以无论是固定矫治还是隐形矫治，支抗问题是始终存在的。

隐形矫治支抗控制的特殊性

排牙软件未显示支抗牙移动

隐形矫治的排牙软件，设计了计划的牙移动，而支抗牙的变化没有显示，所以隐形矫治中支抗的重要性通常被忽视。当出现支抗丧失的时候，支抗的作用才受到重视。一个常见的例子是计划通过磨牙远中移动产生的间隙内收前牙（图

1-4-1a）：在磨牙远中移动时，虽然软件上未设计前牙移动，但如果没有实施支抗保护，前牙实际会发生前移（图1-4-1b）；同样当内收前牙时，虽然软件上未显示磨牙移动，磨牙前移仍会发生（图1-4-1c）；最终的结果是前牙没有后退，只是排齐了牙列（图1-4-1d）。

支抗控制需同时设计在排牙计划和治疗实施计划中

在制订固定矫治的治疗方案时，需要包含支抗的设计。隐形矫治的治疗方案体现在排牙方案中，所以也需要包含支抗控制的方案。如前磨牙减数矫治，如果设计了弱支抗，磨牙前移的量可以直接体现在排牙设计中；如果设计了强支抗，排牙时则设计磨牙没有前移。但如上所述，强支抗仅设计牙齿不移动是虚拟设计，重要的是在治疗中需有维持这些牙不移动的具体措施，如使用微种植体支抗或其他加强支抗的装置，才能实现矫治目标。

排牙方案需兼顾支抗的实施方法和实际结果

支抗设计不仅体现在排牙方案的牙列终末位置上，还体现在排牙方案的牙移动过程中。牙移动需要与拟采用的支抗控制方法相匹配。例如磨牙远中移动，可以设计磨牙顺序远中移动配合Ⅱ类牵引，如果设计2颗以上后牙同时远中移动，则需要微种植体等更强的支抗设计。

另外，排牙方案还要考虑支抗控制的实际结果。即使应用微种植体支抗，隐形矫治也难以实现绝对支抗（见下文"微种植体支抗"），所以排牙方案的设计还需要预估支抗牙实际的移动量。例如磨牙远中移动开拓间隙排齐前牙的病例（图1-4-2a），治疗中使用Ⅱ类牵引，预计支抗仍可能有少量丢失（如0.5mm），则排牙设计需将磨牙远中移动量增加0.5mm（图1-4-2b），即前牙的终末位置比计划多内收0.5mm（图1-4-2c），以弥补实际出现的支抗丢失。

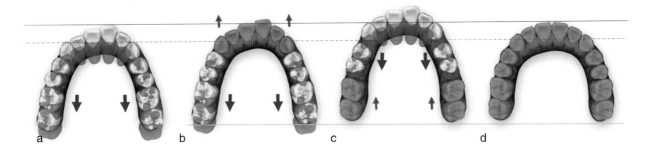

图1-4-1 支抗丧失的例子。（a）治疗目标是磨牙远中移动后内收前牙；（b）在磨牙远中移动时支抗丧失导致前牙前移；（c）前牙内收时支抗丧失导致磨牙前移；（d）最终结果是牙列仅排齐，未实现远中移动

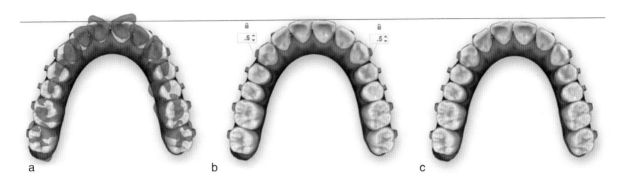

图1-4-2 （a）根据拟订的前牙位置，通过磨牙远中移动排齐前牙；（b）估计实际牙移动过程中有0.5mm支抗丧失，需要将磨牙远中移动量增加0.5mm；（c）即排牙方案前牙的终末位置较治疗方案后移0.5mm

支抗控制三维向的差异

支抗控制应包括矢状向、垂直向和水平向的三维控制。为了矫治牙列前后方向位置关系的不调，需要进行矢状向的支抗控制。垂直向的支抗控制，影响牙和牙槽骨的垂直高度、𬌗平面和下颌平面的倾斜度以及颏部位置，从而影响面下1/3的高度、唇齿关系（笑线）以及面部美观。水平向的支抗控制用于防止上下颌牙弓宽度的不利改变或矫治宽度不调以及中线位置不正。由于透明矫治器覆盖牙冠的𬌗面，并且对牙齿主要施加推力，透明矫治器能有效阻止牙齿的伸长，有利于垂直向的支抗控制。但透明矫治器呈"U"形，对磨牙区牙弓宽度的控制能力较差，即水平向的支抗控制偏弱。

后牙支抗丧失导致开𬌗

由于透明矫治器是根据预定的治疗方案制作的，当支抗牙发生"未预期的牙移动"时，牙齿与矫治器不吻合，即出现脱套现象，容易被察觉。一旦脱套，牙齿就失去了矫治器的控制，支抗丧失会逐渐加重。例如磨牙区的支抗丧失，由轻至重可依次出现矫治器与牙冠不贴合、后牙区咬合不紧密、磨牙近中倾斜压低和后牙区开𬌗（图1-4-3）。

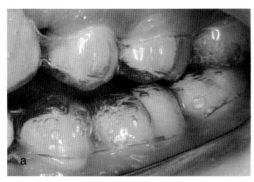
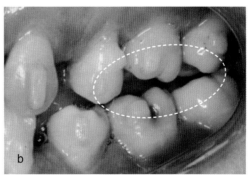

图1-4-3 拔牙病例的磨牙支抗丧失，表现为（a）矫治器与牙冠不贴合、（b）磨牙近中倾斜压低和后牙区开𬌗

前牙支抗丧失导致骨开窗、骨开裂

前牙支抗的丧失，除了表现为脱套外，还可能导致前牙区牙槽骨的开窗或开裂（图1-4-4a）。研究证明，成年女性非拔牙矫治后，不论是固定矫治还是隐形矫治，下颌前牙区的骨缺失均有增加，隐形矫治下颌前牙唇侧牙槽骨的缺损量与Ⅱ类牵引的使用呈正相关[27]。Ⅱ类牵引在下颌切牙产生唇向的矢状向分力，下颌切牙唇向移动易导致唇侧牙槽骨缺损（图1-4-4b）。同样，上颌磨牙远中移动时，其反作用力将前移上颌切牙，尤其当治疗方案是利用磨牙远中移动的间隙腭倾上颌切牙时（图1-4-4c），如果磨牙未能有效后移，矫治器实际使上颌切牙做了牙根的唇向转矩移动（图1-4-4d），由此导致唇侧牙槽骨缺损。

隐形矫治增强支抗的策略

固定矫治和隐形矫治的支抗控制原则是一致的，但增强支抗的方法在固定矫治和隐形矫治中有差异（表1-4-1）。

避免往返移动

不必要的牙齿往返移动会消耗支抗。例如为了邻面去釉方便，软件会设计先唇倾排齐牙列，再邻面去釉后内收。如果牙齿的接触点允许可以先做邻面去釉再排齐，就避免了牙根的往复移动。

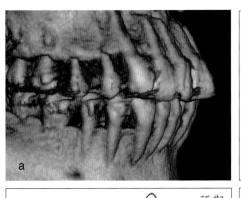
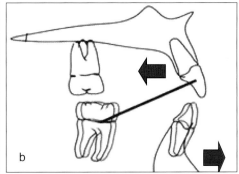
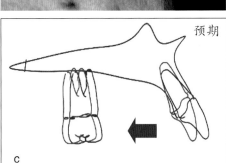
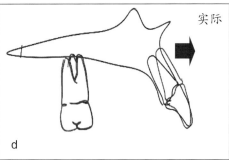

图1-4-4 （a）前牙唇侧的牙槽骨缺损与（b）Ⅱ类牵引对下颌切牙施加的唇向分力相关；（c）计划通过磨牙远中移动的间隙腭倾上颌切牙时；（d）如果支抗不足磨牙没有后移，矫治器将对上颌切牙牙根做唇向转矩移动

表1-4-1　增强支抗的常用方法

支抗来源	牙列和牙槽骨				软组织		口外	
方法	增加支抗牙数目	颌间牵引	腭杆、舌杆	微种植体	腭托	唇挡	口外弓	前牵引
固定矫治	**	**	**	**	**	**	**	**
隐形矫治	***	***	*	***	*	*	*	*

*、**、***表示应用频率从少到多

增加附件

隐形矫治软件往往只在移动的牙齿上放置附件。如上文所述，支抗牙虽然没有设计移动，但受到反作用力也会发生移动，所以需要在支抗牙上放置附件，以阻止其移动。这些需要额外放置支抗附件的例子包括：①拔牙病例；②邻面去釉后内收前牙；③临床牙冠短小，固位不足；④前牙有控根移动；⑤抵抗颌间牵引的反作用力。

分步移动牙齿

隐形矫治的特点是可以分步移动牙齿，其他设计不移动的牙齿都可以作为支抗牙，常见的例子有顺序磨牙远中移动和以单侧牙齿为支抗移动对侧的牙齿。虽然固定矫治中也使用分步移动牙齿的方法，但只要弓丝结扎入托槽，牙周组织即刻反应，启动牙移动。而隐形矫治则不同，尤其是矫治初期，除了设计移动的牙齿以外，其他牙齿的移动均未启动，能提供较强的支抗。另外，矫治初期如果有拥挤，邻牙间交错的接触面增加了矫治器对牙冠包裹的面积，支抗也越强。

片段弓或连接弓丝

像固定矫治中使用连续结扎一样，隐形矫治中也可以将几颗牙齿连接在一起，通过增加支抗牙数目的方法增强支抗（图1-4-5）。

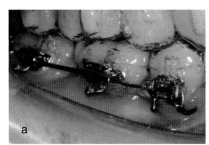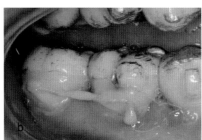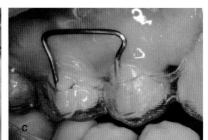

图1-4-5　（a）片段弓、（b）连接弓丝、（c）放置在垂直附件中的连接杆增强后牙支抗

根据牙移动的类型使用适当的矫治力

Begg[28]的差动牙移动理论提出，前牙移动所需的力为150～200g，而后牙移动所需的力为300～500g，当矫治力低于支抗牙阈值而高于移动牙阈值时支抗牙不发生移动，而移动牙则发生相应移动。如果作用力超过了支抗牙的阈值，移动牙并不产生更多的移动，但支抗牙将发生不可避免地移动，结果得不偿失。Proffit[29]指出了不同牙齿移动的最适力值：倾斜移动为50～75g力，整体移动为100～150g力，控根移动为75～125g力，旋转移动为50～75g力，伸长移动为50～75g力，压入移动为15～25g力。

透明矫治器通过设置每步牙齿的移动量来调节矫治力。牙齿压入需使用轻力，可以减少每步牙齿压入的量，或增加矫治步骤数量。透明矫治器对牙根的控制力弱，主要发生倾斜移动，如果要获得整体牙移动，对其他牙的支抗要求就高。例如在拔牙矫治中，如果前牙增加根舌向转矩以期整体内收，就增加了对后牙支抗的要求，解决方案是使用微种植体辅助前牙整体内收，或使用微种植体增强磨牙支抗。

骨皮质支抗

致密的骨皮质是良好的支抗来源，Ricketts[30]提出对牙施加转矩使其牙根接触骨皮质，从而增加支抗。虽然临床应用可能没有预想的有效，但提示我们需要将拟移动的牙齿避开骨皮质。拔牙病例隐形矫治中容易出现的现象是尖牙牙根贴近骨皮质难以移动，尖牙牙冠向拔牙间隙倾斜，拔牙区牙槽骨退缩进一步阻碍了牙根的远中直立。因此，正确的方法是增加根舌向转矩，将尖牙牙根移入牙槽骨内避免碰撞骨皮质，并先将牙根移入拔牙间隙。

颌间牵引和功能矫治器

颌间牵引是利用对颌牙列提供支抗的方法。Ⅱ类牵引和Ⅲ类牵引都是斜向的，其水平向分力往往是移动牙齿所需要的，而其垂直向分力则要视具体情况分析，对其有利一面要加以利用，对其不利一面要通过各种措施进行消除和避免。

尽管目前缺乏颌间牵引对𬌗平面影响的临床研究，但由于透明矫治器覆盖牙齿𬌗面，能有效避免颌间牵引垂直向分力导致的牙齿伸长。所以对高角病例，隐形矫治较固定矫治有优势。但对低角病例，希望磨牙伸长时，隐形矫治反而起阻碍作用，其解决方法是在排牙方案中设置较多的磨牙伸长，前牙区设计平导，也可以全天使用牵引帮助磨牙伸长而减少矫治器戴用的时间。

隐适美的MA、时代天使的A6和天使杆，采用了Twin-Block或Herbst功能矫治器的原理，引导下颌向前的生长发育，同时上下颌牙列产生类似Ⅱ类牵引的作用，可达到增强支抗的目的。

支抗预备

支抗预备的理念来源于Tweed技术，即先将磨牙牙冠做顺序远中直立和倾斜，以避免或减少后期磨牙的近中倾斜移动。但值得注意的是，Tweed技术是通过口外J钩来备抗的，隐形矫治进行磨牙备抗的有效性有待临床研究证实。

上颌腭杆和Nance托

上颌腭杆和Nance托是固定矫治中三维向控制磨牙的有效方法。使用数字化设计的铸造带环，在颊侧设计附件，临床粘接腭杆后再取模或数字化扫描，就可以结合隐形矫治应用（图1-4-6a）。腭杆也可以和腭部的微种植体连接，直接粘接在磨牙腭侧，透明矫治器上设置开窗即可联合应用（图1-4-6b）。

口外支抗

受限于透明矫治器的刚度不足和连接体结构的缺乏，常规的口外弓等口外支抗装置较少在隐形矫治中使用。需要使用口外弓的病例，可以使用数字化设计的铸造带环，将口外弓管放置在颊侧牙龈的外侧，以便矫治器能尽量地包裹牙冠，腭侧可以设计附件，增加和矫治器的固位（图1-4-7）。时代天使设计的天使扣能连接前牵引装置或J钩，用于增强支抗。

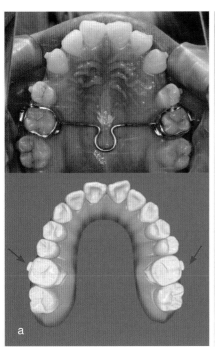
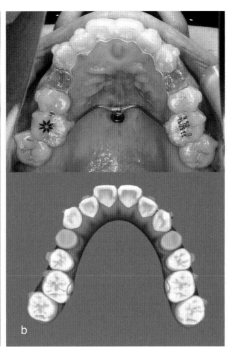

图1-4-6　腭杆在隐形矫治中的应用。（a）腭杆通过带附件的铸造带环粘接在磨牙上或（b）和腭部的微种植体连接后直接粘接在磨牙腭侧

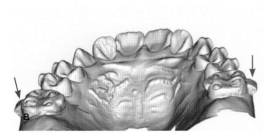
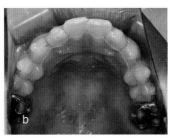
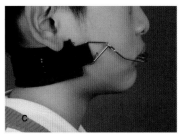

图1-4-7　口外弓在隐形矫治中的应用。（a）使用数字化设计的铸造带环；（b）腭侧放置附件以增加和透明矫治器的固位；（c）颊侧放置口外弓管容纳口外弓

微种植体支抗

微种植体支抗在隐形矫治中的应用较为广泛，但与固定矫治有一定区别。

直接支抗和间接支抗

根据微种植体移动牙齿的方式，可分为直接支抗和间接支抗两种类型。直接支抗是指直接使用微种植体移动牙齿，例如在微种植体和牙齿间放置橡皮圈来直接牵引牙齿（图1-4-8a）。间接支抗是指先将微种植体和某一颗牙齿做连接加强其稳定性，再将这颗牙齿作为支抗移动另外的牙齿（图1-4-8b）。在固定矫治技术中，微种植体的直接支抗使用较为广泛。而在隐形矫治中，由于设置牙齿分批移动更方便，间接支抗也很常用。

微种植体支抗在隐形矫治中的力学特性

微种植体在固定矫治中能实现绝对支抗。例如在直丝弓矫治器中，使用微种植体滑动法关闭拔牙间隙，磨牙不发生近中移动（图1-4-9a），在弓丝和托槽摩擦力的作用下，磨牙甚至发生远中移动。如果微种植体通过同样的直接支

抗模式施加牵引力在透明矫治器上，由于透明矫治器本身对前后牙已施加了关闭间隙的力，所以磨牙还是可能发生近中移动的（图1-4-9b），这种方式相当于是在固定矫治的前后牙上已有弹性牵引，再加上了微种植体的牵引（图1-4-9c）。微种植体通过间接支抗的方式和磨牙固定，有可能阻止磨牙近中移动（图1-4-9d），然而间接支抗模式下不易察觉微种植体的松动，所以磨牙还是可能发生移动的。因此，微种植体在隐形矫治中往往不能实现绝对支抗。

单层和双层骨皮质支抗

固定矫治提倡使用轻力，微种植体常植入颊侧或腭侧牙槽骨的牙根间，仅穿过单层骨皮质，在轻力下虽然会发生微种植体的倾斜，但不影响其稳定性（图1-4-10a）。在隐形矫治中，微种植体的直接支抗往往需要抵抗透明矫治器本身的矫治力，施加在微种植体上的弹性牵引力值会偏大。而使用间接支抗时，要求微种植体不能有移动。因此在隐形矫治中使用微种植体要求支抗力较大，当微种植体穿过双层骨皮质时可以满足要求（图1-4-10b），能获得双层骨皮质的部位有腭中缝、前腭部和颧牙槽嵴（图1-4-10c～e）。

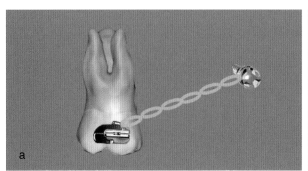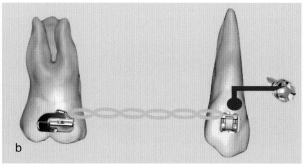

图1-4-8　（a）微种植体牵引磨牙前移的直接支抗；（b）微种植体固定尖牙后牵引磨牙的间接支抗

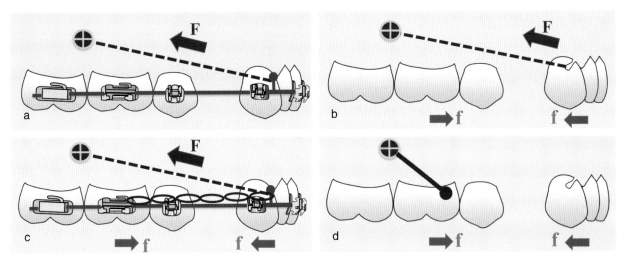

图1-4-9　微种植体辅助关闭拔牙间隙在（a，c）固定矫治和（b，d）隐形矫治中的力学差异。（a）微种植体通过直接支抗的方式施加牵引力在弓丝上，提供的是绝对支抗，磨牙不会发生近中移动；（b）微种植体通过同样的直接支抗施加牵引力在透明矫治器上，由于透明矫治器本身对前后牙已施加了关闭间隙的力f，磨牙还是会发生近中移动；（c）这种方式相当于是在固定矫治的前后牙上再增加了弹性牵引；（d）微种植体通过间接支抗的方式和磨牙固定，有可能阻止磨牙近中移动

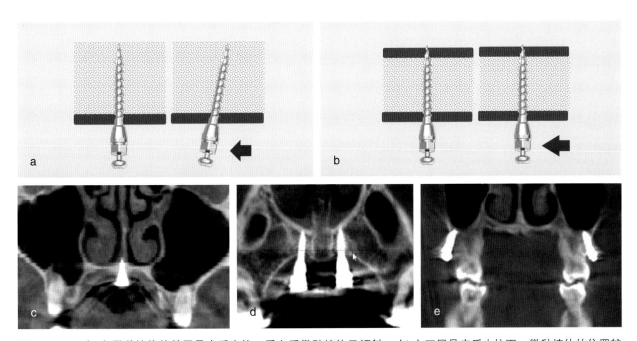

图1-4-10　（a）微种植体的单层骨皮质支抗，受力后微种植体易倾斜；（b）双层骨皮质支抗下，微种植体的位置较稳定；容易获得双层骨皮质的部位有（c）腭中缝、（d）前腭部、（e）颧牙槽嵴

唇颊侧微种植体支抗

微种植体常常植入牙槽骨的唇颊侧，无论是直接支抗还是间接支抗，唇颊侧微种植体易于和透明矫治器或牙齿连接，后牙区的微种植体常用于辅助磨牙或牙列远中移动，前牙区的微种植体可用于压入切牙（图1-4-11）。

腭侧微种植体支抗

腭部黏膜坚实、骨皮质厚，不受牙根影响，所以腭部微种植体植入较安全且稳定性好。不过腭部微种植体远离牙列，往往需要借助额外的连接体发挥作用。植入腭侧牙槽骨的微种植体，其使用方法与唇颊侧相似，通过直接或间接支抗方式辅助牙移动（图1-4-12）。

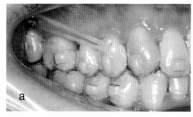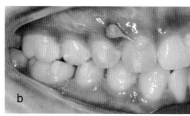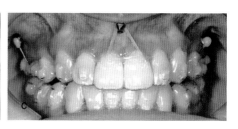

图1-4-11 唇颊侧微种植体的应用。（a）植入颧牙槽嵴的微种植体通过牵引圈牵拉在尖牙部位的透明矫治器上，远中移动上颌牙列；（b）植入尖牙和第一前磨牙间牙槽骨的微种植体与尖牙固定，通过间接支抗的方式稳定尖牙，移动其他牙齿；（c）植入中切牙间的微种植体，以直接支抗方式压低上颌前牙，而位于后牙区的微种植体固定于后牙上，以间接支抗方式稳定后牙

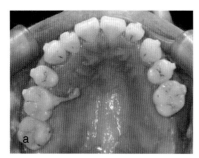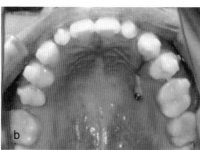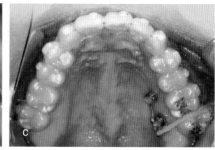

图1-4-12 腭侧牙槽骨区微种植体的应用。（a）间接支抗用于稳定磨牙；（b）直接支抗配合长牵引钩整体远中移动尖牙；（c）连接两颗微种植体的悬臂杆用于纠正正锁𬌗的第二磨牙

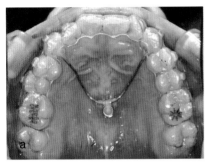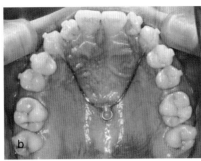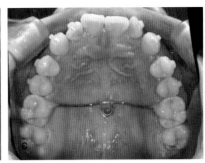

图1-4-13　腭中缝的微种植体以间接支抗方式辅助隐形矫治磨牙远中移动。（a）微种植体与尖牙固定，透明矫治器顺序远中移动磨牙；（b）磨牙远中移动结束，显示磨牙近中的间隙；（c）拆除与尖牙的连接杆，将微种植体与磨牙连接，显示前磨牙远中移动到位

硬腭部黏膜致密、无牙根干扰、骨组织厚度充分，植入微种植体方便，并且可以获得双层骨皮质支抗，由于腭侧微种植体抵抗外力的能力明显强于颊侧，且脱落率低。植入腭中缝的微种植体常用于辅助成年人上颌磨牙远中移动。

使用间接支抗的方式（图1-4-13）是先将腭中缝的微种植体与尖牙或第一前磨牙固定，作为一个整体提供透明矫治器顺序远中移动磨牙的支抗；待磨牙移动到位后，将与尖牙固定的连接杆拆除，改为微种植体与磨牙连接，以此为支抗远中移动尖牙和前磨牙。

使用直接支抗常需在腭中缝处植入两颗微种植体，配合磨牙远中移动装置直接推磨牙向远中移动（图1-4-14）。当磨牙远中移动完成后，此装置以间接支抗的模式稳定磨牙支抗，用于移动其他牙齿。

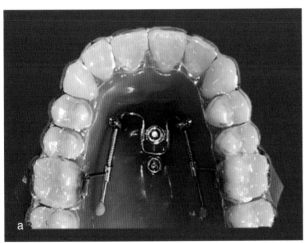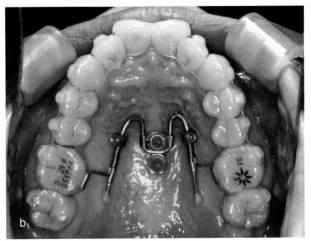

图1-4-14　（a）腭中缝微种植体支持的磨牙远中移动装置，以直接支抗方式远中移动磨牙；（b）可以和透明矫治器联合使用。或待磨牙远中移动结束后再使用透明矫治器远中移动前磨牙和尖牙，此时的装置是以间接支抗的模式增强磨牙支抗

1.5 隐形矫治中各种牙移动的生物力学

大多数正畸医生和患者都会关心透明矫治器和固定矫治器相比，牙齿移动效率是否相似。透明矫治器对牙齿的压低、旋转和排齐都有较好的表现，但伸长移动是最为困难的；透明矫治器移动牙齿的总体效率不足60%[31]。基于目前临床研究报道的数量、矫治器和样本异质性，解读这些文献结果时需要谨慎。

颊舌侧倾斜

在牙移动类型中，倾斜移动是相对容易的。矫治器在牙冠的颊舌面都有良好的包裹，容易对颊舌面施加矫治力（图1-5-1）。作用在牙冠上的矫治力远离牙齿的阻抗中心，所以在单一的矫治力作用下，牙齿均发生倾斜移动。对上颌中切牙做0.5mm舌向倾斜移动后的体外力学测量显示，0.5mm的PET-G膜片材料产生6.7N的舌向力和2.3N的压入力，舌向力矩为58Nmm，力矩-力比值为8～9（图1-5-1）[32]。

透明矫治器对前牙和后牙的颊舌向倾斜移动均较容易实现[33]。隐形矫治对非控制倾斜移动的表达率为72%，控制倾斜移动的表达率为65%（图1-3-5）。Kravitz等[34]报道，牙齿舌倾的可实现率较颊倾高，例如上颌中切牙舌倾的表达率

为53%，而颊倾的表达率仅为38%。

颊舌向整体移动

对上颌中切牙设计整体唇向或舌向移动0.25mm时的体外应力测量显示，0.5mm膜片厚度的矫治器产生的力值分别是8.37N和7.89N[35]。由于解剖形态不同，矫治器舌侧的刚度大于唇侧，唇向移动产生更大的水平向矫治力（图1-5-2）。力矩-力比值在唇向移动时为9.2、舌向移动为11.4，牙齿实际均发生了倾斜移动，但唇向移动较舌向移动的倾斜幅度较小，这是由于矫治器舌侧龈方的刚度大于唇侧龈方的刚度导致的。

转矩

透明矫治器可以对牙齿施加转矩力，但对于根部的控制仍有它的局限性。控制切牙的转矩需要创建有效的力偶（见"1.3隐形矫治的生物力学"图1-3-4），牙龈边缘矫治器的可逆变形通过牙齿的移动与切牙边缘的矫治器内表面产生反作用力，是转矩移动所必需的，其先决条件是切牙边缘与矫治器的充分贴合[36]。由于牙冠形状不

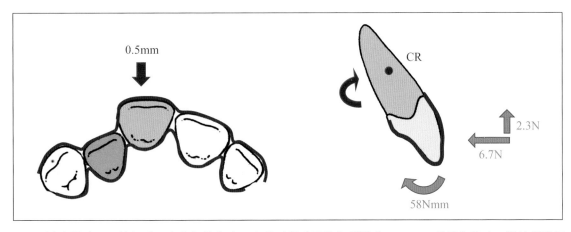

图1-5-1 矫治器对牙冠的颊舌面有良好的包裹，容易对颊舌面施加矫治力。0.5mm的舌向移动，矫治器除了产生6.7N的舌向力以外，还产生2.3N的压入力，由于矫治力远离牙齿的阻抗中心（CR），会发生58Nmm的转矩，牙齿发生倾斜移动

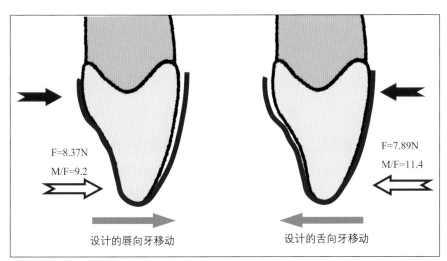

图1-5-2 上颌中切牙的唇向或舌向整体移动。由于解剖形态的不同，矫治器舌侧的刚度大于唇侧的刚度，这导致同样位移0.5mm，唇向移动产生更大的水平向矫治力。同样，矫治器舌侧龈方的刚度大于唇侧龈方的刚度，唇向移动的M/F值较小，倾斜幅度较舌向移动小

同，生物力学环境大相径庭，利用附件可能会有所帮助。

压力嵴通过增加反向力来抵抗倾斜移动，使得透明矫治器实现了更好的牙齿整体移动（见**"1.3隐形矫治的生物力学"**图1-3-9）。为实现压力嵴的效果，需要同时设计压入移动，使矫治器能和牙齿有良好包裹，并通过邻牙的附件获得支抗（图1-5-3）[37]。体外实验显示，使用压力嵴能产生7.9Nmm的力矩，大于使用椭圆形附

件（6.7Nmm）[38]，然而临床治疗效果显示使用压力嵴的转矩表达率为51%，与使用附件的表达率（49%）相近[39]，因此设计前牙转矩的目标位需要增加过矫治[40]。透明矫治器对根部的控制有限，严重牙根倾斜的矫治可能超出了单独透明矫治器的能力范围，可以通过一些辅助装置（如片段弓）完成。超过6mm的牙根移动难以在临床上充分表达。

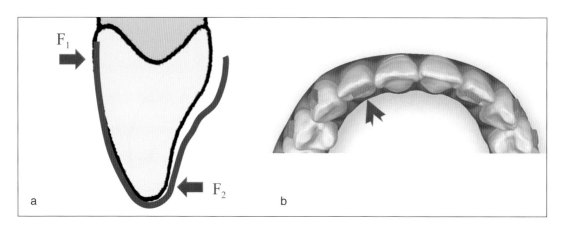

图1-5-3 上颌中切牙根舌向转矩的实现，需要有两个方向相反的力分别施加在牙冠唇侧的龈方（F_1）和舌侧的切端（F_2）。（a）由于矫治器和牙冠有旋转错位，矫治器容易脱离牙冠，这将失去F_2的作用力而无法产生力矩。同时设置牙齿的压入，可以使矫治器与牙冠紧密接触，实现转矩的表达。（b）相反，如果牙齿需要伸长，则应在这颗牙上放置附件，如侧切牙。另外，在邻牙上（如两侧尖牙）放置附件，也是为了使矫治器更贴合牙冠

轴倾

牙冠近远中向的倾斜移动容易实现，但牙根倾斜的纠正则较为困难，需要在牙冠的近远中面产生足够的力矩。前牙轴倾的平均表达率是41%，其中下颌尖牙的表达率偏低（27%）[34]。对于唇舌向错位的牙齿，透明矫治器容易在其近远中面产生力矩。而对于排列整齐的牙齿，透明矫治器无法有效包裹牙齿的邻面，需要附件才能施加有效的力矩。因此，对于拥挤的牙列，在唇舌向排齐前纠正轴倾会更容易实现；而对于排列整齐的牙齿，为了有效纠正轴倾，可以先使其与邻牙的接触点分离（图1-5-4）。

"黑三角"一直是正畸治疗的并发症之一，通常由于牙龈萎缩导致，也可能是牙冠形态异常、牙根倾斜引起牙齿发生轴倾等原因。例如有患者的上颌中切牙间出现"黑三角"，是由于牙根远中倾斜和牙冠形态异常导致，可通过放置附件纠正轴倾度，并进行邻面去釉使接触点更加靠近牙龈，由此减少"黑三角"。需注意的是，牙根在冠部开始移动前就需进行正轴，以最终达到"额外"正轴的目的（图1-5-5）；邻面去釉后的接触点更接近根方，将有效防止"黑三角"的进展。

尖牙远中移动

尖牙远中移动的三维有限元分析显示，透明矫治器载荷的牙齿及牙周膜的平均主应力和Von Mises应力均小于固定矫治器载荷，同时牙齿旋转中心更接近根尖。提示虽然两种矫治技术均使尖牙产生倾斜移动，但隐形矫治技术尖牙的旋转中心更接近根尖，且应力分布更为合理[41]。无附件或使用矩形附件时，尖牙远中移动都会出现不

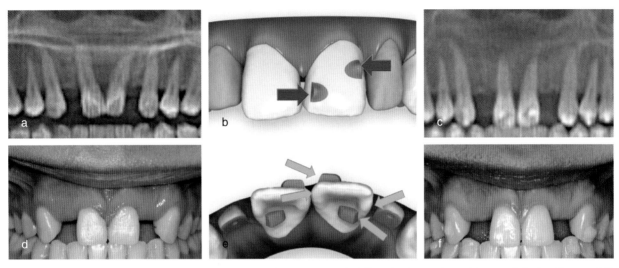

图1-5-4　（a，d）上颌中切牙的牙根倾斜，无法放置侧切牙的种植体；（b）为了纠正轴倾，一种方法是使用一对控根优化附件，但是设限于牙冠的大小，能产生控根的力矩偏小；（e）另一种方法是先使中切牙的近中接触点分离，并减小远中的假牙宽度，使中切牙的近远中都能被矫治器有效包裹，另加上近中切端唇侧和远中龈方舌侧的附件，使矫治器能产生最大的轴倾力矩；（c，f）有效纠正牙根的倾斜

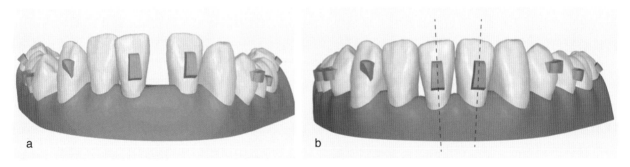

图1-5-5　（a，b）拔除下颌切牙的病例，需要在邻牙上放置垂直矩形附件，更重要的是关闭间隙时先移动牙根再移动牙冠，做4°~6°的轴倾过矫治

受控制的牙冠倾斜、矫治器产生形变、尖牙发生压低、牙周膜应力集中在远中及近中牙尖处，并且由于不受控制的倾斜，在近中颈部和远中牙尖处产生应力[42]。优化附件或半四面体附件有利于尖牙的整体移动，同时使用Ⅱ类牵引可以减少尖牙压低[43]。

尖牙远中移动的设计要点和轴倾相似，包括：拔除第一前磨牙后，利用牙槽骨改建活跃，立即开始移动尖牙；首先确认牙根位于牙槽骨的中央；先远中移动牙根，再移动牙冠；与侧切牙保持0.5mm间隙，使矫治器包裹整个牙冠。

扭转

对上颌中切牙扭转的体外应力测试发现，除了扭转的力矩外，还会产生压入的力，由于牙齿形态的不同，在扭转过程中的力和力矩会不断改变[44]。

上下颌中切牙扭转的表达率分别为55%和52%，而牙冠为圆形的尖牙和前磨牙的扭转较为困难[34,45]。上颌尖牙扭转的表达率为32%，下颌尖牙扭转的表达率为29%，如果尖牙扭转大于15°，其表达率会减少到19%。类似地，前磨牙的扭转在15°以内，其平均表达率为43%，而大于15°扭转的前磨牙，其平均表达率仅为24%[39]。附件可以帮助实现扭转移动，扭转的前磨牙放置附件后可产生8.8Nmm的力矩，而无附件的力矩只有1.2Nmm[38]。对于严重扭转的尖牙和前磨牙，建议在使用透明矫治器前先部分纠正扭转，这样可以提高治疗结果的可预测性，通过将舌侧扣粘接至扭转牙的颊舌侧，使用橡皮链来纠正扭转。

扭转期间，需要保证牙齿的近远中没有邻面碰撞，使矫治能够在无干扰的情况下顺利进行。为了确保移动空间，即使待旋转牙齿没有邻面减径要求，也需要根据复诊的实际情况用砂条少量打磨近远中接触点。如果在纠正扭转的过程中发生脱套，首先需要移除附件，消除对牙移动的任何不必要干扰，然后粘接舌侧扣，使用橡皮链牵引纠正。

伸长

在利用透明矫治器治疗开𬌗时，常常会结合后牙的压入和前牙的伸长。为了实现前牙伸长，需要透明矫治器与牙齿之间有良好的接触，利用牙齿本身的解剖结构或合适的附件来增加两者的接触面积。在牙齿移动中透明矫治器最难实现的就是伸长，而中切牙的准确度是最低的，平均表达率仅为18%[34]。

有限元分析显示，设计上颌中切牙和侧切牙沿牙长轴伸长0.1mm时，中切牙会发生舌倾，侧切牙、前磨牙和磨牙出现唇/颊侧倾斜，尖牙、前磨牙和磨牙产生压入。更改附件的类型可以改变透明矫治器的力学作用方式，在上颌切牙的唇侧或腭侧设计水平矩形附件配合后牙的垂直矩形附件，能够产生最合适的矫治力系[46]。

压低

当使用透明矫治器对下颌前牙进行压低时，反作用力将使矫治器易于脱离后牙区，因此在使用透明矫治器矫治深覆𬌗时，第一前磨牙或第二前磨牙上要放置附件以获得足够支抗，正畸力才能够真正对前牙形成压低。由于压低上颌切牙影响笑线，需在设计之前检查露齿及露龈程度，观察上颌切牙的压低是否有助于微笑美学的实现。由于成人尖牙和切牙的同时压入相当困难，可以分步设计，先压入切牙，后压入尖牙，同时根据需要伸长下颌前磨牙（图1-5-6）。这样的移动顺序使用了Ricketts压低辅弓的原理。

值得注意的是，前磨牙上的"深覆𬌗优化附件"往往固位力不足，需要使用水平或垂直矩形附件。如果要增加固位，可以延长附件的宽度或使用𬌗向水平楔形附件（见"1.3隐形矫治的生物力学"图1-3-7d）。如果需要第一磨牙和前磨牙的伸长，可以使用龈向水平楔形附件（见"1.3隐形矫治的生物力学"图1-3-7e），也可以辅助颌间牵引。

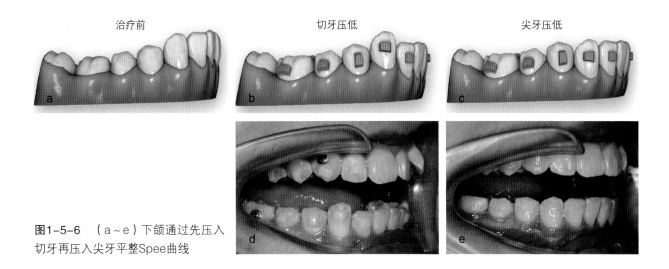

治疗前　　　　　切牙压低　　　　　尖牙压低

图1-5-6 （a~e）下颌通过先压入切牙再压入尖牙平整Spee曲线

1.6 关闭拔牙间隙的生物力学原理

　　隐形矫治和固定矫治的治疗原则是一致的，影响拔牙的因素主要包括拥挤度，也就是牙量和骨量不调的程度、突度、垂直向骨骼型及软组织侧貌。各类错𬌗畸形常见的拔牙模式为第一前磨牙、第二前磨牙或下颌切牙。

关闭拔牙间隙的生物力学基础

过山车效应

　　前突的牙齿通过拔牙可获得前牙内收的间隙。使用固定矫治器关闭拔牙间隙时，应用硬度较高的不锈钢方丝可以实现对拔牙区邻牙较好的控制，同时辅助微种植体支抗、颌间牵引等方法，在严格控制𬌗平面情况下，防止发生前牙伸长的过山车效应，能够较好地完成拔牙间隙的关闭，实现改善侧貌的目标。

　　隐形矫治技术作为一种新的活动矫治技术，其矫治原理和生物力学与固定矫治技术有很大的区别。在前牙内收过程中，透明矫治器可以在前牙段的多个方向上同时施力。但使用透明矫治器较大幅度内收前牙时，前牙舌倾伸长、后牙近中倾斜、覆𬌗加深、前磨牙区开𬌗的过山车效应较固定矫治器更容易发生（图1-6-1）。可能的原因是透明矫治器刚度不足，尤其是拔牙间隙所在位置的矫治力传递最为薄弱，在前牙内收过程中不能完全保持其形状[47-48]。

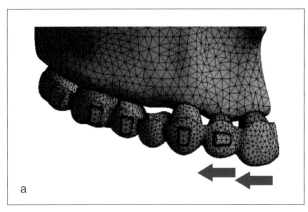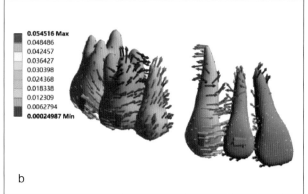

图1-6-1 （a，b）拔除上颌第一前磨牙隐形矫治内收切牙的三维有限元分析，尽管设置了切牙沿殆平面的整体内收，但切牙实际发生牙冠舌向倾斜移动和伸长、后牙近中倾斜移动、第二磨牙伸长、第一磨牙和第二前磨牙压低

过山车效应的解决方法

目前对隐形矫治关闭拔牙间隙的力学分析，较多是来自三维有限元分析的结果。可以通过以下方法避免过山车效应。

（1）设置牙移动的过矫治

隐形矫治切牙内收时，既然软件设置了切牙的整体内收，切牙实际发生牙冠舌向倾斜移动和伸长，就可以设计牙移动目标位置的过矫治，即做切牙压低和根舌向转矩的过矫治。Jiang等[49]的三维有限元分析发现，在切牙内收的过程中设计压入，可对抗过山车效应引起的不利转矩。与切牙仅做0.25mm水平整体内收相比，内收0.2mm的同时配合0.15mm的压入，可获得切牙整体内收的移动趋势；切牙平移内收0.1mm的同时配合0.23mm的压入，可获得切牙冠唇向移动和压入。为抵抗后牙的近中倾斜，有学者提出先做后牙备抗的方法，避免后牙近中倾斜[50]。

（2）设置矫治器的过矫治

Liu等[51]的三维有限元模型将矫治器前牙段围绕第一前磨牙假牙空泡中心做逆时针旋转，以此设置过矫治。类似固定矫治中在弓丝上弯制"V"形曲或Spee曲。透明矫治器的过矫治可以增加切牙压入和根舌向转矩，在尖牙上设置附件时效果更好，且在每步移动量0.25mm的条件下，设置矫治器1.2°的过矫治，可以实现中切牙整体移动。

（3）微种植体支抗的应用

Liu等[52]使用三维有限元模型分析了两种前牙区微种植体支抗配合弹性牵引在前牙内收过程中的生物力学机制，分别为上颌中切牙唇侧牵引扣到切牙唇侧微种植体的牵引模式（唇侧-微种植体牵引）和前牙区从中切牙腭侧精密切割处包绕切牙切端到切牙唇侧微种植体的牵引模式（腭侧-切端-微种植体牵引）。研究发现，150g的弹性牵引力在两种牵引模式下都可以实现中切牙压入和根舌向转矩。腭侧-切端-微种植体牵引相比颊侧-微种植体牵引，不会发生中切牙近中倾斜，同时能实现4颗切牙的压入和根舌向转矩。需要注意的是，实现切牙的根舌向转矩增加了切牙内收的支抗力，往往需要在后牙区同时放置微种植体来增强后牙的支抗（见"**1.4隐形矫治中的支抗**"图1-4-11）。

（4）压力嵴的应用

Cheng等[53]使用三维有限元模型分析了压力嵴在拔牙病例上颌前牙内收过程中的有效性，发现对于特定厚度的透明矫治器，适宜的压力嵴深度可以实现中切牙的整体内收。如0.5mm厚度矫治器压力嵴适宜深度为0.7mm，0.7mm厚度矫治器压力嵴适宜深度为0.25mm。唇倾的切牙比正常倾角的切牙所需的转矩控制更少。

关闭拔牙间隙的支抗控制

支抗分类

根据支抗强度，可分为弱支抗、中度支抗、强支抗、绝对支抗。

（1）中度支抗

以后牙作为支抗移动前牙或以前牙作为支抗移动后牙时，两者互为交互支抗。基于牙根表面积的差异，后牙近中移动量将小于前牙内收。因此，在拔除前磨牙治疗中，通常前牙内收占据拔牙间隙的2/3，后牙近中移动占据拔牙间隙的1/3。由此，即使隐形矫治方案设计了磨牙不移动，如果不采用支抗保护措施，磨牙近中移动不可避免。

（2）强支抗

在拔牙病例中如果不希望出现支抗磨牙近中移动，需要通过各种途径增强支抗。隐形矫治技术的支抗控制方法详见"**1.4隐形矫治中的支抗**"。即便是处在理想的最大支抗环境中，前后牙移动的比例最高为4∶1。

（3）绝对支抗

在固定矫治中微种植体支抗可以提供绝对支抗。但在隐形矫治关闭拔牙间隙中，即使采用微种植体，支抗丧失仍可能发生（见"**1.4隐形矫治中的支抗**"图1-4-9）。

微种植体支抗的应用

在隐形矫治第一前磨牙拔牙病例关闭间隙过程中，有两种常见的应用微种植体辅助增强支抗的方法[54]。

（1）直接支抗

前牙与微种植体之间由橡皮圈牵引来内收前牙。由于弹性牵引的垂直分量作用，直接支抗利于整平纵𬌗曲线，可用于正常覆𬌗和深覆𬌗病例。但是这种设计可以使前牙舌倾增加，需要增加前牙过矫治，也需要增加上颌后牙的过矫治，避免其近中倾斜。

（2）间接支抗

第二前磨牙或第一磨牙与微种植体结扎或固定，后牙段不动，完全由前牙内收来关闭拔牙间隙。间接支抗利于后牙支抗的保护，间隙关闭时促进牙齿整体移动，对前牙转矩控制较好。由于会加深纵𬌗曲线，需要在设计前牙过矫治的同时增加后牙（尤其是前磨牙）过矫治。间接支抗可用于开𬌗的矫治。

上下颌的支抗差异

受牙弓形态和解剖差异的影响，上下颌支抗的生物力学有所不同。上颌前牙牙周膜面积较大，前牙和后牙的支抗差异小，同时上颌前牙往往需要整体内收或较多的根舌向转矩控制，间隙关闭时后牙容易发生近中移动。相反，下颌前牙牙根偏小，前牙段和后牙段支抗差异大，后牙不易发生近中移动，支抗不容易丢失。因此，即使是Ⅰ类磨牙关系也可以使用Ⅱ类牵引辅助上颌前牙内收。关于颌间牵引对下颌后牙支抗的影响，Wang等[55]分析了下颌减数第一前磨牙的有限元模型，发现内收前牙时在下颌第一磨牙应用2N的Ⅱ类牵引，可减少前牙的转矩丢失，但是后牙会发生一定程度的近中倾斜，需注意防范。若Ⅱ类牵引作用于下颌第一磨牙舌侧近中的牵引扣，可最大限度减少后牙支抗丧失的近中倾斜。

关闭拔牙间隙的几种隐形方案设计

软件设定的牙齿序列移动是由计算机模拟的，临床医生需要考虑这种设计在生物力学上是否可行，临床上是否可预测。

交互内收

对中度支抗或弱支抗的病例，可设计前牙和后牙的交互移动。在第一阶段治疗中仅有拔牙间隙两侧的两颗牙齿移动。前牙作为前部支抗，后牙作为后部支抗推动两颗牙齿相对移动关闭拔牙间隙。交互内收是一种高效的移动步骤，在初次戴入矫治器的前7～14天拔除牙齿，当第一副矫治器戴入后拔牙间隙立即开始关闭。矫治到半程时，拔牙间隙关闭，当前牙内收、后牙近中移动关闭间隙时，拔牙间隙两侧的两颗牙齿将作为支抗[56]。

强支抗内收

在拔除第一前磨牙需要最大支抗时，可以设计后牙不移动，拔牙间隙由前牙内收关闭。强支抗的方案可以将尖牙首先远中移动1/3间隙，然后尖牙和切牙同时内收直到间隙关闭，后牙段近中移动不超过2mm。尖牙上使用附件保持牙根平行，在第二前磨牙、第一磨牙和第二磨牙上使用附件维持支抗，在上颌切牙区防止切牙发生倾斜移动。隐适美提出的G6强支抗解决方案，使用优化附件控制前牙和后牙的移动模式，但优化附件对整平和维持纵𬌗曲线的效果不佳，所以G6方案仅适合于开𬌗或无深覆𬌗的病例[57]。

蛙跳式内收

由日本的Samoto医生提出[58]：尖牙和切牙每10步交替移动，磨牙序列移动至尖窝交错。这种治疗设计可以获得尖牙和切牙更好的矫治器包裹，从而减小尖牙的倾斜移动以及实现切牙的转矩控制。同时尖牙和切牙的分步移动，节约了后牙支抗，可以获得最大量的切牙内收。但这种移动方式的矫治器数量很多，疗程被加长，他建议可以通过减少每步矫治器戴用时间，如缩短到每步7天更换来避免治疗时间的延长。

值得注意的是，以上矫治模式大都来自病例报告或医生的临床经验，目前尚没有临床对照研究证实其有效性。

病例选择

关闭前磨牙的拔牙间隙，最基本的是符合正畸治疗的原则，如维持切牙正常转矩、牙根倾斜度以及支抗控制，获得良好的尖窝咬合关系。由于隐形矫治以牙齿的倾斜移动为主，所以拔牙病例的难易，取决于是否需要较大量的牙根移动（如转矩移动或整体移动）。

困难的拔牙病例

（1）牙齿超过35°的扭转，舌侧萌出的牙齿需要用额外转矩，牙根移动超过6mm。这些牙齿移动可能超出了目前隐形矫治技术的能力，将需要使用辅助矫治来完成治疗。

（2）治疗前不利的牙根倾斜度，牙根倾斜方向远离拔牙间隙。由于牙齿容易向拔牙间隙倾斜，因而需对治疗前的牙根轴倾度进行评估，要保证拔牙间隙两侧牙齿的牙根平行是较为困难的。

（3）深覆𬌗或舌倾的切牙，由于切牙内收关闭拔牙间隙，切牙转矩容易丧失并导致覆𬌗加深。如果治疗前为深覆𬌗，对垂直向控制带来了另一个挑战，对于深覆𬌗或切牙舌倾的病例，可考虑不拔除前磨牙的矫治方案。

理想的前磨牙拔除病例

（1）Ⅰ类或轻度Ⅱ类的双颌前突。

（2）上下颌切牙唇倾，允许一定程度的转矩丧失。

（3）近中倾斜的尖牙，表现为牙根朝向拔牙间隙。

（4）重度拥挤，需前后牙整体移动的量较少。

随着隐形矫治技术的不断变革，临床医生经验的不断积累，以及一些辅助手段的采用，越来越多具有挑战性的拔除前磨牙的病例将能够通过透明矫治器实现治疗。

常见问题和解决方法

无论使用固定矫治器还是透明矫治器，在关闭拔牙间隙的过程中常存在3个问题。

拔牙区邻牙发生倾斜移动而非整体移动

在固定矫治中，关闭间隙的方法是使用刚度足够的不锈钢方丝，以抵抗牙齿倾斜。在隐形矫治中，这一问题可以通过在拔牙间隙两侧的牙齿上放置控根附件或垂直矩形附件来解决。此外，拔牙间隙关闭时牙根应相对移动而不是背向移动。

（1）病例选择。需选择理想的拔牙病例（见上文）。

（2）在间隙两侧牙齿上使用控根附件。

（3）关闭间隙时缺隙两侧保持15°的"人"字曲，使牙根斜向拔牙区。

（4）在关闭拔牙间隙后，拍摄曲面断层片评估牙根倾斜度，行精细调整。

（5）必要时在拔牙区两侧粘接片段弓达到牙根平行，或者及时生产附加矫治器纠正牙根倾斜度。如果后牙开𬌗，则采用垂直牵引，同时辅助片段弓纠正牙根倾斜来关闭开𬌗。

牙齿内收时转矩丧失发生舌倾而非整体内收

牙齿以倾斜移动而非整体移动的方式内收时，会发生转矩丧失。在固定矫治前牙内收时，托槽内的不锈钢方丝有利于转矩的表达，同时在上下颌弓丝上弯制"人"字曲，可以维持切牙转矩，防止内收时覆𬌗加深。而隐形矫治中，通过设置压力嵴可以维持内收时的切牙转矩，同时设计适量的切牙压入以防止覆𬌗加深，保证转矩的表达。

（1）病例选择。需选择切牙唇倾的拔牙病例，其转矩丧失有利于矫治切牙唇倾度，但是需要同时防止切牙伸长。

（2）在切牙内收时，使用压力嵴来维持切牙转矩。

（3）过矫治。上下颌切牙终末位置增加切牙压入和根舌向转矩。

间隙关闭过程中支抗丧失导致后牙咬合不良

在隐形矫治中，常用以下方法保护支抗。

（1）采用蛙跳式间隙关闭来控制支抗的需求。

（2）使用Ⅱ类牵引增强上颌支抗。

（3）使用微种植体支抗对牙弓的三维控制。

其他增强支抗的方法，见"1.4隐形矫治中的支抗"内容。

其他注意点

（1）矫治器需尽量覆盖拔牙位点相邻的牙齿，拔牙部位应使用一个小桥体，以实现矫治器对牙冠的最大面积包裹，有利于牙根移动的控制。

（2）拔牙应在佩戴矫治器前或在佩戴第一副矫治器后进行，并在矫治初期开始关闭间隙。拔牙间隙长时间不关闭，会导致牙槽嵴吸收，增加间隙关闭的困难。

参考文献

[1] Cowley DP, Mah J, O'Toole B. The effect of gingival-margin design on the retention of thermoformed aligners[J]. J Clin Orthod, 2012, 46(11):697-702.

[2] Kwon JS, Lee YK, Lim BS, et al. Force delivery properties of thermoplastic orthodontic materials[J]. Am J Orthod Dentofacial Orthop, 2008, 133(2):228-234.

[3] 王如意, 赵志河, 李宇. 正畸用热压膜材料现状与展望[J]. 华西口腔医学杂志, 2018, 36(1):5.

[4] Zhang N, Bai Y, Ding X, et al. Preparation and characterization of thermoplastic materials for invisible orthodontics[J]. Dent Mater J, 2011, 30(6):954-959.

[5] Lombardo L, Martines E, Mazzanti V, et al. Stress relaxation properties of four orthodontic aligner materials: A 24-hour in vitro study[J]. Angle Orthod, 2017, 87(1):11-18.

[6] 张宁, 白玉兴, 张昆亚, 等. 不同厚度热压膜材料的力学性能研究[J]. 北京口腔医学, 2009, 17(4):3.

[7] Gao L, Wichelhaus A. Forces and moments delivered by the PET-G aligner to a maxillary central incisor for palatal tipping and intrusion[J]. Angle Orthod, 2017, 87(4):534-541.

[8] 马雁崧, 白玉兴. 正畸热压膜材料力学性能及矫治力测量的研究进展[J]. 中华口腔正畸学杂志, 2016, (1):4.

[9] Bradley TG, Teske L, Eliades G, et al. Do the mechanical and chemical properties of Invisalign (TM) appliances change after use? A retrieval analysis[J]. Eur J Orthod, 2016:27-31.

[10] Linjawi AI, Abushal AM. Adaptational changes in clear aligner fit with time[J]. Angle Orthod, 2022, 92(2):220-225.

[11] Al-Nadawi M, Kravitz ND, Hansa I, et al. Effect of clear aligner wear protocol on the efficacy of tooth movement[J]. Angle Orthod, 2021, 91(2):157-163.

[12] Papadopoulou AK, Cantele A, Polychronis G, et al. Changes in Roughness and Mechanical Properties of Invisalign Appliances after One-and Two-Weeks Use[J]. Materials, 2019, 12(15):2406.

[13] Tartaglia GM, Mapelli A, Maspero C, et al. Direct 3D Printing of Clear Orthodontic Aligners: Current

State and Future Possibilities[J]. Materials, 2021, 14(7):1799.

[14] Jindal P, Juneja M, Siena FL, et al. Mechanical and geometric properties of thermoformed and 3D printed clear dental aligners[J]. Am J Orthod Dentofacial Orthop, 2019, 156(5):694–701.

[15] Jiang T, Jiang YN, Chu FT, et al. A cone-beam computed tomographic study evaluating the efficacy of incisor movement with clear aligners: Assessment of incisor pure tipping, controlled tipping, translation, and torque[J]. Am J Orthod Dentofacial Orthop, 2021, 159(5):635–643.

[16] Nanda R. Esthetics and biomechanics in orthodontics[M]. 2nd ed. St. Louis: Elsevier, 2015.

[17] Schwarz AM. Tissue changes incident to orthodontic tooth movement[J]. Int J Orthod, 1932, 18:331–352.

[18] Ren Y, Maltha JC, Kuijpers-Jagtman AM. Optimum force magnitude for orthodontic tooth movement: a systematic literature review[J]. Angle Orthod, 2003, 73(1):86–92.

[19] 林新平. 临床口腔正畸生物力学机制解析[M]. 北京: 人民卫生出版社, 2012.

[20] Gibson JM, King GJ, Keeling SD. Long-term orthodontic tooth movement response to short-term force in the rat[J]. Angle Orthod, 1992, 62(3):211–215; discussion 6.

[21] Gu G, Lemery SA, King GJ. Effect of appliance reactivation after decay of initial activation on osteoclasts, tooth movement, and root resorption[J]. Angle Orthod, 1999, 69(6):515–522.

[22] Toyokawa-Sperandio KC, Conti A, Fernandes TMF, et al. External apical root resorption 6 months after initiation of orthodontic treatment: A randomized clinical trial comparing fixed appliances and orthodontic aligners[J]. Korean J Orthod, 2021, 51(5):329–336.

[23] Iglesias-Linares A, Sonnenberg B, Solano B, et al. Orthodontically induced external apical root resorption in patients treated with fixed appliances vs removable aligners[J]. Angle Orthod, 2017, 87(1):3–10.

[24] Yi J, Xiao J, Li Y, et al. External apical root resorption in non-extraction cases after clear aligner therapy or fixed orthodontic treatment[J]. J Dent Sci, 2018, 13(1):48–53.

[25] 杨偲偲, 唐国华. 隐形矫治应力分布的体外研究现状[J]. 医学信息, 2015, 28(22):341–342.

[26] 须敏依, 蔡云飞, 华滢婕, 等. 牙齿隐形矫治的三维有限元分析[J]. 中国实用口腔科杂志, 2022, 15(01):109–112.

[27] 姜婷, 杨一鸣, 游清玲, 等. 成人非拔牙隐形矫治前后骨开窗/开裂初析[J]. 口腔医学, 2019, 39(11):982–992.

[28] Begg PR. Differential force in orthodontic treatment[J]. Am J Orthod, 1956, 42(7):481–510.

[29] Proffit WR. Contemporary Orthodontics[M]. 4th ed. St Louis: Mosby, 2007.

[30] Ricketts RM. Bioprogressive therapy as an answer to orthodontic needs. Part II[J]. Am J Orthod, 1976, 70(4): 359–397.

[31] Robertson L, Kaur H, Fagundes NCF, et al. Effectiveness of clear aligner therapy for orthodontic treatment: A systematic review[J]. Orthod Craniofacial Res, 2020, 23(2):133–142.

[32] Gao L, Wichelhaus A. Forces and moments delivered by the PET-G aligner to a maxillary central incisor for palatal tipping and intrusion[J]. Angle Orthod, 2017, 87(4):534–541.

[33] 赵祥, 汪虹虹, 杨一鸣, 等. 无托槽隐形矫治上颌扩弓效率及其影响因素初探[J]. 中华口腔医学杂志, 2017, 52(09):543–548.

[34] Kravitz ND, Kusnoto B, Begole E, et al. How well does Invisalign work? A prospective clinical study evaluating the efficacy of tooth movement with Invisalign[J]. Am J Orthod Dentofacial Orthop, 2009, 135(1):27–35.

[35] Elkholy F, Schmidt F, Jager R, et al. Forces and moments delivered by novel, thinner PET-G aligners during labiopalatal bodily movement of a maxillary central incisor: An in vitro study[J]. Angle Orthod, 2016, 86(6):883–890.

[36] Hahn W, Zapf A, Dathe H, et al. Torquing an upper central incisor with aligners-acting forces and biomechanical principles[J]. Eur J Orthod, 2010, 32(6):607–613.

[37] Castroflorio T, Garino F, Lazzaro A, et al. Upper-incisor root control with Invisalign appliances[J]. J

Clin Orthod, 2013, 47(6):346-351.

[38] Simon M, Keilig L, Schwarze J, et al. Forces and moments generated by removable thermoplastic aligners: incisor torque, premolar derotation, and molar distalization[J]. Am J Orthod Dentofacial Orthop, 2014, 145(6):728-736.

[39] Simon M, Keilig L, Schwarze J, et al. Treatment outcome and efficacy of an aligner technique--regarding incisor torque, premolar derotation and molar distalization[J]. BMC Oral Health, 2014, 14:68.

[40] 赵志河. 数字化正畸中前牙转矩设计的比较[J]. 国际口腔医学杂志, 2021, 48(1):6.

[41] 白玉兴, 王凡, 祁鹏, 等. 无托槽隐形矫治技术与固定矫治技术尖牙远中移动的有限元对比分析[J]. 现代口腔医学杂志, 2009, 23(3):4.

[42] Comba B, Parrini S, Rossini G, et al. A Three-Dimensional Finite Element Analysis of Upper-Canine Distalization with Clear Aligners, Composite Attachments, and Class II Elastics[J]. J Clin Orthod, 2017, 51(1):24-28.

[43] Gomez JP, Peña FM, Martínez V, et al. Initial force systems during bodily tooth movement with plastic aligners and composite attachments: A three-dimensional finite element analysis[J]. Angle Orthod, 2015, 85(3):454-460.

[44] Hahn W, Engelke B, Jung K, et al. Initial forces and moments delivered by removable thermoplastic appliances during rotation of an upper central incisor[J]. Angle Orthod, 2010, 80(2):239-246.

[45] Nguyen CV, Chen J. The invisalign system[M]. Berlin: Quintessence, 2006.

[46] Rossini G, Modica S, Parrini S, et al. Incisors Extrusion with Clear Aligners Technique: A Finite Element Analysis Study[J]. Appl Sci, 2021, 11(3):1167.

[47] Upadhyay M, Arqub SA. Biomechanics of clear aligners: hidden truths & first principles[J]. J World Fed Orthod, 2022, 11(1):12-21.

[48] Dai FF, Xu TM, Shu G. Comparison of achieved and predicted crown movement in adults after 4 first premolar extraction treatment with Invisalign[J]. Am J Orthod Dentofacial Orthop, 2021, 160(6):805-813.

[49] Jiang T, Wu RY, Wang JK, et al. Clear aligners for maxillary anterior en masse retraction: a 3D finite element study[J]. Sci Rep, 2020, 10(1):10156.

[50] 宋云鹏, 徐宝华. 无托槽隐形矫治技术整体内收前牙时后牙不同备抗角度的三维有限元分析[J]. 中日友好医院学报, 2021, 35(5):284-287, 封2.

[51] Liu L, Song Q, Zhou J, et al. The effects of aligner overtreatment on torque control and intrusion of incisors for anterior retraction with clear aligners: A finite-element study[J]. Am J Orthod Dentofacial Orthop, 2022, 162(1):33-41.

[52] Liu L, Zhan Q, Zhou J, et al. Effectiveness of an anterior mini-screw in achieving incisor intrusion and palatal root torque for anterior retraction with clear aligners[J]. Angle Orthod, 2021, 91(6):794-803.

[53] Cheng Y, Liu X, Chen X, et al. The three-dimensional displacement tendency of teeth depending on incisor torque compensation with clear aligners of different thicknesses in cases of extraction: a finite element study[J]. BMC Oral Health, 2022, 22(1):499.

[54] Liu JQ, Zhu GY, Wang YG, et al. Different biomechanical effects of clear aligners in bimaxillary space closure under two strong anchorages: finite element analysis[J]. Prog Orthod, 2022, 23(1):41.

[55] Wang Q, Dai D, Wang J, et al. Biomechanical analysis of effective mandibular en-masse retraction using Class II elastics with a clear aligner: a finite element study[J]. Prog Orthod, 2022, 23(1):23.

[56] 潘晓岗. 透明矫治器的减数正畸治疗[J]. 口腔医学, 2019, 39(11):978-981.

[57] Dai F F, Xu T M, Shu G. Comparison of achieved and predicted tooth movement of maxillary first molars and central incisors: First premolar extraction treatment with Invisalign[J]. Angle Orthod, 2019, 89(5):679-687.

[58] Samoto H, Vlaskalic V. A customized staging procedure to improve the predictability of space closure with sequential aligners[J]. J Clin Orthod, 2014, 48(6):359-367.

第2章

颌骨旋转的生物力学概念

BIOMECHANICAL CONCEPT OF JAW ROTATION

2

2.1　殆平面旋转与正/侧貌静态和动态美学的关系

殆平面的定义

殆平面（occlusal plane，OP）的确定有两种方法，一种是以第一恒磨牙的咬合中点与上下颌中切牙间的中点（覆殆或开殆的1/2处）的连线（图2-1-1a）；另一种是自然的或称为功能性的殆平面，由均分后牙殆接触点而得，常使用第一恒磨牙及第一乳磨牙或第一前磨牙的殆接触点（图2-1-1b）。前者殆平面的倾斜度会受到前牙覆殆的影响，后者会受到后牙萌出高度及牙冠磨耗的影响。

殆平面在数字化模型中的重要性

随着数字化模型的普及，正畸病例的诊断和治疗方案开始从传统的石膏模型分析转移到了计算机三维数字化模拟。然而，现阶段的数字化模型存在一个较大的缺陷，由于缺少参考平面，在虚拟排牙的过程中正畸医生和技师无法在数字化模型上确定病例的殆平面倾斜度。根据Downs的研究，殆平面与眶耳平面（FHP）的夹角为2°～17°，平均9°，在头影测量数据OP-FH的正常值为12.4°±4.4°。但是在数字化模型建模

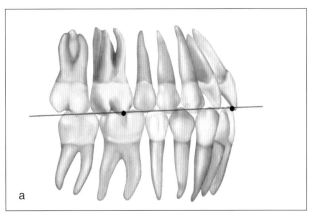

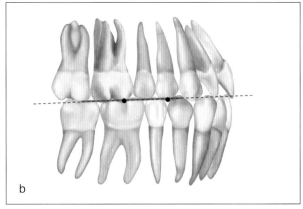

图2-1-1　（a，b）殆平面确定的方法

的时候，技师常常将𬌗平面建立在与水平面相互平行的关系上（默认正视图时𬌗平面与屏幕垂直）（图2-1-2a）。因此，在一个不准确的𬌗平面上设计方案会导致前牙转矩、前后牙的垂直向位置的误差[1-2]。

为了解决虚拟模型中𬌗平面的问题，可以将眶耳平面引入虚拟牙列模型中作为参考平面，调整使其与屏幕垂直（图2-1-2b），目前有4种方法可供参考：①将头颅侧位片插入到牙列模型的矢状位平面上，并将三维模型的𬌗平面与头颅侧位片对齐；②根据头影测量OP-FH的角度，在侧方视图中，手动旋转牙列模型，使𬌗平面与水平面的角度和OP-FH的角度一致；③参考正面露齿微笑的照片，在正视图上将牙列模型旋转至与微笑照片牙齿角度一致，但此方法可能存在一定误差；④利用CBCT数据重建牙列及颌骨数据，通过图像融合技术将牙列模型配准到CBCT模型上，这样就可以准确找到骨性参考平面进行方案设计，但此方法需要拍摄大视野的CBCT，数据必须包含眶下缘点和耳点。

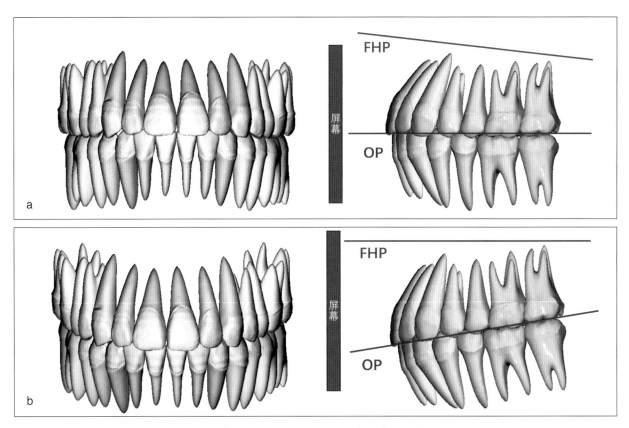

图2-1-2　（a）𬌗平面（OP）垂直于屏幕；（b）眶耳平面（FHP）垂直于屏幕

𬌗平面的旋转方式

在三维空间中物体的运动形式有两种——平移（translation）和转动（rotation）。平移指的是物体在同一平面内沿着某个直线方向运动，在三维空间内平移的方式有上、下、左、右、前、后。转动指的是物体绕同一转动轴线做大小不同的圆周运动，在三维空间内转动的方式有俯仰（pitch）、滚动（roll）、偏航（yaw），就像控制一架在飞行的飞机可以在3个轴方向进行旋转（图2-1-3a），其中俯仰指的是绕左右方向的轴旋转；滚动指的是绕着前后方向的轴旋转；偏航指的是绕着上下方向的轴旋转[3]。我们的𬌗平面的旋转跟飞机的旋转类似，也可以在前后、左右、上下这3个轴上发生旋转（图2-1-3b）。

建立自然头位

虽然我们可以用平移和转动去描述头颅、牙列在三维空间中的移动，但是哪个位置才是它们最初的"零位"呢？这里我们就必须要引入一个标准的初始位置——自然头位（natural head position，NHP）。在20世纪50年代自然头位被引入了正畸领域，并被具体地描述为"当人们将注意力集中在眼睛水平的远处时，头部在空间中的标准化和可重现的方向"。自然头位是评估面部、颌骨和牙齿最合理的生理与解剖位置[4]。因此，口腔正畸临床上应在自然头位中进行颅颌面的检查，在自然头位中拍摄X线片（CBCT、头颅侧位片、头颅正位片），在自然头位下拍摄面相照片，并且将数字化牙列模型也校正到自然头位的角度下。一旦自然头位建立，我们可以在这个位置下模拟牙齿和颌骨的移动并预测其对面型的影响[3-5]。

𬌗平面旋转对正貌美学的影响

𬌗平面俯仰（pitch）对正貌美学的影响

正常OP-FH的值为$12.4° \pm 4.4°$，过于陡峭或者过于平直的𬌗平面都会对微笑时的微笑曲线、前后牙的暴露量产生影响。根据Batwa等[6]的研究发现，以上颌中切牙切缘作为𬌗平

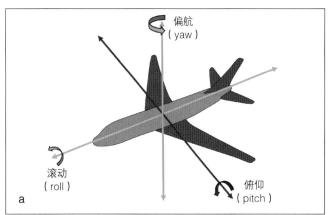

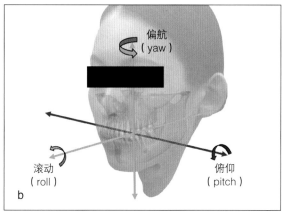

图2-1-3 （a）俯仰、滚动、偏航的示意图；（b）𬌗平面的俯仰、滚动、偏航的示意图

面的旋转中心，分别模拟殆平面与水平成0°、5°、10°、15°、20°时的微笑像，发现当殆平面在0°时，微笑曲线会成一个反向笑弧，后牙区的露龈量会增加；而当殆平面成20°时，正面微笑像中的微笑曲线会显得过于"陡峭"，与下唇上缘弧度不一致，同时上颌后牙的暴露量会减少，下颌后牙的暴露量会增加。然而5°、10°和15°殆平面倾斜度对于普通人来说，对正面微笑的影响是无法区分出来的，但是对于口腔医生来说10°和15°的殆平面倾斜对正面微笑的影响也是无法区分出来的（图2-1-4）。因此，在我们正畸治疗中，需注意不要使殆平面过于平直或过于陡峭，维持在5°~15°的范围，对于普通人群来说，其对正面微笑的影响不大[6]。

殆平面滚动（roll）对正貌美学的影响

由于颌骨发育不对称、单侧牙槽骨发育过度或者单侧后牙锁殆等因素会导致殆平面发生滚动（roll）倾斜——沿着面中线前后向的轴发生旋转。殆平面发生滚动倾斜时，临床表现为在微笑时，上颌前牙区的牙齿轴倾度发生偏斜，同时会导致两侧的牙和牙龈暴露量的不一致，殆平面倾斜度越大，两侧牙和牙龈暴露差异就越大，而且后牙区的牙和牙龈暴露差异要明显多于前牙区。根据Olivares等[7]的研究，殆平面滚动倾斜在2°以内，对于普通人群和口腔医生来说都是可以接受的，并且不会明显影响微笑美学。但是如果殆平面滚动倾斜大于4°则会对微笑美学有明显的影响（图2-1-5）。根据Kaya和Uyar[8]的研究，殆平面倾斜度和牙龈暴露量的增加会对微笑的吸引力产生负面影响，殆平面倾斜度的影响随着牙龈暴露的增加而减小，而牙龈暴露的影响随着殆平面倾斜的增加而减小。

对于殆平面发生滚动倾斜时，在正畸治疗的方法上有4种可能的情况，首先我们都假设病例在微笑时殆平面都是发生顺时针滚动：①治疗前上颌中切牙龈乳头位置的中线偏向右侧，右侧牙冠暴露量正常，左侧牙冠暴露量较多呈露龈状态，矫治方案是压低左侧牙列，矫治后殆平面发生逆时针滚动，上颌中切牙龈乳头位置的中线与

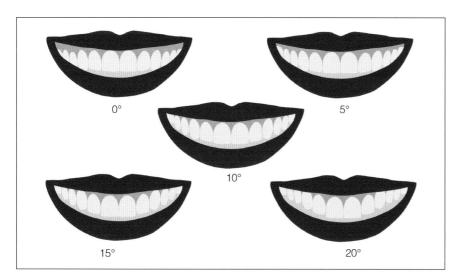

图2-1-4 5种殆平面俯仰角度对微笑美学的影响

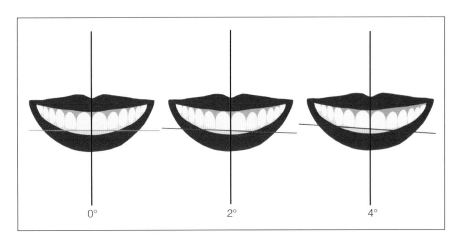

图2-1-5　不同𬌗平面滚动角度对微笑美学的影响

面中线一致（图2-1-6a）；②治疗前上颌中切牙龈乳头位置的中线与面中线一致，右侧牙冠暴露量正常，左侧牙冠暴露量较多呈露龈状态，矫治方案是压低左侧牙列，矫治后𬌗平面发生逆时针滚动，但此时上颌中切牙龈乳头位置的中线会偏向面中线的左侧，导致上颌牙列中线水平向的平移偏斜（图2-1-6b）；③治疗前上颌中切牙龈乳头位置的中线偏向右侧，右侧牙冠暴露量不足，左侧牙冠暴露量正常，矫治方案是伸长右侧牙列，矫治后𬌗平面发生逆时针滚动，上颌中切牙龈乳头位置的中线与面中线一致（图2-1-6c）；④治疗前上颌中切牙龈乳头位置与面中线一致，右侧牙冠暴露量不足，左侧牙冠暴露量正常，矫治方案是伸长右侧牙列，矫治后𬌗平面发生逆时针滚动，但此时上颌中切牙龈乳头位置的中线会偏向面中线的左侧，导致上颌牙列中线水平向的平移偏斜（图2-1-6d）[9]。对于𬌗平面发生滚动的治疗方法，我们需要借助微种植体支抗的辅助，一般可以在需要压低侧的上颌后牙区（第一前磨牙和第二前磨牙之间或者第二前磨牙和磨牙之间）植入微种植体支抗，辅助牵引橡皮

圈压低后牙，同时还需要通过颌间牵引来伸长同侧的下颌后牙；如果需要伸长上颌牙列时，可以在同侧的下颌后牙区植入微种植体，利用颌间牵引伸长该侧牙列，同时压低同侧对应的下颌牙。对于严重的颌骨不对称（双侧髁突或下颌升支不对称、双侧牙槽骨高度不对称等）导致的𬌗平面滚动倾斜，则需要通过正畸–正颌联合治疗的方法来纠正𬌗平面。

𬌗平面偏航（yaw）对正貌美学的影响

𬌗平面偏航一般常见于单侧的个别牙缺失或者阻生的病例中，也有一些是因为上一次的正畸治疗单侧拔牙导致两侧牙弓不对称，主要的临床表现就是缺牙侧的牙弓较正常侧的牙弓更塌陷、弓形更直，同时中线也偏向于缺牙侧（图2-1-7）。对于这类病例的治疗，如果能进行对称性拔牙，则可以利用拔牙间隙来调整中线和牙弓对称性；如果不能对称性拔牙，则多数需要利用微种植体支抗辅助调整中线，同时需要协调弓形两侧的对称性。

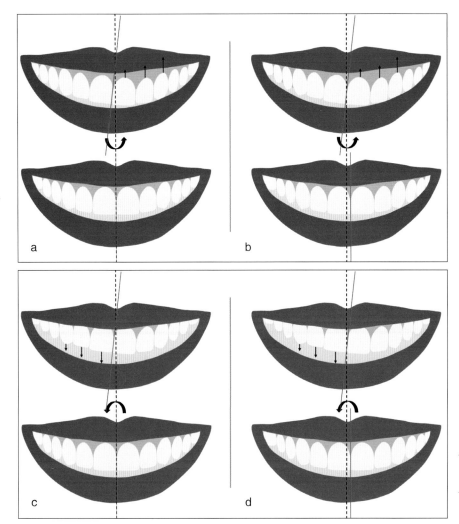

图2-1-6 （a，b）压低单侧上颌牙列使殆平面滚动旋转对中线的影响；（c，d）伸长单侧上颌牙列使殆平面滚动旋转对中线的影响

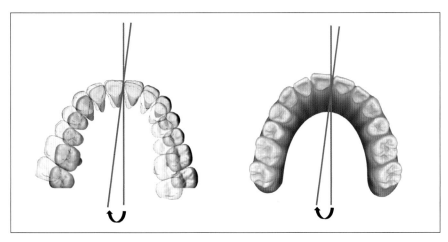

图2-1-7　殆平面偏航

殆平面旋转对侧貌美学的影响

正畸治疗可以通过整平殆曲线、压低或升高前牙和后牙的方法来调整殆平面的倾斜度，殆平面倾斜的变化不仅会对磨牙关系产生改变，同时也会对侧貌的面型产生直接影响。根据Braun和Legan[10]的研究，上颌牙弓的阻抗中心位于第一前磨牙的根方，因此当上颌殆平面绕着阻抗中心逆时针旋转时，磨牙的颊尖前移，上颌殆平面每向前旋转1°，上下颌磨牙的远中关系就会增加约0.5mm。在骨性Ⅱ类病例中，陡峭的殆平面与下颌前突减少、后缩增加有关；而在骨性Ⅲ类病例中，平坦的殆平面与下颌前突增加有关。与骨性Ⅰ类病例相比，骨性Ⅱ类病例的殆平面更陡峭，骨性Ⅲ类病例的殆平面更平坦。根据头影测量分析OP-FH越小，下颌位置越靠前，与上下颌骨关系一致，反之亦然[11]。

殆平面旋转对Ⅲ类关系的纠正

根据Ferrario等[12]的研究，正常的殆平面（OP）应该近乎与Camper平面（鼻翼-耳屏连线）平行（图2-1-8），但是在部分均角或低角的Ⅲ类病例中，殆平面是相对于Camper平面发生了逆时针旋转。这样逆时针旋转的殆平面会影响下颌的运动，导致下颌前伸、前牙反殆并伴有反覆殆加深的出现，并且会影响患者的咀嚼习惯。对于此类病例的治疗，我们需要将殆平面进行适当的顺时针旋转，具体操作上可以通过Ⅲ类牵引或者下颌微种植体远中移动下颌牙列，同时压低下颌前牙，纠正Ⅲ类关系的同时适当伸长后牙和压低下颌前牙，使殆平面发生顺时针旋转。但对于Ⅲ类高角病例，则不可升高后牙。

对于骨性Ⅲ类错殆高角反殆并伴有开殆的病例，由于其殆平面已发生了顺时针旋转，需要将殆平面逆时针旋转来进行矫正，具体的操作方法可以采用下颌后牙区植入微种植体支抗，使下颌磨牙远中竖直并且压低，磨牙远中竖直后可以获得一定的间隙，有利于下颌整体远中移动以及下颌前牙的整体内收，下颌磨牙的压低也有利于后部垂直高度的降低，使殆平面发生逆时针旋转。但是，对于严重骨性Ⅲ类错殆的病例，逆时针旋转将造成代偿性正畸治疗的难度，最佳的治疗应该考虑正畸-正颌联合治疗。

殆平面旋转对Ⅱ类关系的纠正

根据Fushima等[13]的研究，在安氏Ⅱ类1分类的病例中，都存在较陡的后牙殆平面以及较陡峭的补偿曲线，陡峭的后牙殆平面与下颌骨小、下颌后缩、下颌顺时针旋转紧密相关。此外，他们还发现下颌第二前磨牙的垂直高度增加与下颌骨向后旋转有关。

因此，通过矫正陡峭的后牙殆平面来控制后牙的垂直高度很重要。以骨性Ⅱ类高角伴下颌

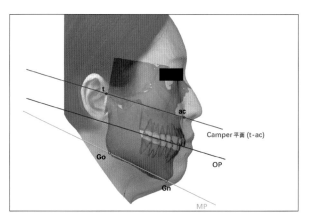

图2-1-8 正常的殆平面（OP）与Camper平面（鼻翼-耳屏连线）平行

后缩、前牙开𬌗并唇倾前突病例为例，其具体的正畸治疗方法是需要拔除4颗前磨牙，拔牙间隙一半（或2/3）可用于前牙内收改善牙齿突度，另一半（或1/3）可用于后牙的近中移动；利用楔形效应改善前牙开𬌗，同时辅助支抗装置对其上颌磨牙进行压低以整平后牙𬌗平面，降低后面高，并使下颌发生逆时针旋转纠正Ⅱ类关系，颏前点位置向前移动，改善侧貌形态。

目前控制后牙垂直向的方法主要有口外弓、横腭杆（辅助舌肌上抬）、微种植体支抗等。口外弓装置由于影响美观，患者配合度不高，目前临床使用率较低；单纯使用横腭杆虽然可以起到一定的垂直向控制作用，但是其作用多为防止磨牙的伸长，压低效果有限；微种植体的出现，让后牙的压低效果得到了明显的改善，在磨牙区颊侧或腭侧植入微种植体可以对磨牙起到较好的压低效果，但是如果仅在颊侧或仅在腭侧使用微种植体压低磨牙时，需要注意预防磨牙的颊倾或舌

倾，预防微种植体压低磨牙时出现颊倾或舌倾的方法主要有避免使用过大的压低向力、使用较粗的主弓丝来对抗、颊舌侧同时施力压低，或者在压低时使用辅助横腭杆将更加稳定。

在透明矫治器矫治中，由于矫治器佩戴后可产生一定程度的𬌗垫效应，牙齿会出现一定的压低效应[14]。透明矫治器对于单颗伸长的牙齿（在牙弓末端或牙弓中段）的压低都具有较好的效果，而且不易出现支抗牙的伸长和松动，以及牙齿的颊舌向倾斜。特别是对于开𬌗病例，利用𬌗垫效应可以有效压低后牙，改善前牙开𬌗（图2-1-9，图2-1-10）。但是当需要对多颗后牙压低并进行垂直向控制时，则需要辅助微种植体[15]。相较于在后牙颊侧植入微种植体，在上颌后牙腭侧植入微种植体具有较高的稳定性（不受解剖限制便于挂牵引橡皮筋，植入位点骨密度较高，多为附着龈不易发生炎症），因此我们推荐在隐形矫治中，如果需要对上颌后牙进行垂直向

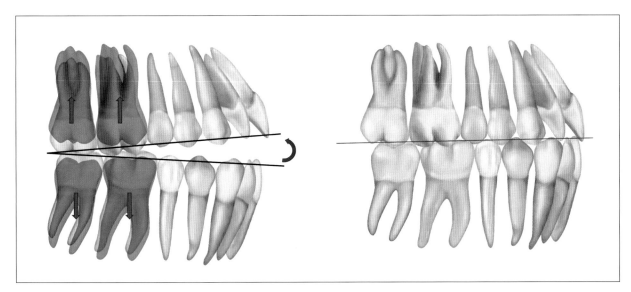

图2-1-9 磨牙压低对前牙开𬌗的改善

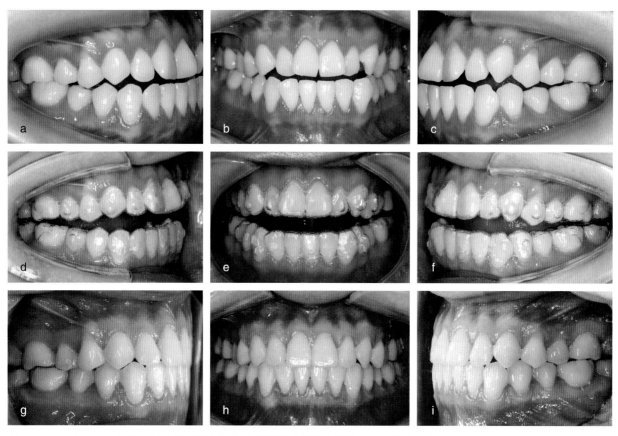

图2-1-10 （a～i）磨牙压低对前牙开𬌗的改善（利用透明矫治器的后牙𬌗垫效应）

控制时可以采用如下方法（图2-1-11）：①在上颌第一磨牙上设计铸造带环，在带环的颊侧设计水平矩形附件，腭侧设计舌钮，并设计横腭杆连接两个带环，横腭杆距离腭顶的高度根据需要压低的量来设计，一般可以距离腭顶3～7mm；②将带环和横腭杆装置粘接至第一磨牙上，然后再进行口扫取模进行排牙设计，此时注意在排牙设计时，两颗第一磨牙不能发生相对移动；③在上颌腭侧（第一磨牙和第二磨牙之间或者第二磨牙和第一磨牙之间）植入微种植体，将牵引橡皮筋从微种植体牵引至磨牙带环腭侧的舌钮上，进行后牙压低。

𬌗平面旋转对上颌中切牙转矩的影响

首先，我们规定上颌中切牙最美观的位置是过中切牙临床牙冠中心点（FA点）的切线（FACC线）与水平面垂线约成5°（图2-1-12）[16-17]。但是如果在这个美学标准下，在不同𬌗平面倾斜度的情况下，中切牙的转矩都是不一样的（图2-1-13），如果OP-FH较低平时（例如2°），想要获得较理想的前牙美学倾斜度，则前牙的转矩要相对直立一些；如果OP-FH在平均水平（例如9°），前牙转矩一般是在正常范围内；如果OP-FH较大时（例如17°），前牙想要获得较好的美学效果的倾斜度，则上颌前牙的转矩需要设置成唇倾一些。因此在排牙模拟阶段，对于不同倾斜度的𬌗平面，我们需要根据头影测量的

数据，将𬌗平面与FH平面校正后再进行前牙唇倾度的调整。

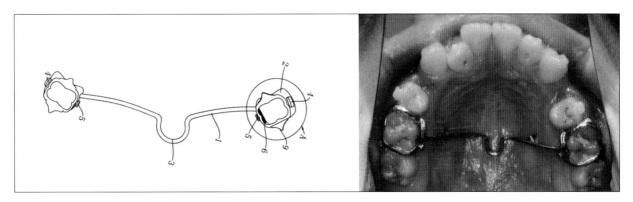

图2-1-11　带水平矩形附件的铸造带环和横腭杆

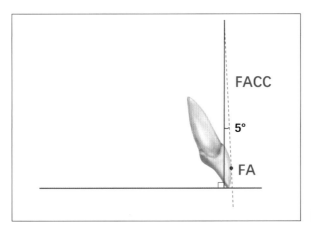

图2-1-12　最美观的上颌中切牙位置

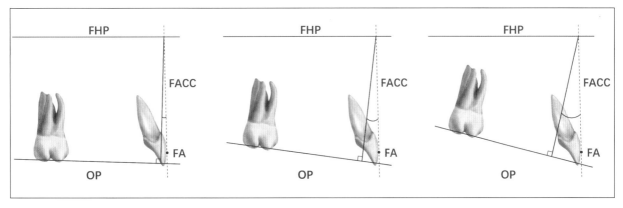

图2-1-13　不同𬌗平面倾斜度对前牙转矩的影响

2.2　下颌骨旋转与正/侧貌静态和动态美学的关系

关于旋转的定义和术语

在物理学中，关于旋转的定义是物体围绕一个点或一个轴做圆周运动，比如自行车车轮的转动、牙齿的扭转等。但是随着颌骨的生长发育，在骨缝或关节等结构处相对于彼此移位的骨骼也可能发生相对于彼此的旋转。正因为下颌骨存在生长和改建，在正畸学领域中，对于下颌骨旋转的定义可能存在以下3种情况。

下颌骨的真性旋转

定义：指下颌骨相对于前颅底的旋转，只能使用稳定的下颌骨参考结构进行评估，通常是向前和向上的方向（逆时针）。这是最初由Bjork（1955）描述的旋转，随后被Bjork和Skieller（1983）称为"全旋转"。它是下颌骨与颅底关系中可能发生的基本旋转。

下颌骨的表面旋转

定义：下颌骨平面相对于前颅底的角度变化，从头影测量分析中可以明显看出角度变化，它是下颌骨平面真正的旋转和改建的结果。

下颌下缘的重塑旋转

定义：当下颌骨通过稳定的解剖结构重叠时，下颌骨平面的角度变化。这是对发生在下颌下缘改建量的测量。

下颌骨仅经历有限量的表面旋转，因为大量的真实旋转通常被重塑旋转所掩盖。根据Spady等[18]的长期临床研究数据，6～11岁之间每年真正向前旋转量约为0.9°，11～15岁之间每年约为0.4°。对于生长发育完全的成人患者来说，通过垂直向控制正畸治疗可以使下颌骨发生表面旋转；对于生长发育期的青少年和儿童，正畸治疗的过程中不仅仅需要考虑矫治方法带来的下颌骨的表面旋转，还要对上下颌骨生长发育带来的真性旋转和重塑旋转有充分的预估。

下颌骨的旋转中心

在前面的章节中我们提到通过压低上颌后牙可以使下颌骨发生逆时针旋转，下颌骨旋转的中心在哪里？具体方式是什么样的呢？大多数学者的研究都表明，下颌骨的旋转轴位于髁突的后下方位置[19-24]。根据Kim等[25]的研究，下颌骨的自旋转中心大约位于髁突后7.4mm和下

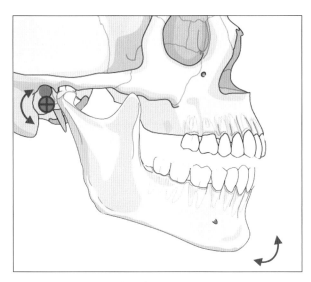

图2-2-1 下颌骨的旋转中心

16.9mm的位置（图2-2-1）。根据Nattestad和Vedtofte[23]对10名正常人从咬合状态到开口10mm范围时下颌旋转中心位置的研究，其平均旋转中心位于髁顶点后5mm和下14.9mm。但下颌骨旋转中心的位置会受到个体差异影响。而基于运动面弓对大量健康人群的测量，发现健康人群的铰链轴点都在外耳道后面与外眦的连线上，由耳屏后缘向前约13mm处。

但是现在的数字化排牙大多都在虚拟牙列上进行，在排牙模拟阶段如果对上颌进行压低后，技师仅仅是根据最终咬合关系让下颌"跳跃"至中性咬合关系，而不是通过下颌旋转的方式进行咬合建立。因此，未来的数字化排牙需要通过"根骨"模型，可准确建立患者的下颌骨模型以及预测下颌骨的旋转中心，根据下颌骨旋转中心的位置可以模拟下颌骨的旋转，从而可以准确预测下颌颏部的前移量。

下颌骨的旋转方式

下颌骨的旋转方式主要是顺时针旋转和逆时针旋转。当前的符号约定是，当变化是逆时针方向时，旋转和角度变化被指定为负值或"向前"；当变化是顺时针方向时，旋转和角度变化被指定为正值或"向后"。上颌磨牙压低有助于下颌骨发生逆时针旋转，而上颌磨牙的伸长则会导致下颌骨发生顺时针旋转。此外，部分透明矫治器初戴的病例，由于上下颌的矫治器存在一定的厚度，可能会导致佩戴透明矫治器时，由于矫治器垫高了后牙的咬合，在磨牙处的矫治器有早接触，导致下颌发生顺时针旋转，但这种情况不用过分担心，待牙移动后去除早接触即可消除。

下颌骨旋转对正/侧貌美学的影响

下颌骨可以发生顺时针旋转和逆时针旋转，这两种旋转方式对我们的正貌和侧貌会产生怎样的变化呢？当我们将上颌牙列压入或者通过正颌手术将上颌骨整体上抬后，下颌骨可以通过其旋转中心发生逆时针旋转，下颌骨发生逆时针旋转后，下颌平面角将会减少，面下1/3高度会降低，颏点会发生前移，这种变化对于高角伴有下颌后缩的病例是有利的，可以在正貌上改善面部长度，可以在其侧貌上改善侧貌突度。但是对于低角病例（颏点位置正常），如果此类病例也发生下颌骨逆时针旋转，则可能继续减小下颌平面角以及面下1/3高度，并且使颏点过度前移，影响美观。根据Kim等[25]对于前牙开𬌗病例的研究，上颌磨牙每压入1mm，覆𬌗增加2.6mm，前面高减少1.7mm，颏前点前移2.3mm，SN-GoMe减少2°。因此，压低磨牙使下颌骨逆时针旋转的治疗方法更适合骨性Ⅱ类高角伴下颌后缩的病例。有研究表明，除了通过正畸治疗压低磨牙使下颌骨逆时针旋转的方法，进行4周至2年的咀嚼练习也可以产生2°～2.5°的下颌平面的逆时针旋转[26]。根据娄新田等[27]学者研究下颌骨颏前点变化与上颌骨上抬量的相关性分析发现，ANS点上抬1mm，颏前点平均前移1.411mm；PNS点上抬1mm，颏前点平均前移1.521mm。

当我们将上颌磨牙伸长时，下颌骨会发生顺时针旋转，下颌平面角会增大，面下1/3高度会增加，此时颏点的位置会发生后移。这种旋转对于骨性Ⅲ类低角伴颏部前突的病例是有利的，但是对于高角病例以及下颌后缩的病例，顺时针旋转会导致面下1/3高度增加以及颏部更加后缩，影响正貌、侧貌美观。因此，对于此类病例的治疗中，我们要注意避免磨牙的伸长，由于透明矫治器自带𬌗垫效应，因而不容易出现磨牙伸长，透明矫治器对于此类病例的治疗是有利的。

2.3　牙移动与𬌗平面旋转的生物力学分析

牙弓的阻抗中心

根据Braun等[10]的研究，上颌牙弓的阻抗中心位于上颌第一前磨牙的根方，约在根中1/3的位置。下颌牙弓的阻抗中心位于下颌第一前磨牙的根方，约在根中1/3略偏远中的位置（图2-3-1）。

𬌗平面旋转对磨牙关系的影响

根据Braun等[10]的研究计算，当𬌗平面向下、向后或向上、向前每旋转1°时，磨牙关系在矢状向上大约有0.5mm的变化。当磨牙呈现尖对尖的Ⅱ类咬合关系时，若使𬌗平面向下、向后旋转7.2°时（顺时针），磨牙呈现到Ⅰ类咬合关系（图2-3-2a）；同样，当磨牙呈现Ⅲ类咬合关系时，若使𬌗平面向上、向前旋转7.2°时（逆时针），磨牙呈现到Ⅰ类咬合关系（图2-3-2b）。

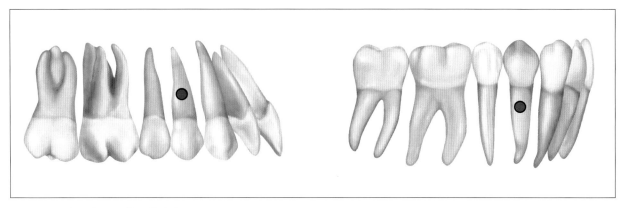

图2-3-1　上下颌牙弓的阻抗中心

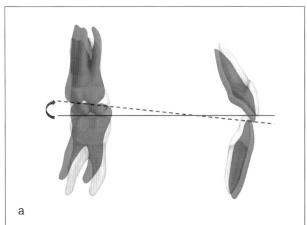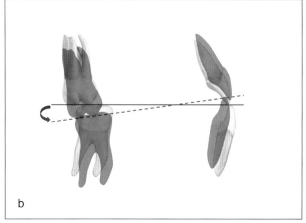

图2-3-2　（a）𬌗平面顺时针旋转对磨牙关系的影响；（b）𬌗平面逆时针旋转对磨牙关系的影响

牙移动对𬌗平面滚动旋转的生物力学分析

　　当上颌𬌗平面发生滚动旋转时，在微笑像会呈现出一侧牙龈暴露过度（牙冠切缘暴露不足），另一侧牙冠暴露量不足，同时中切牙的牙冠轴倾度也会发生偏斜，影响患者的微笑美学

（图2-3-3）。对于此类病例的治疗，我们可以在牙龈暴露过多一侧后牙区植入微种植体，通过微种植体压低这侧的后牙来纠正𬌗平面的滚动，使其发生抗滚动旋转，另一侧的后牙也可以配合垂直牵引，使其伸长移动，增加牙冠的暴露量，同时配合矫治器纠正前牙牙冠的轴倾度（图2-3-4）。

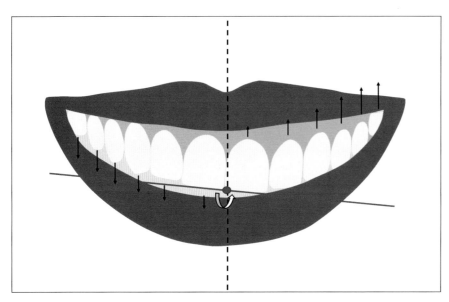

图2-3-3 牙移动对殆平面滚动旋转的生物力学分析

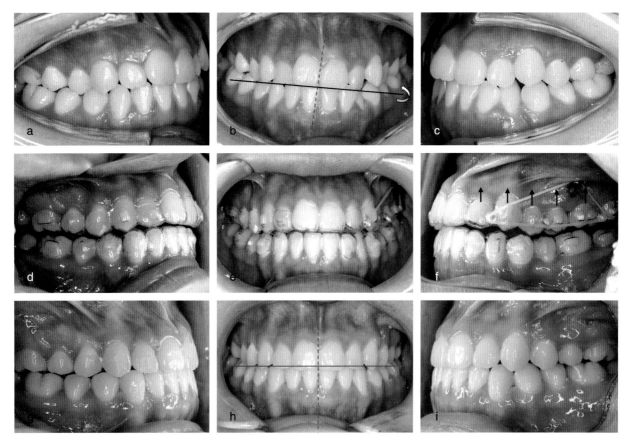

图2-3-4 （a~i）压低单侧上颌牙列纠正殆平面偏斜

牙移动对𬌗平面俯仰旋转的生物力学分析

骨性Ⅱ类开𬌗

对于骨性Ⅱ类，上颌后牙伸长导致的前牙开𬌗，下颌向下、向后旋转的病例，我们在治疗时可以通过压低上颌后牙的方法使上颌后牙𬌗平面上抬、下颌𬌗平面发生俯仰旋转来纠正开𬌗及Ⅱ类关系。对于隐形矫治病例来说，虽然矫治器所产生的𬌗垫效应对于后牙压低有一定的作用，但是对需要大量后牙压低的病例，就需要配合微种植体以及传统的横腭杆装置才能获得理想的压低效果（图2-3-5，图2-3-6）。

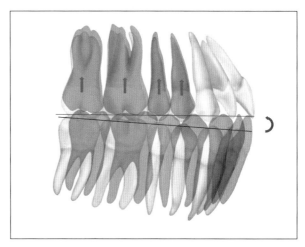

图2-3-5 微种植体支抗辅助压低后牙使下颌牙列逆时针旋转纠正Ⅱ类关系及前牙开𬌗

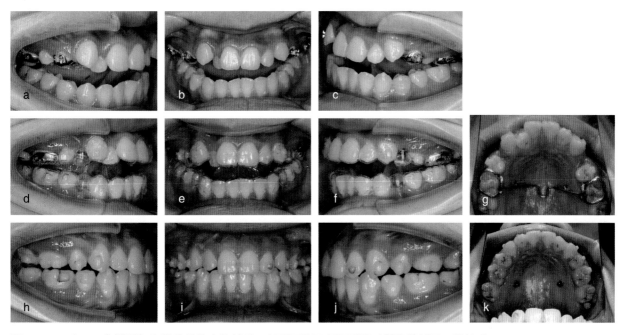

图2-3-6 （a~k）横腭杆和微种植体支抗辅助压低后牙使下颌牙列逆时针旋转纠正Ⅱ类关系

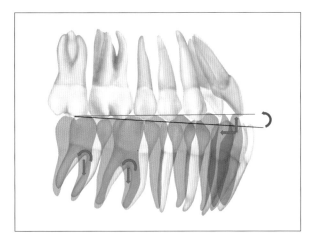

图2-3-7 远中移动、压低下颌后牙使骀平面逆时针旋转，以纠正Ⅲ类关系及前牙开骀、反骀

骨性Ⅲ类反骀

对于骨性Ⅲ类反骀病例，下颌磨牙往往呈现近中倾斜的状态，治疗中可以通过让下颌磨牙向远中竖直并且压低，获得的间隙就可以使下颌前牙舌倾内收，使下颌骀平面发生向上、向前的旋转，以纠正Ⅲ类咬合关系以及前牙的反骀。在隐形矫治中，可以利用隐形矫治技术分步推磨牙的方法，分步让下颌后牙向远中移动，同时配合Ⅲ类牵引或下颌微种植体的方法加强支抗，避免在推下颌磨牙的过程中下颌前牙唇倾，并同时利用骀垫效应压低下颌磨牙。待下颌后牙远中移动到位后，就可以让前牙得到舌倾内收，纠正前牙反骀（图2-3-7，图2-3-8）。

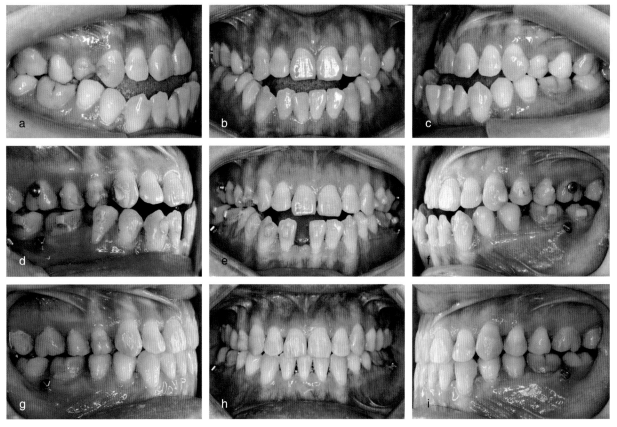

图2-3-8 （a～i）微种植体支抗辅助远中移动下颌后牙使骀平面逆时针旋转，以纠正Ⅲ类关系及前牙开骀、反骀

2.4　牙移动与下颌骨平面旋转的生物力学分析

在正畸治疗的过程中，前牙和后牙的位置改变会导致下颌骨平面发生明显的变化（顺时针旋转、逆时针旋转），其中下颌骨平面顺时针旋转是指下颌的向下、向后旋转，会导致颏点向前移动，显得颏部前突；下颌骨平面逆时针旋转是指下颌的向上、向前旋转，会导致颏点向后移动，显得颏部后缩。特别是Ⅱ类高角病例，下颌骨的逆时针旋转对于面型的改善是有利的，但是对于高角病例在治疗中更要预防下颌的顺时针旋转对面型的影响。下面我们对前牙和后牙移动对下颌骨平面的改变进行具体分析。

下颌骨平面顺时针旋转的力学分析

前牙内收（钟摆效应）对下颌骨平面的影响

上颌中切牙的阻抗中心位于牙根1/3和中1/3的交界处，对于拔牙病例内收前牙的作用力则是在牙冠上，这就导致了前牙内收时会产生一个舌向倾斜的移动，并伴随着上颌前牙伸长，就好似一个摆动中的钟摆从高位摆动到最低位，所有这个效应常称为钟摆效应。当发生钟摆效应时，上颌牙弓发生过山车效应，上颌前牙会有一定的伸长，导致下颌前牙与上颌前牙发生咬合干扰，此时整个下颌骨平面就会被迫地发生向下、向后的

旋转，导致颏点的向后移动（图2-4-1）。

磨牙近中倾斜对下颌骨平面的影响

磨牙的阻抗中心位于根分叉的位置，当颌内牵引的作用力施加在磨牙牙冠上的时候，磨牙会容易发生近中倾斜移动，导致磨牙近中尖压低、远中尖抬高，抬高的远中尖与对颌的牙尖会产生咬合干扰，从而导致下颌平面发生向下、向后的旋转（图2-4-2）。

上颌磨牙宽度缩窄（磨牙腭倾）对下颌骨平面的影响

当上下颌后牙区宽度不调时（上颌窄、下颌宽），或上颌磨牙发生舌向倾斜时，上颌磨牙的舌尖上抬而颊尖下降，此时上颌磨牙的颊尖与下颌磨牙的颊尖发生干扰，导致下颌平面发生向下、向后的旋转（图2-4-3）。

下颌骨平面逆时针旋转的力学分析

上颌磨牙压低对下颌骨平面的影响

对于高角、前牙开𬌗的病例，常显示出磨牙萌出过度，对于此类病例的治疗通过压低磨牙可以使下颌平面发生逆时针旋转，有利于前牙开𬌗

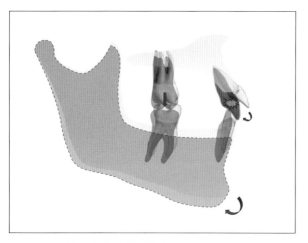

图2-4-1　前牙内收（钟摆效应）对下颌骨平面的影响

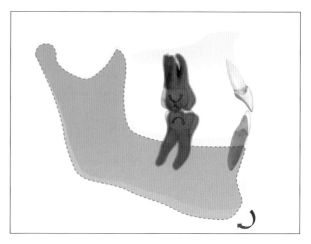

图2-4-2　磨牙近中倾斜对下颌骨平面的影响

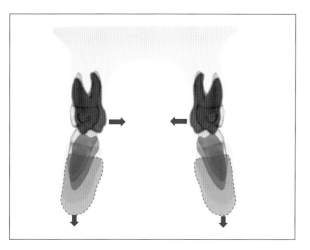

图2-4-3　上颌磨牙宽度缩窄（磨牙腭倾）对下颌骨平面的影响

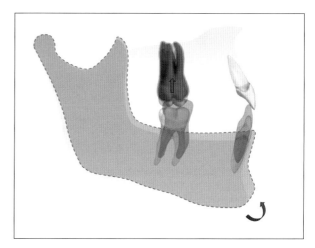

图2-4-4　上颌磨牙压低对下颌骨平面的影响

的改善，同时减小面下1/3高度以及颏部的后缩程度（图2-4-4）。

磨牙近中移动（楔形效应）对下颌骨平面的影响

在拔牙矫治中，当拔牙的牙位越靠近牙弓的远中时，磨牙将会有更多的近中移动，当磨牙发生近中移动就会产生楔形效应，使下颌骨平面发生逆时针旋转，有助于颏部的前移（图2-4-5）。

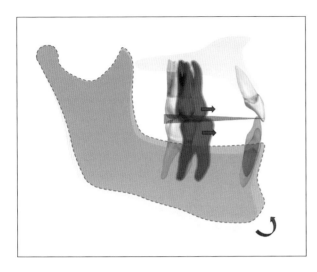

图2-4-5　磨牙近中移动（楔形效应）对下颌骨平面的影响

参考文献

[1]　Paquette DE. Importance of the occlusal plane in virtual treatment planning[J]. J Clin Orthod, 2011, 45(4):217-236.

[2]　Mazurkiewicz P, Oblizajek M, Rzeszowska J, et al. Determining the occlusal plane: a literature review[J]. Cranio, 2019(5):1-7.

[3]　Ackerman JL, Proffit WR, Sarver DM, et al. Pitch, roll, and yaw: describing the spatial orientation of dentofacial traits[J]. Am J Orthod Dentofacial Orthop, 2007, 131(3):305-310.

[4]　Lundstrom A, Lundström F, Lebret LML, et al. Natural head position and natural head orientation: basic considerations in cephalometric analysis and research[J]. Eur J Orthod, 1995, 17(2):111-120.

[5]　Usumez S, Orhan M. Reproducibility of natural head position measured with an inclinometer[J]. Am J Orthod Dentofacial Orthop, 2003, 123(4):451-454.

[6]　Batwa W, Hunt NP, Petrie A, et al. Effect of occlusal plane on smile attractiveness[J]. Angle Orthod, 2012, 82(2):218-223.

[7]　Olivares A, Vicente A, Jacobo C, et al. Canting of the occlusal plane: perceptions of dental professionals and laypersons[J]. Med Oral Patol Oral Cir Bucal, 2013, 18(3):516-520.

[8]　Kaya B, Uyar R. The impact of occlusal plane cant along with gingival display on smile attractiveness[J]. Orthod Craniofac Res, 2016, 19(2):93-101.

[9]　Farret MM. Occlusal plane canting: a treatment alternative using skeletal anchorage[J]. Dental Press J Orthod, 2019, 24(1):88-105.

[10]　Braun S, Legan HL. Changes in occlusion related to the cant of the occlusal plane[J]. Am J Orthod Dentofacial Orthop, 1997, 111(2):184-188.

[11]　Tanaka EM, Sato S. Longitudinal alteration of the occlusal plane and development of different dentoskeletal frames during growth[J]. Am J Orthod Dentofacial Orthop, 2008, 134(5):602.e1-602.e11.

[12]　Ferrario VF, Sforza C, Serrao G, et al. A direct in vivo measurement of the three-dimensional orientation of the occlusal plane and of the sagittal discrepancy of the jaws[J]. Clin Orthod Res, 2000, 3(1):15-22.

[13]　Fushima K, Kitamura Y, Mita H, et al. Significance of the cant of the posterior occlusal plane in class II division 1 malocclusions[J]. Eur J Orthod, 1996, 18(1):27-40.

[14]　Charalampakis O, Iliadi A, Ueno H, et al. Accuracy of clear aligners: A retrospective study of patients who needed refinement[J]. Am J Orthod

Dentofacial Orthop, 2018, 154(1):47–54.

[15] Hu W. Vertical control in clear aligner treatment[J]. Zhonghua Kou Qiang Yi Xue Za Zhi, 2020, 55(8):526–530.

[16] Cao L, Zhang K, Bai D, et al. Effect of maxillary incisor labiolingual inclination and anteroposterior position on smiling profile esthetics[J]. Angle Orthod, 2011, 81(1):121–129.

[17] Ghaleb N, Bouserhal J, Bassil–Nassif N. Aesthetic evaluation of profile incisor inclination[J]. Eur J Orthod, 2011, 33(3):228–235.

[18] Spady M, Buschang PH, Demirjian A, et al. Mandibular rotation and angular remodeling during childhood and adolescence[J]. Am J Hum Biol, 1992, 4(5):683–689.

[19] Brewka RE, Pantographic evaluation of cephalometric hinge axis[J]. Am J Orthod, 1981, 79(1):1–19.

[20] Venturelli FA, Zuim PR, Antenucci RM, et al. Analysis of mandibular position using different methods of location[J]. Acta Odontol Latinoam, 2009, 22(3):155–162.

[21] Lindauer SJ, Sabol G, Isaacson RJ, et al. Condylar movement and mandibular rotation during jaw opening[J]. Am J Orthod Dentofacial Orthop, 1995, 107(6):573–577.

[22] Gallo LM, Airoldi GB, Palla RL, et al. Description of mandibular finite helical axis pathways in asymptomatic subjects[J]. J Dent Res, 1997, 76(2):704–713.

[23] Nattestad A, Vedtofte P. Mandibular autorotation in orthognathic surgery: a new method of locating the centre of mandibular rotation and determining its consequence in orthognathic surgery[J]. J Craniomaxillofac Surg, 1992, 20(4):163–170.

[24] Ahn SJ, Tsou L, Sanchez CA, et al. Analyzing center of rotation during opening and closing movements of the mandible using computer simulations[J]. J Biomech, 2015, 48(4):666–671.

[25] Kim K, Choy K, Park YC, et al. Prediction of mandibular movement and its center of rotation for nonsurgical correction of anterior open bite via maxillary molar intrusion[J]. Angle Orthod, 2018, 88(5):538–544.

[26] Ingervall B, Bitsanis E. A pilot study of the effect of masticatory muscle training on facial growth in long–face children[J]. Eur J Orthod, 1987, 9(1):15–23.

[27] 娄新田, 沈国芳, 冯贻苗, 等. 下颌骨颏前点变化与上颌骨上抬量的相关性分析[J]. 中国口腔颌面外科杂志, 2013, 11(6):482–486.

3

第3章

I 类错殆畸形伴拥挤的非拔牙矫治

NON-EXTRACTION
ORTHODONTIC TREATMENT OF
CLASS I MALOCCLUSION
WITH CROWDING

3.1 概述

Ⅰ类错𬌗畸形伴拥挤的诊断及治疗方案

Ⅰ类错𬌗畸形指磨牙中性关系，上下颌牙弓矢状向关系正常的错𬌗畸形，可以分为两大类：第一类，颜面侧貌比较协调，仅仅表现为牙量、骨量不调，如个别牙错位、单纯牙列拥挤等；第二类，虽然上下颌牙弓矢状向关系协调，但是颜面侧貌不协调，比如双颌前突。本章的内容主要涉及Ⅰ类错𬌗畸形伴拥挤病例的非拔牙矫治。

牙列拥挤主要是由于牙量、骨量不调，牙量大于骨量，即牙弓长度不足以容纳牙弓中全部牙齿而引起。

牙列拥挤分度

对牙齿的拥挤程度可做定量评价：牙弓应有弧形长度与牙弓现有弧形长度之差，一般分为以下3度[1]。

轻度拥挤（Ⅰ度拥挤）：拥挤度≤4mm。

中度拥挤（Ⅱ度拥挤）：4mm＜拥挤度≤8mm。

重度拥挤（Ⅲ度拥挤）：拥挤度＞8mm。

牙弓内所需间隙的计算

牙弓内所需间隙 = 拥挤度 + 平整Spee曲线所需间隙 + 矫治切牙倾斜度所需间隙。一般而言，牙弓Spee曲线平整1mm需要1mm间隙，切牙内收1mm需要2mm间隙[2]，反之切牙唇倾1mm可提供约2mm间隙。

值得注意的是，尖牙错位的拥挤度计算有特殊性，此时可用间隙的计算应该根据基骨找到实际的弓形来计算尖牙的拥挤度。比如常见的尖牙唇向错位，应该根据尖牙牙根及基骨的位置来决定排齐后尖牙所在的位置，从而计算拥挤量，而不是简单地计算将尖牙排入现有弓形所需的间隙，这样可能使测得的拥挤度大于实际的拥挤度，导致治疗方案的偏差。

单纯性牙列拥挤的矫治原则及方法

牙列拥挤的病理机制是牙量、骨量不调，一般表现为牙量相对较大，而骨量相对较小。因此，牙列拥挤的矫治原则可以选择：减少牙量、扩大牙弓、增加骨量，使牙量与骨量基本达到平衡。

（1）减少牙量的方法

①邻面去釉；②拔牙。

（2）扩大牙弓的方法

①矢状向扩大牙弓：唇倾前牙、远中移动后牙；②水平向扩大牙弓：后牙段颊向倾斜以扩大牙弓宽度。

（3）增加骨量的方法

①青少年磨牙后区的生长：女孩14岁前、男孩16岁前，下颌磨牙后区每年每侧增加1.5mm的骨性牙弓长度，与上颌结节后缘0.6mm的生长量匹配[3-4]；②水平向骨性扩展：骨性的上颌扩展可以增加骨量；③外科手术骨延长或刺激颌骨的生长，如下颌体L形延长术、牵张成骨术（DO）等可增加骨量。刺激颌骨的生长，例如青少年期的矫形治疗可以促进颌骨的生长。

在制订矫治计划时应对病例进行全面分析，以决定采用减少牙量、扩大牙弓或增加骨量的矫治方案。一般而言，在面部美学协调的情况下，轻度拥挤的病例往往采用邻面去釉、扩大牙弓的方法；重度拥挤的病例则需要拔牙矫治；中度拥挤的病例属于边缘病例，应结合颌面部软组织的美学形态、牙周组织的健康状态、切牙位置与软组织侧貌的关系、正面微笑美学的比例来决定拔牙还是非拔牙矫治。

非拔牙矫治选择原则

在临床中对拥挤的治疗，关键在于确定是否拔牙。拔牙矫治与非拔牙矫治是正畸治疗中一个长期存在的焦点问题，直到现在拔牙矫治与非拔牙矫治仍是我们临床上所面临的主要选择问题之一。特别是一些边缘性的病例，保全完整牙列还是拔牙矫治，这样的选择让医患双方均会感到纠结和摇摆。

近年来，对于边缘病例的方案制订有以下几点变化。

（1）不再局限于面下1/3的美学，而是更着眼于整个面部的美观和协调

在正畸初创的年代，Angle的美学观点认为一旦建立了正常的咬合（完整牙列），面部软组织美学将水到渠成，然而大量的复发和软组织侧貌的破坏导致了Tweed-Merrifield理念的形成，即下颌切牙直立在基骨中不仅意味着稳定还意味着美观，于是拔牙正畸比例大幅地上升，然而在正畸学走完百年历程，新的美学观点越来越重视上颌切牙的位置，Andrews医生的六要素理念将上颌切牙与额部的前后向位置关系作为上颌切牙是否需要内收的标准，也就是说不再孤立地评估面下1/3的美学，而是更为整体地考虑牙、颌在面部的位置，现代正畸学更重视面下1/3与面部整体美学的关系。

（2）不过分强调侧貌，正面美学越来越受到重视

头颅侧位片在正畸学诊断治疗中的作用一直非常重要，导致正畸医生以往会更重视侧貌评估和变化，而相对轻视正面、水平向的问题。正面微笑美学的评估如今越来越受到正畸医生的重视，牙弓宽度的维持、颊廊大小的控制对边缘病例的治疗方案制订起到非常重要的作用。

同样的，面部整体轮廓对于正畸方案的制订也不容忽视。高耸的颧骨、过宽的面部轮廓都更加支持非拔牙矫治。

（3）对于牙弓骨性界限的重新认识

对于拔牙的选择，需要重视牙弓的骨性界限，一方面突破三维向牙弓的骨性界限，意味着治疗结果的不稳定以及不健康的根骨关系；另一方面，牙槽骨骨量不够往往会形成局部的骨皮质支抗，影响牙齿的移动，从而造成治疗的失败。

随着锥形束CT（cone beam computed tomography，CBCT）的广泛使用，正畸医生可以很方便地衡量牙弓任意位置三维向的根骨关系，对获得健康良好的根骨关系更加有指导性。除了最常见的前牙区根骨关系的评定，还包括磨牙后区牙槽骨骨量的评定、后牙段颊舌向的根骨关系对磨牙远中移动形成的骨皮质支抗、上颌窦位置对上颌后牙近远中向移动的限制等。

（4）诊断和治疗方案的制订，需要考虑时间这一维度

时间维度涉及两点：第一，对于年龄较小的病例，我们需要考虑生长发育的变化对牙量、骨量不调的影响，比如磨牙后区的生长量，因此可以适当放宽磨牙远中移动的指征；第二，年龄增长对于美学评估的影响，也是需要医生考虑的重要方面，微突的侧貌、饱满的牙弓以及轻度的露龈笑，都能使人看上去更加年轻，对于成年病例的治疗，尤其是男性，要注意面部饱满度维持，谨慎采取减少牙量的方式进行正畸治疗。

矢状向扩弓——推磨牙向远中的适应证及临床治疗

推磨牙向远中的适应证

当牙弓远中有足够骨量时，上下颌牙列间隙均可以通过磨牙的远中移动获得，结合患者的软组织面型、骨骼型及拥挤度，推磨牙向远中移动的建议适应证如下：①正侧貌比较协调；②骨面型为低角或均角型；③牙弓轻度或中度拥挤；④磨牙区间隙分析可容纳推入的磨牙，牙槽基骨丰满，足够容纳远中移动的磨牙牙根；⑤磨牙有比

较明显的近中倾斜，牙冠高度足够。

推磨牙向远中的临床治疗

磨牙远中移动被认为是隐形矫治最擅长的移动类型[5]，尤其是上颌磨牙，在有附件作用时整体移动效率可达88.4%[6]，Ravera等[7]分析成人磨牙远中移动病例，上颌第一磨牙平均远中移动2.25mm，且没有明显倾斜以及垂直向改变。

由于隐形矫治具有很好的推磨牙向远中移动的能力，对于一些临界病例可以选择磨牙远中移动创造间隙以代替拔牙矫治。隐形矫治磨牙远中移动需要考虑以下4个问题：

（1）评估磨牙远中移动的后方限制

磨牙后间隙是影响隐形矫治技术远中移动磨牙是否可行的主要解剖因素。

在上颌，应以上颌结节末端骨皮质为界限，当上颌磨牙在上颌结节内向远中移动时，远中颊根自釉牙骨质界向根尖方向与上颌结节末端骨皮质内缘间的最短距离决定上颌磨牙远中移动的范围[8]。牙根与骨皮质内缘接触后其移动速度降低，牙根吸收风险显著增加。牙根继续移动穿破骨皮质可引起骨开裂、骨开窗、牙龈退缩、牙根暴露、牙周组织功能损害。

在下颌，通常认为下颌磨牙牙冠远中与下颌支前缘的间隙决定下颌磨牙远中移动的范围，而下颌体舌侧骨皮质对磨牙牙根移动的限制往往被忽略。Kim等[9-10]通过CBCT研究发现，下颌磨牙远中移动的解剖界限不是下颌支，而是下颌体舌侧骨皮质。临床上应以下颌体舌侧骨皮质内缘来判断下颌磨牙远中移动的后方界限。

青少年需要考虑磨牙远中的生长量，女孩14岁前、男孩16岁前，磨牙远中每年每侧增加

1.5mm的骨性牙弓长度[4]。陈莉莉等[11]的研究表明，中国的青少年在13～18岁期间，上颌磨牙后间隙女性每侧可增加3.29mm，男性每侧可增加5.25mm，男性的增长量显著大于女性。

如果第二磨牙尚未萌出需要考虑第二磨牙的萌出空间；如果第二磨牙有阻生可能，则不推荐通过磨牙远中移动获得间隙。第三磨牙的存在及萌出过程在一定程度上可促进磨牙后区骨量的增长[12]，增加磨牙后区间隙，不建议过早地拔除，这和成年人的处理不同，可在术后随访期间密切关注第三磨牙的萌出状况。成年人则常常需要远中移动前拔除第三磨牙，给磨牙的远中移动提供良好的空间和减少阻力。

（2）确定磨牙远中移动的三维方向移动路径

磨牙远中移动需要顺着基骨的方向进行，在上颌牙弓，从第二磨牙区开始，牙弓及基骨弓向腭侧，规划远中移动路径时，需要设计往远中及腭侧的移动，而不是单纯的远中向移动；在下颌牙弓，颊侧牙槽骨向下颌支方向延续，下颌体舌侧骨皮质则是远中移动的后方界限，远中移动时应逐步增加下颌第二磨牙根颊向、冠舌向的转矩，即牙根往颊侧骨质丰富处移动，牙冠顺应弓形逐步往远中和舌向移动，保持后牙覆盖。

磨牙远中移动的同时也需要考虑垂直向位置，远中移动的垂直向路径需要遵循纵殆曲线的弧度，上颌的纵殆曲线连接上颌切牙的切缘、尖牙的牙尖、前磨牙及磨牙的颊尖，呈一条凸向下的曲线，此曲线的前段较平，后段从第一磨牙的近中颊尖起逐渐向上弯曲，称为补偿曲线。因此，上颌磨牙在远中移动的同时需要做一定程度的压低，才能维持后牙段纵殆曲线的抬升，从而维持殆平面的方向，有利于矫治结果的稳定及咬

合功能的保护。下颌牙列的纵殆曲线又名Spee曲线。它是连接下颌切牙的切嵴、尖牙的牙尖、前磨牙及磨牙的颊尖所形成的一条凹向上的曲线，自尖牙起向后则逐渐降低，于第一磨牙远颊尖处为最低点，同样的，下颌磨牙远中移动时也需要维持后牙段的Spee曲线。当然，对于不同骨骼型的殆平面控制是有区别的，例如对于Ⅱ类错殆畸形来说，下颌磨牙远中移动时则不需要完全顺应纵殆曲线的曲度，建议适当压低第二磨牙，充分整平下颌Spee曲线，有利于咬合打开，治疗过程中殆平面的控制可详细参考本书第2章的内容。

（3）设计磨牙远中移动的牙移动顺序

磨牙远中移动的牙移动顺序包括分步移动和整体移动两种方式，其中分步移动一般在最后磨牙远中移动一半的时候开始远中移动第二颗牙，第二颗牙远中移动一半后开始移动第三颗牙，以此类推。整体移动，则指整个后牙段同时向远中移动。整体远中移动的效率显然高于分步远中移动，后牙段牙齿之间不出现间隙，不会引起食物嵌塞等不良反应，但是实现的困难程度相对增加。

（4）磨牙远中移动的支抗设计

磨牙远中移动的支抗来源有3种，即牙弓内支抗、颌间支抗及微种植体支抗。在分步远中移动的时候，移动牙列末端第一颗牙时仅需牙弓内支抗，牙弓内所有剩余牙支撑两颗磨牙远中移动，但是开始移动第二颗磨牙的时候，需要增加支抗，根据远中移动量、前牙唇倾度、垂直骨面型等因素综合考虑，增加颌间支抗（即Ⅱ类或Ⅲ类牵引）或微种植体支抗。远中移动量大、支抗侧牙列前牙唇倾度大、高角则更推荐使用微种植

体支抗，反之远中移动量＜2mm、支抗侧牙列允许唇倾、均角及低角患者则更推荐使用颌间牵引。

水平向扩弓排齐牙列的适应证及临床治疗

水平向扩弓排齐牙列的适应证

分析扩弓排齐牙列的适应证可以从扩弓量、扩弓部位及扩弓方式来考量。

从扩弓量来看，有研究显示前磨牙的扩弓量约3mm[13-14]，第一磨牙区的扩弓量约1.8mm[14]。2mm以内的扩弓量可预测度高[14]。因此，对轻度拥挤或一些边缘病例、颊廓有空间并且符合正面美学原则的情况下，可以考虑通过扩弓来获得间隙，中度拥挤的病例需要结合磨牙远中移动、邻面去釉等方式共同提供间隙，来解除拥挤、恢复切牙唇倾度和改善面型。

从扩弓部位来看，以往的研究显示扩弓效率以前磨牙区最高，并向远中逐渐降低。Tien等[15]的研究发现，从尖牙到第二磨牙，上颌的扩弓实现程度分别为72.2%、78.9%、81.1%、63.5%、41.5%，下颌的扩弓实现程度分别为82.3%、93.0%、87.7%、79.8%、42.9%。因此，隐形矫治技术通过扩弓获得间隙的主要部位在中段牙弓，在适应证选择时要注意这一点。

从扩弓方式来看，隐形矫治技术主要为牙性扩弓[16]，扩弓效果主要来自牙齿的颊向倾斜移动，能部分实现牙齿的颊向整体移动。所有牙齿都存在一定的颊倾，颊倾最大的为第一磨牙；牙齿整体移动效率最大的为尖牙，最小的为第一磨牙。Houle等[17]、Zhou和Guo[16]的研究发现，隐

形矫治技术的扩弓以倾斜移动为主，动画方案往往过高地估计整体颊向移动量，比如磨牙牙冠间宽度的增加的实现度为68.31%，整体移动的实现度为36.35%。但赵祥等[14]的研究则认为虽然隐形矫治技术的扩弓量比快速扩弓和自锁托槽小，但对后牙颊侧倾斜的控制较好，认为可能是由于透明矫治器能较好地包裹牙冠的颊舌侧，限制牙齿过度倾斜。

综上所述，扩弓量＜2mm、扩弓部位集中在中段牙弓、牙齿有颊倾潜力的病例，扩弓的实现度高，是水平向扩弓排齐牙列的适应证。

水平向扩弓排齐牙列的临床治疗

水平向扩弓排齐牙列的临床治疗需要关注以下几个问题：

（1）评估后牙段的根骨关系

判断根骨关系的最好工具是CBCT，舌倾的牙齿扩弓潜力较大。颊侧骨量有一定厚度，扩弓安全度高，可以设计整体颊向移动。颊侧骨量菲薄，尽量避免牙齿整体颊向移动，颊向直立后牙的时候，治疗前也应注意检测骨开窗的发生，避免扩弓过程中发生牙周损伤。

（2）扩弓时的转矩控制

水平向扩弓的时候，要重视转矩的控制，功能上要重建恰当的横𬌗曲线。横𬌗曲线，又称为Wilson曲线。上颌两侧磨牙在牙槽中的位置均略向颊侧倾斜，使舌尖的位置低于颊尖，因此连接两侧同名磨牙的颊尖、舌尖形成一条凸向下的曲线，称为横𬌗曲线。同样，在下颌可以形成凹向上的横𬌗曲线。虽然下颌磨牙向舌侧倾斜，但其舌尖较高，故横𬌗曲线不很明显。

由于牙性扩弓更容易实现颊向倾斜移动，对

于原来舌倾的后牙通过牙冠颊向直立达到扩弓的效果时，不需要额外的转矩控制，这种倾斜移动较为可控。一般需要注意避免上颌腭尖的过度下垂，可以从牙冠颊侧方向观察腭尖的位置来判断，一般来说，在颊侧面不能直视到上颌后牙的腭尖。腭尖的过度伸长会引起侧方殆干扰，造成殆创伤。对于磨牙初始位置比较直立的情况，为了控制后牙的过度颊倾，可以在后牙增加根颊向转矩。

（3）扩弓的支抗来源

在扩弓过程中支抗控制的考量方面，原则上应该减少移动牙、增加支抗牙，从而更有利于扩弓的实现度，例如可以采取同步扩弓和分步扩弓两种策略，来调整支抗牙和移动牙的配比，同步移动时尖牙、磨牙同时扩弓，分步移动时第一磨牙先动，随后移动前磨牙和尖牙，然而赵祥等[14]的研究结果发现分步扩弓组与整体扩弓组无差异，笔者认为水平向扩弓为左右侧牙列的交互支抗，分步扩弓的意义不大。

在一些特殊的扩弓病例，比如单边扩弓阶段需加强局部的支抗，这时候可设计分步扩弓增加支抗牙数目，或者在扩弓侧增加上下颌交互牵引来控制牙齿移动方向，也可以在非扩弓侧使用微种植体支抗来加强单边支抗。

｜类错殆畸形牙远中移动和扩弓的并发症及风险控制

进行非拔牙矫治时需要综合考虑牙量、骨量的匹配、正面和侧面美观的维持及长期稳定性。非拔牙矫治的间隙来源主要依靠磨牙的远中移动、水平向扩弓和邻面去釉来获得。使用隐形矫治技术在牙弓的近远中向扩大、单侧提供2mm的间隙是高度可预测的，提供2~4mm的间隙则属于中度可预测，＞4mm间隙属于低度可预测[5,7,18]。过多地扩大牙弓会带来牙周组织损害、复发及第二磨牙阻生。

牙周组织损害

磨牙远中移动时，不恰当地使用颌间牵引可造成支抗侧牙列（即Ⅱ类牵引的下颌前牙、Ⅲ类牵引的上颌前牙）的前牙在唇向力的作用下，发生前牙唇侧的骨质丧失，发生骨开窗、骨开裂，出现牙龈退缩。分步远中移动磨牙时，牙齿之间逐步出现间隙，往往会产生明显的食物嵌塞，如果不及时清理，会造成局部发炎、牙龈萎缩。

不合理的水平向扩弓，可导致该部位牙齿颊侧牙槽骨破坏、牙龈退缩、临床牙冠变长。另外，扩弓时后牙过于颊倾会影响牙齿垂直向受力，即咬合力不通过牙齿的长轴、侧向力上升，造成牙槽骨吸收。

当磨牙远中移动合并水平向扩弓时，尤其要注意前磨牙区的颊侧骨质吸收，牙根在牙槽骨内向远中移动既减少支抗消耗，又不容易出现牙槽骨吸收，因此在移动顺序设计的时候，先要调整好远中移动牙的根骨关系，再行远中移动。如果远中移动的时候同时扩弓，在牙齿颊侧的牙槽骨骨量不是很丰富的情况下，牙根在颊向移位的时候可能触碰到骨皮质，形成骨皮质支抗，从而造成远中移动失败或者颊侧牙槽骨吸收。

复发

对于磨牙远中移动及扩弓治疗来说，导致复

发的因素主要为解剖因素及功能因素。从解剖因素的角度来说，牙弓的扩大不能突破牙槽骨的界限，良好的根骨关系是矫治效果稳定的前提之一，牙齿倾斜的角度要合理，前牙不应过度唇倾，后牙不应过度远中倾斜。从功能因素的角度来说，前牙的唇舌向位置需要与唇舌肌保持平衡，中段牙弓的颊舌向位置需要与颊舌肌保持平衡，避免出现正中殆、侧方殆及前伸殆干扰。严格掌握适应证、精细设计终末位、协调根骨关系可以减少复发，Rossouw等[19]通过长期的临床研究证实，只要治疗初始时适应证选择合适，拔牙矫治与非拔牙矫治都能够取得良好的治疗效果，且长期稳定性在两组之间无差异。

第二磨牙阻生

第二磨牙尚未萌出的青少年，设计磨牙远中移动方案的时候，需要充分评估后牙段拥挤程度，进行后牙段间隙分析。如果存在后牙段拥挤，采取推磨牙向远中的非拔除前磨牙矫治，可能造成第二磨牙阻生；如果发生这种情况，往往需要重新进行拔牙矫治。

3.2 临床病例

 病例3-1

一般情况

女，23岁。

主诉

牙不齐10年余。

病史

自述牙不齐10年余，求诊。否认遗传性家族史，否认系统疾病史，否认特殊药物服用史。

临床检查

（1）口外检查

①正面观：方脸型，面部左右稍不对称，右侧脸颊较左侧丰满，垂直比例协调。唇休息位露齿约6mm。

②侧面观：面中部及颏部发育稍欠佳，鼻唇角接近直角，上唇在E线前方1mm，下唇略突于E线前方2mm。唇休息位闭合不全，颏唇沟浅（图3-2-1a～c）。

（2）口内检查

恒牙列17-11、21-27、31-37、41-47，双侧磨牙中性关系；上颌拥挤度约6mm，下颌拥挤度约4mm；覆𬌗、覆盖正常；12、22、35反𬌗；上颌牙列中线与面中线一致，下颌牙列中线偏左2mm（图3-2-1d～h）。

（3）牙体检查

17𬌗面龋、27𬌗面树脂填充。

（4）牙周检查

上下颌前牙区牙龈轻度红肿。

（5）关节检查

开口型正常，开口度三横指，双侧颞下颌关节未触及弹响和压痛。

影像学检查

（1）全景片

38、48垂直阻生（图3-2-1k）。

（2）头颅侧位片

安氏Ⅰ类骨骼型（SNA 83.82°、SNB 80.86°、ANB 2.96°），上下颌前牙较直立（U1-SN 101.96°、IMPA 94.07°），垂直骨面型均角（FMA 25.6°）（图3-2-1j，表3-2-1）。

（3）CBCT

上颌前牙牙根唇侧紧贴骨皮质，下颌前牙区牙槽骨未见骨开窗、骨开裂。上颌前磨牙区颊侧骨质正常，下颌前磨牙区牙根颊侧紧贴骨皮质，舌侧骨质正常。47近中牙根区高密度阴影（图3-2-1i）。

（4）颞下颌关节磁共振

双侧颞下颌关节盘髁关系正常。

诊断

（1）骨性问题

骨性Ⅰ类。

（2）牙性问题

安氏Ⅰ类、牙列拥挤。

（3）牙体问题

17𬌗面龋、27𬌗面树脂填充。

（4）牙周问题

牙龈炎。

治疗方案

（1）治疗方案1

①治疗目标：通过邻面去釉、磨牙远中移动来解除拥挤，维持软组织侧貌。

②拔牙计划：拔除38、48。

③牙齿移动计划：隐形矫治技术推磨牙向远中创造间隙，排齐前牙。

④支抗设计：微种植体加强支抗。

⑤治疗流程：健康宣教→知情同意→数据采集→模拟治疗方案→修改方案→定制透明矫治器→拔除38、48→进入规范化治疗和复诊程序。

（2）治疗方案2

①治疗目标：解除拥挤，少量内收上下颌前牙，改善上下唇前突、改善侧貌。

②拔牙计划：拔除15、25、35、45。

③牙齿移动计划：隐形矫治技术排齐牙齿，内收前牙关闭间隙。

④支抗设计：上下颌拔牙间隙关闭设计为弱支抗模式。

⑤治疗流程：健康宣教→知情同意→数据采集→模拟治疗方案→修改方案→定制透明矫治器→拔除15、25、35、45→进入规范化治疗和复诊程序。

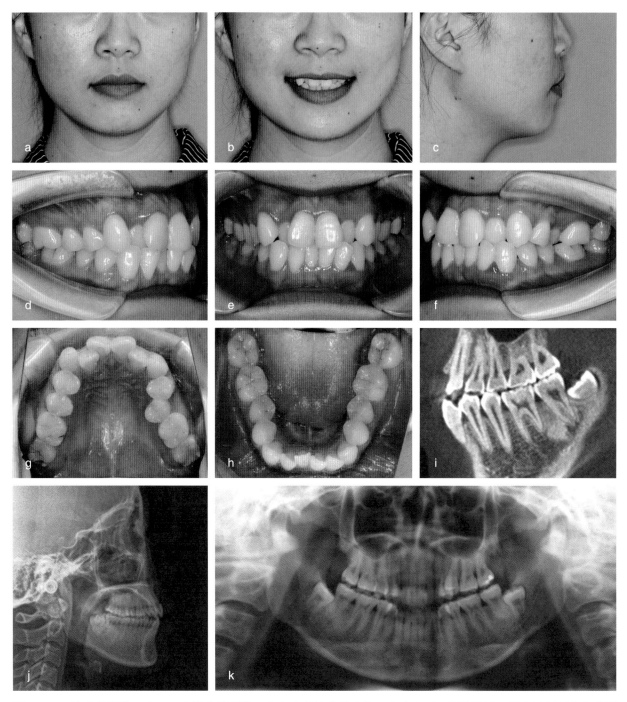

图3-2-1　治疗前照片。（a~c）治疗前面像；（d~h）治疗前殆像；（i）CBCT截图显示47近中牙根区高密度阴影；（j）治疗前头颅侧位片；（k）治疗前全景片

表3-2-1　治疗前头影测量数据

测量项目	标准值	标准差	测量值
SNA(°)	82.8	4.1	83.82
FH-NA(Maxillary Depth)(°)	91	7.5	89.69
SNB(°)	80.1	3.9	80.86
FH-NPo(Facial Angle)(°)	85.4	3.7	87.1
NA-APo(convexity)(°)	6	4.4	5.38
FMA(FH-MP)(°)	27.3	6.1	25.6
MP-SN(°)	30.4	5.6	31.47
Co-Go(mm)	59	3.2	53.96
S Vert-Co(mm)	20.2	2.6	9.43
S-N(Anterior Cranial Base)(mm)	71	3	62.96
SN/GoMe(%)	100	10	89.64
Y-Axis(SGn-FH)(°)	64	2.3	62.58
Po-NB(mm)	4	2	0.7
ANB(°)	2.7	2	2.96
Wits(mm)	0	2	-1.08
ANS-Me/Na-Me(%)	54.4	2.3	55.99
S-Go/N-Me(%)	63.5	1.5	65.66
U1-SN(°)	105.7	6.3	101.96
U1-NA(°)	22.8	5.2	15.88
U1-NA(mm)	5.1	2.4	3.21
U1-PP(mm)	28	2.1	27.33
U6-PP(mm)	22	3	22.79
IMPA(L1-MP)(°)	96.7	6.4	94.07
L1-MP(mm)	42	4	38.69
L1-NB(°)	30.3	5.8	26.4
L1-NB(mm)	6.7	2.1	4.54
U1-L1(°)	124	8.2	134.76
Overjet(mm)	2	1	2.71
Overbite(mm)	3	2	0.4
FMIA(L1-FH)(°)	55	2	60.33
OP-FH(°)	9.3	1	9.34
N'-SN-Pog'(Facial convexity)(°)	12	4	12.51
N' Vert-Pog'(mm)	0	2	0.13
Upper Lip Length(ULL)(mm)	20	2	21.5
SN-G Vert(mm)	6	3	2.93
Pog'-G Vert(mm)	0	4	-2.42
UL-EP(mm)	-1.4	0.9	0.12
LL-EP(mm)	0.6	0.9	1.33

（3）治疗方案的优缺点

治疗方案1的优点是非拔除前磨牙治疗，可以保护牙列的完整性，前牙内收幅度小，有利于支撑面部软组织，疗程较短；缺点是需要额外的支抗装置辅助牙齿移动，唇部曲线的改善较小。

治疗方案2的优点是拔除4颗前磨牙，能迅速提供间隙排齐前牙，前牙内收幅度较大，唇曲度改善明显；缺点是后期需要后牙前移保证前牙内收不过度，疗程较长。

选择治疗方案1，选择依据详见病例小结。

方案设计

本病例拔除38、48，为后牙远中移动提供空间。远中移动磨牙采用分步移动方法，首先将上下颌第二磨牙与第一磨牙移动到位；第二阶段，远中移动前磨牙和尖牙。磨牙远中移动的支抗来源设计使用了4颗微种植体支抗，上下颌左右每个象限1颗。同时在上下颌前部牙弓进行邻面去釉获得1.5mm间隙，通过上下颌扩弓获得2~3mm间隙，最终排齐上下颌前牙。

（1）目标位设计

目标位如图3-2-2所示。

①矢状向：上下颌前牙原位排齐。磨牙远中移动在上颌的最大移动距离为3.6mm，下颌的最大移动距离为2.7mm。

②水平向：上下颌前磨牙区扩弓2~3mm。

③垂直向：上下颌前牙垂直向基本保持不变，维持原有的覆𬌗。下颌后牙与对颌牙重咬合。

④中线：上颌牙列中线保持不变，下颌牙列中线向右对齐上颌牙列中线。

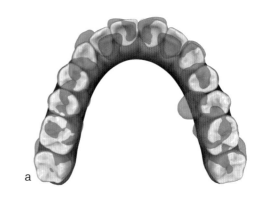

a

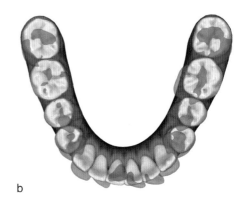

b

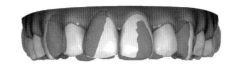

c

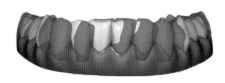

d

图3-2-2 （a~d）治疗前后牙移动重叠图。治疗前后牙移动重叠对比，上下颌前牙在矢状向和垂直向不变，磨牙远中移动和水平向扩弓产生的数据均用于排齐上下颌牙列

（2）牙移动及附件设计

①牙移动步骤设计：本病例采用常规模式的分步磨牙远中移动，整个矫治的步骤共57步。1～15步完成上颌第二磨牙的远中移动，9～22步完成上颌第一磨牙的远中移动，16～40步完成上颌第二前磨牙的远中移动，29～43步完成上颌第一前磨牙的远中移动，36～50步完成上颌尖牙的远中移动。41步开始排齐上颌前牙，直至治疗结束。下颌的远中移动量较少，总体步骤少于上颌，从第10步开始移动，10～24步完成下颌第二磨牙的远中移动，19～20步完成下颌第一磨牙的远中移动，25～37步完成下颌第二前磨牙的远中移动，31～45步完成下颌第一前磨牙的远中移动，37～50步完成下颌尖牙的远中移动，37步开始排齐下颌前牙，直至治疗结束。

②附件设计：如图3-2-3所示，附件主要设计在前磨牙区及尖牙区，22也设计了附件辅助反拾的解除。尖牙上设计了传统的垂直矩形附件，抵抗牵引的力量，同时有利于尖牙的整体远中移动。前磨牙区以优化附件为主，主要为了抵抗磨牙远中移动过程中倾斜以及辅助纠正扭转。25设计了传统水平矩形附件，该牙齿治疗前与下颌35呈反拾关系，需要较大量的颊向移动，因此设计了附件辅助牙移动。

（3）牵引设计

由于本病例需要4颗微种植体支抗辅助远中移动，因此分别在上颌尖牙处设计了牵引切口、在下颌尖牙处设计了舌侧扣切口（图3-2-3，图3-2-4）。

（4）生物力学分析

本病例初始方案共50步，以第15和第25步为例，应用有限元分析本病例牙移动设计中的生物力学情况，为治疗的进行提供科学的参考。

如图3-2-5所示，上下颌侧切牙、尖牙使用垂直矩形附件，第一前磨牙、第二前磨牙使用水平矩形附件，选择第15步和第25步矫治器进行力学分析，第15步上颌第二磨牙已经远中移动到位，开始移动第一磨牙，步距为0.2mm；第25步

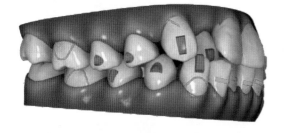
a

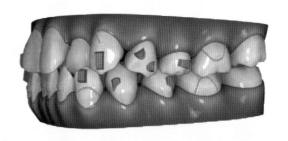
b

图3-2-3　（a，b）附件设计。13、23、33、43设计垂直矩形附件，上下左右前磨牙上也设计了水滴形附件，为了配合12与42、43反拾的解除，在12设计附件。本病例需要四角形远中的牵引，因此设计了Ⅱ类和Ⅲ类牵引需要的牵引扣

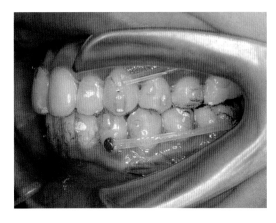

图3-2-4 磨牙远中移动牵引设计。上颌尖牙牵引切口、下颌尖牙粘接舌侧扣

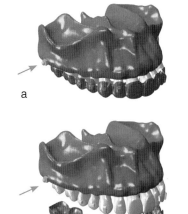

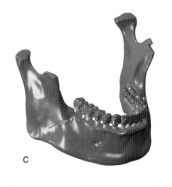

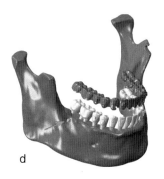

图3-2-5 磨牙远中移动有限元分析建模示意图。箭头所示微种植体支抗植入部位。（a）上颌透明矫治器佩戴的模型；（b）上颌透明矫治器摘下的模型；（c）下颌透明矫治器佩戴的模型；（d）下颌透明矫治器摘下的模型

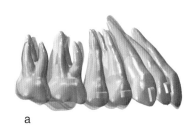

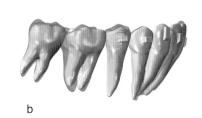

图3-2-6 牙齿移动趋势图。提示黄色为矫治器戴入前，蓝色为矫治器戴入后（牙齿移动量放大20倍展示）。（a）第15步上颌右侧观；（b）第15步下颌右侧观；（c）第25步上颌右侧观；（d）第25步下颌右侧观

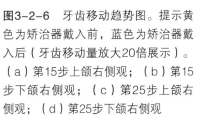

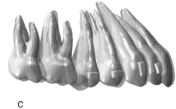

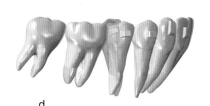

第一磨牙和第二前磨牙同时远中移动0.2mm，在透明矫治器的上颌尖牙切割牵引钩，下颌尖牙放置舌侧扣，在尖牙区通过微种植体加载远中移动的力量，微种植体支抗植入部位为上颌第二磨牙颊侧颧牙槽嵴区、下颌第二磨牙颊侧颊棚区，使用5/16（100g，3.5oz）的牵引力。

①牙齿移动趋势：上颌牙齿移动趋势图显示，第15步第一磨牙远中移动时牙冠有向远中倾斜的趋势，因为有微种植体支抗的远中牵引力保护，前牙没有唇倾的趋势（图3-2-6a，b）；所有后牙有压低的趋势。第25步第二前磨牙、第一磨牙同时远中移动时，第二前磨牙及第一磨牙有远中倾斜移动的趋势，此时，第一前磨牙出现近中移动的趋势、前牙出现唇倾的趋势，第二磨牙

有冠近中倾斜的趋势（图3-2-6c，d）。

②牙齿受力情况：上颌牙齿受力分析图（图3-2-7）显示，当矫治器远中移动第一磨牙时，第一磨牙主要受到远中向的力，受力区集中在牙冠的近中，近中尖同时受到一个垂直向压低的力，提示牙冠有远中倾斜和压低的趋势；相邻的第二前磨牙附件近中龈缘处受到远中、殆向的力，可能是抵抗矫治器脱位的力量；加载牵引力的尖牙近中颈部受力明显，远中面殆向也同时受到一个近中向的力，提示尖牙在远中牵引力的作用下有冠向远中倾斜的趋势；中切牙和侧切牙唇面几乎无受力，切缘的舌面受到少量的唇向力，提示微种植体支抗对前牙的唇倾有很好的抵抗作用；第二磨牙远中颈部有近中向的力和力矩，提

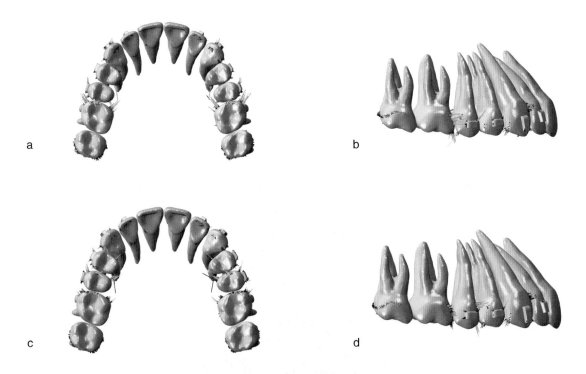

图3-2-7 上颌第15步、第25步矫治器的牙齿受力分析图。箭头所示牙冠的受力和方向。（a）第15步上颌殆面观；（b）第15步上颌右侧观；（c）第25步上颌殆面观；（d）第25步上颌右侧观

示在矫治器末端位置有抵抗远中移动的近中向反作用力。下颌的受力情况同上颌类似。

当矫治器同时远中移动上颌第二前磨牙和第一磨牙时，这两颗牙都受到远中向力；相邻的第一前磨牙附件近中处受到𬌗向的力，有可能是抵抗矫治器脱位的力量；切牙、尖牙和第二磨牙的受力同远中移动第一磨牙时类似。

③牙周膜主应力分布：牙周膜的最大主应力分布图可显示牙周膜的拉应力区域，最小主应力分布图可显示牙周膜的压应力区域。

第15步第一磨牙远中移动时，其牙周膜的拉应力集中在近中牙颈部和根尖的远中面，颈

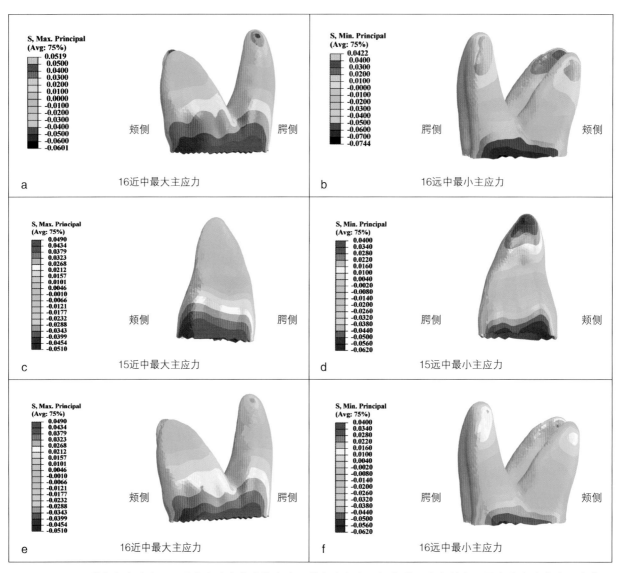

图3-2-8　牙周膜主应力分布图。最大主应力代表拉应力，黄色和红色，颜色越深应力越大；最小主应力代表压应力，蓝色，颜色越深应力越大。（a，b）第15步远中移动上颌第一磨牙时；（c~f）第25步同时远中移动上颌第一磨牙及第二前磨牙时。（a）16近中最大主应力；（b）16远中最小主应力；（c）15近中最大主应力；（d）15远中最小主应力；（e）16近中最大主应力；（f）16远中最小主应力

部的受力较牙尖部更大（图3-2-8a，b），压应力集中在远中牙颈部和根尖的近中面（图3-2-8a，b），当第一磨牙远中移动时牙冠向远中、牙根有向近中移动的趋势，牙移动未向远中倾斜移动。第25步同时远中移动上颌第一磨牙及第二前磨牙时，同样的牙周膜的拉应力集中在近中牙颈部和根尖的远中面，颈部的受力较牙尖部更大（图3-2-8c～f），压应力集中在远中牙颈部和根尖的近中面（图3-2-8c～f），预示着牙移动也是倾斜移动，但是牙颈部的移动量大于牙根部。

治疗过程

图3-2-9为治疗中照片，微种植体支抗在开始移动第一磨牙的时候植入，植入部位在上颌第二磨牙颊侧颧牙槽嵴区、下颌第二磨牙颊侧颊棚区，佩戴5/16（71g，2.5oz）的牵引橡皮筋（图3-2-9d～f），尖牙远中移动到位后停止牵引。牙齿移动符合预期，经过一次矫治实现矫治目标。

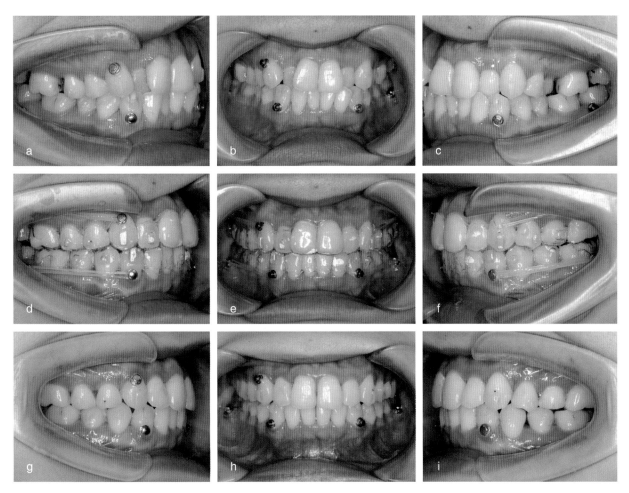

图3-2-9 治疗中照片，牙移动过程图。（a～c）16、26远中移动中，近远中存在间隙；（d～f）示意远中移动过程中牵引力作用方式；（g～i）前牙已基本排齐

治疗结果

疗程持续16个月，最终治疗效果如图3-2-10所示，尖牙、磨牙中性关系，上下颌牙齿排列整齐，覆𬌗、覆盖正常，面型维持。头影测量数据见表3-2-2，图3-2-11为治疗前后头影重叠图。头影测量数据显示SNA、SNB、ANB、U1-SN、IMPA、FMA均没有明显变化。

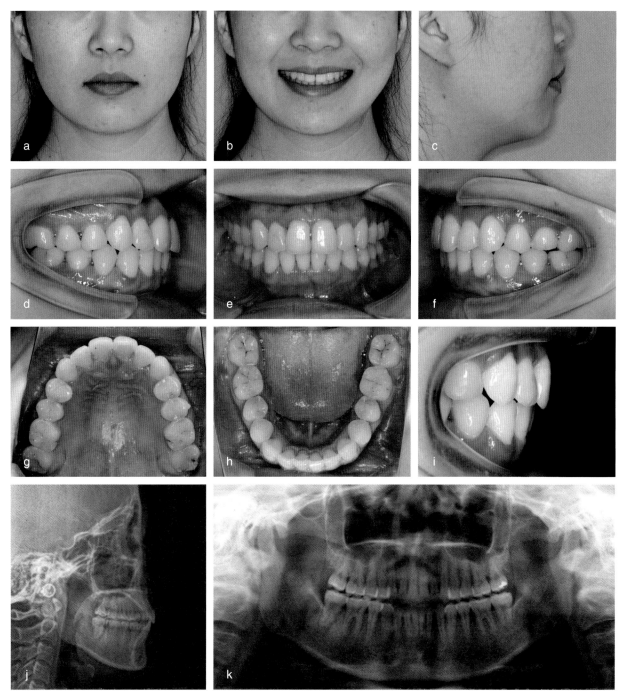

图3-2-10　治疗后照片。（a~c）治疗后面像；（d~i）治疗后𬌗像；（j）治疗后头颅侧位片；（k）治疗后全景片

表3-2-2 治疗前后头影测量数据

测量项目	标准值	标准差	治疗前测量值	治疗后测量值
SNA(°)	82.8	4.1	83.82	83.95
FH-NA(Maxillary Depth)(°)	91	7.5	89.69	89.37
SNB(°)	80.1	3.9	80.86	81.03
FH-NPo(Facial Angle)(°)	85.4	3.7	87.1	87.34
NA-APo(convexity)(°)	6	4.4	5.38	5.05
FMA(FH-MP)(°)	27.3	6.1	25.6	25.04
MP-SN(°)	30.4	5.6	31.47	30.81
Co-Go(mm)	59	3.2	53.96	54.46
S Vert-Co(mm)	20.2	2.6	9.43	11.58
S-N(Anterior Cranial Base)(mm)	71	3	62.96	61.47
SN/GoMe(%)	100	10	89.64	89.35
Y-Axis(SGn-FH)(°)	64	2.3	62.58	62.47
Po-NB(mm)	4	2	0.7	0.98
ANB(°)	2.7	2	2.96	2.92
Wits(mm)	0	2	−1.08	0.85
ANS-Me/Na-Me(%)	54.4	2.3	55.99	54.04
S-Go/N-Me(%)	63.5	1.5	65.66	67.17
U1-SN(°)	105.7	6.3	101.96	100.47
U1-NA(°)	22.8	5.2	15.88	16.52
U1-NA(mm)	5.1	2.4	3.21	3.77
U1-PP(mm)	28	2.1	27.33	25.04
U6-PP(mm)	22	3	22.79	20.97
IMPA(L1-MP)(°)	96.7	6.4	94.07	94.02
L1-MP(mm)	42	4	38.69	38.96
L1-NB(°)	30.3	5.8	26.4	25.87
L1-NB(mm)	6.7	2.1	4.54	4.69
U1-L1(°)	124	8.2	134.76	234.7
Overjet(mm)	2	1	2.71	3.17
Overbite(mm)	3	2	0.4	1.9
FMIA(L1-FH)(°)	55	2	60.33	60.94
OP-FH(°)	9.3	1	9.34	9.1
N'-SN-Pog'(Facial convexity)(°)	12	4	12.51	13.22
N' Vert-Pog'(mm)	0	2	0.13	1.29
Upper Lip Length(ULL)(mm)	20	2	21.5	21.77
SN-G Vert(mm)	6	3	2.93	3.12
Pog'-G Vert(mm)	0	4	−2.42	1.73
UL-EP(mm)	−1.4	0.9	0.12	1.08
LL-EP(mm)	0.6	0.9	1.33	2.26

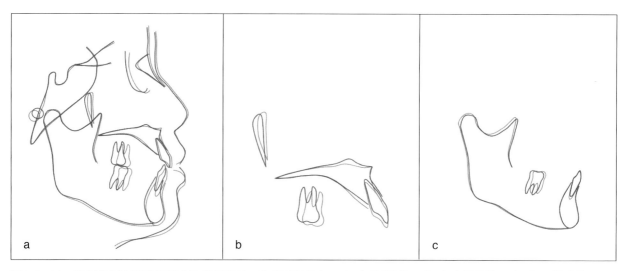

图3-2-11　治疗前后头影重叠图（治疗前蓝色，治疗后红色）。（a）SN重叠；（b）上颌重叠；（c）下颌重叠

病例小结

（1）病例特点

本病例给人的第一印象是上下颌拥挤度不对称，上颌中度拥挤，单侧3mm左右；下颌拥挤度看上去程度比较轻。此时需要测量并计算Bolton比值，测量结果显示Bolton比差异不大，前牙区上颌前牙仅偏大0.89mm。仔细观察下颌4颗切牙皆扭转，隐藏拥挤度较大，前牙区的拥挤度约为2mm/每侧，同时存在约2mm的Spee曲线深度，目标位设计整平1mm的Spee曲线，保留1mm的Spee曲线深度，即共需要每侧3mm左右的间隙，同上颌的间隙需求量。

（2）鉴别诊断

需要与下颌骨发育正常的双颌前突病例进行鉴别诊断。双颌前突病例上下唇、前牙及牙弓前突，但是颏部位置正常，本病例虽然上下唇略为前突，但上下颌前牙角度基本正常。

（3）治疗方案选择的理由

本病例虽然上下唇轻度前突，实际为面中部及颏部发育欠佳，上颌前牙相对额点位置正常，如果拔牙矫治也不宜内收过多。前磨牙约8mm，解除拥挤需求在3mm左右，如果考虑到2mm左右的内收量，拔除前磨牙矫治，磨牙近中移动的量约在3mm，属于中等支抗病例（后牙前移小于拔牙间隙1/4为强支抗，后牙前移距离为拔牙间隙的1/4～1/2为中度支抗，弱支抗则大于1/2）。中等支抗病例使用隐形矫治技术，往往疗程较长，局部需要配合片段弓。3mm间隙能否通过磨牙远中移动实现，研究显示，2mm以内的磨牙远中移动量实现度较高，2～4mm之间的磨牙远中移动量需要颌骨骨量的支撑、足够的支抗和患者的配合，适应证选择合适，实现度也较高。大于4mm的磨牙远中移动量实现度较低[20]。考虑到47近中高密度影的存在有可能影响下颌后牙前移，磨牙后间隙较富余，且颊舌向有一定扩弓余地，最终选择非拔牙矫治，远中移动上下颌牙列创造间隙，实现保持侧貌情况下排齐上下颌牙列。

（4）病例陷阱及可能的并发症

本病例虽然上下唇轻度前突，但面中部及颏部发育欠佳，上颌前牙相对额点位置正常，如果拔牙矫治后牙齿移动控制欠佳，内收过多，容易造成面部塌陷。本病例治疗后正面微笑美学大幅改善，侧貌较术前没有变化，基本实现了矫治目标。

（5）生物力学的考量

本病例成功治疗的关键在于保证上下颌牙列远中移动的支抗，上颌颧牙槽嵴处、下颌颊棚处微种植体加载71g（2.5oz）的远中移动力，提供了足够的远中移动力量，前牙区几乎不受唇向力量。生物力学分析显示，加载远中向牵引力的尖牙在近中颈部受到远中向力，尖牙有远中向倾斜的趋势，因此设计了垂直矩形附件抵抗这样的远

中倾斜趋势。增加牵引力值会增加这样的趋势，因此牵引力值选用了较小的71g（2.5oz）。在远中移动的过程中，牙齿容易出现压低的趋势，本病例垂直向骨骼型均角、覆殆正常，种植体植入的位置尽量低，尽量使牵引方向接近水平，对前后牙齿垂直向的影响较小，保证了垂直向咬合的紧密度。在合理的生物力学设计下，术中始终保持紧密的咬合，一次完成矫治，没有重启，实现高效治疗。

（6）成功治疗的原因

方案设计合理，精确地规划了间隙的来源和分配，微种植体支抗的植入提供了充分的远中移动力量，上下颌牙列同时远中移动，保持后牙咬合的同时获得前牙排齐的间隙。

 病例3-2

一般情况

男，28岁。

主诉

牙不齐10年余，就诊口腔正畸科要求矫治。

病史

自述牙不齐10年余。否认遗传性家族史，否认系统疾病史，否认特殊药物服用史。

临床检查

（1）口外检查

①正面观：面部左右稍不对称，左侧脸颊较右侧丰满，垂直比例协调。微笑时露齿约

5mm。

②侧面观：上唇前突，上唇在E线前方2mm，下唇略突于E线前方3mm。颏唇沟浅，颏部发育欠佳（图3-2-12a～c）。

（2）口内检查

恒牙列18-11、21-28、31-37、41-47，左侧磨牙中性关系；上颌拥挤度约6mm，下颌拥挤度约4mm；Ⅰ度深覆殆、Ⅲ度深覆盖；上颌牙列中线偏右1mm，下颌牙列中线偏左1mm（图3-2-12d～h）。

（3）牙体检查

16残冠，36、46颊沟龋，46殆面龋。

（4）牙周检查

全口牙龈轻度红肿，31牙龈退缩，唇侧牙石（+）。

（5）关节检查

开口型正常，开口度三横指，双侧颞下颌关节未触及弹响和压痛。

影像学检查

（1）全景片

38、48存在，水平阻生（图3-2-12j）。

（2）头颅侧位片

安氏Ⅱ类骨骼型（SNA 82.57°、SNB 76.34°、ANB 6.23°），上下颌前牙较直立（U1-SN 117.23°、IMPA 102.55°），垂直骨面型低角（FMA 22.18°）（图3-2-12i，表3-2-3）。

（3）CBCT

上下颌前牙牙根唇侧紧贴骨皮质，31唇侧骨开窗。

（4）颞下颌关节磁共振

双侧颞下颌关节盘髁关系正常。

诊断

（1）骨性问题

骨性Ⅱ类，低角。

（2）牙性问题

牙性Ⅰ类、安氏Ⅰ类、牙列拥挤、上颌前牙前突。

（3）牙体问题

16残冠，36、46颊沟龋，46𬌗面龋。

（4）牙周问题

牙龈炎，31唇侧牙槽骨丧失。

治疗方案

（1）治疗方案1

①治疗目标：解除拥挤，内收上颌前牙，改善软组织侧貌。

②拔牙计划：拔除16、24、35、45。

③牙齿移动计划：隐形矫治技术排齐牙齿，内收前牙同时磨牙近中移动关闭间隙。

④支抗设计：右侧上颌牙列需要微种植体支抗辅助增强支抗，其余象限中等支抗，后牙近中移动约4mm。

⑤治疗流程：健康宣教→知情同意→数据采集→模拟治疗方案→修改方案→定制透明矫治器→拔除16、24、35、45→进入规范化治疗和复诊程序。

（2）治疗方案2

①治疗目标：解除拥挤，少量内收上下颌前牙，改善侧貌。

②拔牙计划：拔除16、28、38、48。

③牙齿移动计划：隐形矫治技术推磨牙向远中创造间隙，排齐前牙。

④支抗设计：右上颌内交互支抗，近中移动后牙，远中移动前磨牙，左上及双侧下颌牙列微种植体支抗辅助牙列远中移动。

⑤17、18近中移动代替16、17，建立Ⅰ类磨牙咬合关系。

⑥治疗流程：健康宣教→知情同意→数据采集→模拟治疗方案→修改方案→定制透明矫治器→拔除16、28、38、48→进入规范化治疗和复诊程序。

（3）治疗方案的优缺点

治疗方案1的优点是拔除1颗磨牙和3颗前磨牙，能迅速提供间隙排齐前牙，前牙内收幅度较大，唇曲度改善明显；缺点是后期需要较多的后牙前移，疗程较长。

治疗方案2的优点是拔除16，17、18近中移动

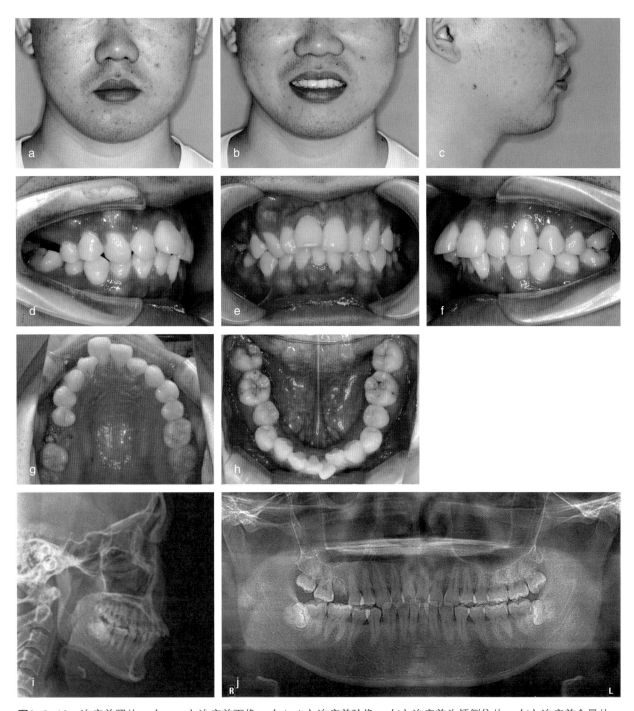

图3-2-12 治疗前照片。（a～c）治疗前面像；（d～h）治疗前殆像；（i）治疗前头颅侧位片；（j）治疗前全景片

表3-2-3 治疗前头影测量数据

测量项目	标准值	标准差	测量值
SNA(°)	82.8	4.1	82.57
FH-NA(Maxillary Depth)(°)	91	7.5	93.14
SNB(°)	80.1	3.9	76.34
FH-NPo(Facial Angle)(°)	85.4	3.7	87.92
NA-APo(convexity)(°)	6	4.4	11.58
FMA(FH-MP)(°)	27.3	6.1	22.18
MP-SN(°)	30.4	5.6	32.75
Co-Go(mm)	59	3.2	63.78
S Vert-Co(mm)	20.2	2.6	13.1
S-N(Anterior Cranial Base)(mm)	71	3	67.86
SN/GoMe(%)	100	10	95.42
Y-Axis(SGn-FH)(°)	64	2.3	60.88
Po-NB(mm)	4	2	2.04
ANB(°)	2.7	2	6.23
Wits(mm)	0	2	5.62
ANS-Me/Na-Me(%)	54.4	2.3	54
S-Go/N-Me(%)	63.5	1.5	66.29
U1-SN(°)	105.7	6.3	117.23
U1-NA(°)	22.8	5.2	34.65
U1-NA(mm)	5.1	2.4	7.43
U1-PP(mm)	28	2.1	28.69
U6-PP(mm)	22	3	24.93
IMPA(L1-MP)(°)	96.7	6.4	102.55
L1-MP(mm)	42	4	43.58
L1-NB(°)	30.3	5.8	31.65
L1-NB(mm)	6.7	2.1	8.87
U1-L1(°)	124	8.2	107.47
Overjet(mm)	2	1	7.93
Overbite(mm)	3	2	2.3
FMIA(L1-FH)(°)	55	2	55.27
OP-FH(°)	9.3	1	5.04
N'-SN-Pog'(Facial convexity)(°)	12	4	23.07
N' Vert-Pog'(mm)	0	2	1.22
Upper Lip Length(ULL)(mm)	20	2	23.23
SN-G Vert(mm)	6	3	7.5
Pog'-G Vert(mm)	0	4	-2.63
UL-EP(mm)	-1.4	0.9	3.32
LL-EP(mm)	0.6	0.9	5.55

代替16、17，其余象限通过后牙远中移动获得间隙，可以保护牙列的完整性；缺点是需要额外的支抗装置辅助牙齿移动，唇部突度的改善较小。

选择治疗方案2，选择依据详见病例小结。

方案设计

本病例拔除28、38、48，为后牙远中移动提供空间。磨牙远中移动采用整体移动的方法，24-27、34-37、45-47同时向远中移动，远中移动的支抗来源设计使用了3颗微种植体支抗，每个象限1颗。同时在上下颌前部牙弓进行邻面去釉，上颌提供0.6mm间隙，下颌提供2mm间隙。右上拔除16残根，近中移动17、18代替16、17，同时远中移动14、15，关闭拔牙间隙并为前牙提供间隙，最终排齐上下颌前牙。第一次方案未将18纳入矫治，让18自行近中漂移；第二次方案再将18纳入治疗，进一步协调上下颌咬合。

（1）目标位设计

目标位如图3-2-13所示。

①矢状向：11、12、31内收排齐，22、32、42唇倾排齐。14-15、24-27、34-37、45-47远中移动的距离依次为3mm、2mm、1mm、1mm，17、18向近中移动约4.5mm。

②水平向：上下颌尖牙区、右下前磨牙区颊向扩展改善弓形。

③垂直向：通过下颌前牙压低纠正深覆殆，最大压低量2mm，双侧磨牙及上颌前牙垂直向保持不变。

④中线：上颌牙列中线向左移动1mm，下颌牙列中线向右1mm，对齐上下颌牙列中线。

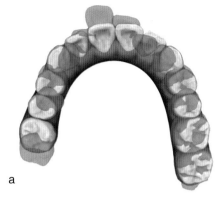

a

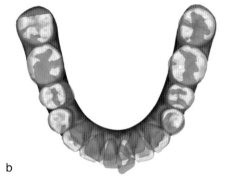

b

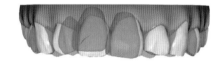

c

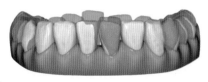

d

图3-2-13 治疗前后牙移动重叠图。治疗前后牙移动重叠对比。（a）上颌殆面重叠图显示11、12内收排齐，22唇倾排齐，17近中移动，其余后牙远中移动；（b）下颌殆面重叠图显示31内收排齐，32、42唇倾排齐，双侧后牙远中移动；（c）上颌前牙唇面观显示垂直向移动不明显，上颌牙列中线向左移动；（d）下颌前牙唇面观显示下颌前牙设计了压低，41压低量最大，下颌牙列中线向右移动

（2）牙移动及附件设计

①牙移动步骤设计：本病例采用整体远中移动的方式来移动后牙，即多颗后牙同时向远中移动，第一套矫治器的步骤共35步。1～14步完成左上、左下及右下3个象限的后牙远中移动。1～16步关闭16的拔牙间隙，17向近中移动，14、15同时向远中移动，在第一套矫治器中未将18纳入矫治。远中移动完成后重启治疗，第二套矫治器的步骤共27步，包含全部牙列，从第1步开始设计下颌前牙区邻面去釉，并利用之前获得的间隙开始排齐上下颌前牙，直至治疗结束。

②附件设计：如图3-2-14所示，24、34设计了垂直矩形附件，抵抗远中移动时牵引的力量。13、23的垂直矩形附件可以抵抗尖牙向远中移入间隙时冠向远中倾斜的趋势。15、25、26、35、36、46设计了水平矩形附件，主要起到固位的作用。14、44为优化附件，分别用于实现14的整体远中移动和44远中舌向纠正扭转的移动。

（3）牵引设计

由于本病例需要3颗微种植体支抗辅助远中移动，分别在13、24、34及45设计了牵引切

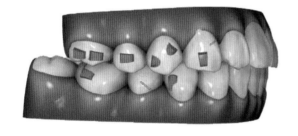
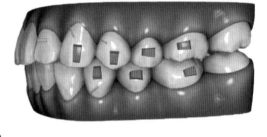

a

b

图3-2-14 附件设计。（a）13-17均设计了附件，用以实现16拔除后两侧牙齿整体移动关闭间隙，46设计了用于固位的水平矩形附件，44设计了优化附件辅助远中舌向移动纠正扭转；（b）24、34的垂直矩形附件用于抵抗远中移动时牵引的力量，25、26、35、36设计了用于固位的水平矩形附件

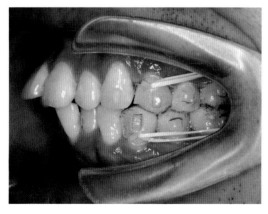

图3-2-15 左侧牙列磨牙远中移动牵引设计。在24、34设计牵引切口用于和微种植体支抗连接施加远中向牵引力，实现整体磨牙远中移动

口，其中24、34及45的牵引切口用于和微种植体支抗连接施加远中向牵引力，实现整体磨牙远中移动（图3-2-14，图3-2-15）。

（4）矫治器形态设计

由于前牙排齐的间隙需要通过磨牙远中移动来提供，前期未设计移动，同时为了更好地实现整体远中移动，将矫治器从23、34、45远中分别切断，上颌分为两部分、下颌分为三部分，右上及前部牙列的矫治器用于关闭间隙，左上后牙、左下后牙及右下后牙区的矫治器用于远中移动，下颌前牙区暂时不佩戴矫治器。在右上区，17近中移动时，18未设计矫治器包裹，允许18跟随17近中漂移。远中移动完成后重启治疗，恢复常规矫治器形态。

（5）生物力学分析

本病例采用了片段透明矫治器进行整体磨牙远中移动，远中移动效果好、效率高，片段透明矫治器的加力方式和连续矫治器有所不同，现应用有限元模拟分析这种牙移动设计的生物力学情况，以提供科学的参考。

如图3-2-16所示，在有限元模型上设计了上颌前磨牙和磨牙4颗牙同时整体远中移动，下颌双侧第二前磨牙和磨牙3颗牙同时整体远中移动，同时辅助微种植体支抗模拟临床的设计。上颌4颗牙同时整体远中移动时，除了第二磨牙均设计固位附件，下颌3颗牙同时整体远中移动时，在第二前磨牙及第一磨牙设计固位附件，上下颌均在最前方1颗移动牙设计牵引切口，通过微种植体加载远中移动的力量，微种植体支抗植入部位位于上颌第二磨牙颊侧颧牙槽嵴区、下颌第二磨牙颊侧颊棚区，使用5/16（100g，3.5oz）的弹性牵引。

①牙齿移动趋势：上颌牙齿移动趋势图显示，上颌4颗牙（14~17）同时向远中移动时，4颗牙均有牙冠向远中倾斜的趋势，牙齿压低的趋势不明显，由于是片段弓的矫治器作用，前牙

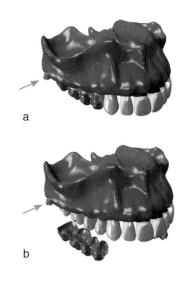

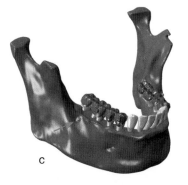

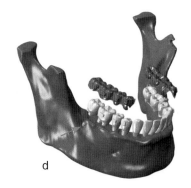

图3-2-16 磨牙远中移动有限元分析建模示意图。箭头所示微种植体支抗植入部位。（a）上颌透明矫治器佩戴的模型；（b）上颌透明矫治器摘下的模型；（c）下颌透明矫治器佩戴的模型；（d）下颌透明矫治器摘下的模型

没有任何移动趋势（图3-2-17a，b）。下颌3颗牙（45-47）同时向远中移动时，3颗牙均有牙冠向远中倾斜的趋势，牙齿压低的趋势不明显，同样前牙没有任何移动趋势（图3-2-17c，d）。

②牙齿受力情况：上颌后牙整体远中移动的牙齿受力分析图（图3-2-18a，b）显示，移动

牙段最前方的牙齿即第一前磨牙受力最明显，第二前磨牙其次，依次递减。受力最大的部位集中在颊侧靠近中。受力方向在接近颈部主要是远中向，𬌗面有压低的力量。第一前磨牙的附件也有比较明显的受力，受力部位在附件的近中靠龈向、远中的𬌗向。其他非移动牙没有受力。

下颌后牙段整体远中移动的牙齿受力分析图

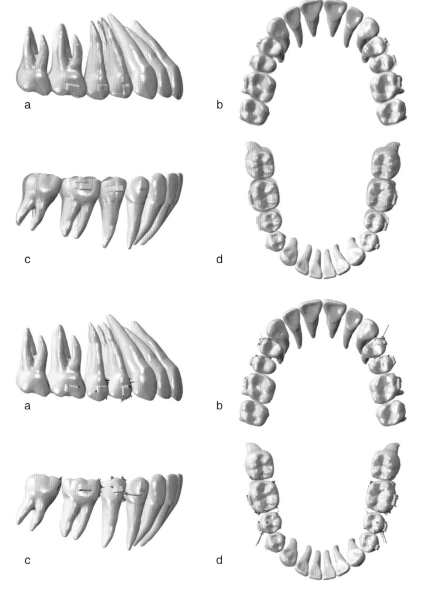

图3-2-17　整体远中移动时的牙齿移动趋势图。提示黄色为矫治器戴入前，蓝色为矫治器戴入后（牙齿移动量放大20倍展示）。（a）14-17整体远中移动时的上颌右侧观；（b）14-17整体远中移动时的上颌𬌗面观；（c）45-47整体远中移动时的下颌右侧观；（d）45-47整体远中移动时的下颌𬌗面观

图3-2-18　整体远中移动时的牙齿受力分析图。箭头所示牙冠的受力和方向。（a）14-17整体远中移动时的上颌右侧观；（b）14-17整体远中移动时的上颌𬌗面观；（c）45-47整体远中移动时的下颌右侧观；（d）45-47整体远中移动时的下颌𬌗面观

（图3-2-18c，d）显示，移动牙段最前方的牙齿即第二前磨牙受力最明显，第一磨牙其次，依次递减。受力最大的部位集中在颊侧靠近中颈部及殆面靠颊侧。第二前磨牙和第一磨牙舌侧靠远中也有比较明显的受力。牙颈部受力方向主要为远中向，殆面有压低的力量。第一磨牙的附件殆方有轻微的伸长向力量。非移动牙没有受力。

③牙周膜主应力分布：牙周膜的最大主应力分布图可显示牙周膜的拉应力区域，最小主应力分布图可显示牙周膜的压应力区域。

上颌从第一前磨牙到第二磨牙整体远中移动时的牙周膜最大主应力如图3-2-19a～d所示，可以观察到牙周膜最大主应力主要集中在近中偏颊侧处，颜色越红拉应力越大，从14-17逐渐递减。

下颌从第二前磨牙到第二磨牙整体远中移动时的牙周膜最大主应力如图3-2-19e～g所示，可以观察到牙周膜拉应力主要集中在近中偏颊侧处，从45-47逐渐递减，同样的，颜色越红拉应力越大。

上颌从第一前磨牙到第二磨牙整体远中移动时的牙周膜最小主应力如图3-2-20a～d所示，可以观察到牙周膜压应力主要集中在远中偏颊侧处，从14-17压应力逐渐减小，预示着从14-17均受力，有远中倾斜移动和颊侧倾斜。

下颌从第二前磨牙到第二磨牙整体远中移动时的牙周膜最小主应力如图3-2-20e～g所示，可以观察到牙周膜压应力主要集中在近中偏颊侧处，从45-47压应力逐渐减小。同样的，颜色越蓝压应力越大。预示着从45-47均受力，有远中倾斜移动和颊侧倾斜。力量传递至第二磨牙时牙周膜的压应力微小。

治疗过程

图3-2-21为治疗中照片，微种植体支抗在开始远中移动的时候植入，植入部位在上颌第二磨牙颊侧颧牙槽嵴区、下颌第二磨牙颊侧颊棚区，左侧上下颌后牙远中移动佩戴5/16（71g，2.5oz）的牵引橡皮筋（图3-2-21c）、右下后牙远中移动佩戴1/4（71g，2.5oz）的牵引橡皮筋。远中移动时，将矫治器从23、34、45远中分别切断，上颌分为两部分、下颌分为三部分矫治器（图3-2-21a～c），右上及前部区域的矫治器用于关闭间隙，左上后牙、左下后牙及右下后牙区的片段透明矫治器用于远中移动，下颌前牙区暂时不佩戴矫治器。远中移动4个月后间隙足够（图3-2-21d～f），23远中产生约2mm间隙，下颌牙列未见明显的间隙出现，但左侧上下颌磨牙保持中性关系，下颌后牙实现了整体远中移动，由于下颌前牙区未佩戴矫治器，下颌后牙远中移动产生的间隙通过33、44向远中漂移消耗，殆面照片可以发现远中移动后右下后牙区（图3-2-21n）较治疗前（图3-2-21m）排列整齐，下颌前牙区拥挤度减小。16的间隙关闭基本符合预期，14、15远中移动后在13远中出现明显的间隙，17出现轻度的近中倾斜，18自行向近中漂移（图3-2-21k）。远中移动完成后，重新制作新的矫治器，开始排齐上下颌前牙，此阶段在下颌前牙区设计了约2mm邻面去釉。经过1年治疗后，上下颌前牙基本排齐（图3-2-21g～i，l，o），剩余右上后牙间隙尚未完全关闭，后续精细调整、关闭剩余间隙，治疗完成。

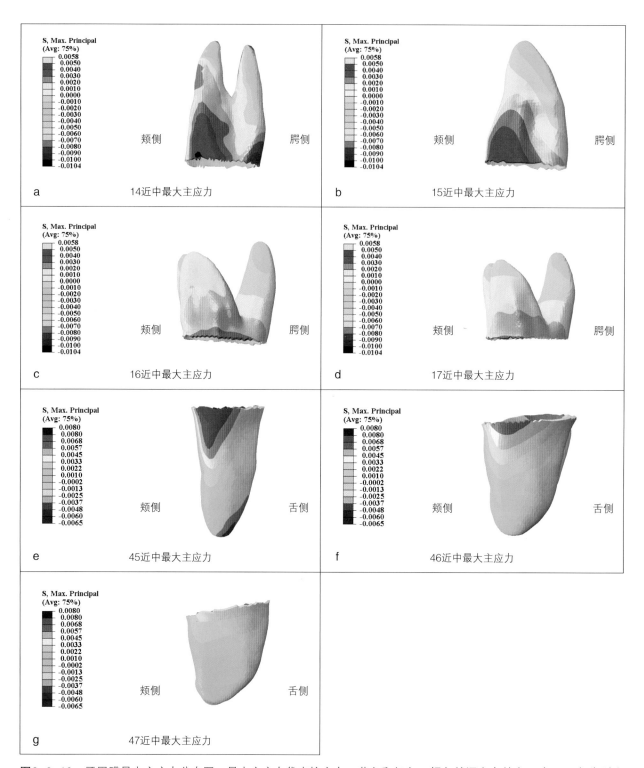

图3-2-19 牙周膜最大主应力分布图。最大主应力代表拉应力，黄色和红色，颜色越深应力越大。（a~d）分别为14、15、16、17近中的最大主应力，可以观察到牙周膜最大主应力主要集中在近中偏颊侧处，从14-17逐渐递减；（e~g）分别为45、46、47近中的最大主应力，可以观察到牙周膜最大主应力主要集中在近中偏颊侧处，从45-47逐渐递减

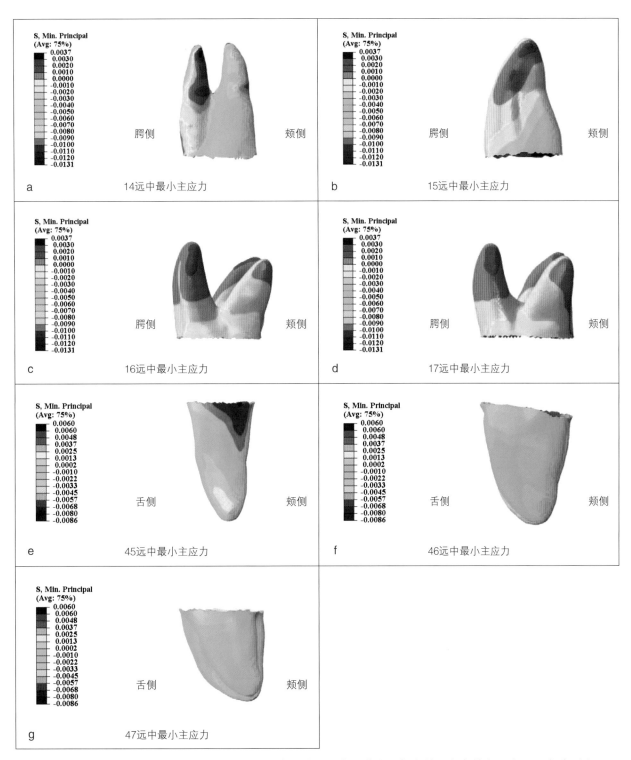

图3-2-20 牙周膜最小主应力分布图。最小主应力代表压应力，蓝色，颜色越深应力越大。（a～d）分别为14、15、16、17远中的最小主应力，可以观察到牙周膜最小主应力主要集中在远中偏颊侧处，从14-17压应力逐渐减小；（e～g）分别为45、46、47远中的最小主应力，可以观察到牙周膜最小主应力主要集中在远中偏颊侧处，从45-47压应力逐渐减小

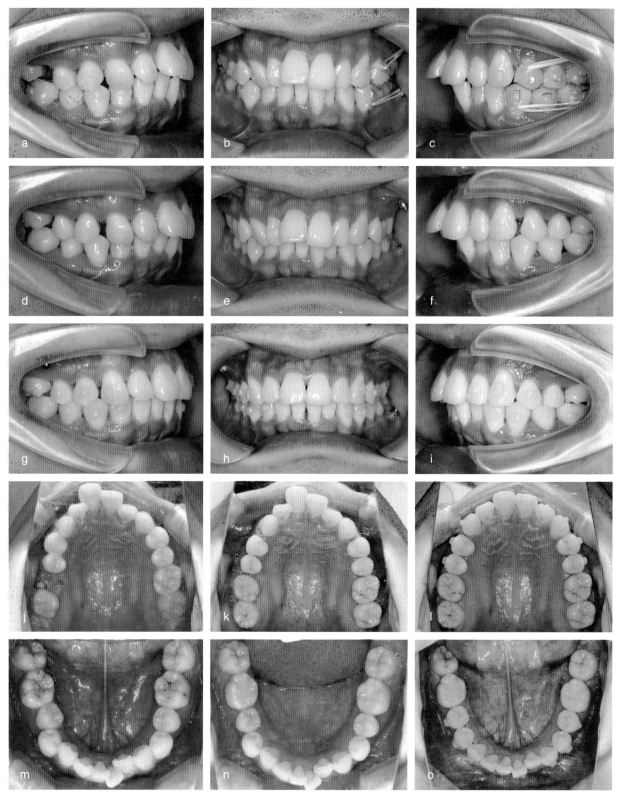

图3-2-21 治疗中照片，牙移动过程图。（a～c）矫治器切割成片段透明矫治器后通过微种植体支抗加载远中移动的矫治力；（d～f）远中移动4个月后23远中产生约2mm间隙；（g～i）上下颌前牙排齐中；（j～l）分别为治疗前、远中移动4个月后和前牙排齐过程中上颌𬌗像；（m～o）分别为治疗前、远中移动4个月后和前牙排齐过程中下颌𬌗像

治疗结果

疗程持续两年多，最终治疗效果如图3-2-22所示，尖牙、磨牙中性关系，上下颌牙齿排列整齐，上唇突度改善，由于本病例为 II 类低角骨面型，下颌前牙区牙周欠佳，治疗后保留了 I 度的深覆殆、深覆盖，IMPA维持一定程度的唇倾代偿（100.87°），相关头影测量数据见表3-2-4，图3-2-23为治疗前后头影重叠图。头影测量数据显示SNA、SNB、ANB、FMA均没有明显变化，U1-SN减少了约15°、IMPA减小了约2°。

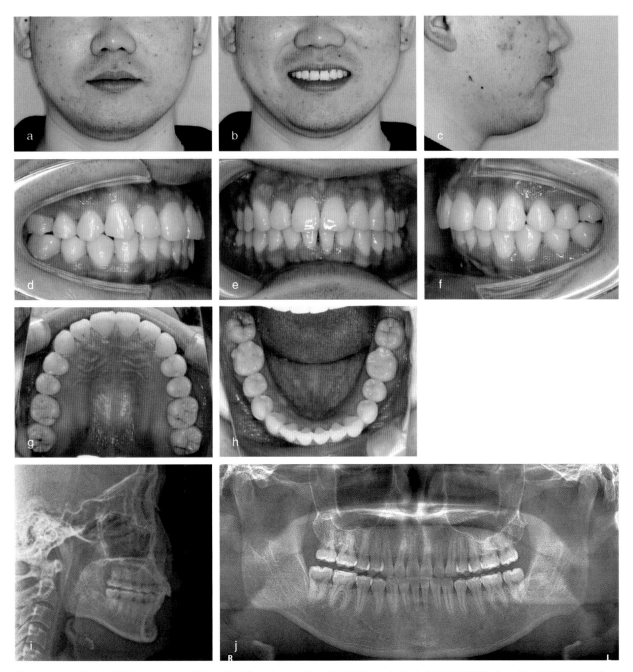

图3-2-22 治疗后照片。（a~c）治疗后面像；（d~h）治疗后殆像；（i）治疗后头颅侧位片；（j）治疗后全景片

表3-2-4 治疗前后头影测量数据

测量项目	标准值	标准差	治疗前测量值	治疗后测量值
SNA(°)	82.8	4.1	82.57	83.49
FH-NA(Maxillary Depth)(°)	91	7.5	93.14	93.89
SNB(°)	80.1	3.9	76.34	76.88
FH-NPo(Facial Angle)(°)	85.4	3.7	87.92	88.34
NA-APo(convexity)(°)	6	4.4	11.58	12.3
FMA(FH-MP)(°)	27.3	6.1	22.18	22.27
MP-SN(°)	30.4	5.6	32.75	32.66
Co-Go(mm)	59	3.2	63.78	63.17
S Vert-Co(mm)	20.2	2.6	13.1	12.03
S-N(Anterior Cranial Base)(mm)	71	3	67.86	65.15
SN/GoMe(%)	100	10	95.42	95.88
Y-Axis(SGn-FH)(°)	64	2.3	60.88	60.94
Po-NB(mm)	4	2	2.04	2.1
ANB(°)	2.7	2	6.23	6.62
Wits(mm)	0	2	5.62	3.88
ANS-Me/Na-Me(%)	54.4	2.3	54	54.24
S-Go/N-Me(%)	63.5	1.5	66.29	67.43
U1-SN(°)	105.7	6.3	117.23	102.79
U1-NA(°)	22.8	5.2	34.65	19.3
U1-NA(mm)	5.1	2.4	7.43	2.25
U1-PP(mm)	28	2.1	28.69	29.54
U6-PP(mm)	22	3	24.93	23.71
IMPA(L1-MP)(°)	96.7	6.4	102.55	100.87
L1-MP(mm)	42	4	43.58	41.12
L1-NB(°)	30.3	5.8	31.65	30.41
L1-NB(mm)	6.7	2.1	8.87	7.5
U1-L1(°)	124	8.2	107.47	123.68
Overjet(mm)	2	1	7.93	4.73
Overbite(mm)	3	2	2.3	3.22
FMIA(L1-FH)(°)	55	2	55.27	56.86
OP-FH(°)	9.3	1	5.04	7.64
N'-SN-Pog'(Facial convexity)(°)	12	4	23.07	20.45
N' Vert-Pog'(mm)	0	2	1.22	2.46
Upper Lip Length(ULL)(mm)	20	2	23.23	23.04
SN-G Vert(mm)	6	3	7.5	6.46
Pog'-G Vert(mm)	0	4	-2.63	-1.69
UL-EP(mm)	-1.4	0.9	3.32	-0.39
LL-EP(mm)	0.6	0.9	5.55	1.67

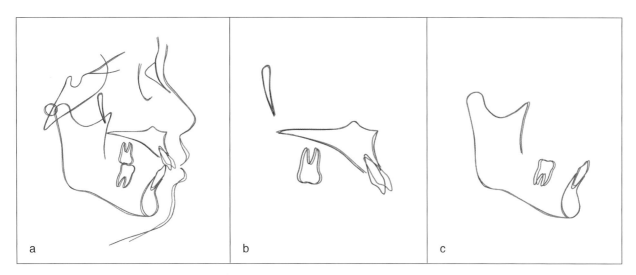

图3-2-23 治疗前后头影重叠图（治疗前蓝色，治疗后红色）。（a）SN重叠；（b）上颌重叠；（c）下颌重叠

病例小结

（1）病例特点

本病例给人的第一印象是上下颌拥挤度较大，上颌前牙前突明显，仔细分析，前牙区的拥挤度和突度都集中在单颗牙上，即11、31，其余下颌前牙唇倾度正常，上颌侧切牙、尖牙内倾，考虑到患者为成年男性Ⅱ类小下颌伴低角的骨面型，因此提供了拔牙矫治和非拔牙矫治两套方案。

（2）鉴别诊断

需要与骨性Ⅰ类的前牙拥挤病例鉴别诊断。左侧磨牙中性关系，头影测量显示下颌发育不足，下颌牙槽骨发育欠佳、骨量不足，下颌前牙拥挤度较大，31完全舌向位，上颌侧切牙、尖牙存在代偿性内倾。

（3）治疗方案选择的理由

本病例虽然上下颌前牙拥挤度大，头影测量数值显示上下颌前牙唇倾度大，但是前牙区的拥挤度和突度都集中在个别牙位，主要是11、31，其余下颌前牙唇倾度正常，上颌侧切牙及尖牙内倾，实际拥挤度没有表面看起来那么大。同时考虑本病例为成年男性Ⅱ类小下颌伴低角的骨面型，前磨牙减数可能造成口腔容积减小；垂直向低角骨面型（FMA 22.18°），IMPA可以维持一定程度的唇倾代偿。成年男性低角骨面型病例进行前磨牙减数正畸治疗时，牙齿移动较慢，打开咬合困难，疗程大幅加长，患者下颌前牙区牙周情况欠佳，正畸治疗耐受能力弱。综合各项因素，放弃了前磨牙减数的治疗方案，16拔除后17、18近中移动，其余象限通过磨牙远中移动提供间隙、下颌前牙区同时结合邻面去釉减少牙量排齐牙列，协调牙量/骨量的比例，提高正畸后的稳定性，保持了牙弓的完整性。

（4）病例陷阱及可能的并发症

本病例虽然左侧磨牙关系为中性，实际存在上下颌骨矢状向不协调；看起来上下颌前牙唇倾，实际存在上颌侧切牙、尖牙的腭倾代偿。16残冠拔除、3颗前磨牙拔除会导致间隙过多，且由于低角骨面型，前磨牙拔除后，覆殆必然加深，打开咬合困难；成年男性低角病例后牙升高困难，打开咬合主要通过压低上下颌前牙来实现，打开咬合过程中极有可能进一步伤害本就比较脆弱的下颌前牙区的牙周健康。

（5）生物力学的考量

本病例成功治疗的关键在于保证上下颌牙列远中移动的支抗，上颌颧牙槽嵴处、下颌颊棚处微种植体加载71g（2.5oz）的远中移动力，提供了足够的远中移动力量。左上及左下设计了24-27、34-37的片段透明矫治器整体远中移动，右下则根据前磨牙的具体位置，设计了45-47的片段透明矫治器，利用远中移动时远中向及颊向扭转的力量排齐了44、45。生物力学分析显示，远中移动牙段的第一颗牙齿受力最大，往后依次

减低，由于后牙段整体远中移动，相邻牙不会分开，远中移动时的牙冠远中倾斜趋势较单颗牙远中移动时小。此外，片段透明矫治器整体磨牙远中移动时，阻断了前牙区不利的唇向受力，前牙可利用获得的间隙自行漂移，整个磨牙远中移动过程耗时短，实现了高效治疗。

（6）成功治疗的原因

方案设计合理、微种植体支抗的植入提供了充分的支抗，独特的片段透明矫治器大大提升了磨牙远中移动的效率，微种植体支抗及片段透明矫治器的使用，大大减少了非必要的前牙区受力，远中移动提供的间隙让下颌前牙自行往间隙侧漂移，最大限度地减少了前牙的牙周损伤。

 病例3-3

一般情况

女，28岁。

主诉

牙不齐20年余。

病史

自述牙不齐20年余，求诊。否认遗传性家族史，否认系统疾病史，否认特殊药物服用史。

临床检查

（1）口外检查

①正面观：双侧瞳孔连线与地面不平行，下唇最突点不居中。左侧下颌角较右侧丰满，垂直比例协调。

②侧面观：直面型，鼻唇角锐角，上唇在E线前方0.5mm，下唇位于E线上，上下唇曲度自然。颏部发育正常（图3-2-24a～c）。

（2）口内检查

恒牙列17-11、21-27、31、33-37、41-47，32缺失，18、28、38、48均已萌出。右侧磨牙中性关系，左侧磨牙近中关系；上下颌前牙拥挤，拥挤度3mm；上颌前牙前突；覆盖2mm，覆𬌗2.5mm；上颌牙列中线右偏0.5mm，下颌牙列中线缺如（图3-2-24d～h）。

（3）牙体检查

无特殊。

（4）牙周检查

下颌前牙区牙龈轻度红肿。

（5）关节检查

开口型正常，开口度三横指，双侧颞下颌关节未触及弹响和压痛。

影像学检查

（1）全景片

18、28远中约3mm骨量，38、48紧贴下颌支前缘，双侧上颌窦底紧贴磨牙根尖，其余无特殊发现（图3-2-24k）。

（2）头颅侧位片

安氏Ⅰ类骨骼型（SNA 81.5°、SNB 80.19°、ANB 1.31°、Wits -1.04mm），颏部发育良好，上下颌牙轴唇倾（U1-SN 118.42°、IMPA 102.33°），垂直向低角（FMA 20.87°）（图3-2-24j，表3-2-5）。

（3）CBCT

上下颌前牙区唇侧骨质紧贴牙根，上颌中切牙冠与根之比约1：1。上下颌前磨牙牙冠舌向倾斜，牙根颊向倾斜。35颊侧骨质约3mm，舌侧骨质约6mm；45颊侧骨质约3mm，舌侧骨质约4mm；34颊侧骨质约1.8mm，舌侧骨质约5mm；44颊侧骨质约1.5mm，舌侧骨质约4mm（图3-2-24i）。

（4）颞下颌关节磁共振

双侧颞下颌关节盘髁关系正常。

诊断

（1）骨性问题

骨性Ⅰ类错𬌗。

（2）牙性问题

安氏Ⅲ类亚类错𬌗，上下颌牙列拥挤3mm，上颌前牙前突，32缺失。

（3）牙周问题

慢性边缘性牙龈炎。

治疗方案

（1）治疗方案1

①治疗目标：解除拥挤，内收前牙，适当改善唇突度。

②拔牙计划：拔除15、25、35。

③牙齿移动计划：隐形矫治技术排齐牙齿，移动前后牙关闭间隙。

④治疗流程：健康宣教→知情同意→数据采集→模拟治疗方案→修改方案→定制透明矫治器→拔除15、25、35→进入规范化治疗和复诊程序。

（2）治疗方案2

①治疗目标：解除拥挤，内收前牙，适当改善唇突度。

②拔牙计划：拔除18、28、38、48；结合前牙邻面去釉，纠正前牙区Bolton比例不调。

③牙齿移动计划：隐形矫治技术远中移动上下颌牙列，排齐前牙。

④支抗设计：微种植体支抗辅助。

⑤治疗流程：健康宣教→知情同意→数据采集→模拟治疗方案→修改方案→定制透明矫治器→拔除18、28、38、48→进入规范化治疗和复诊程序。

（3）治疗方案3

①治疗目标：解除拥挤，少量内收前牙，维持侧貌。

②拔牙计划：非拔牙矫治。

③牙齿移动计划：通过前牙区邻面去釉、后牙区扩弓获得间隙；前牙区邻面去釉同时可以协调Bolton比。隐形矫治技术排齐牙齿，关闭间隙。

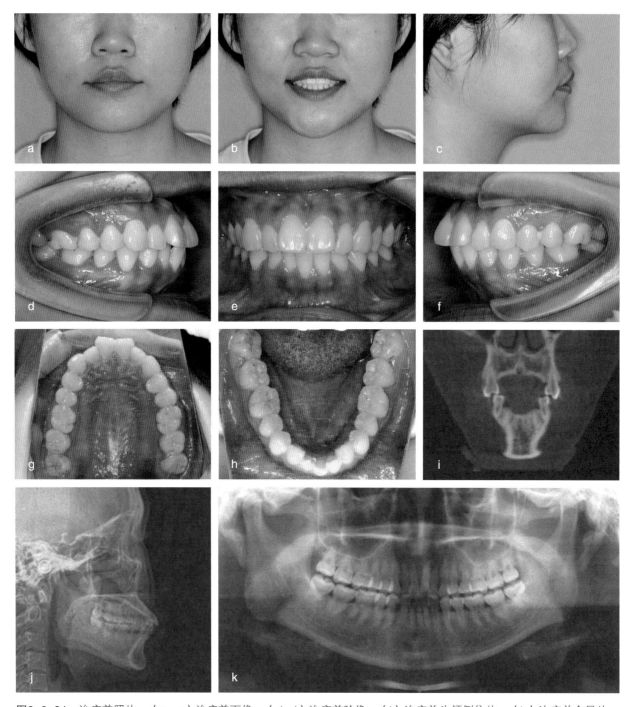

图3-2-24 治疗前照片。（a~c）治疗前面像；（d~i）治疗前𬌗像；（j）治疗前头颅侧位片；（k）治疗前全景片

表3-2-5 治疗前头影测量数据

测量项目	标准值	标准差	测量值
SNA(°)	82.8	4.1	81.5
FH-NA(Maxillary Depth)(°)	91	7.5	91.71
SNB(°)	80.1	3.9	80.19
FH-NPo(Facial Angle)(°)	85.4	3.7	91.33
NA-APo(convexity)(°)	6	4.4	0.85
FMA(FH-MP)(°)	27.3	6.1	20.87
MP-SN(°)	30.4	5.6	31.07
Co-Go(mm)	59	3.2	59.33
S Vert-Co(mm)	20.2	2.6	11.83
S-N(Anterior Cranial Base)(mm)	71	3	58.57
SN/GoMe(%)	100	10	84.65
Y-Axis(SGn-FH)(°)	64	2.3	60.22
Po-NB(mm)	4	2	1.76
ANB(°)	2.7	2	1.31
Wits(mm)	0	2	−1.04
ANS-Me/Na-Me(%)	54.4	2.3	52.02
S-Go/N-Me(%)	63.5	1.5	68.01
U1-SN(°)	105.7	6.3	118.42
U1-NA(°)	22.8	5.2	36.91
U1-NA(mm)	5.1	2.4	9.65
U1-PP(mm)	28	2.1	24.36
U6-PP(mm)	22	3	22.01
IMPA(L1-MP)(°)	96.7	6.4	102.33
L1-MP(mm)	42	4	37.38
L1-NB(°)	30.3	5.8	33.59
L1-NB(mm)	6.7	2.1	7.22
U1-L1(°)	124	8.2	108.18
Overjet(mm)	2	1	4.3
Overbite(mm)	3	2	0.55
FMIA(L1-FH)(°)	55	2	56.8
OP-FH(°)	9.3	1	3.56
N'-SN-Pog'(Facial convexity)(°)	12	4	12.45
N' Vert-Pog'(mm)	0	2	10.76
Upper Lip Length(ULL)(mm)	20	2	20.92
SN-G Vert(mm)	6	3	6.85
Pog'-G Vert(mm)	0	4	6.71
UL-EP(mm)	−1.4	0.9	1.24
LL-EP(mm)	0.6	0.9	1.81

④治疗流程：健康宣教→知情同意→数据采集→模拟治疗方案→修改方案→定制透明矫治器→进入规范化治疗和复诊程序。

（4）治疗方案的优缺点

治疗方案1需要拔除前磨牙；优点是可以快速地改善前牙突度，内收幅度较大。

治疗方案2拔除第三磨牙，可以保持牙列完整的同时通过磨牙远中移动获得间隙，从而兼顾排齐和内收；缺点是需要微种植体支抗辅助。

治疗方案3的优点是最大限度地保留了牙列完整性；缺点是获得间隙有限。

选择治疗方案3，选择依据详见病例小结。

方案设计

本病例下颌缺失一颗切牙，前牙Bolton指数严重不协调（上颌偏大，为7.99mm）。通过扩弓及前牙邻面去釉来获得间隙，排齐牙列。

上下颌扩弓的部位涉及第一磨牙、前磨牙及尖牙区。上颌扩弓量最大的区域在第一前磨牙区，下颌扩弓量最大的区域在尖牙区（图3-2-25）。

第一套矫治器共21步，戴完后上颌前牙仍然略显前突，因此进行了重启，增加了邻面去釉量（上颌前牙区共1mm，下颌前牙区共0.6mm），第二套矫治器共11步。两次的邻面去釉量总和在上颌约2.1mm、下颌约0.6mm。

（1）目标位设计

目标位如图3-2-25所示。

①矢状向：上颌中切牙远中切端内收约2mm，近中切端内收约1mm。覆盖变化如下：第一次治疗的初始位前牙覆盖2.07mm，虚拟目标位前牙覆盖1.06mm；第二次治疗的初始位前

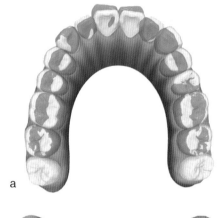

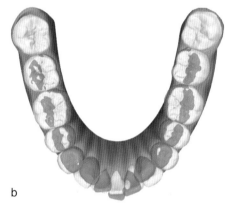

图3-2-25 目标位及方案设计。（a，b）治疗前后牙移动重叠对比，11、21、41内收排齐，上颌前磨牙与磨牙区和下颌尖牙、前磨牙及第一磨牙区设计水平向扩弓

牙覆盖1.43mm，第一次设计内收1.01mm，实现内收0.64mm，实现度63.4%。第二次虚拟目标位前牙覆盖1.13mm。磨牙关系和尖牙关系均保持治疗前状态，即左侧近中关系，右侧中性关系。

②水平向：13、14、15、16的牙冠唇颊向移动量分别为0.2mm、1.1mm、0.7mm、1.0mm，23、24、25、26的牙冠唇颊向移动量分别为1.2mm、1.2mm、0.1mm、0.3mm。43、44、45、46的牙冠唇颊向移动量分别为1.2mm、0.4mm、1.1mm、0.8mm，33、34、

35、36的牙冠唇颊向移动量分别为1.1mm、0.8mm、0.9mm、0.5mm。移动幅度最大的区域在上颌第一前磨牙区和下颌尖牙区，均为2.3mm；移动幅度最小的区域在上颌第二前磨牙区和下颌第一前磨牙区，分别为0.8mm和1.2mm。由于下颌缺失一颗切牙，治疗后上下颌尖牙区宽度存在不协调。

③垂直向：上颌前牙垂直向基本没有变化，下颌Spee曲线整平通过前牙压低实现，上下颌后牙段保持原有的纵殆曲线。精细调整时，下颌前牙追加了约1mm的压低量。

④中线：上颌牙列中线向左移动约0.5mm，对齐面中线。

（2）牙移动及附件设计

①牙移动步骤设计：上颌1～15步双侧同时扩弓，16～21步内收上颌前牙。下颌1～16步双侧后牙区同时扩弓，尖牙区宽度的扩展从第1步持续到最后一步（即21步）。下颌12步开始，下颌前牙开始舌向移动，持续到最后一步（即21步）。下颌前牙的压低从第1步开始进行，一直到最后一步。

②附件设计：第一次治疗上颌的附件仅设计在尖牙及前磨牙区，下颌的附件仅设计前磨牙区（图3-2-26），其中13、23和24为垂直矩形附件，其余均为水平矩形附件。附件主要用于辅助牙齿唇颊向扩展和下颌前牙的压低。精细调整时在43上设计了旋转附件，辅助控制尖牙的去扭转。

（3）生物力学分析

本病例初始方案共21步，以第10步为例，应用有限元分析本病例牙移动设计中的生物力学情况，为治疗的进行提供科学的参考。第10步上下颌牙列从尖牙至第一磨牙均进行颊向扩弓移动，单步步距为0.2mm。

①牙齿移动趋势：如图3-2-27和图3-2-28所示，在扩弓移动时，尖牙至第一磨牙均有牙冠颊向倾斜移动的趋势，尖牙较磨牙的移动趋势更明显，值得注意的是，牙根的移动趋势的方向与牙冠相反。

②牙齿受力情况：如图3-2-29所示，第10步移动时，上颌尖牙、第一前磨牙及第一磨牙均受到较大的唇颊向的力，中切牙、第二前磨牙受到轻微的唇向力，第一磨牙及尖牙颊向力较大，前磨牙受力较小；侧切牙、第二磨牙受到舌向力，侧切牙的舌向力较第二磨牙大。提示唇向受力和主要扩弓部位一致，侧切牙及第二磨牙作为扩弓区域相邻的牙齿受到舌向的反作用力。垂直向上，侧切牙、尖牙受到压低的力量，前磨牙、

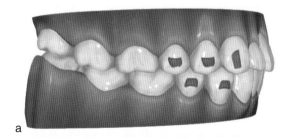
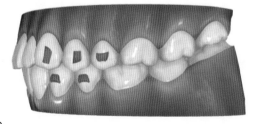

a　　　　　　　　　　　　b

图3-2-26 （a，b）附件设计。13、23、24设计垂直矩形附件，14、15、25、34、35、44、45设计水平矩形附件

第一磨牙受到伸长的力量，中切牙及第二前磨牙受到较轻微的伸长向力，第二磨牙受到较轻微的压入力。提示尖牙在扩弓的时候同时压低，前磨牙及第一磨牙在扩弓的时候同时伸长，即颊尖压低、舌尖伸长，符合隐形矫治扩弓主要为颊向倾斜移动的规律。下颌的受力规律同上颌类似。

　　③牙周膜主应力分布：以上颌尖牙和第一磨牙为例（图3-2-30），分析牙周膜主应力分布。可以看到13舌面颈部、颊面根尖处受到较大的牙周膜最大主应力（拉应力）（图3-2-30a，b），13舌面根尖处、颊面颈部受到较大的牙周膜最小主应力（压应力）（图3-2-30c，d），尖牙根尖向舌侧移动，颈部向颊侧移动，扩弓尖牙区时尖牙的移动为旋转式扩宽。16舌面颈部、腭根的颊面根尖处受到较大的牙周膜最大主应力，力值较尖牙处小（图3-2-30e，f），16舌

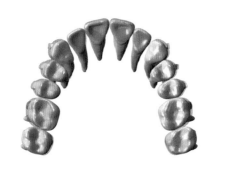
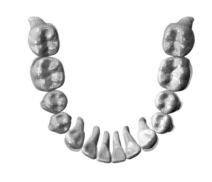

图3-2-27　上颌第10步的上下颌牙列移动趋势图。提示黄色为矫治器戴入前，蓝色为矫治器戴入后（牙齿移动量放大20倍展示）。（a）上颌𬌗面观；（b）下颌𬌗面观

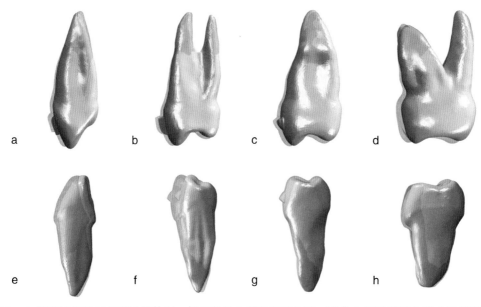

图3-2-28　上颌第10步的牙齿移动趋势图。提示黄色为矫治器戴入前，蓝色为矫治器戴入后（从牙冠近中面观察，牙齿移动量放大20倍展示）。（a~d）分别为13、14、15、16；（e~h）分别为43、44、45、46

面根尖处、颊面颈部受到较大的牙周膜最小主应力，力值也较尖牙处小（图3-2-30g，h），提示尖牙和第一磨牙扩弓时牙根均有颊向倾斜的移动趋势，尖牙的移动趋势较第一磨牙更为明显。

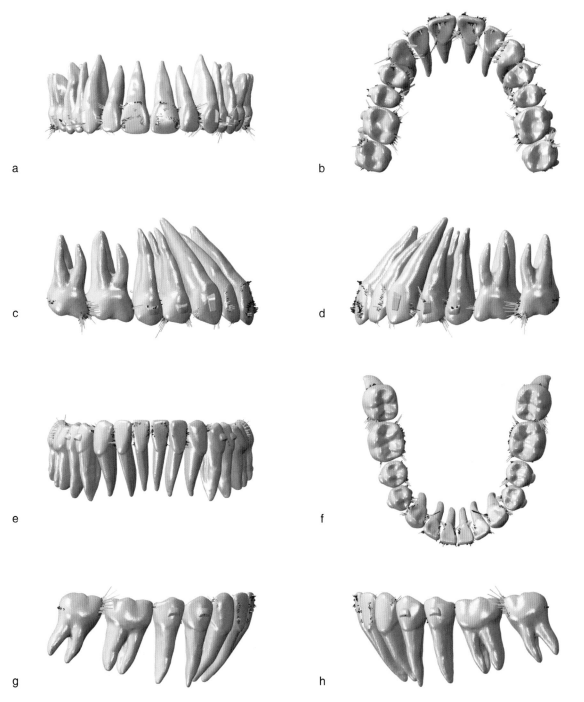

a

b

c

d

e

f

g

h

图3-2-29　上下颌第10步的牙齿受力分析图。箭头所示牙冠的受力和方向。（a）上颌正面观；（b）上颌拾面观；（c）上颌右侧观；（d）上颌左侧观；（e）下颌正面观；（f）下颌拾面观；（g）下颌右侧观；（h）下颌左侧观

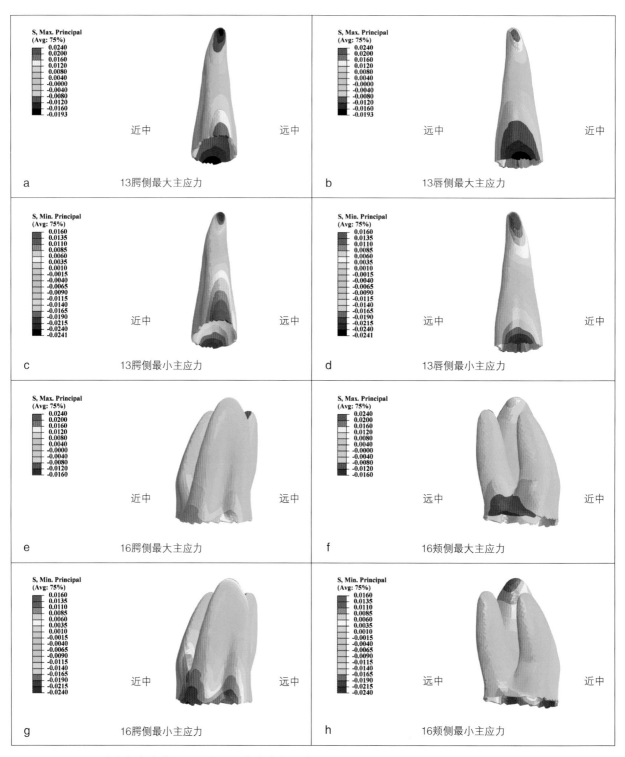

图3-2-30 牙周膜主应力分布图。最大主应力代表拉应力，黄色和红色，颜色越深应力越大；最小主应力代表压应力，蓝色，颜色越深应力越大。（a，b）13最大主应力分布；（c，d）13最小主应力分布；（e，f）16最大主应力分布；（g，h）16最小主应力分布

治疗过程

　　佩戴矫治器4个月，后牙完成部分扩弓，前牙尚未排齐（图3-2-31a~f）。第一套矫治器共21步戴完后（约7个月），上颌前牙仍然略显前突，检查发现下颌前牙未完全排齐，前牙区有早接触（下颌切牙），遂重启进行精细调整，增加上颌前牙邻面去釉共1mm，追加下颌前牙邻面去釉共0.6mm，压低1mm，下颌前牙区精细排齐（图3-2-31g~l）。

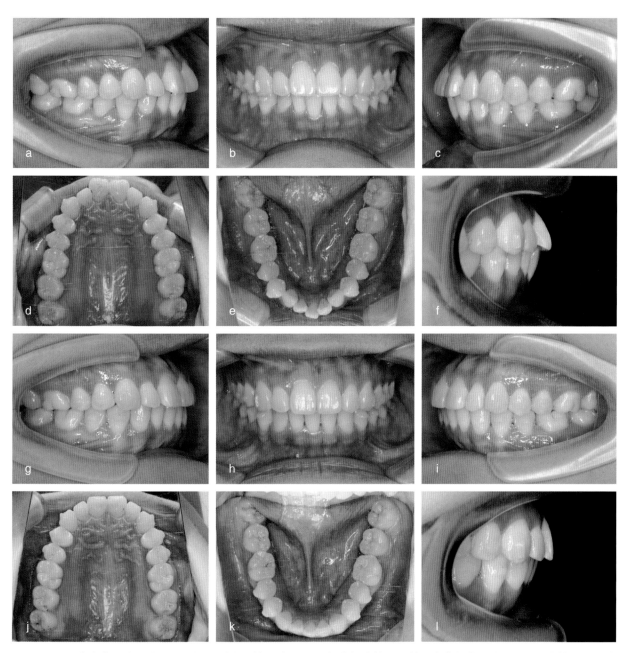

图3-2-31　治疗中照片。（a~f）佩戴矫治器第10步，后牙完成部分扩弓，前牙尚未排齐；（g~l）戴完第一套矫治器共21步后（约7个月），上下颌前牙初步排齐，上颌前牙仍有少量前突

治疗结果

疗程持续11个月，最终治疗效果如图3-2-32所示，保持右侧尖牙及磨牙中性关系、左侧尖牙及磨牙1/4近中关系，上下颌牙齿排列整齐，前牙区有Ⅰ度的覆𬌗、覆盖，面型维持。治疗前后头影测量数据对比见表3-2-6，治疗前后头影重叠图如图3-2-33所示，头影测量数据显示SNA、SNB、ANB、FMA均没有明显变化，U1-SN减小了约5°，IMPA减小了约2°。

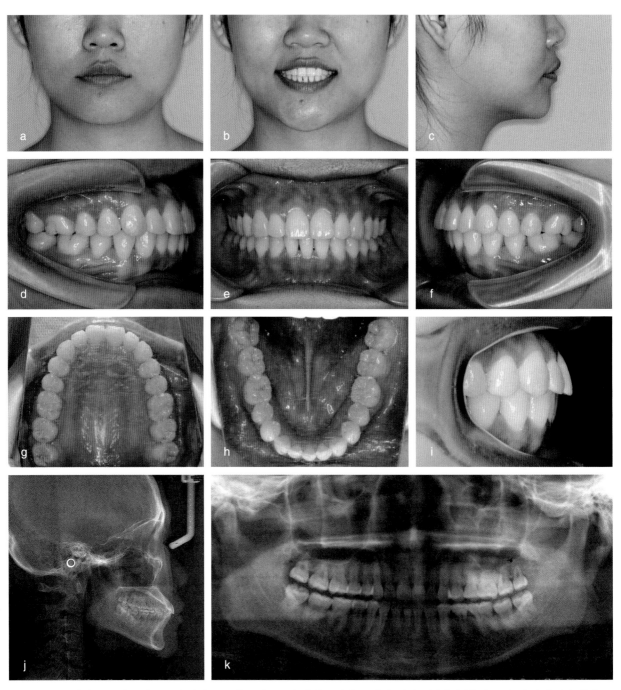

图3-2-32 治疗后照片。（a~c）治疗后面像；（d~i）治疗后𬌗像；（j）治疗后头颅侧位片；（k）治疗后全景片

表3-2-6　治疗前后头影测量数据

测量项目	标准值	标准差	治疗前测量值	治疗后测量值
SNA(°)	82.8	4.1	81.5	81.9
FH-NA(Maxillary Depth)(°)	91	7.5	91.71	93.02
SNB(°)	80.1	3.9	80.19	80.36
FH-NPo(Facial Angle)(°)	85.4	3.7	91.33	92.37
NA-APo(convexity)(°)	6	4.4	0.85	1.47
FMA(FH-MP)(°)	27.3	6.1	20.87	19.62
MP-SN(°)	30.4	5.6	31.07	30.74
Co-Go(mm)	59	3.2	59.33	56.49
S Vert-Co(mm)	20.2	2.6	11.83	13.08
S-N(Anterior Cranial Base)(mm)	71	3	58.57	57.57
SN/GoMe(%)	100	10	84.65	84.31
Y-Axis(SGn-FH)(°)	64	2.3	60.22	58.95
Po-NB(mm)	4	2	1.76	1.62
ANB(°)	2.7	2	1.31	1.54
Wits(mm)	0	2	−1.04	−1.04
ANS-Me/Na-Me(%)	54.4	2.3	52.02	52.04
S-Go/N-Me(%)	63.5	1.5	68.01	67.48
U1-SN(°)	105.7	6.3	118.42	113.64
U1-NA(°)	22.8	5.2	36.91	31.74
U1-NA(mm)	5.1	2.4	9.65	7.59
U1-PP(mm)	28	2.1	24.36	23.93
U6-PP(mm)	22	3	22.01	21.17
IMPA(L1-MP)(°)	96.7	6.4	102.33	100.2
L1-MP(mm)	42	4	37.38	36.93
L1-NB(°)	30.3	5.8	33.59	31.3
L1-NB(mm)	6.7	2.1	7.22	6.85
U1-L1(°)	124	8.2	108.18	115.42
Overjet(mm)	2	1	4.3	2.94
Overbite(mm)	3	2	0.55	1.67
FMIA(L1-FH)(°)	55	2	56.8	60.18
OP-FH(°)	9.3	1	3.56	2.95
N'-SN-Pog'(Facial convexity)(°)	12	4	12.45	13.31
N' Vert-Pog'(mm)	0	2	10.76	12.24
Upper Lip Length(ULL)(mm)	20	2	20.92	20.27
SN-G Vert(mm)	6	3	6.85	7.85
Pog'-G Vert(mm)	0	4	6.71	8.85
UL-EP(mm)	−1.4	0.9	1.24	0.93
LL-EP(mm)	0.6	0.9	1.81	0.98

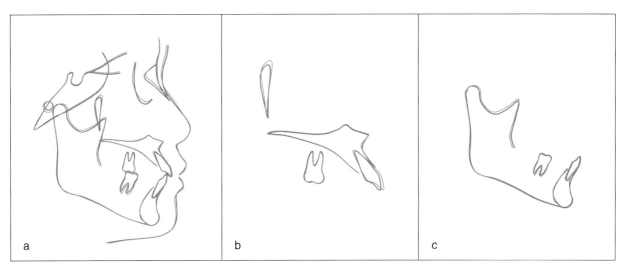

图3-2-33 治疗前后头影重叠图（治疗前蓝色，治疗后红色）。（a）SN重叠；（b）上颌重叠；（c）下颌重叠

病例小结

（1）病例特点

本病例上颌前牙拥挤前突、下颌前牙拥挤，下颌缺失1颗切牙，4颗第三磨牙全部正位萌出。3套治疗方案优缺点比较后，最终考虑通过扩弓及前牙邻面去釉来获得间隙，排齐牙列，改善前突。由于Bolton严重不调，通过磨牙关系、上下颌前部牙弓宽度及邻面去釉量来协调咬合关系，治疗结果显示，保持右侧尖牙及磨牙中性关系、左侧尖牙及磨牙1/4近中关系，尖牙区上下颌牙弓宽度不协调，前牙区Ⅰ度覆𬌗、覆盖，维持治疗前侧貌。

（2）鉴别诊断

需要与骨性的牙弓狭窄鉴别，骨性牙弓狭窄往往后牙与基骨的相对关系正常，上下颌牙弓基骨不协调，隐形矫治无法改善骨性牙弓狭窄，尤其成年人骨性牙弓狭窄需要手术辅助。

（3）治疗方案选择的理由

本病例直面型，上下唇轻度前突，前牙区拥挤度大，第三磨牙正位萌出，可以考虑减数前磨牙改善前牙及唇突度，或者拔除第三磨牙配合磨牙远中移动结合扩弓、邻面去釉来改善突度。最终确定尽力保持牙列完整性，通过扩弓及前牙邻面去釉来获得间隙，排齐牙列，维持唇突度。

（4）病例陷阱及可能的并发症

由于本病例下颌缺失1颗切牙，尖牙及前磨牙区代偿性舌倾，唇舌向位置的纠正即扩弓可以创造间隙，且本病例牙齿突度＞软组织突度＞骨骼突度，即侧面骨面型正常、上下唇轻度前突、上下颌前牙唇倾度大，如果进行拔牙矫治，拔牙间隙显然是过多的，需要大量的磨牙近中移动来关闭间隙，否则容易造成前牙过度内收。此外，前牙区牙槽骨厚度不足，第三磨牙没有拔除造成牙列无法远中移动，下颌前牙排齐及压低发生在很有限的尖牙间基骨弓骨量，不宜设计过度的前牙压低。由于Bolton不协调，治疗结果保持前牙的Ⅰ度深覆盖状态是比较合适的。

（5）生物力学的考量

扩弓的牙移动利用的是左右两侧牙列的交互支抗，不需要设计特别的支抗增强装置，根据力学分析，透明矫治器扩弓主要依靠后牙的颊向倾斜来实现，本病例通过CBCT仔细评估了后牙区根骨关系，颊侧牙颈部没有发现牙槽骨开裂开窗，允许牙齿向颊向倾斜，透明矫治器扩弓即便在软件中设计了整体的颊向移动，实际临床也无法实现。在颊向移动的过程中容易出现后牙颊尖的压低及舌尖的伸长，在治疗过程中设计颊侧的附件来抵抗颊尖的压低，以及在治疗结束前通过精细调整实现颊尖的咬合。

（6）成功治疗的原因

精细的间隙分析及目标位的合理设计是本病例治疗成功的关键。通过CBCT准确地评估前、中、后牙段的根骨关系及牙槽骨骨量，制订了合适的牙移动目标，即前牙区牙槽骨骨量不足仅设计有限的牙齿移动，中牙段牙槽骨骨量足够支撑颊舌向的移动，后牙段不拔除第三磨牙不能提供磨牙远中移动的空间，同时通过隐形矫治精确的牙移动控制，充分地利用了扩弓和邻面去釉提供的间隙，排齐牙列并少量内收前牙。

参考文献

[1] 赵志河. 口腔正畸学[M]. 7版. 北京: 人民卫生出版社, 2020.
[2] 陈扬熙. 口腔正畸学——基础、技术与临床[M]. 北京: 人民卫生出版社, 2012.
[3] Björk A, Jensen E, Palling M. Mandibular growth and third molar impaction[J]. Acta Odont Scand, 1956, 14(2):231–272.
[4] Enlow DH, Hans MG. Essentials of facial growth[M]. Philadelphia: Saunders, 1996.
[5] Rossini G, Parrini S, Castroflorio T, et al. Efficacy of clear aligners in controlling orthodontic tooth movement: a systematic review[J]. Angle Orthod, 2015, 85(5):881–889.
[6] Simon M, Keilig L, Schwarze J, et al. Treatment outcome and efficacy of an aligner technique—regarding incisor torque, premolar derotation and molar distalization[J]. BMC Oral Health, 2014, 14:68.
[7] Ravera S, Castroflorio T, Garino F, et al. Maxillary molar distalization with aligners in adult patients: a multicenter retrospective study[J]. Prog Orthod, 2016, 17:12.
[8] 石鑫, 毛靖, 刘燕. 无托槽隐形矫治技术远中移动磨牙的临床疗效和影响因素[J]. 中华口腔医学杂志, 2022, 57(7):7.
[9] Kim SH, Cha KS, Lee JW, et al. Mandibular skeletal posterior anatomic limit for molar distalization in patients with Class III malocclusion with different vertical facial patterns[J]. Korean J Orthod, 2021, 51(4):250–259.
[10] Kim SJ, Choi TH, Baik HS, et al. Mandibular posterior anatomic limit for molar distalization[J]. Am J Orthod Dentofacial Orthop, 2014, 146(2):190–197.
[11] 陈莉莉, 林久祥, 许天民, 等. 13–18岁汉族正常殆青少年上牙弓后段可利用间隙变化的纵向研究[J]. 中华口腔正畸学杂志, 2007, 14(1):4.
[12] 邓凯雄, 刘进, 郭鑫, 等. 正畸治疗中磨牙的拔除和保留(三十一)——750名青少年牙弓后段生长情况的调查研究[J]. 临床口腔医学杂志, 2008, 24(6):3.
[13] Lione R, Paoloni V, Bartolommei L, et al. Maxillary arch development with Invisalign system[J]. Angle Orthod, 2021, 91(4):433–440.
[14] 赵祥, 汪虹虹, 杨一鸣, 等. 无托槽隐形矫治上颌扩弓效率及其影响因素初探[J]. 中华口腔医学杂志, 2017, 52(9):543–548.
[15] Tien R, Patel V, Chen T, et al. The predictability of expansion with Invisalign: A retrospective cohort study[J]. Am J Orthod Dentofacial Orthop, 2023,

163(1):47-53.

[16] Zhou N, Guo J. Efficiency of upper arch expansion with the Invisalign system[J]. Angle Orthod, 2020, 90(1):23-30.

[17] Houle JP, Piedade L, Todescan R Jr, et al. The predictability of transverse changes with Invisalign[J]. Angle Orthod, 2017, 87(1):19-24.

[18] Vidal-Bernardez ML, Vilches-Arenas A, Sonnemberg B, et al. Efficacy and predictability of maxillary and mandibular expansion with the Invisalign(R) system[J]. J Clin Exp Dent, 2021, 13(7):e669-e677.

[19] Rossouw PE, Preston CB, Lombard C. A longitudinal evaluation of extraction versus nonextraction treatment with special reference to the posttreatment irregularity of the lower incisors[J]. Semin Orthod, 1999, 5(3):160-170.

[20] 中华口腔医学会口腔正畸专业委员会. 口腔正畸无托槽隐形矫治技术指南(2021版)[J]. 中华口腔医学杂志, 2021, 56(10):6.

4

II类错殆畸形伴深覆盖的非拔牙矫治

NON-EXTRACTION
ORTHODONTIC TREATMENT OF
CLASS II MALOCCLUSION WITH
DEEP OVERJET

4.1 概论

深覆盖的定义

前牙深覆盖和深覆𬌗是Ⅱ类错𬌗畸形最典型的临床表现。按照安氏分类方法，Ⅱ类1分类病例常可见上颌前牙唇倾、开唇露齿、前牙深覆盖、深覆𬌗等临床表现[1]。前牙深覆盖会导致鼻、唇、颏关系的不协调，典型表现为上颌相对前突，下颌相对后缩，上下颌前牙唇倾度较大，开唇露齿及侧貌较突[2]。据调查，在中国安氏Ⅱ类1分类错𬌗畸形人群的凸面型，是国人最不欣赏的面型[3]，因此前牙深覆盖是Ⅱ类1分类病例的最常见主诉。

前牙深覆盖

指在矢状向上，上颌前牙切缘至下颌前牙唇面的距离过大，超过3mm者。根据覆盖程度的大小，将深覆盖分为3度：

Ⅰ度：上颌前牙切缘至下颌前牙唇面的水平距离在3～5mm之间。

Ⅱ度：上颌前牙切缘至下颌前牙唇面的水平距离在5～8mm之间。

Ⅲ度：上颌前牙切缘至下颌前牙唇面的水平距离在8mm以上。

Ⅱ类错𬌗畸形伴前牙深覆盖按照其发生机制，可以分为牙性深覆盖、骨性深覆盖、功能性深覆盖[1]。

（1）牙性深覆盖

表现为上颌前牙唇倾或散在间隙、下颌前牙舌倾或直立、磨牙和尖牙远中关系，上下颌骨的大小、位置、形态基本正常。这类病例在纠正前牙唇倾度时，应注意前牙的转矩控制，注意前牙区牙齿的移动方式，尽可能使前牙的牙根位于牙槽骨的中央，避免唇舌侧牙槽骨骨开窗、骨开裂的发生。此时前牙可发生以下4种移动方式[4]：

①非控制倾斜移动：牙齿做非控制倾斜移动时，旋转中心位于阻力中心根方，此时牙冠的移动范围大于牙根的移动范围，最大应力位于牙冠颈部和根尖处。

②控制倾斜移动：牙齿做控制倾斜移动时，阻力中心位于根尖处，对于上颌前牙牙突但根尖位置较好、不需要移动的病例，控制倾斜移动是最主要的移动方式。

③整体移动：牙齿的平行移动又称为整体移动，牙冠和牙根同等距离、同方向的移动。

④控根移动：保持牙冠不动而移动牙根来改变牙齿唇倾度的移动方式称为控根移动。此时的旋转中心位于牙冠切缘处。

（2）骨性深覆盖

①上颌骨发育过度或位置靠前引起的上颌骨性前突，下颌骨位置基本正常。

②上颌骨发育正常，下颌骨骨性发育不足或后缩。

③上下颌骨都有不同程度的骨性发育异常。

·矫治原则

①治疗骨性深覆盖常采用正畸代偿治疗或者正畸–正颌联合治疗的方案。

②若采用拔牙矫治的方法进行代偿治疗，在关闭拔牙间隙时需密切关注避免产生过山车效应。

③在使用隐形矫治技术内收前牙时，尖牙区和前磨牙区受到压低向力，磨牙区受到伸长向力，造成牙弓中段压低、Spee曲线加深的趋势，同样会发生过山车效应。

④在前牙整体内收的基础上加入同步压低，此时第二前磨牙区由压低向力转变为伸长向力，第二磨牙由伸长向力转变为压低向力[5]。在切牙区，垂直向受力变化不明显，尖牙受到的压低向力进一步增大。后牙区过山车效应现象可得到有效缓解。

（3）功能性深覆盖

表现为上下颌骨大小、形态基本正常，但下颌骨在开闭口运动中开始下颌向前上运动，在咬合刚接触时，下颌向后上运动导致下颌后缩和Ⅱ类骨面型，多为咬合干扰和早接触（如牙弓狭窄、个别上颌前牙腭向位或腭倾等功能性因素诱发）[6]。

Ⅱ类错拾畸形非拔牙矫治的诊断、鉴别诊断及治疗方案

近年来，非拔牙矫治理论得到重新认识和评价。一些学者的临床研究认为，拔除前磨牙会使侧貌外形过于凹陷[7-8]；Bowbeer[9-10]认为拔除第一前磨牙会导致颞下颌关节紊乱。对于成人病例在拔牙矫治后常出现牙弓变窄，牙弓不足以填充口腔空隙，微笑时颊侧出现黑色区域，特别是口角处易出现颊廊"黑三角"，严重影响美观度[11-12]。另外，拔牙矫治还会导致下颌骨发育不足的成人病例的上气道缩窄加重，同时对青少年大幅内收前牙对气道造成的潜在风险也同样不可忽视[13]。

因此对于牙性畸形而非严重的骨性畸形（例如对于轻度或中度前牙拥挤病例），其侧貌可以接受，上唇及切牙不显过度唇倾，牙量、骨量差不大，牙弓狭窄可扩，下颌稍后缩而非上颌基骨前突介于拔牙和非拔牙矫治的边缘病例，更倾向于非拔牙矫治[14]。

在面对Ⅱ类错拾畸形时，可通过详细的临床检查、模型分析、头影测量、CBCT等，帮助临床医生更好地鉴别诊断，设计优化的治疗方案。

当Ⅱ类错拾畸形属于以下范畴可考虑非拔牙矫治：

①轻度Ⅱ类1分类错拾畸形，前牙覆盖Ⅰ～Ⅱ度；②上下颌牙列拥挤不严重，没有严重唇倾，甚至有散在间隙；③磨牙轻中度远中关系，不属于严重上颌前突及下颌后缩颌骨畸形。

Ⅱ类错拾畸形伴深覆盖非拔牙矫治的常见方法有：

①扩大牙弓；②Ⅱ类牵引；③推上颌磨牙向

远中；④适当增加邻面去釉。

有学者指出，隐形矫治技术治疗成人Ⅱ类错𬌗畸形伴深覆盖，仅仅用Ⅱ类牵引难以达到磨牙关系及覆盖的纠正[15]。因此，本章着重阐述隐形矫治技术推上颌磨牙向远中移动来进行Ⅱ类错𬌗畸形伴深覆盖的非拔牙矫治。

推上颌磨牙远中移动的适应证及临床治疗

目的

远中移动上颌磨牙，开拓必需间隙，改善磨牙关系。

适应证

牙性或骨性的掩饰性矫治，即上颌第一磨牙近中移位导致前牙深覆盖，或者以磨牙的中性关系掩饰颌骨的远中关系。上颌磨牙远中移动适用于牙性Ⅱ类错𬌗畸形，上颌伴轻、中度拥挤（尤其来源于后牙的前移位），拔牙或非拔牙的边缘性病例，下颌轻度拥挤或基本正常。在病例的选择上，以混合牙列期或者恒牙列早期为最佳。如果第二磨牙已萌出，两颗磨牙同时远中移动比单独推一颗磨牙要费时费力。隐形矫治技术推磨牙适用于上颌磨牙远中移动2～3mm能解除拥挤并达到中性磨牙关系，建立正常覆𬌗、覆盖关系的Ⅱ类错𬌗畸形。

不适宜的病例

Ⅱ类磨牙关系伴重度拥挤；面型较突的Ⅱ类；磨牙牙轴已经明显远中倾斜者；磨牙区已有拥挤但拒绝拔除任何牙齿者。

生物力学原则

远中移动磨牙的适宜力为150～250g，磨牙移动的方式可以是整体移动，也可以是先倾斜再直立的移动。只有当矫治力通过牙齿的阻力中心时才能引起牙齿的整体移动。因此，无论使用何种矫治器，必须预先评价各种远中移动磨牙矫治器的矫治力系统及其产生的反作用力。支抗的设计应考虑到磨牙伸长的控制和前牙段的近中移动趋势。若想在上颌第二磨牙、第三磨牙存在的情况下获得最大的第一磨牙远中移动，则应检查上颌结节区的生长以及功能性的干预因素[4]。高角病例相对于低角病例骨密度更低，牙齿更易于移动[16]。动物研究表明，年轻组大鼠和雌性大鼠相对于年老组大鼠和雄性大鼠牙齿移动速度更快，移动距离更大[17-20]。在适宜的病例中，青少年推上颌磨牙远中移动的实现效率较成年人更高，但性别是否影响则需更广泛、更全面的临床研究证实[21]。

隐形矫治技术区别固定矫治技术

第一，正畸学理论认为一般磨牙远中移动1～1.5个牙尖是完全可能的，但支抗的设计与理念至关重要。推磨牙远中移动过程中，通常所获得的总间隙71%来自磨牙的远中移动、29%来自支抗牙前移，磨牙向远中每移动1.0mm则有2°的远中倾斜，支抗前磨牙平均近中移动1.3mm则伴有3°的近中倾斜。但是隐形矫治技术的推上颌磨牙向后是一类实现率较高的牙移动，据报道，设计的远中移动量可以在临床实践中实现的最大量为87%，并且单颗磨牙远中移动不会对前牙产生任何影响[22]。隐形矫治技术由于透明矫治器对牙冠的整体包裹性较好，推磨牙向远中通常是整体移动，效率高、感受舒适，容易获得理解和配合，依从性高。第二，垂直生长型的高角病例也适合推上颌磨牙向远中移动。正畸学理论认为推上颌磨牙向远中移动常会导致支点后移，容易发生下颌的后下旋转，前牙可能会出现覆拾变小，甚至出现开拾，对于凸面型、颏部发育不良的Ⅱ类高角，可能会是负面性影响。但是对于隐形矫治技术来说，因为牙齿拾面有矫治器覆盖，同时又是长期戴用，可以很好地控制垂直高度。有研究表明，隐形矫治技术使用Ⅱ类牵引配合可以使上颌磨牙整体远中移动，没有倾斜和明显的垂直向伸长，不会导致面高的变化[23]。

牵引设计

推上颌磨牙向远中移动需要设计Ⅱ类牵引对抗上颌前牙的唇倾反作用力。牵引通常是挂在上颌尖牙的精细切割拉钩或者矫治器一体式牵引扣和下颌第一磨牙开窗上粘接的舌侧扣。下颌磨牙上也可以设计精密切割，但是可能会导致矫治器脱位力加大，不利于矫治器与牙齿的良好包裹，可以设计附件加强固位。

支抗设计

研究表明，矫治器配合复合附件及Ⅱ类牵引，能使上颌第一磨牙牙冠远中移动2.25mm，且没有明显的倾斜和伸长[23]。若超出这个远中移动量，可能需要借助微种植体加强上颌支抗。

分步设计

首先移动第二磨牙，移动一半时再移动第一磨牙；当第一磨牙移动一半时，再开始移动第二前磨牙，以此类推。如果临床使用微种植体加强支抗，也可以将牙移动设计为第二磨牙移动1mm，开始启动第一磨牙，其移动1mm后启动前磨牙，直到尖牙移动1mm后，同时内收前牙。值得指出的是，推磨牙远中移动在前牙区产生间隙后，排齐和内收前牙的设计与拔牙矫治的规律一致。

附件设计

矫治器发挥效果，在于矫治器材料的变形，因此推磨牙的效果取决于矫治器对牙齿的充分包裹。需要推的磨牙如果牙冠萌出高度足够、形态正常，附件不是必需的要求。如果牙冠短小则需要附件加强固位，包裹的效果才好。向远中推的磨牙，如果除了远中移动以外，还有舌向移动或转矩移动或垂直向的压低移动等复合的牙移动，建议磨牙远中移动到位后再加水平矩形或垂直矩形附件加强固位。有限元研究表明，不添加附件或者添加垂直矩形附件，上颌磨牙都会产生远中倾斜移动，而特殊设计的引导附件（guideline attachment）使得磨牙更容易整体移动[24]。上颌第二磨牙不论是否添加附件，开始发生位移的最小受力值 < 1N[25]。

疗程

推磨牙向远中移动的治疗一般疗程较长，前期的主要感受是后牙食物嵌塞，可能看不到前牙有明显的变化。医生要提前告知患者，这正是矫治器在发挥效果的表现，鼓励其坚持治疗。推磨牙的阶段，矫治器替换周期可以为1周，有利于缩短疗程。

Ⅱ类错殆畸形推磨牙向远中移动的并发症及风险控制

隐形矫治技术推上颌磨牙向远中移动时，应力最大是在上颌第二磨牙，接下来是上颌第一磨牙，其次为上颌中切牙，然后是上颌尖牙[26]。矫治前应评估上颌前牙唇侧骨板的厚度，在矫治中防止前牙牙根唇倾造成唇侧牙槽骨吸收，并且及时使用Ⅱ类牵引。同时，Ⅱ类牵引对整个下颌牙列也有近中移动的作用力，在矫治前也应评估下颌前牙唇舌侧牙槽骨的厚度。Ⅱ类牵引下颌舌侧扣若直接粘固在第一磨牙上，则牵引力完全集中在第一磨牙上，仅部分牵引力通过磨牙与透明矫治器的相互作用传递到邻牙，这样可对下颌前牙的支抗产生保护作用。

此外，还要注意深覆殆的矫治，因为这是深覆盖治疗的基础，应根据病例的具体情况使用磨牙伸长或前牙压低打开咬合、减小覆殆。对于伴有开殆的高角病例，应避免磨牙的伸长。相反，对低角伴深覆殆的病例往往需要磨牙的伸长[4]。

4.2　临床病例

 病例4-1

一般情况

男，23岁。

主诉

上颌牙前突5年。

病史

10年前曾行正畸治疗，后未按要求佩戴保持器，前牙逐渐不齐并前突要求矫治。否认遗传性家族史，否认系统疾病史，否认特殊药物服用史。

临床检查

（1）口外检查

面部左右基本对称，凸面型，上下唇基本在E线上（图4-2-1a～c）。

（2）口内检查

恒牙列17-11、21-27、37-31、41-47，右侧尖牙、磨牙中性关系，左侧尖牙、磨牙远中关系；上下颌轻度拥挤，上颌3mm拥挤量，下颌4mm拥挤量；覆殆Ⅲ度，覆盖6.5mm；上颌前牙唇倾。上颌后牙腭倾，上颌牙弓较狭窄。上颌牙列中线右偏1mm（图4-2-1d～i）。

（3）牙体检查

26远中邻面龋，36殆面银汞充填。

（4）牙周检查

牙龈边缘深红，探诊出血，上颌后牙颊侧及下颌前牙舌侧牙石明显。

（5）关节检查

开口型正常，开口度三横指，双侧颞下颌关节未触及弹响和压痛。

影像学检查

（1）全景片

左右髁突形态对称，未见明显骨质异常。28垂直埋伏阻生，38、48水平埋伏阻生。下颌前牙区牙槽嵴顶模糊。26牙冠远中邻面低密度影近髓腔（图4-2-1k）。

（2）头颅侧位片

上颌骨位置正常，下颌骨位置略后缩，上颌牙轴轻度唇倾，下颌牙轴直立，骨性Ⅱ类倾向，均角（图4-2-1j，表4-2-1）。

（3）CBCT

无明显异常。

（4）颞下颌关节磁共振

双侧颞下颌关节盘髁关系正常。

诊断

（1）**骨性问题**

骨性Ⅱ类倾向（下颌骨发育不足）。

（2）**牙性问题**

安氏Ⅱ类1分类亚类伴深覆殆、深覆盖。28、38、48阻生。

（3）**牙体问题**

26深龋。

（4）**牙周问题**

慢性牙周炎。

治疗方案

（1）**治疗方案1**

①治疗目标：解除拥挤，减小覆殆、覆盖，尖牙、磨牙达到中性关系。

②拔牙计划：拔除28、38、48。

③牙齿移动计划：隐形矫治技术推上颌磨牙向远中移动并少量扩弓，排齐并少量内收上颌前牙。上颌前牙压低1mm，下颌前牙压低3mm。

④支抗设计：Ⅱ类牵引加强上颌支抗。

⑤治疗流程：牙周会诊→定期洁治→健康宣教→知情同意→数据采集→模拟治疗方案→修改方案→定制透明矫治器→进入规范化治疗和复诊程序。

（2）**治疗方案2**

①治疗目标：解除拥挤，减小覆殆、覆盖，尖牙、磨牙达到中性关系。

②拔牙计划：非拔牙矫治。

③牙齿移动计划：隐形矫治技术少量近中移动左下磨牙，上下颌前牙区13-23、43-33邻面去釉排齐牙齿。上颌前牙压低1mm，下颌前牙压低3mm。

④治疗流程：牙周会诊→定期洁治→健康宣教→知情同意→数据采集→模拟治疗方案→修改方案→定制透明矫治器→进入规范化治疗和复诊程序。

选择治疗方案1，选择依据详见病例小结。

方案设计

本病例上颌第二磨牙远中牙槽骨丰满，为后牙远中移动提供了空间。隐形矫治技术设计远中移动上颌磨牙采用序列移动方法，第一阶段远中移动第二磨牙的同时前磨牙区及第一磨牙区扩

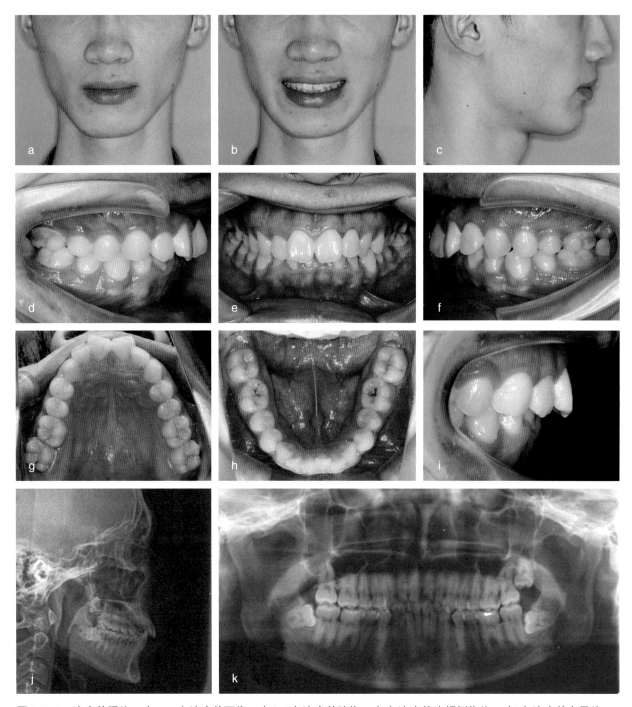

图4-2-1 治疗前照片。（a~c）治疗前面像；（d~i）治疗前𬌗像；（j）治疗前头颅侧位片；（k）治疗前全景片

表4-2-1　治疗前头影测量数据

测量项目	标准值	标准差	测量值
SNA(°)	82.8	4.1	76.82
FH-NA(Maxillary Depth)(°)	91	7.5	88.63
SNB(°)	80.1	3.9	73.15
FH-NPo(Facial Angle)(°)	85.4	3.7	86.37
NA-APo(convexity)(°)	6	4.4	4.66
FMA(FH-MP)(°)	27.3	6.1	25.38
MP-SN(°)	30.4	5.6	37.18
Co-Go(mm)	59	3.2	55.94
S Vert-Co(mm)	20.2	2.6	10.65
S-N(Anterior Cranial Base)(mm)	71	3	66.96
SN/GoMe(%)	100	10	94.3
Y-Axis(SGn-FH)(°)	64	2.3	60.72
Po-NB(mm)	4	2	2.77
ANB(°)	2.7	2	3.67
Wits(mm)	0	2	4.3
ANS-Me/Na-Me(%)	54.4	2.3	56.26
ALFH/PLFH(%)	150	0	156.19
S-Go/N-Me(%)	63.5	1.5	60.53
U1-SN(°)	105.7	6.3	105.18
U1-NA(°)	22.8	5.2	28.35
U1-NA(mm)	5.1	2.4	6.16
U1-PP(mm)	28	2.1	29.72
U6-PP(mm)	22	3	25.4
IMPA(L1-MP)(°)	96.7	6.4	89.63
L1-MP(mm)	42	4	42.04
L1-NB(°)	30.3	5.8	19.97
L1-NB(mm)	6.7	2.1	4.57
U1-L1(°)	124	8.2	128.01
Overjet(mm)	2	1	6.66
Overbite(mm)	3	2	5.09
FMIA(L1-FH)(°)	55	2	64.99
OP-FH(°)	9.3	1	4.17
N'-SN-Pog'(Facial convexity)(°)	12	4	18.78
N' Vert-Pog'(mm)	0	2	-1.77
Upper Lip Length(ULL)(mm)	20	2	20.46
SN-G Vert(mm)	6	3	5.59
Pog'-G Vert(mm)	0	4	-4.05
UL-EP(mm)	-1.4	0.9	-1.88
LL-EP(mm)	0.6	0.9	0.78

弓。第二阶段第二磨牙移动到位，开始远中移动第一磨牙，逐步加上第二前磨牙和第一前磨牙，单侧同时远中移动的牙不超过两颗。第三阶段上颌尖牙远中移动同时，上颌切牙进行排齐并压低，最后内收上颌切牙。左侧上颌磨牙远中移动最大距离为3.6mm、右侧为0.8mm，下颌磨牙的矢状向位置维持不变。Ⅱ类牵引加强上颌后牙支抗，如果发生前牙唇向移动支抗丢失，则上颌植入微种植体加强支抗。上颌后牙最大颊向移动扩弓量1.7mm，下颌前磨牙及第一磨牙最大伸长量0.8mm，上颌前牙区12-21加邻面去釉共0.8mm，下颌前牙区33-43加邻面去釉共2.5mm，排齐的同时进行下颌尖牙及切牙的交替压低，最大压低量3.8mm。下颌牙弓的扩展同上颌协调。

（1）牙移动及附件设计

附件设计包括附件的添加规则和时机。在多数情况下，单纯依靠透明矫治器与牙齿的相互作用不足以很好地移动和控制牙齿，这时候需要添加适合的附件来加强透明矫治器的控制力。但过多的附件会增加临床操作，对于牙冠较长、包裹较好的情况，可能增加透明矫治器佩戴和摘取的困难，需要综合考量。通常磨牙因牙冠较大，所以包裹性比前磨牙更好，在进行远中移动时无论是否添加附件，均可获得良好的远中移动。在本病例中，17需增加远中轴倾度7.4°及伸长0.2mm，27需增加远中扭转9.4°；为帮助17、27达到目标位，添加了矩形附件。本病例上颌磨牙远中移动不同阶段的受力示意图如图4-2-2所示。初期远中移动上颌第二磨牙（图4-2-2a），添加了前磨牙及第二磨牙的附件，给予4步的时间适应透明矫治器，第5步添加尖牙的附

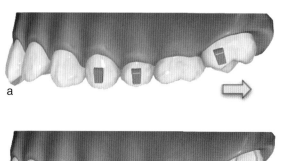
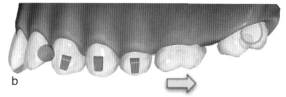
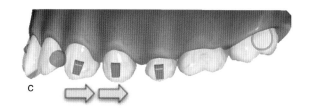
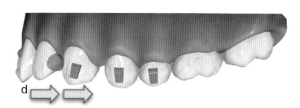

图4-2-2 磨牙远中移动不同阶段受力示意图。（a）远中移动第二磨牙；（b）远中移动第一磨牙；（c）远中移动第一前磨牙及尖牙；（d）前牙内收

件及Ⅱ类牵引的牵引扣。当第二磨牙远中移动到位后，去除其附件（图4-2-2b）。当开始远中移动上颌尖牙，21添加附件（图4-2-2c）。在磨牙及部分前磨牙远中移动时，前牙未发生移动且拥挤的前牙使得透明矫治器固位及贴合良好，因此前牙的附件可在矫治的中后期添加，更大限度提高透明矫治器的美观度。

（2）牵引设计

磨牙远中移动过程中，为提升矫治效率，在某些阶段需要同时移动两颗磨牙或两颗前磨牙。

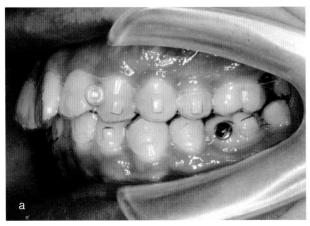 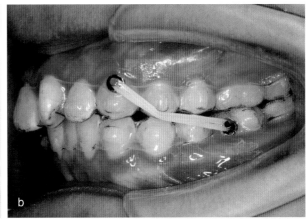

图4-2-3　磨牙远中移动牵引设计。（a）一体式牵引扣；（b）舌侧扣

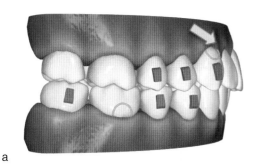

a

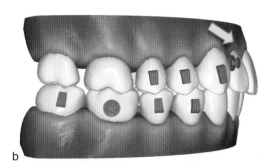

b

图4-2-4　磨牙远中移动牵引设计。（a）开窗牵引；（b）牵引扣

这些移动需要产生较大的矫治力，以及同等大小的支抗力。此时过大的支抗力可能导致磨牙没有产生预期的远中移动，而是产生了不希望的前

牙唇向移动和倾斜。在这种情况下，可以通过适当的牵引设计，施加一个外部作用力，以保护前牙和磨牙支抗，保证设计移动的达成。目前配合隐形矫治技术有几种不同的牵引方法，包括（图4-2-3）：在透明矫治器上切开牵引钩；使用与透明矫治器一体的一体式牵引扣；以及在透明矫治器上开口粘接舌侧扣于牙齿上进行牵引。

不同的牵引方法对整个牙颌系统的受力也会带来不同的影响。以矫治Ⅱ类错拾畸形病例为例，在这种情况下适合在上颌前牙区和下颌磨牙区之间采用Ⅱ类牵引。

如图4-2-4所示，采用一体式牵引扣的时候，所有牙齿受到的牵引力是最均匀和分散的，使得前牙和后牙的支抗力都较为均匀[27]。而采用舌侧扣的方案是最不均匀的，牵引力更多地集中在尖牙上。采用牵引钩的方案介于两者之间。上述现象的原因是因为舌侧扣是直接粘接于尖牙上的，牵引力集中在尖牙上，仅部分牵引力通过尖牙与透明矫治器的相互作用传递到邻牙。牵引钩方法中的橡皮筋虽然是作用在透明矫治器上，但载荷仍然较为集中在牵引槽，并且钩的开槽破坏了透明矫治器的结构连续性，降低了载荷传递的效果。一体式牵引扣（天使扣）则通过宽广的圆形基底，不仅保证了透明矫治器的结构连续，还与透明矫治器形成了一体化结构，可以将牵引力有效地分散到透明矫治器上，进而传递到数颗相邻的牙齿上，可以让牙齿得到较为均匀的支抗保护[28]。

首先，一体式牵引扣独特结构允许牵引橡皮筋绕其在360°范围内的任意方向产生牵引力，其可用性和灵活性较牵引钩得到了很大的扩展。其次，它不会破坏透明矫治器结构，有助于降低透明矫治器破坏风险，并且可以更好地进行矫治力的传递。在临床中根据病例的治疗需要，每一种透明矫治器的牵引钩设计方案都有其生物力学特点，匹配不同的病例要求。

本病例Ⅱ类牵引下颌磨牙区采取第一磨牙颊面近中开窗粘接舌侧扣的形式，牵引力完全集中在第一磨牙上，仅部分牵引力通过第一磨牙与透明矫治器的相互作用传递到邻牙，使得下颌前牙在Ⅱ类牵引过程中不至于受到近中向的水平向分力而过度唇向移动。Ⅱ类牵引产生的部分垂直向分力也可以帮助第一磨牙及前磨牙伸长来整平下颌Spee曲线。

（3）矫治器形态设计

当上颌第二磨牙远中移动到位后，和前部牙齿15-25共同作为第一磨牙移动的支抗牙。理想化的排牙设计是第二磨牙位置不变，第一磨牙向远中移动；而实际上第一磨牙的远中移动依靠的是透明矫治器上第二前磨牙和第一磨牙之间的矫治器材料长度增加，以及上颌第一磨牙、第二磨牙之间的矫治器材料长度缩短，这样会对第二

磨牙产生近中移动的反作用力。防止反作用力的方法为可以对透明矫治器末端进行磨除处理消除对上颌第二磨牙的远中包裹，本病例去除上颌第二磨牙的附件并剪去透明矫治器第二磨牙的远中1/2牙冠，以降低其受到的反作用力，同时配合Ⅱ类牵引抵抗前牙受到的反作用力。

磨牙远中移动到位后，开始前磨牙和前牙移动。在第二磨牙设置附件可以提供一个稳定的固位，让其更有效地参与支抗，并提供对透明矫治器的有效固位，防止发生脱套现象。这对于临床上可能遇到的各类情况，尤其是牙冠短小的情况，都是有利的。但同时也需要考虑对磨牙本身的支抗保护以防止近中移动和倾斜。对于牙冠本身就很长，且形态饱满可以提供很强包裹的情况，第二磨牙的附件形成了强施力点，可能导致其分担过多的支抗力。第二磨牙不设置附件，前磨牙依然可以获得足够的矫治力，从而确保了整体远中移动实现率。

（4）生物力学分析

·上颌第二磨牙远中移动时上颌牙齿的受力分析

在标准模型上分析牙齿受力状态，应用有限元分析本病例牙移动设计中的生物力学情况，为治疗的进行提供科学的参考。以矫治过程中的第1步为例：上颌第二磨牙远中移动0.2mm，其余牙齿不设计移动。此时，仅上颌前磨牙及第二磨牙使用垂直矩形附件，其余牙齿无附件，无Ⅱ类牵引及微种植体支抗辅助。

①牙齿移动趋势：如图4-2-5所示，第1步上颌第二磨牙远中移动时，虽然其余牙齿不设计移动，但由于反作用力及牙弓呈弧形的特点，磨牙及前磨牙牙冠呈极小的近中移动趋势（第一磨

牙较前磨牙显著）、尖牙及切牙牙冠呈近中及唇向移动趋势，牙根的移动趋势小于牙冠。上颌第二磨牙呈现显著的远中倾斜移动及轻微颊向旋转趋势（图4-2-6）。提示第1步上颌第二磨牙远中移动，上颌其余牙齿均作为支抗牙，也有反方向移动的趋势。

②牙齿受力情况：上颌牙列受力来源于第一磨牙、第二磨牙之间透明矫治器的延长，矫治器直接作用于第二磨牙，使之受到远中向的力，起到远中移动的作用（图4-2-7a～d），因此力矩为较大的负值（图4-2-7e）；而其余牙齿受到近中移动的反作用力，和第二磨牙受到的力方向相反，第一磨牙至中切牙力矩为正值且依次递减，中切牙的力矩几乎为零。结合牙齿移动趋势图可以看出，上颌第二磨牙远中移动不会造成中切牙的唇倾。

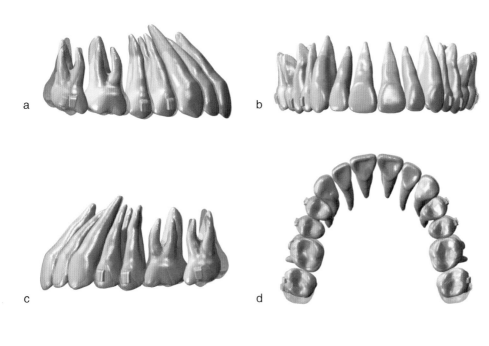

图4-2-5　第1步上颌第二磨牙远中移动时的上颌牙齿移动趋势图。提示黄色为矫治器戴入前，蓝色为矫治器戴入后（牙齿移动量放大20倍展示）。（a）上颌右侧观；（b）上颌正面观；（c）上颌左侧观；（d）上颌殆面观

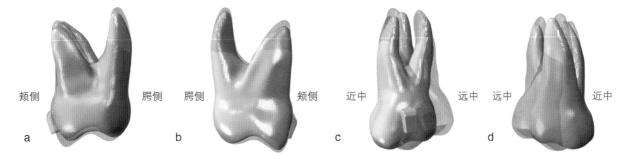

图4-2-6　上颌单颗牙27的牙齿移动趋势图。提示黄色为矫治器戴入前，蓝色为矫治器戴入后（牙齿移动量放大20倍展示）。（a）27远中观；（b）27近中观；（c）27颊侧观；（d）27腭侧观

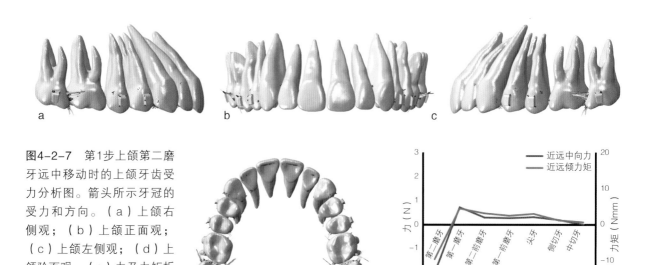

图4-2-7 第1步上颌第二磨牙远中移动时的上颌牙齿受力分析图。箭头所示牙冠的受力和方向。（a）上颌右侧观；（b）上颌正面观；（c）上颌左侧观；（d）上颌𬌗面观；（e）力及力矩折线图（近中向力及力矩为正值，相反为负值）

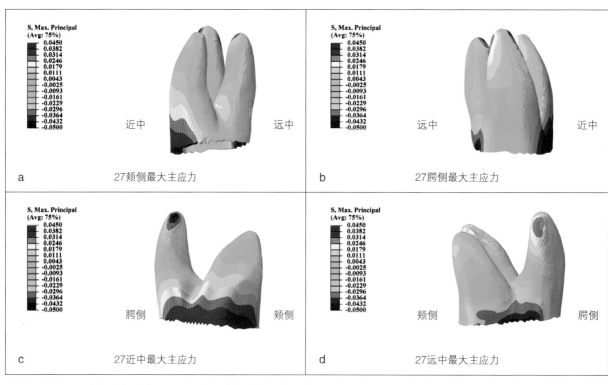

图4-2-8 牙周膜主应力分布图。最大主应力代表拉应力，黄色和红色，颜色越深应力越大；最小主应力代表压应力，蓝色，颜色越深应力越大。（a~d）27牙周膜最大主应力

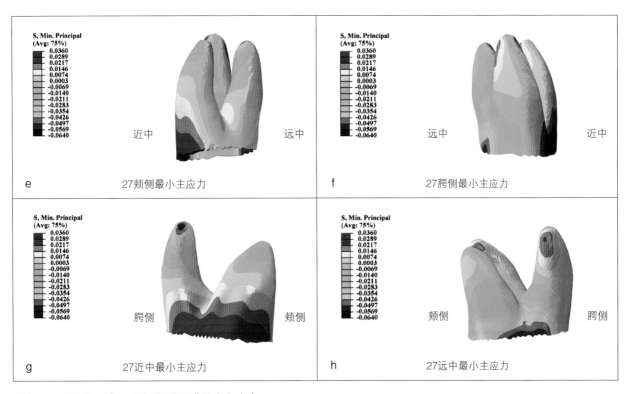

图4-2-8（续）　（e~h）27牙周膜最小主应力

③牙周膜主应力分布：透明矫治器推上颌第二磨牙远中移动牙周膜受力明显，以27牙周膜受力为例（图4-2-8）。牙周膜受力分为最大主应力即拉应力和最小主应力即压应力。上颌27牙周膜应力主要集中在27的近远中侧牙颈部及腭根根尖部。27的近中侧牙颈部牙周膜受到的拉应力最大，其次为远中侧腭根根尖部的牙周膜；远中侧颊根根尖部牙周膜也受拉应力，但相对较小。27的远中侧牙颈部及近中侧腭根根尖部牙周膜受到的压应力最大。拉应力和压应力来源于透明矫治器对27的远中移动作用。27牙周膜受到了集中于牙颈部的应力，出现远中倾斜移动；集中于27腭根根尖部的牙周膜应力大于颊根根尖部应力，使得27在远中倾斜移动的同时也发生远中颊向旋转移动趋势。

治疗过程

第20步，上颌右侧前磨牙及磨牙移动到位。上下颌牙弓已扩展并协调，下颌前牙初步排齐及压低。持续进行Ⅱ类牵引（图4-2-9）。

第32步，上颌后牙移动到位，前牙已初步排齐及压低。下颌Spee曲线基本整平，下颌前牙基本排齐。继续进行Ⅱ类牵引保护上颌后牙支抗（图4-2-10）。

第50步，第一阶段透明矫治器佩戴结束，进行前牙的转矩控制及后牙咬合的精细调整（图4-2-11）。

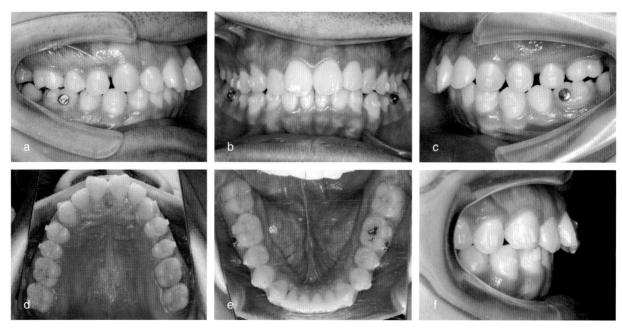

图4-2-9 治疗中照片。（a~f）牙移动过程（第20步）

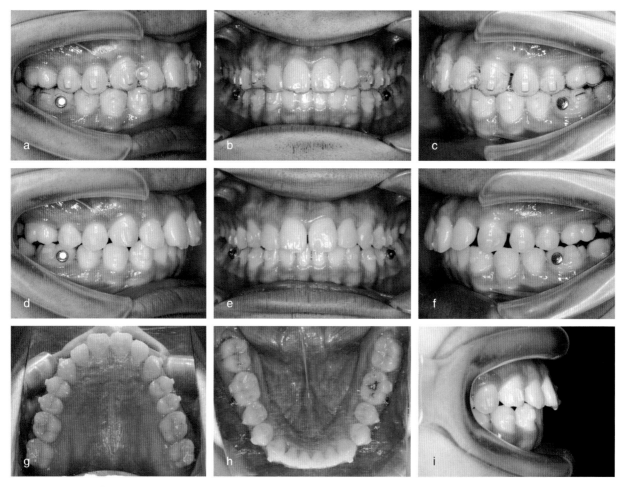

图4-2-10 治疗中照片。（a~i）牙移动过程（第32步）

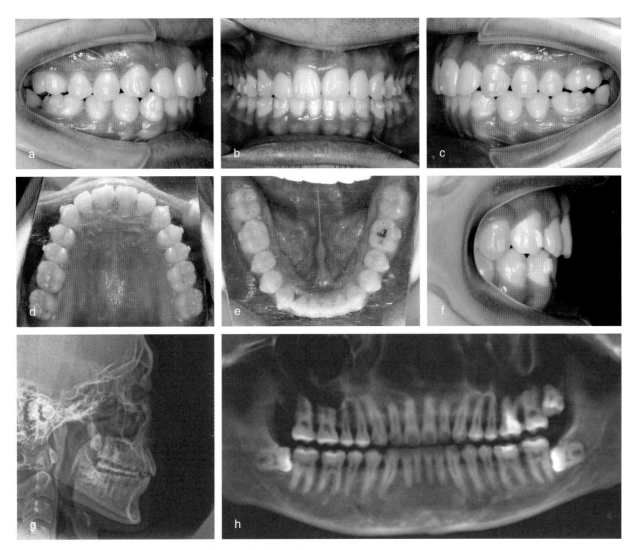

图4-2-11　治疗中照片。（a~h）牙移动过程（第50步）

治疗结果

疗程持续21个月，终末治疗效果为尖牙、磨牙中性关系，上下颌牙齿排列整齐，覆𬌗、覆盖正常，面型略有改善（图4-2-12～图4-2-14，表4-2-2）。

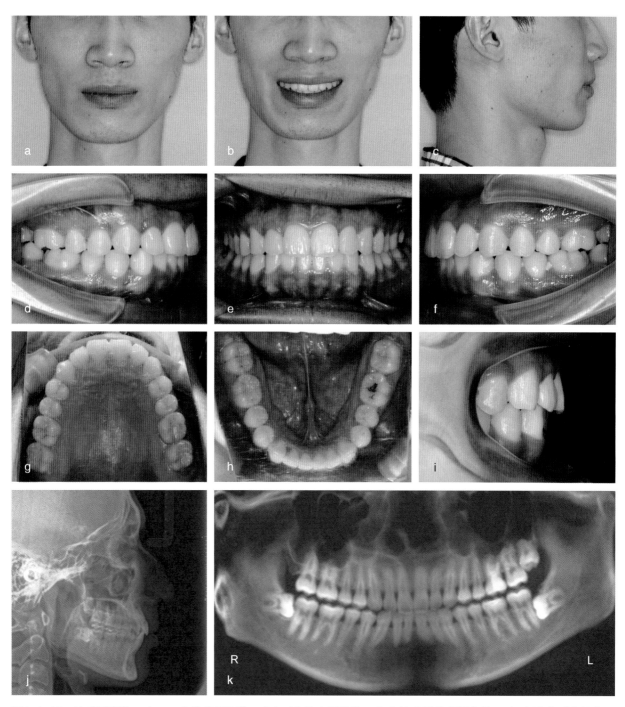

图4-2-12　治疗后照片。（a～c）治疗后面像；（d～i）治疗后𬌗像；（j）治疗后头颅侧位片；（k）治疗后全景片

表4-2-2　治疗前后头影测量数据

测量项目	标准值	标准差	治疗前测量值	治疗后测量值
SNA(°)	82.8	4.1	76.82	78.95
FH-NA(Maxillary Depth)(°)	91	7.5	88.63	89.81
SNB(°)	80.1	3.9	73.15	75.03
FH-NPo(Facial Angle)(°)	85.4	3.7	86.37	87.09
NA-APo(convexity)(°)	6	4.4	4.66	5.5
FMA(FH-MP)(°)	27.3	6.1	25.38	23.92
MP-SN(°)	30.4	5.6	37.18	34.79
Co-Go(mm)	59	3.2	55.94	59.13
S Vert-Co(mm)	20.2	2.6	10.65	10.43
S-N(Anterior Cranial Base)(mm)	71	3	66.96	68.89
SN/GoMe(%)	100	10	94.3	94.81
Y-Axis(SGn-FH)(°)	64	2.3	60.72	60.22
Po-NB(mm)	4	2	2.77	2.38
ANB(°)	2.7	2	3.67	3.92
Wits(mm)	0	2	4.3	2.91
ANS-Me/Na-Me(%)	54.4	2.3	56.26	55.74
ALFH/PLFH(%)	150	0	156.19	153.92
S-Go/N-Me(%)	63.5	1.5	60.53	62.56
U1-SN(°)	105.7	6.3	105.18	98.99
U1-NA(°)	22.8	5.2	28.35	20.04
U1-NA(mm)	5.1	2.4	6.16	4.36
U1-PP(mm)	28	2.1	29.72	29.89
U6-PP(mm)	22	3	25.4	26.83
IMPA(L1-MP)(°)	96.7	6.4	89.63	98.16
L1-MP(mm)	42	4	42.04	41.45
L1-NB(°)	30.3	5.8	19.97	27.98
L1-NB(mm)	6.7	2.1	4.57	6.51
U1-L1(°)	124	8.2	128.01	128.06
Overjet(mm)	2	1	6.66	3.55
Overbite(mm)	3	2	5.09	2.83
FMIA(L1-FH)(°)	55	2	64.99	57.92
OP-FH(°)	9.3	1	4.17	5.57
N'-SN-Pog'(Facial convexity)(°)	12	4	18.78	18.51
N' Vert-Pog'(mm)	0	2	-1.77	-0.77
Upper Lip Length(ULL)(mm)	20	2	20.46	20.83
SN-G Vert(mm)	6	3	5.59	6.87
Pog'-G Vert(mm)	0	4	-4.05	-2.39
UL-EP(mm)	-1.4	0.9	-1.88	-3.38
LL-EP(mm)	0.6	0.9	0.78	-0.27

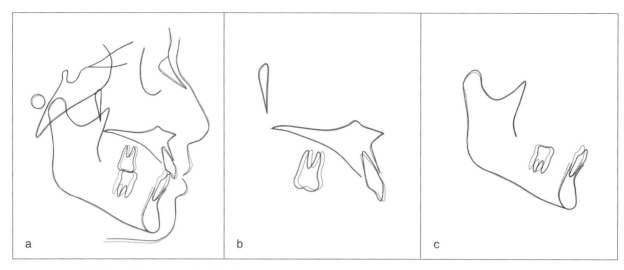

图4-2-13 治疗前后头影重叠图（治疗前蓝色，治疗后红色）。（a）SN重叠；（b）上颌重叠；（c）下颌重叠

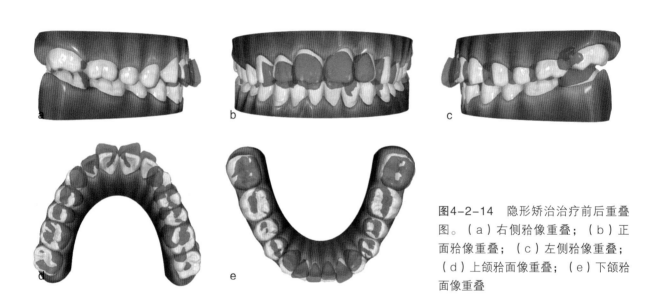

图4-2-14 隐形矫治治疗前后重叠图。（a）右侧𬌗像重叠；（b）正面𬌗像重叠；（c）左侧𬌗像重叠；（d）上颌𬌗面像重叠；（e）下颌𬌗面像重叠

病例小结

（1）病例特点

单侧上颌磨牙远中移动量较大，深覆盖伴深覆𬌗。

（2）鉴别诊断

骨性Ⅱ类上颌前突。

（3）治疗方案选择的理由

本病例初始面部瘦削，闭唇良好，侧貌基本直面型，因此上颌前牙仅需内收前突的中切牙，下颌切牙借助扩弓及唇倾排齐，下颌磨牙的矢状向位置基本不变，远中移动上颌磨牙来达到中性关系。维持初始的侧貌，若选择治疗方案2，上颌中切牙不内收，以上颌磨牙矢状向位置为基准，则需近中移动左下磨牙，导致下颌前牙区拥挤加剧，上下颌需要大量的邻面去釉来解除拥挤，下颌前牙需要更多的唇倾量来减小覆盖。相较而言治疗方案1更合理。并且邻面去釉的长期稳定性还有待临床研究的证据，一些特殊情况，例如前牙区牙量明显大于骨量，或牙龈明显萎缩等情况需要配合邻面去釉以获得更有效的矫治效果。

（4）病例陷阱及可能的并发症

大量的磨牙远中移动时上颌前牙受到的唇向反作用力也较大，会将上颌切牙整体向唇侧推挤，因此在磨牙远中移动的同时上颌前牙需要加根舌向的正转矩，防止牙根唇向移动突出于骨皮质。

（5）生物力学的考量

上颌第二磨牙在有附件及矫治器包裹良好的情况下，远中移动初始仍为倾斜移动并有远中颊向旋转的趋势，牙移动设计时上颌第二磨牙需增加10°左右牙根远中轴倾角及3°左右牙冠近中腭向旋转角，以抵消远中侧腭根根尖部的最大主应力，减少上颌第二磨牙远中移动时的倾斜及旋转移动，达到整体远中移动的效果。上颌第二磨牙远中移动时，虽然对上颌其余牙齿产生近中移动的反作用力，但力矩及牙齿近中移动趋势小，此时暂不加Ⅱ类牵引或微种植体支抗辅助也能达到预期的牙齿移动效果。

（6）成功治疗的原因

明确诊断，制订合理的治疗目标，与患者充分讨论治疗目标并获得知情同意。治疗方案设计为分步远中移动上颌后牙，支抗设计为Ⅱ类牵引，透明矫治器末端磨除以消除对第二磨牙的反作用力。

病例4-2

一般情况

女，14岁。

主诉

上颌牙前突8年。

病史

8年前开始替换乳牙，上颌前牙不齐且前突要求矫治。自述父亲有类似面型，无系统疾病史，无特殊药物服用史。

临床检查

（1）口外检查

面部左右基本对称，凸面型。上下唇在E线之前（图4-2-15a～c）。

（2）口内检查

恒牙列17-11、21-27、37-31、41-47，尖牙、磨牙远中关系；上下颌轻度拥挤，上颌3mm拥挤量，下颌3mm拥挤量；覆𬌗Ⅲ度，覆盖7mm；上颌前牙唇倾。上颌牙列中线左偏0.5mm，下颌牙列中线右偏0.5mm。前磨牙及第一磨牙区牙弓上颌比下颌狭窄（图4-2-15d～i）。

（3）牙体检查

无异常。

（4）牙周检查

牙龈色粉、质韧，无明显探诊出血。

（5）关节检查

开口型正常，开口度三横指，双侧颞下颌关节未触及弹响和压痛。

影像学检查

（1）全景片

左右髁突形态对称，未见明显骨质异常。4颗第三磨牙牙胚存在（图4-2-15k）。

（2）头颅侧位片

上颌骨位置正常，下颌骨后缩，上颌牙轴唇倾，下颌牙轴正常，骨性Ⅱ类，低角（图4-2-15j，表4-2-3）。

（3）CBCT

无明显异常。

（4）颞下颌关节磁共振

双侧颞下颌关节盘髁关系正常。

诊断

（1）骨性问题

骨性Ⅱ类（下颌骨发育不足）。

（2）牙性问题

安氏Ⅱ类1分类伴深覆𬌗、深覆盖。

治疗方案

（1）治疗方案1

①治疗目标：解除拥挤，减小覆𬌗、覆盖，尖牙、磨牙达到中性关系。

②拔牙计划：非拔牙矫治。

③牙齿移动计划：隐形矫治技术推上颌磨牙向远中并扩弓创造间隙，排齐并内收上颌前牙4mm。上颌前牙压低1mm，下颌前牙压低3mm，整平𬌗曲线。下颌前牙唇倾代偿Ⅱ类骨性关系。

④支抗设计：Ⅱ类牵引加强上颌支抗。

⑤治疗流程：健康宣教→知情同意→数据采集→模拟治疗方案→修改方案→定制透明矫治器→进入规范化治疗和复诊程序。

（2）治疗方案2

①治疗目标：解除拥挤，减小覆𬌗、覆盖，尖牙、磨牙达到中性关系。

②拔牙计划：非拔牙矫治。

③牙齿移动计划：隐形矫治技术进行下颌前导咬合跳跃来改善下颌后缩，以及达到磨牙中性关系。上下颌前牙压低整平𬌗曲线。

④治疗流程：健康宣教→知情同意→数据采集→模拟治疗方案→修改方案→定制透明矫治器→进入规范化治疗和复诊程序。

选择治疗方案1，选择依据详见病例小结。

方案设计

本病例上颌第二磨牙远中牙槽骨丰满，为后牙远中移动提供了空间，且CBCT显示第三磨牙的牙胚没有紧挨第二磨牙。无托槽隐形矫治技术设计远中移动上颌后牙采用序列移动方法，第一阶段仅远中移动上颌第二磨牙。第二阶段第二磨牙移动到位，开始远中并颊向移动第一磨牙，逐步移动第一前磨牙和第二前磨牙，单侧同时移动的牙不超过两颗。第三阶段后牙远中移动到位，上颌前牙同时内收并排齐。上颌磨牙远中移动最大距离为2.5mm，下颌磨牙的矢状向位置维

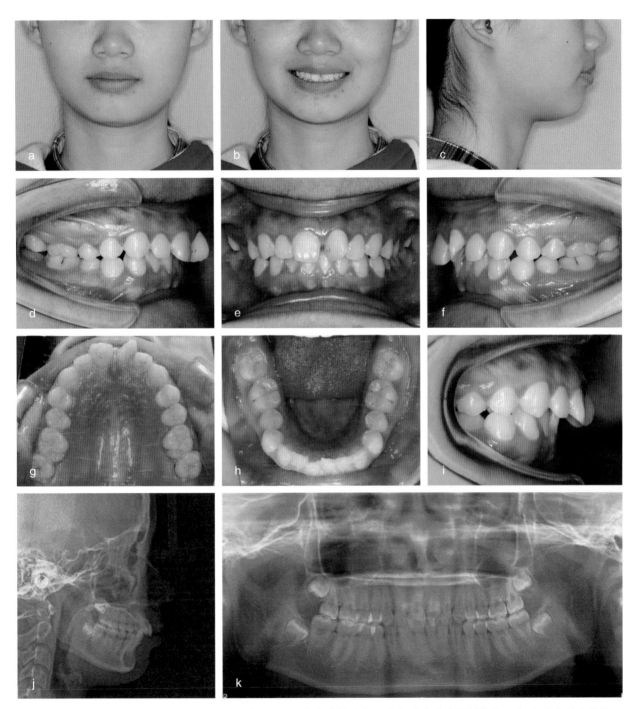

图4-2-15 治疗前照片。（a~c）治疗前面像；（d~i）治疗前殆像；（j）治疗前头颅侧位片；（k）治疗前全景片

表4-2-3　治疗前头影测量数据

测量项目	标准值	标准差	测量值
SNA(°)	82.8	4.1	77.83
FH-NA(Maxillary Depth)(°)	91	7.5	89.76
SNB(°)	80.1	3.9	73.63
FH-NPo(Facial Angle)(°)	85.4	3.7	86.23
NA-APo(convexity)(°)	6	4.4	8.1
FMA(FH-MP)(°)	27.3	6.1	20.58
MP-SN(°)	30.4	5.6	32.51
Co-Go(mm)	59	3.2	50.29
S Vert-Co(mm)	20.2	2.6	12
S-N(Anterior Cranial Base)(mm)	71	3	62.65
SN/GoMe(%)	100	10	100.5
Y-Axis(SGn-FH)(°)	64	2.3	59.84
Po-NB(mm)	4	2	1.16
ANB(°)	2.7	2	4.21
Wits(mm)	0	2	4.68
ANS-Me/Na-Me(%)	54.4	2.3	51.6
ALFH/PLFH(%)	150	0	135.38
S-Go/N-Me(%)	63.5	1.5	65.46
U1-SN(°)	105.7	6.3	107.69
U1-NA(°)	22.8	5.2	29.85
U1-NA(mm)	5.1	2.4	5.84
U1-PP(mm)	28	2.1	25.52
U6-PP(mm)	22	3	21.02
IMPA(L1-MP)(°)	96.7	6.4	99.76
L1-MP(mm)	42	4	35.95
L1-NB(°)	30.3	5.8	25.9
L1-NB(mm)	6.7	2.1	4.41
U1-L1(°)	124	8.2	120.05
Overjet(mm)	2	1	6.94
Overbite(mm)	3	2	4.49
FMIA(L1-FH)(°)	55	2	59.66
OP-FH(°)	9.3	1	3.48
N'-SN-Pog'(Facial convexity)(°)	12	4	24.73
N' Vert-Pog'(mm)	0	2	-0.27
Upper Lip Length(ULL)(mm)	20	2	20.02
SN-G Vert(mm)	6	3	5.31
Pog'-G Vert(mm)	0	4	-4.81
UL-EP(mm)	-1.4	0.9	1.42
LL-EP(mm)	0.6	0.9	3.66

持不变。Ⅱ类牵引加强上颌支抗，复诊时如果发现前牙支抗丢失则植入微种植体加强支抗。上颌后牙最大颊向扩弓移动量1.5mm。下颌前磨牙及第一磨牙少量伸长，最大伸长量0.7mm，下颌前牙区42-33加邻面去釉共2mm为压低创造间隙，排齐的同时先压低下颌切牙，最后压低下颌尖牙。下颌牙弓的扩展同上颌协调。

（1）牙移动及附件设计

本病例上颌第二磨牙因临床牙冠较短，所以未设计附件。本病例上颌磨牙远中移动不同阶段的受力示意图如图4-2-16所示。初期远中移动第二磨牙，添加附件的牙位是侧切牙、尖牙、第一前磨牙和第二前磨牙。当第二磨牙远中移动到位后，开始远中移动第一磨牙，同时配合Ⅱ类牵引。在磨牙及前磨牙远中移动时，前牙不设计移动。当尖牙远中移动1mm后，侧切牙远中的间隙使得透明矫治器的包裹性更好，因此同时内收并排齐前牙。

（2）牵引设计

本病例Ⅱ类牵引采取上颌尖牙及下颌第一磨牙颊面近中开窗粘接舌侧扣的形式（图4-2-17）来保护远中移动磨牙的支抗，以及防止上颌前牙近中移动及唇倾。牵引力完全集中在牙上，因为上颌尖牙及下颌第一磨牙需要借助Ⅱ类牵引产生的部分垂直向分力来伸长牙齿。

（3）矫治器形态设计

前文中提到，上颌第二磨牙远中移动到位后，远中移动第一磨牙时为了避免对第二磨牙产生近中移动的反作用力，可对透明矫治器末端进行磨除处理。本病例为青少年，牙冠相对成年人较短，透明矫治器也未完全包裹第二磨牙牙冠远中面，设计透明矫治器包裹全部临床牙冠以增

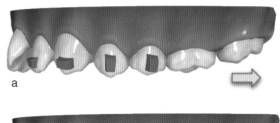

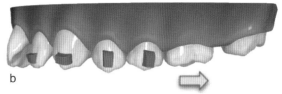

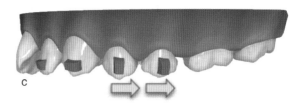

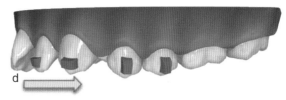

图4-2-16　磨牙远中移动不同阶段受力示意图。（a）远中移动第二磨牙；（b）远中移动第一磨牙；（c）远中移动前磨牙；（d）前牙内收

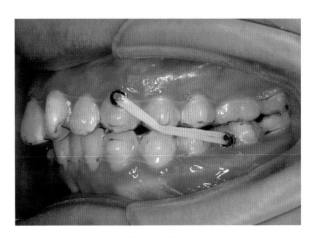

图4-2-17　磨牙远中移动牵引设计

加固位力，因此并未进行透明矫治器末端磨除处理。

（4）生物力学分析

· 上颌第一磨牙远中移动时上颌其余牙齿的受力分析

应用有限元分析本病例牙移动设计中的生物力学情况，为治疗的进行提供科学的参考。以矫治过程中的第16步为例：上颌第二磨牙已远中移动2.5mm到位，此时牙冠远中1/3矫治器末端磨除，第一磨牙远中移动0.2mm，上颌前磨牙及侧切牙使用垂直矩形附件，上颌尖牙使用水平矩形附件，上颌其余牙齿无附件，加Ⅱ类牵引，上颌尖牙唇面靠近颈部及下颌第一磨牙颊面近中粘接舌侧扣，牵引力约128g。

① 牙齿移动趋势：如图4-2-18所示，第16步上颌第一磨牙开始远中移动时，其余牙齿并没有设计移动，但仍存在反作用力使其出现近中移动趋势。此时直接作用于上颌尖牙的Ⅱ类牵引力的水平向分力阻止了尖牙的近中及唇向移动趋势，但Ⅱ类牵引的垂直向分力使上颌尖牙及前磨牙出现伸长的移动趋势。加了附件且毗邻尖牙的

侧切牙无近中及唇向移动趋势，而中切牙则呈现冠唇向移动的趋势。上颌第一磨牙呈现显著的远中倾斜移动及顺着牙弓弧度少量颊向移动趋势（图4-2-19）。远中移动到位的上颌第二磨牙也产生了近中移动的趋势（图4-2-20），提示磨牙远中移动中，第二磨牙移动到位开始移动第一磨牙时，防止第二磨牙复位是治疗成功的关键之一。

② 牙齿受力情况：上颌牙列受力来源于第一磨牙、第二磨牙之间透明矫治器的缩短和第一磨牙、第二前磨牙之间透明矫治器的延长，矫治器直接作用于第一磨牙，受到远中向的力，起到远中移动的作用（图4-2-21a~d），因此力矩较大且为负值（图4-2-21e）；而其余牙齿受到近中向的反作用力，除外受到Ⅱ类牵引力的上颌尖牙。上颌中切牙及侧切牙的力矩几乎为零，结合牙齿移动趋势图可以看出，上颌第一磨牙远中移动配合Ⅱ类牵引不会造成上颌切牙的唇倾。上颌第二磨牙无附件且进行了矫治器末端磨除，但仍受到近中向的力，有较小的正值力矩。

③ 牙周膜主应力分布：上颌第一磨牙牙周

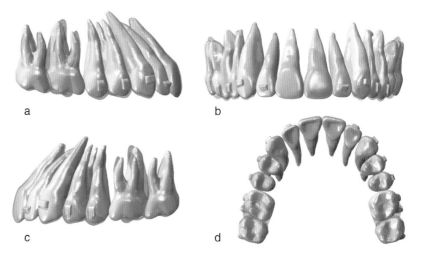

图4-2-18 第16步上颌第一磨牙远中移动时的上颌牙齿移动趋势图。提示黄色为矫治器戴入前，蓝色为矫治器戴入后（牙齿移动量放大20倍展示）。（a）上颌右侧观；（b）上颌正面观；（c）上颌左侧观；（d）上颌𬌗面观

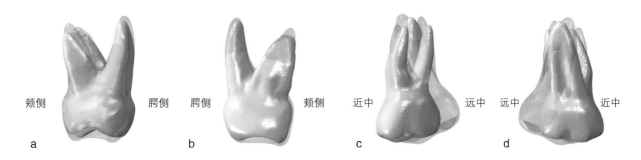

图4-2-19　上颌单颗牙26的牙齿移动趋势图。提示黄色为矫治器戴入前，蓝色为矫治器戴入后（牙齿移动量放大20倍展示）。（a）26远中观；（b）26近中观；（c）26颊侧观；（d）26腭侧观

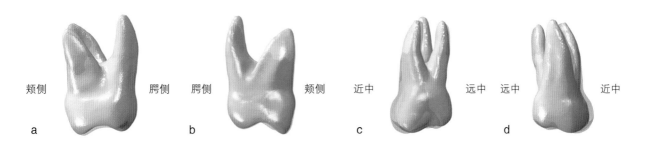

图4-2-20　上颌单颗牙27的牙齿移动趋势图。提示黄色为矫治器戴入前，蓝色为矫治器戴入后（牙齿移动量放大20倍展示）。（a）27远中观；（b）27近中观；（c）27颊侧观；（d）27腭侧观

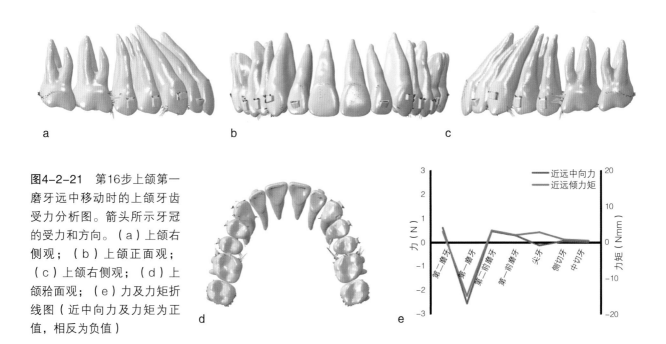

图4-2-21　第16步上颌第一磨牙远中移动时的上颌牙齿受力分析图。箭头所示牙冠的受力和方向。（a）上颌右侧观；（b）上颌正面观；（c）上颌右侧观；（d）上颌𬌗面观；（e）力及力矩折线图（近中向力及力矩为正值，相反为负值）

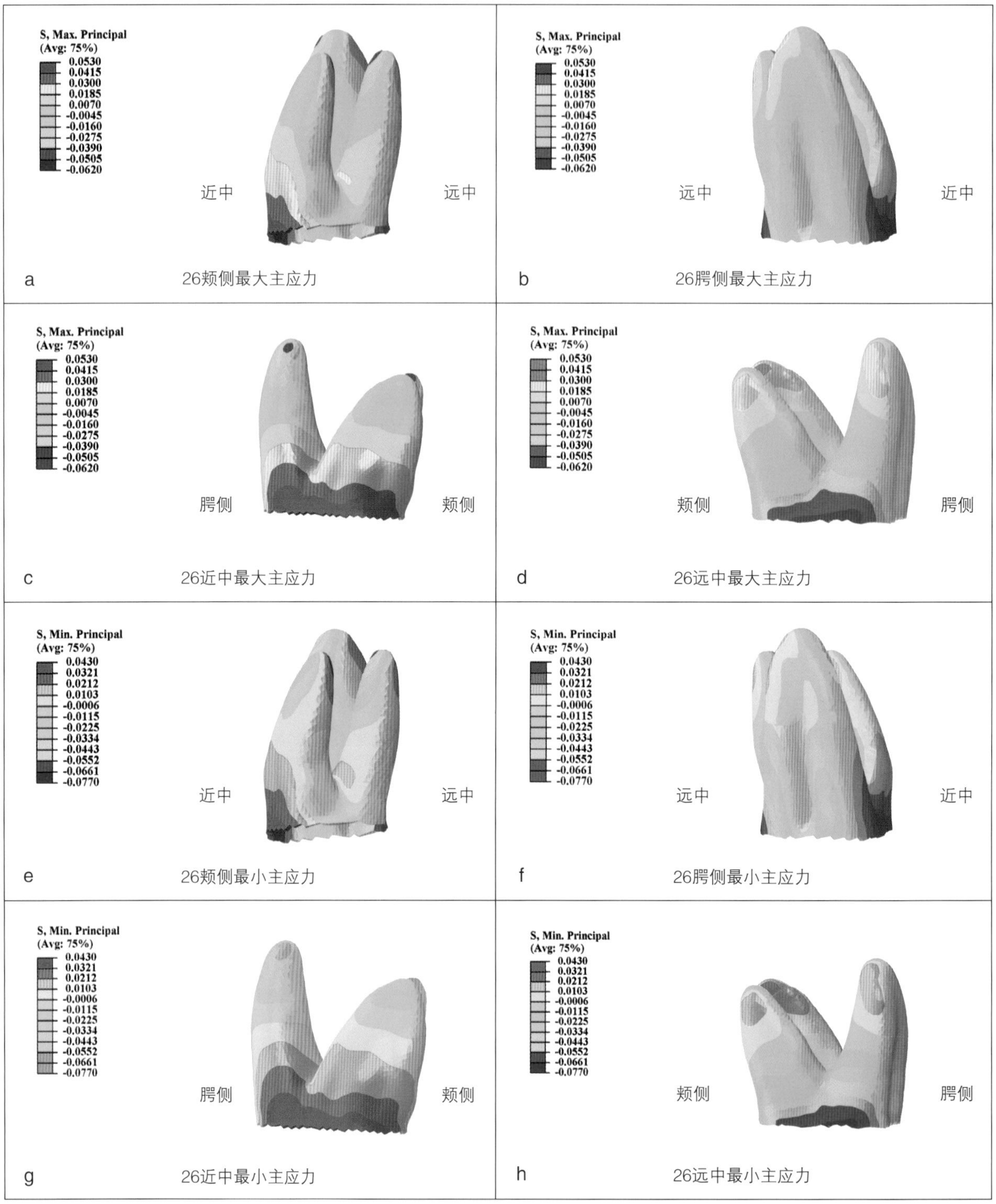

图4-2-22　牙周膜主应力分布图。最大主应力代表拉应力，黄色和红色，颜色越深应力越大；最小主应力代表压应力，蓝色，颜色越深应力越大。（a~d）26牙周膜最大主应力；（e~h）26牙周膜最小主应力

膜受力明显，以26牙周膜受力为例（图4-2-22）。牙周膜受力分为最大主应力即拉应力和最小主应力即压应力。上颌26牙周膜应力主要集中在26的近远中侧牙颈部及根尖部。26的近中侧牙颈部牙周膜受到的拉应力最大，其次为远中侧根尖部的牙周膜。26的远中侧牙颈部牙周膜受到的压应力最大，其次为近中侧根尖部的牙周膜。拉应力和压应力来源于透明矫治器对26的远中移动作用，26出现牙冠显著远中、牙根稍近中的倾斜移动趋势。

· 加Ⅱ类牵引下颌牙齿的移动趋势及受力情况

Ⅱ类牵引力直接作用于下颌第一磨牙，产生1N左右的近中向力。下颌第二磨牙及前磨牙虽然也有近中移动趋势，但力矩小，尤其下颌前牙力矩几乎为零，几乎没有移动，提示隐形矫治

中，远中移动上颌第一磨牙时，直接作用于下颌第一磨牙的Ⅱ类牵引力，对下颌前牙几乎没有近中移动的反作用力（图4-2-23）。

治疗过程

第50步，尖牙、前磨牙及磨牙已经移动到位，上下颌牙弓已扩展并协调。上下颌切牙尚未排齐。持续进行Ⅱ类牵引。此时发现严重扭转的21已经脱套（图4-2-24）。

第58步，21唇面近中粘接树脂扣，与23的舌侧扣进行牵引，辅助21去扭转。透明矫治器21树脂扣对应的位置进行开窗（图4-2-25）。

第65步，第一阶段透明矫治器佩戴结束，进行个别扭转前牙及后牙咬合的精细调整（图4-2-26）。

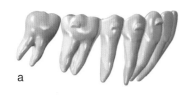
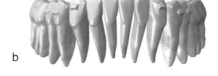
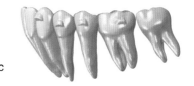
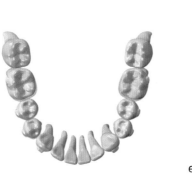
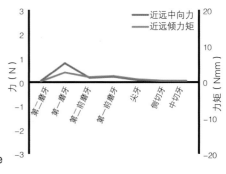

图4-2-23　第16步上颌第一磨牙远中移动加Ⅱ类牵引的下颌牙齿移动趋势图和受力分析图。提示黄色为矫治器戴入前，蓝色为矫治器戴入后（牙齿移动量放大20倍展示）。（a）下颌右侧观；（b）下颌正面观；（c）下颌左侧观；（d）下颌𬌗面观；（e）力及力矩折线图（近中向力及力矩为正值，相反为负值）

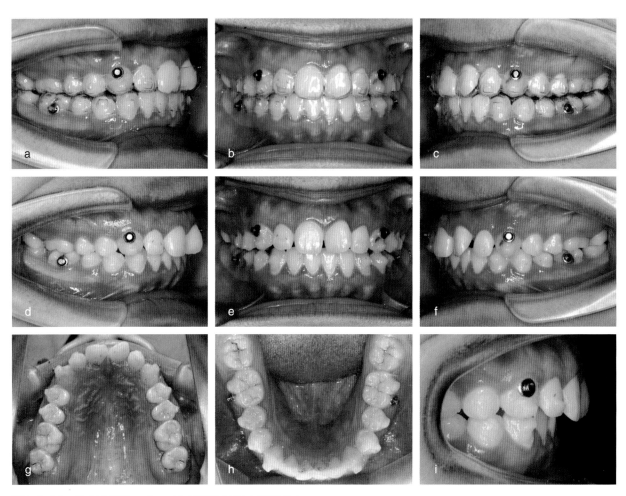

图4-2-24　治疗中照片。（a～i）牙移动过程（第50步）

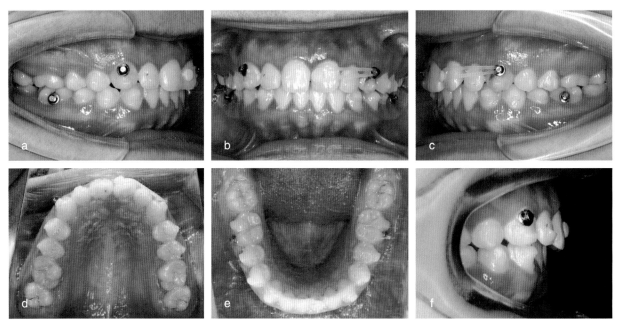

图4-2-25　治疗中照片。（a～f）牙移动过程（第58步）

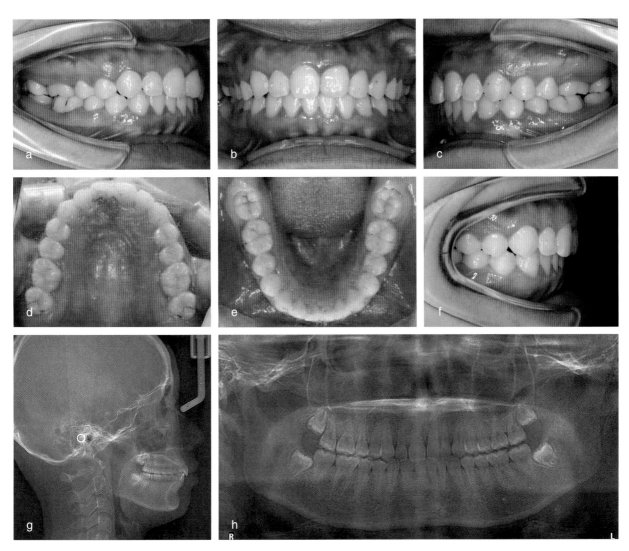

图4-2-26   治疗中照片。（a~h）牙移动过程（第65步）

治疗结果

疗程持续28个月，终末治疗效果为尖牙、磨牙中性关系，上下颌牙齿排列整齐，覆殆、覆盖正常，面型有改善（图4-2-27～图4-2-29，表4-2-4）。

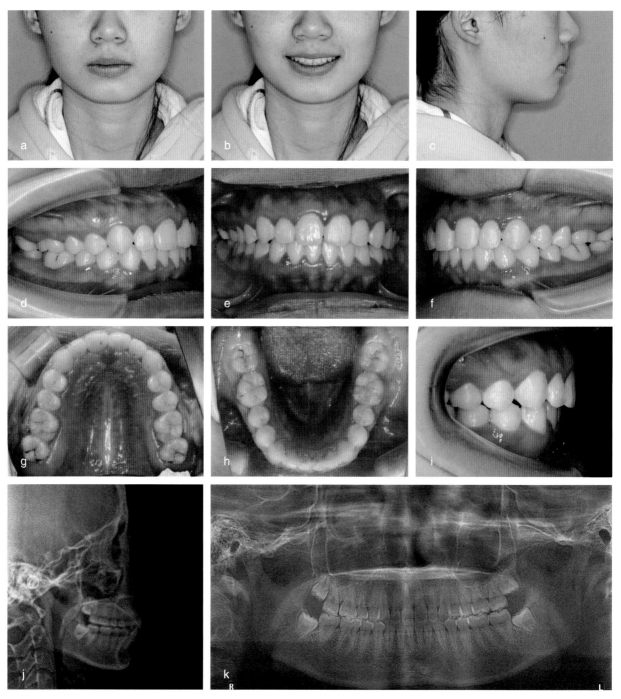

图4-2-27 治疗后照片。（a～c）治疗后面像；（d～i）治疗后殆像；（j）治疗后头颅侧位片；（k）治疗后全景片

表4-2-4 治疗前后头影测量数据

测量项目	标准值	标准差	治疗前测量值	治疗后测量值
SNA(°)	82.8	4.1	77.83	78.21
FH-NA(Maxillary Depth)(°)	91	7.5	89.76	91.05
SNB(°)	80.1	3.9	73.63	73.81
FH-NPo(Facial Angle)(°)	85.4	3.7	86.23	87.43
NA-APo(convexity)(°)	6	4.4	8.1	7.81
FMA(FH-MP)(°)	27.3	6.1	20.58	20.26
MP-SN(°)	30.4	5.6	32.51	33.09
Co-Go(mm)	59	3.2	50.29	52.28
S Vert-Co(mm)	20.2	2.6	12	11.01
S-N(Anterior Cranial Base)(mm)	71	3	62.65	61.99
SN/GoMe(%)	100	10	100.5	97.12
Y-Axis(SGn-FH)(°)	64	2.3	59.84	59.88
Po-NB(mm)	4	2	1.16	1.4
ANB(°)	2.7	2	4.21	4.4
Wits(mm)	0	2	4.68	2.66
ANS-Me/Na-Me(%)	54.4	2.3	51.6	52.81
ALFH/PLFH(%)	150	0	135.38	136.5
S-Go/N-Me(%)	63.5	1.5	65.46	65.29
U1-SN(°)	105.7	6.3	107.69	100.6
U1-NA(°)	22.8	5.2	29.85	22.39
U1-NA(mm)	5.1	2.4	5.84	3.97
U1-PP(mm)	28	2.1	25.52	26.06
U6-PP(mm)	22	3	21.02	20.59
IMPA(L1-MP)(°)	96.7	6.4	99.76	101.69
L1-MP(mm)	42	4	35.95	35.53
L1-NB(°)	30.3	5.8	25.9	28.59
L1-NB(mm)	6.7	2.1	4.41	6.77
U1-L1(°)	124	8.2	120.05	124.62
Overjet(mm)	2	1	6.94	3.17
Overbite(mm)	3	2	4.49	1.68
FMIA(L1-FH)(°)	55	2	59.66	58.06
OP-FH(°)	9.3	1	3.48	5.75
N'-SN-Pog'(Facial convexity)(°)	12	4	24.73	21.77
N' Vert-Pog'(mm)	0	2	-0.27	0.23
Upper Lip Length(ULL)(mm)	20	2	20.02	20.13
SN-G Vert(mm)	6	3	5.31	6.42
Pog'-G Vert(mm)	0	4	-4.81	-2.47
UL-EP(mm)	-1.4	0.9	1.42	-1.79
LL-EP(mm)	0.6	0.9	3.66	2.63

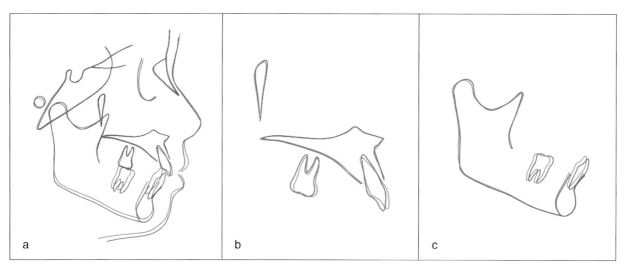

图4-2-28　治疗前后头影重叠图（治疗前蓝色，治疗后红色）。（a）SN重叠；（b）上颌重叠；（c）下颌重叠

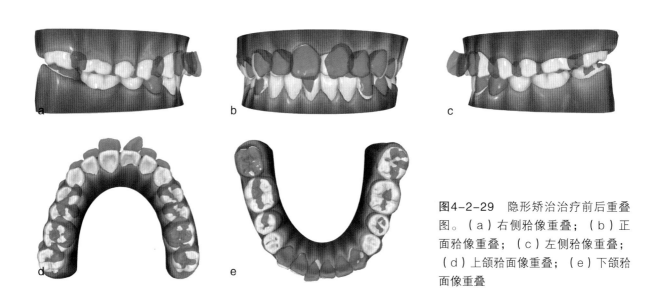

图4-2-29　隐形矫治治疗前后重叠图。（a）右侧𬌗像重叠；（b）正面𬌗像重叠；（c）左侧𬌗像重叠；（d）上颌𬌗面像重叠；（e）下颌𬌗面像重叠

病例小结

（1）病例特点

双侧上颌磨牙远中移动，深覆盖伴深覆𬌗，且上颌中切牙去扭转量接近50°。

（2）鉴别诊断

骨性Ⅱ类上颌前突。

（3）治疗方案选择的理由

本病例低角骨性Ⅱ类伴下颌后缩，闭唇良好，软组织侧貌代偿良好。治疗前进行了下颌前导模拟，下颌前伸约5mm达正常覆盖时，虽然侧貌得到了改善达到直面型，但是前伸的低角下颌骨使得正面脸型呈现"国"字形，较目前的脸型更不美观，患者及家属也认为下颌前导的正面貌不美观。且头颅侧位片颈椎成熟度为CS 5期，说明生长发育高峰期结束1年以上。因此以下颌磨牙的矢状向位置为基准，远中移动上颌磨牙来达到中性关系。前牙覆盖的减小结合了上颌前牙的内收直立以及下颌前牙的唇倾代偿。

（4）病例陷阱及可能的并发症

虽然头颅侧位片及软组织均提示骨性Ⅱ类下颌后缩导致覆盖增大，理论上青少年应该进行下颌前导。但是低角脸型，尤其是女性，下颌前导后可能导致脸型偏方，美观度不能提升。本病例的颈椎骨龄显示生长发育高峰期已过，下颌向前的矫形治疗不能获得下颌骨的生长量。低角病例磨牙远中移动相对均高角病例更慢，前牙需要更强的支抗保护，本病例上颌尖牙选择开窗粘接舌侧扣而不是牵引钩或一体式牵引扣可能并不是明智之举；21大量去扭转的同时还要内收，以上两点导致21脱套。低角病例合并深覆盖，谨慎采取拔牙矫治，拔牙矫治可能引起病例垂直向降

低，面下1/3显示变短和后缩，口腔颌面的功能和美观可能有损失，但是如果是上颌发育过度的病例，在谨慎鉴别诊断后需要拔牙矫治的也应该拔牙。

（5）生物力学的考量

Ⅱ类牵引加矫治器末端磨除都不能抵消已经远中移动到位的上颌第二磨牙近中移动的趋势，建议上颌磨牙远中移动需要过矫治，使得上颌第一磨牙远中移动后呈偏近中磨牙关系。无附件的上颌第一磨牙的远中移动表现为远中倾斜移动，可加附件或牙根远中轴倾角来抵消远中侧根尖部的最大主应力来达到整体远中移动的目的。

（6）成功治疗的原因

分步远中移动上颌后牙，Ⅱ类牵引保护后牙支抗。上颌前牙内收的同时垂直向也进行压低控制，且上颌前牙加5°根舌向转矩的过矫治；下颌切牙及尖牙分步压低。牙齿三维位置的充分考量及步距的合理设计相结合，达到了纠正覆殆、覆盖的良好结果。

 病例4-3

一般情况

女，12岁。

主诉

上颌牙前突不齐4年。

病史

自替换乳牙起上颌前牙不齐且前突要求矫治。否认遗传性家族史，否认系统疾病史，否认

特殊药物服用史。

临床检查

（1）口外检查

面部左右基本对称，凸面型。闭唇时颏肌紧张，上下唇均在E线之前（图4-2-30a～c）。

（2）口内检查

恒牙列17-11、21-27、37-31、41-47，尖牙、磨牙远中关系；上颌重度拥挤，8mm拥挤量；下颌轻度拥挤，2.5mm拥挤量；覆殆Ⅲ度，覆盖7mm；上颌前牙唇倾。上颌牙列中线

左偏2mm，下颌牙列中线右偏1mm。上颌前磨牙区牙弓舌侧倾斜变窄（图4-2-30d～i）。

（3）牙体检查

无异常。

（4）牙周检查

牙龈色粉、质韧，无明显探诊出血。

（5）关节检查

开口型正常，开口度三横指，双侧颞下颌关节未触及弹响和压痛。

影像学检查

（1）全景片

左右髁突形态对称，未见明显骨质异常。4颗第三磨牙牙胚存在（图4-2-30k）。

（2）头颅侧位片

上颌骨略前突，下颌骨后缩，上颌牙轴唇倾，下颌牙轴正常，骨性Ⅱ类，高角（图4-2-30j，表4-2-5）。

（3）CBCT

无明显异常。

（4）颞下颌关节磁共振

双侧颞下颌关节盘髁关系正常。

诊断

（1）骨性问题

骨性Ⅱ类（上颌骨发育过度，下颌骨发育不足）。

（2）牙性问题

安氏Ⅱ类1分类伴深覆𬌗、深覆盖。

治疗方案

（1）治疗方案1

①治疗目标：解除拥挤，减小覆𬌗、覆盖，尖牙达到中性关系，磨牙完全远中关系。

②拔牙计划：拔除14、24。

③牙齿移动计划：隐形矫治技术中度支抗内收上颌前牙，上颌前牙内收4mm及后牙近中移动3mm共同完成拔牙间隙的关闭。上颌前牙压低1mm、下颌前牙压低3mm整平𬌗曲线。下颌前牙唇倾代偿Ⅱ类骨性关系。

④治疗流程：健康宣教→知情同意→数据采集→模拟治疗方案→修改方案→定制透明矫治器→进入规范化治疗和复诊程序。

（2）治疗方案2

①治疗目标：解除拥挤，减小覆𬌗、覆盖，尖牙、磨牙达到中性关系。

②拔牙计划：非拔牙矫治。

③牙齿移动计划：隐形矫治技术推上颌磨牙向远中3mm并扩弓，排齐并内收上颌前牙3mm。上颌前牙压低1mm、下颌前牙压低3mm整平。下颌前牙唇倾代偿Ⅱ类骨性关系。

④支抗设计：Ⅱ类牵引加强上颌支抗。必要时微种植体支抗辅助磨牙远中移动。

⑤治疗流程：健康宣教→知情同意→数据采集→模拟治疗方案→修改方案→定制透明矫治器→进入规范化治疗和复诊程序。

（3）治疗方案3

①治疗目标：解除拥挤，减小覆𬌗、覆盖，尖牙、磨牙达到中性关系。

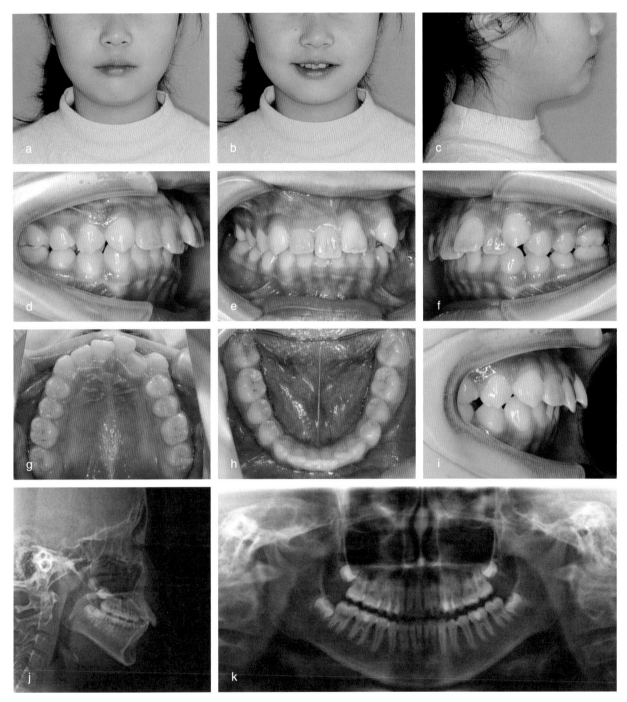

图4-2-30　治疗前照片。（a~c）治疗前面像；（d~i）治疗前殆像；（j）治疗前头颅侧位片；（k）治疗前全景片

表4-2-5 治疗前头影测量数据

测量项目	标准值	标准差	测量值
SNA(°)	82.8	4.1	83.54
FH-NA(Maxillary Depth)(°)	91	7.5	94.08
SNB(°)	80.1	3.9	76.91
FH-NPo(Facial Angle)(°)	85.4	3.7	87.02
NA-APo(convexity)(°)	6	4.4	15.09
FMA(FH-MP)(°)	27.3	6.1	31.03
MP-SN(°)	30.4	5.6	41.56
Co-Go(mm)	59	3.2	49.34
S Vert-Co(mm)	20.2	2.6	10.03
S-N(Anterior Cranial Base)(mm)	71	3	62.36
SN/GoMe(%)	100	10	95.51
Y-Axis(SGn-FH)(°)	64	2.3	61.31
Po-NB(mm)	4	2	-0.78
ANB(°)	2.7	2	6.63
Wits(mm)	0	2	3.62
ANS-Me/Na-Me(%)	54.4	2.3	53.69
ALFH/PLFH(%)	150	0	173.48
S-Go/N-Me(%)	63.5	1.5	58.69
U1-SN(°)	105.7	6.3	108.41
U1-NA(°)	22.8	5.2	24.87
U1-NA(mm)	5.1	2.4	4.84
U1-PP(mm)	28	2.1	26.61
U6-PP(mm)	22	3	20.18
IMPA(L1-MP)(°)	96.7	6.4	93.47
L1-MP(mm)	42	4	40.63
L1-NB(°)	30.3	5.8	31.94
L1-NB(mm)	6.7	2.1	7.51
U1-L1(°)	124	8.2	116.56
Overjet(mm)	2	1	6.66
Overbite(mm)	3	2	3.73
FMIA(L1-FH)(°)	55	2	55.5
OP-FH(°)	9.3	1	7.26
N'-SN-Pog'(Facial convexity)(°)	12	4	20.92
N' Vert-Pog'(mm)	0	2	3.85
Upper Lip Length(ULL)(mm)	20	2	20.67
SN-G Vert(mm)	6	3	7.39
Pog'-G Vert(mm)	0	4	0.86
UL-EP(mm)	-1.4	0.9	2.25
LL-EP(mm)	0.6	0.9	4.63

②拔牙计划：下颌前导后减数4颗第一前磨牙，排齐前牙，关闭拔牙间隙。

③治疗流程：健康宣教→知情同意→数据采集→模拟治疗方案→修改方案→定制透明矫治器→进入规范化治疗和复诊程序。

选择治疗方案2，选择依据详见病例小结。

方案设计

本病例为具有生长发育潜力的青少年，根据文献报道每年单侧牙弓长度有1mm的增长量，为后牙远中移动提供了空间，且CBCT显示第三磨牙的牙胚没有紧挨第二磨牙。隐形矫治技术设计远中移动上颌磨牙采用序列移动方法，先远中移动上颌第二磨牙，然后同时远中移动上颌第一磨牙，逐步加上第二前磨牙和第一前磨牙，前磨牙同时进行远中及颊向移动。磨牙移动到位后，单侧同时远中移动的牙最多达3颗。前磨牙移动到位后，上颌前牙同时内收、排齐并压低。上颌磨牙远中移动最大距离为3.6mm，下颌磨牙的矢状向位置维持不变。最后下颌设计2mm的矢状向近中咬合跳跃。Ⅱ类牵引加强上颌后牙支抗，上颌备微种植体支抗。上颌前磨牙区颊向扩弓单侧移动量1.8mm。下颌前磨牙伸长0.5mm，第二磨牙及前牙压低，排齐的同时先压低下颌尖牙0.8mm，最后压低下颌切牙3mm。下颌牙弓的扩展同上颌协调。

（1）牙移动及附件设计

本病例第二磨牙萌出不充分，所以透明矫治器包裹性较差，因此在上颌第二磨牙颊面近中设计了附件以获得足够的矫治力。下颌第二磨牙的移动主要是压低，因此未设计附件。矫治初期，仅添加了上下颌前磨牙及磨牙的附件。下颌第一

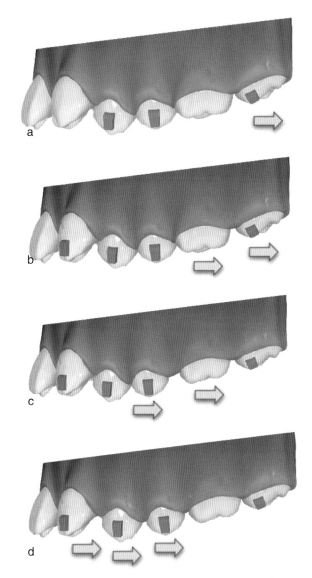

图4-2-31　磨牙远中移动不同阶段受力示意图（病例附件设计图）。（a）远中移动第二磨牙；（b）同时远中移动第一磨牙、第二磨牙；（c）同时远中移动第二前磨牙、第一磨牙；（d）同时远中移动尖牙、前磨牙

磨牙颊面开窗粘接Ⅱ类牵引的舌侧扣后，颊面由于青少年临床牙冠不足且与对颌牙有咬合干扰无法再添加附件，因此将附件转移至舌侧。给予4步的时间适应透明矫治器，第5步增加前牙附件及Ⅱ类牵引。在上颌磨牙及前磨牙远中移动时，上颌切牙不设计移动（图4-2-31）。

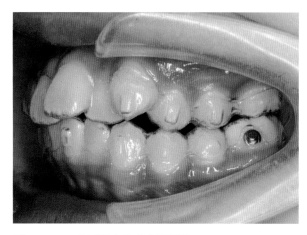

图4-2-32 磨牙远中移动牵引设计

（2）牵引设计

本病例Ⅱ类牵引采取上颌尖牙牵引钩及下颌第一磨牙颊面近中开窗粘接舌侧扣的形式（图4-2-32）来保护远中移动磨牙的支抗，以及防止上颌前牙近中移动及唇倾，值得注意的是，力学分析可见，Ⅱ类牵引不足以抵抗磨牙远中移动的反作用力，所以每次复诊需要检查前牙是否有唇侧移动，及时使用微种植体支抗进行保护。牵引力集中在下颌第一磨牙上，因为下颌第一磨牙作为下颌前磨牙伸长的支抗牙，需要借助Ⅱ类牵引产生的部分垂直向分力。

（3）矫治器形态设计

前文中提到，磨牙远中移动到位后，开始作为前磨牙和前牙移动的支抗。在第二磨牙设置附件可以提供一个稳定的施力点，并提供对透明矫治器的有效固位以防止发生脱套现象。这对于牙冠短小的情况尤其有利。因此本病例上颌第二磨牙添加了附件。上颌第二磨牙远中移动到位后，

远中移动第一磨牙时为了避免对第二磨牙产生近中移动的反作用力，可对透明矫治器末端进行磨除处理。本病例上颌第二磨牙牙冠较短小，远中面萌出不足，透明矫治器末端未包裹第二磨牙远中面，因此无需进行透明矫治器末端磨除处理。

（4）生物力学分析

·上颌第一前磨牙、第二前磨牙同时远中移动时上颌其余牙齿的受力分析

应用有限元分析本病例牙移动设计中的生物力学情况，为治疗的进行提供科学的参考。以矫治过程中的第24步为例：上颌第一磨牙、第二磨牙已远中移动到位，此时第一前磨牙、第二前磨牙同时远中移动0.2mm。上颌尖牙、前磨牙及第二磨牙加垂直矩形附件，上颌其余牙齿无附件。加Ⅱ类牵引，上颌尖牙牵引钩及下颌第一磨牙颊面近中粘接舌侧扣，牵引力约128g。

①牙齿移动趋势：如图4-2-33所示，第24步上颌第一前磨牙、第二前磨牙同时远中移动时，其余牙齿存在近中移动的反作用力。此时作用于上颌尖牙矫治器上的Ⅱ类牵引力不能完全抵抗尖牙的近中及唇向移动趋势，上颌中切牙及侧切牙也同样表现为近中及唇向移动趋势。上颌第一前磨牙、第二前磨牙呈现的远中倾斜移动趋势，同时有颊侧的旋转趋势（图4-2-34）。远中移动到位的上颌第一磨牙、第二磨牙也产生了近中移动的趋势。

②牙齿受力情况：上颌牙列受力来源于尖牙、第一前磨牙之间透明矫治器的延长和第二前磨牙、第一磨牙之间透明矫治器的缩短，矫治器直接作用于前磨牙，使之受到远中向的力，起到远中移动的作用（图4-2-35a～d），力矩较大且为负值（图4-2-35e）；而其余牙齿受到近

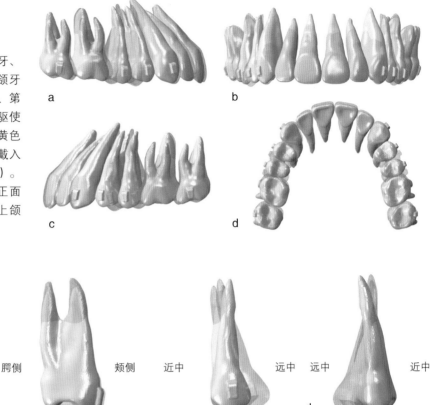

图4-2-33 第24步上颌第一前磨牙、第二前磨牙同时远中移动时的上颌牙齿移动趋势图，可见第一前磨牙、第二前磨牙远中移动时，反作用力驱使前牙也有唇侧移动的趋势。提示黄色为矫治器戴入前，蓝色为矫治器戴入后（牙齿移动量放大20倍展示）。（a）上颌右侧观；（b）上颌正面观；（c）上颌左侧观；（d）上颌𬌗面观

颊侧	腭侧	腭侧	颊侧	近中	远中	远中	近中
a		b		c		d	

图4-2-34 上颌单颗牙24的牙齿移动趋势图，可见第一前磨牙、第二前磨牙远中移动中，由于力矩的作用，牙齿有颊侧旋转的趋势。提示黄色为矫治器戴入前，蓝色为矫治器戴入后（牙齿移动量放大20倍展示）。（a）24远中观；（b）24近中观；（c）24颊侧观；（d）24腭侧观

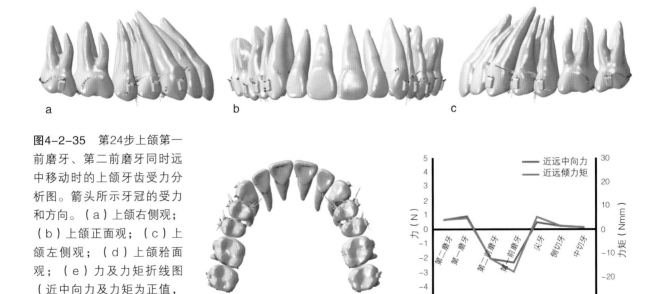

图4-2-35 第24步上颌第一前磨牙、第二前磨牙同时远中移动时的上颌牙齿受力分析图。箭头所示牙冠的受力和方向。（a）上颌右侧观；（b）上颌正面观；（c）上颌左侧观；（d）上颌𬌗面观；（e）力及力矩折线图（近中向力及力矩为正值，相反为负值）

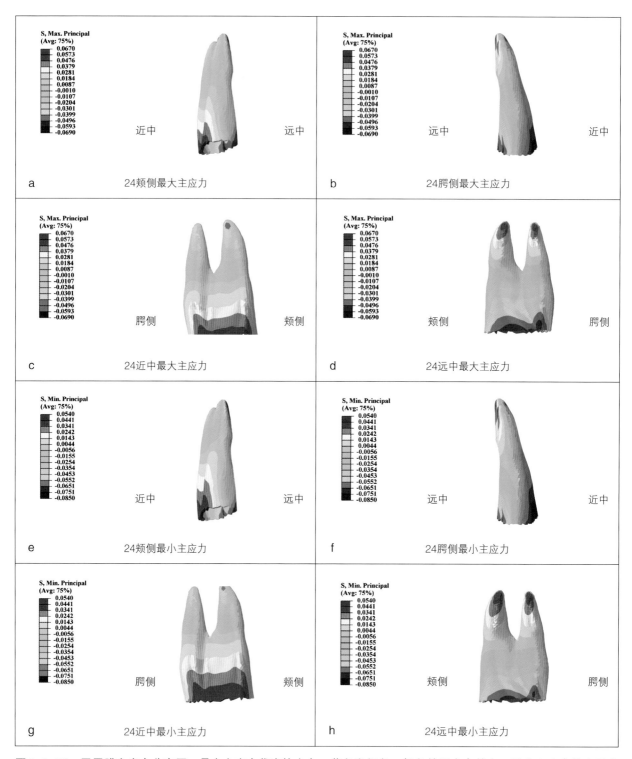

图4-2-36 牙周膜主应力分布图。最大主应力代表拉应力，黄色和红色，颜色越深应力越大；最小主应力代表压应力，蓝色，颜色越深应力越大。（a~d）24牙周膜最大主应力；（e~h）24牙周膜最小主应力

中向的反作用力。上颌牙列中距离前磨牙越远的牙齿，受到的力矩越小且为正值，上颌中切牙的力矩接近零。结合牙齿的移动趋势图可以看出，上颌第一前磨牙、第二前磨牙同时远中移动配合Ⅱ类牵引上颌切牙仍然受到唇倾的反作用力。Ⅱ类牵引对抗不足，值得注意的是，已经远中移动到位的上颌第一磨牙、第二磨牙仍受到近中向的力，有较小的近倾力矩，提示推磨牙远中移动内收和排齐前牙的治疗方案中，需要在磨牙推到位后，准备移动前磨牙前需要对磨牙的位置进行稳定，以免将远中移动产生的间隙消耗掉。

③牙周膜主应力分布：此时，上颌第一前磨牙、第二前磨牙牙周膜受力明显，以24牙周膜受力为例（图4-2-36）。牙周膜受力分为最大主应力即拉应力和最小主应力即压应力。24牙周膜应力主要集中在24的近远中侧牙颈部及根尖部。

24的近中侧牙颈部牙周膜受到的拉应力最大，其次为远中侧根尖部的牙周膜。24的远中侧牙颈部牙周膜受到的压应力最大，其次为近中侧根尖部的牙周膜。拉应力和压应力来源于透明矫治器对24的远中移动作用，24出现牙冠显著远中、牙根近中的倾斜移动趋势。

· 加Ⅱ类牵引下颌牙齿的移动趋势及受力情况

Ⅱ类牵引力直接作用于下颌第一磨牙，产生小于1N的近中向力。下颌其余牙齿也受到很小的近中向力，但力矩接近零，几乎没有移动。提示隐形矫治中，同时远中移动上颌第一前磨牙、第二前磨牙时，直接作用于下颌第一磨牙的Ⅱ类牵引力，对下颌前牙的近中移动反作用力非常小（图4-2-37）。

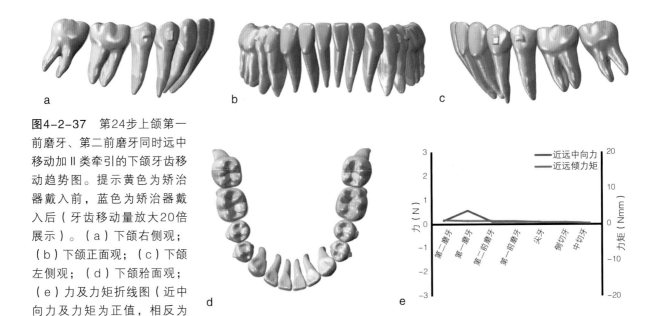

图4-2-37 第24步上颌第一前磨牙、第二前磨牙同时远中移动加Ⅱ类牵引的下颌牙齿移动趋势图。提示黄色为矫治器戴入前，蓝色为矫治器戴入后（牙齿移动量放大20倍展示）。（a）下颌右侧观；（b）下颌正面观；（c）下颌左侧观；（d）下颌𬌗面观；（e）力及力矩折线图（近中向力及力矩为正值，相反为负值）

治疗过程

第15步，已经达到磨牙中性关系。此时上颌前磨牙尚未开始移动。持续进行Ⅱ类牵引（图4-2-38）。

第38步，磨牙达近中关系，前牙覆盖减小至正常。上颌前磨牙及磨牙已经移动完成实现轻度的Ⅲ类磨牙关系的过矫治。开始移动上颌前牙，此时停止Ⅱ类牵引，需消耗一些上颌后牙支抗来排齐前牙及达到尖牙、磨牙中性关系（图4-2-39）。

第65步，第一阶段透明矫治器佩戴结束，进行前牙覆𬌗及后牙咬合的精细调整（图4-2-40）。

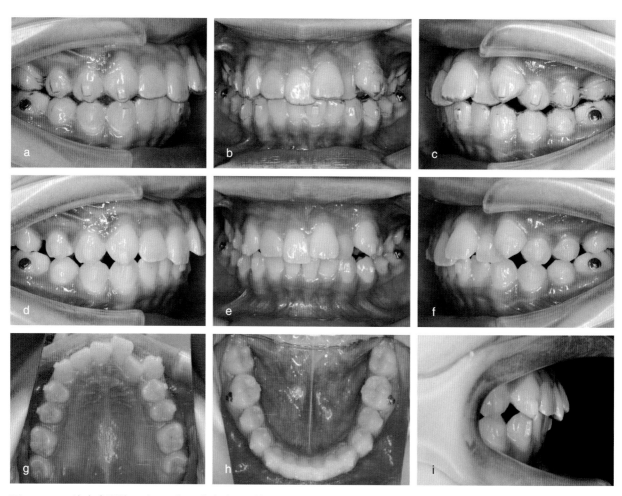

图4-2-38 治疗中照片。（a~i）牙移动过程（第15步）

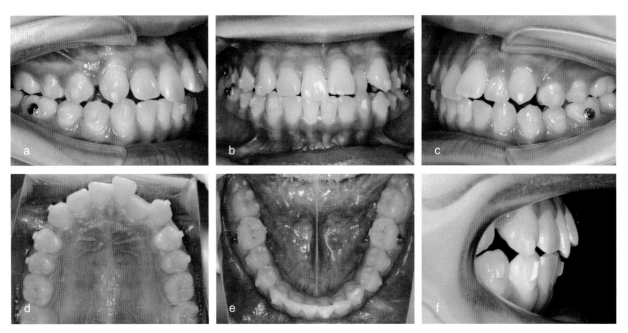

图4-2-39 治疗中照片。（a~f）牙移动过程（第38步）

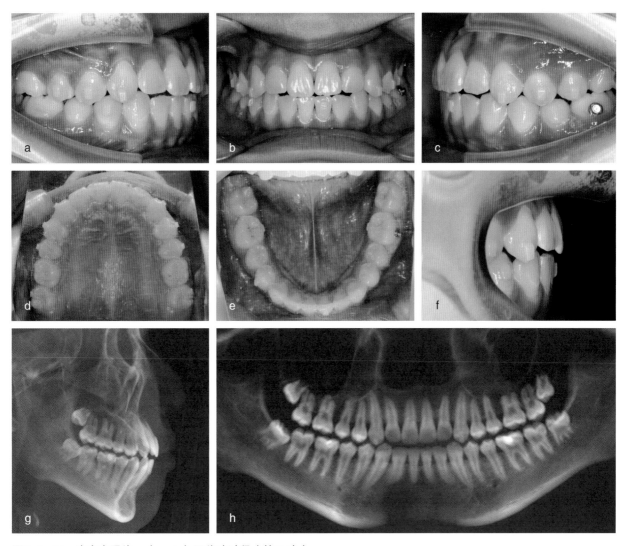

图4-2-40 治疗中照片。（a~h）牙移动过程（第65步）

治疗结果

疗程持续30个月，终末治疗效果为尖牙、磨牙中性关系，上下颌牙齿排列整齐，覆𬌗、覆盖正常，面型改善（图4-2-41～图4-2-43，表4-2-6）。

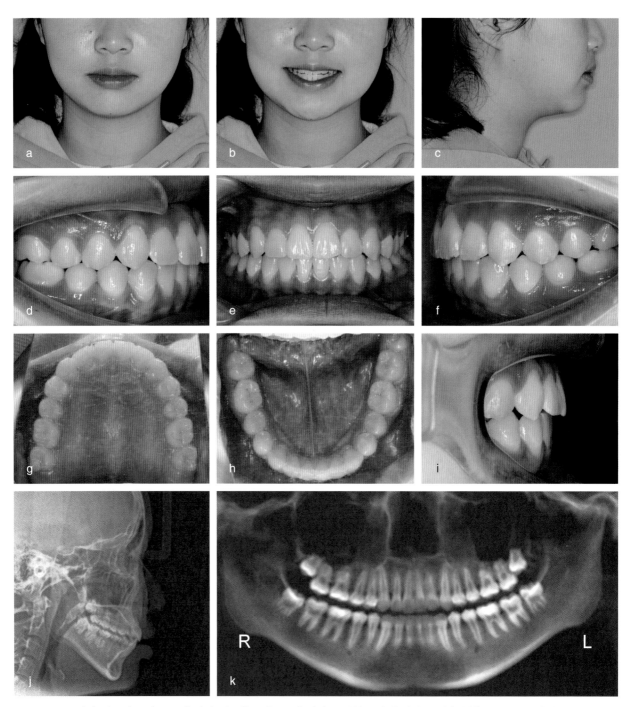

图4-2-41 治疗后照片。（a～c）治疗后面像；（d～i）治疗后𬌗像；（j）治疗后头颅侧位片；（k）治疗后全景片

表4-2-6　治疗前后头影测量数据

测量项目	标准值	标准差	治疗前测量值	治疗后测量值
SNA(°)	82.8	4.1	83.54	82.69
FH-NA(Maxillary Depth)(°)	91	7.5	94.08	93.41
SNB(°)	80.1	3.9	76.91	77.24
FH-NPo(Facial Angle)(°)	85.4	3.7	87.02	87.54
NA-APo(convexity)(°)	6	4.4	15.09	12.58
FMA(FH-MP)(°)	27.3	6.1	31.03	30.29
MP-SN(°)	30.4	5.6	41.56	41.01
Co-Go(mm)	59	3.2	49.34	51.92
S Vert-Co(mm)	20.2	2.6	10.03	9.21
S-N(Anterior Cranial Base)(mm)	71	3	62.36	63.49
SN/GoMe(%)	100	10	95.51	97.92
Y-Axis(SGn-FH)(°)	64	2.3	61.31	60.88
Po-NB(mm)	4	2	−0.78	−0.79
ANB(°)	2.7	2	6.63	5.45
Wits(mm)	0	2	3.62	0.47
ANS-Me/Na-Me(%)	54.4	2.3	53.69	54.03
ALFH/PLFH(%)	150	0	173.48	167.63
S-Go/N-Me(%)	63.5	1.5	58.69	60.49
U1-SN(°)	105.7	6.3	108.41	102.79
U1-NA(°)	22.8	5.2	24.87	20.1
U1-NA(mm)	5.1	2.4	4.84	3.23
U1-PP(mm)	28	2.1	26.61	26.33
U6-PP(mm)	22	3	20.18	19.57
IMPA(L1-MP)(°)	96.7	6.4	93.47	92.61
L1-MP(mm)	42	4	40.63	39.83
L1-NB(°)	30.3	5.8	31.94	30.86
L1-NB(mm)	6.7	2.1	7.51	7.78
U1-L1(°)	124	8.2	116.56	123.59
Overjet(mm)	2	1	6.66	3.06
Overbite(mm)	3	2	3.73	1.08
FMIA(L1-FH)(°)	55	2	55.5	57.1
OP-FH(°)	9.3	1	7.26	9.43
N'-SN-Pog'(Facial convexity)(°)	12	4	20.92	17.86
N' Vert-Pog'(mm)	0	2	3.85	6.17
Upper Lip Length(ULL)(mm)	20	2	20.67	20.07
SN-G Vert(mm)	6	3	7.39	7.21
Pog'-G Vert(mm)	0	4	0.86	2.49
UL-EP(mm)	−1.4	0.9	2.25	1.79
LL-EP(mm)	0.6	0.9	4.63	5.07

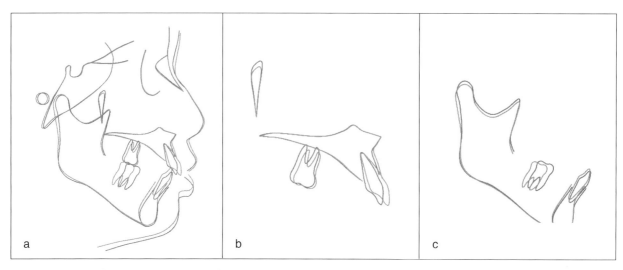

图4-2-42 治疗前后头影重叠图（治疗前蓝色，治疗后红色）。（a）SN重叠；（b）上颌重叠；（c）下颌重叠

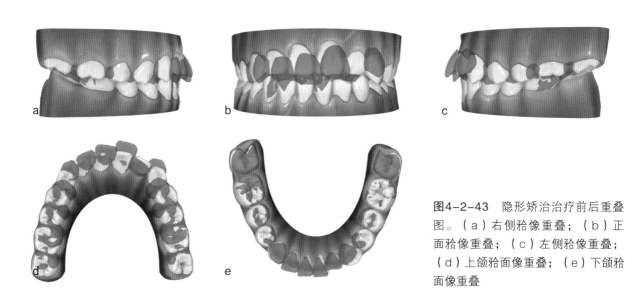

图4-2-43 隐形矫治治疗前后重叠图。（a）右侧𬌗像重叠；（b）正面𬌗像重叠；（c）左侧𬌗像重叠；（d）上颌𬌗面像重叠；（e）下颌𬌗面像重叠

病例小结

（1）病例特点

上颌重度拥挤，深覆盖伴深覆𬌗。治疗设计为双侧上颌磨牙远中移动，结合下颌矢状向近中咬合跳跃。

（2）鉴别诊断

骨性Ⅱ类上颌前突、下颌发育正常，无生长发育潜力的病例。

（3）治疗方案选择的理由

本病例为骨性Ⅱ类伴下颌后缩，闭唇颏肌紧张，软组织侧貌凸面型。若在此下颌后缩的位置进行上颌两颗前磨牙减数治疗，下颌后缩形成的凸面型无法改善，且上颌磨牙需要近中移动4mm左右，隐形矫治技术近中移动磨牙大于2mm，这是难以精准实现的。另一个备选方案是下颌前导矫形治疗后减数4颗前磨牙来达到磨牙中性关系，内收上下颌前牙改善唇突度。同样道理，减数前磨牙带来大量的磨牙近中移动，使用隐形矫治技术较难实现。本病例选择隐形矫治技术益处在于利用其推磨牙远中移动的有效性对病例进行治疗，实现治疗目标。

（4）病例陷阱及可能的并发症

隐形矫治技术设计的下颌矢状向咬合跳跃是基于最终达到磨牙中性关系这个标准而定量的，而临床治疗中下颌是否能前移的关键取决于骨龄中生长发育潜力。在无生长发育潜力的病例中谨慎使用咬合跳跃。本病例的诊断中分析发现，下颌发育受制于舌向位的22，因此在透明矫治器打开了上下颌前牙的锁结关系并配合24小时Ⅱ类牵引的时候，下颌很快向近中移动减小了覆盖，甚至达到了磨牙近中关系。若一开始设计拔除上颌两颗前磨牙，伴随着下颌的近中移动，则可能导致必须大量近中移动上颌磨牙，而且也拔除了无需拔除的前磨牙。

（5）生物力学的考量

上颌两颗前磨牙同时远中移动，配合Ⅱ类牵引后，上颌前牙近中移动的反作用力得到一定程度的抵消，但是未完全抵消；同时第一磨牙、第二磨牙也受到近中移动的应力，在临床中加强复诊监控；直接作用于下颌第一磨牙的Ⅱ类牵引对下颌其余牙齿影响也较小。两颗前磨牙同时远中移动的实现率较高。

（6）成功治疗的原因

明确诊断了深覆盖形成的原因和正确判断骨龄的生长发育潜力，做出正确而适合本病例的治疗方案。治疗方案设计为分步远中移动上颌后牙，Ⅱ类牵引保护上颌支抗。透明矫治器打开前牙锁结关系，促进了下颌骨的前移。上颌前牙内收的同时垂直向也进行压低控制，下颌切牙及尖牙分步压低，成功实现了健康美观的治疗目标。

病例4-4

一般情况

女，31岁。

主诉

下颌后牙倒伏10年余，要求纠正。

病史

自述双侧下颌后牙蛀坏拔除10年余，口腔种植科就诊后被告知缺牙间隙过小、后部牙齿倒伏无法种植，要求矫治倒伏的后牙。否认遗传性家族史，否认系统疾病史，否认特殊药物服用史。

临床检查

（1）口外检查

面部左右基本对称，凸面型。上唇在E线之后，下唇在E线之前（图4-2-44a～c）。

（2）口内检查

恒牙列17-11、21-27、38-37、35-31、41-45、47-48，上下颌牙弓略呈尖圆形。尖牙远中关系；上下颌轻度拥挤，上颌2mm拥挤量，下颌2mm拥挤量；覆𬌗Ⅰ度，覆盖5mm；37、38、47、48近中倾斜（图4-2-44d～h）。

（3）牙体检查

37、47𬌗面银汞充填。

（4）牙周检查

牙龈色粉、质韧，无出血，31、41唇面牙龈退缩约3mm。

（5）关节检查

开口型正常，开口度三横指，双侧颞下颌关节未触及弹响和压痛。

影像学检查

（1）全景片

左右髁突形态不对称，未见明显骨质异常（图4-2-44j）。

（2）头颅侧位片

上颌骨略前突，下颌骨略后缩，上颌牙轴轻度唇倾，下颌牙轴正常，骨性Ⅱ类关系，均角（图4-2-44i，表4-2-7）。

（3）CBCT

下颌前牙区唇侧骨皮质菲薄。

（4）颞下颌关节磁共振

双侧颞下颌关节盘髁关系正常。

诊断

（1）骨性问题

骨性Ⅱ类（上颌骨发育过度，下颌骨发育不足）。

（2）牙性问题

安氏Ⅱ类1分类伴深覆盖。36、46缺失。

（3）牙周问题

慢性牙周炎。

治疗方案

（1）治疗方案1

①治疗目标：减小覆𬌗、覆盖，尖牙达到中性关系，直立37、47，预留36、46间隙正畸治疗后种植。

②拔牙计划：酌情拔除38、48。

③牙齿移动计划：隐形矫治技术推上颌磨牙向远中，内收前牙3mm。

④支抗设计：必要时植入微种植体加强上颌支抗。

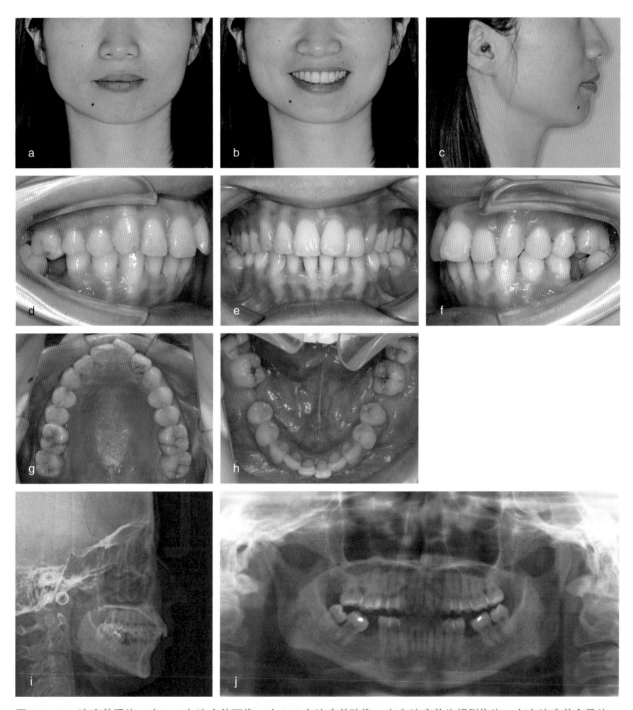

图4-2-44 治疗前照片。（a~c）治疗前面像；（d~h）治疗前殆像；（i）治疗前头颅侧位片；（j）治疗前全景片

表4-2-7 治疗前头影测量数据

测量项目	标准值	标准差	测量值
SNA(°)	82.8	4.1	84.69
FH-NA(Maxillary Depth)(°)	91	7.5	88.83
SNB(°)	80.1	3.9	78.8
FH-NPo(Facial Angle)(°)	85.4	3.7	83.31
NA-APo(convexity)(°)	6	4.4	11.96
FMA(FH-MP)(°)	27.3	6.1	28.22
MP-SN(°)	30.4	5.6	32.36
Co-Go(mm)	59	3.2	49.1
S Vert-Co(mm)	20.2	2.6	14.78
S-N(Anterior Cranial Base)(mm)	71	3	60.33
SN/GoMe(%)	100	10	96.85
Y-Axis(SGn-FH)(°)	64	2.3	65.74
Po-NB(mm)	4	2	0.67
ANB(°)	2.7	2	5.89
Wits(mm)	0	2	5.94
ANS-Me/Na-Me(%)	54.4	2.3	52.38
ALFH/PLFH(%)	150	0	139.31
S-Go/N-Me(%)	63.5	1.5	66.87
U1-SN(°)	105.7	6.3	104.95
U1-NA(°)	22.8	5.2	20.26
U1-NA(mm)	5.1	2.4	4
U1-PP(mm)	28	2.1	25.61
U6-PP(mm)	22	3	20.78
IMPA(L1-MP)(°)	96.7	6.4	96.3
L1-MP(mm)	42	4	39.09
L1-NB(°)	30.3	5.8	27.46
L1-NB(mm)	6.7	2.1	7.3
U1-L1(°)	124	8.2	126.39
Overjet(mm)	2	1	4.54
Overbite(mm)	3	2	4.09
FMIA(L1-FH)(°)	55	2	55.48
OP-FH(°)	9.3	1	6.76
N'-SN-Pog'(Facial convexity)(°)	12	4	19.71
N' Vert-Pog'(mm)	0	2	-5.9
Upper Lip Length(ULL)(mm)	20	2	17.08
SN-G Vert(mm)	6	3	2.82
Pog'-G Vert(mm)	0	4	-8.05
UL-EP(mm)	-1.4	0.9	-1.34
LL-EP(mm)	0.6	0.9	0.98

⑤治疗流程：牙周会诊→定期洁治→健康宣教→知情同意→数据采集→模拟治疗方案→修改方案→定制透明矫治器→进入规范化治疗和复诊程序。

（2）治疗方案2

①治疗目标：减小覆𬌗、覆盖，尖牙达到中性关系，关闭36、46间隙，磨牙达完全远中关系。

②拔牙计划：拔除14、24。

③牙齿移动计划：隐形矫治技术排齐牙齿，上颌强支抗内收前部牙齿7mm关闭拔牙间隙；下颌中度支抗内收前部牙齿4mm、第二磨牙近中移动2～3mm关闭第一磨牙缺失间隙。

④治疗流程：牙周会诊→定期洁治→健康宣教→知情同意→数据采集→模拟治疗方案→修改方案→定制透明矫治器→进入规范化治疗和复诊程序。

选择治疗方案1，选择依据详见病例小结。

方案设计

本病例上颌第二磨牙远中牙槽骨丰满，为后牙远中移动提供了空间。隐形矫治技术设计远中移动上颌磨牙采用序列移动方法，首先移动第二磨牙，移动一半时再移动第一磨牙；当第一磨牙移动一半时，再开始移动第二前磨牙，如此类推。远中移动的同时颊向移动，上颌单侧磨牙颊向移动最大距离为2.3mm。第一前磨牙移动一半时，前牙也开始进行压低及内收。因下颌第一磨牙缺失，上颌前牙的内收无法借助Ⅱ类牵引加强上颌后牙支抗，必要时上颌微种植体支抗辅助。上颌磨牙最大远中移动距离为2.2mm。下颌磨牙因第一磨牙长时间缺失而发生了近中及倾斜移

动，目前下颌第二磨牙、第三磨牙与上颌磨牙均有咬合，故考虑延迟拔除下颌第三磨牙，否则仅剩的下颌第二磨牙承受咬合力过大。下颌前牙唇倾、牙龈退缩、牙槽骨菲薄、根形明显暴露，双侧下颌第二磨牙、第三磨牙的远中及直立移动需要微种植体加强支抗。下颌磨牙的最大远中移动距离为4.3mm。

（1）牙移动及附件设计

本病例患有慢性牙周炎，导致牙龈退缩、临床牙冠高度增加、倒凹增加，所以磨牙包裹性较好，无需附件也可获得足够的矫治力。本病例上颌磨牙远中移动不同阶段的受力示意图如图4-2-45所示。初期远中移动上颌第二磨牙，添加了尖牙及前磨牙的附件及第一磨牙的水平矩形附件。当第二磨牙远中移动一半后，开始远中移动第一磨牙。在磨牙及前磨牙远中移动时，尖牙颊向移动增加牙弓宽度，切牙少量排齐。第一前磨牙及前牙内收排齐阶段，上颌微种植体加强后牙支抗。本病例下颌也有微种植体加强下颌前牙支抗来远中移动下颌磨牙。

（2）牵引设计

本病例初始阶段，下颌磨牙缺牙区微种植体植入，下颌尖牙牵引钩及微种植体进行颌内牵引（图4-2-46a），在远中移动及直立下颌磨牙的同时保护下颌前牙支抗，避免唇侧牙龈退缩的下颌前牙发生任何可能的唇向移动或唇倾。在上颌前磨牙开始远中移动时，采取上颌尖牙牵引钩及借助下颌的微种植体进行Ⅱ类牵引（图4-2-46b）加强上颌支抗。由于难以在1颗微种植体上挂两根牵引圈，Ⅱ类牵引及下颌Ⅰ类牵引只能交替进行，这样对于上颌后牙支抗加强及下颌前牙支抗保护都不能最优化，因此在上颌第一前磨

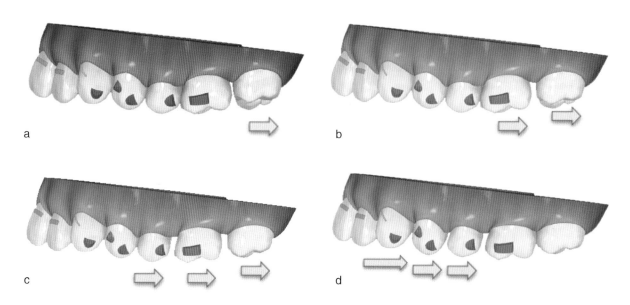

图4-2-45　磨牙远中移动不同阶段受力示意图。（a）远中移动第二磨牙；（b）远中移动第一磨牙、第二磨牙；（c）远中移动前磨牙及磨牙；（d）前牙内收

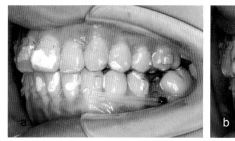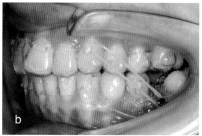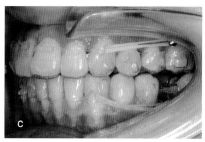

图4-2-46　磨牙远中移动牵引设计。（a）下颌微种植体保护下颌前牙支抗；（b）下颌微种植体进行Ⅱ类牵引加强上颌后牙支抗；（c）上颌微种植体加强上颌后牙支抗

牙及前牙内收排齐阶段，上颌后牙区植入微种植体，上颌尖牙牵引钩及上颌微种植体进行颌内牵引（图4-2-46c）。

（3）矫治器形态设计

上颌磨牙远中移动到位后，开始作为前磨牙和前牙移动的支抗。对于牙冠形态饱满可以提供很强包裹的情况，透明矫治器末端对第二磨牙的包裹形成了很强的施力点，可能导致其分担过多的反作用力，可对透明矫治器末端进行磨除处理。本病例上颌第二磨牙水平向有大量移动，且始终有微种植体加强支抗，因此未进行末端磨除处理，保持了透明矫治器良好的包裹性。

（4）生物力学分析

·上颌尖牙及第一前磨牙、第二前磨牙同时远中移动时上颌其余牙齿的受力分析

以矫治过程中的第35步为例：上颌第一磨牙、第二磨牙已远中移动到位，此时尖牙及第一前磨牙、第二前磨牙同时远中移动0.2mm。上颌

尖牙、前磨牙及第一磨牙加垂直矩形附件，上颌其余牙齿无附件。加Ⅱ类牵引，上颌尖牙牵引钩及下颌第一磨牙区微种植体，牵引力约128g。

①牙齿移动趋势：第35步上颌尖牙及第一前磨牙、第二前磨牙同时远中移动时，呈现显著的远中倾斜移动趋势（图4-2-47），在128g左右Ⅱ类牵引力的配合下，上颌第一磨牙、第二磨牙仍然呈近中移动趋势，上颌中切牙及侧切牙表现为近中及唇向移动趋势。

②牙齿受力情况：上颌牙列受力来源于尖牙、侧切牙之间透明矫治器的延长和第二前磨牙、第一磨牙之间透明矫治器的缩短，矫治器直接作用于尖牙及前磨牙，使之受到远中向的力，起到远中移动的作用（图4-2-48a～d），力矩较大且为负值（图4-2-48e）；而其余牙齿受到近中向的反作用力。结合牙齿的移动趋势图可以看出，上颌尖牙及第一前磨牙、第二前磨牙3颗牙同时远中移动配合Ⅱ类牵引对上颌切牙产生的唇向反作用力较大，唇向移动趋势也更明显。

已经远中移动到位的上颌第一磨牙、第二磨牙受到近中向的力也较大。在临床中需要注意这个现象，采取远中向支抗力量的设计。

③牙周膜主应力分布：此时，上颌尖牙及第一前磨牙、第二前磨牙牙周膜受力明显，与病例4-3上颌第一前磨牙牙周膜主应力分布情况类似，故本病例不再赘述。

治疗过程

第30步，上下颌磨牙持续远中移动。借助下颌微种植体的Ⅱ类牵引及下颌颌内牵引交替进行（图4-2-49）。

第42步，上颌磨牙移动到位，第一前磨牙及前牙远中移动中，上颌后牙区微种植体加强支抗（图4-2-50）。

第61步，达到尖牙中性关系，覆𬌗、覆盖正常，第一阶段透明矫治器佩戴结束，进行后牙咬合的精细调整（图4-2-51）。

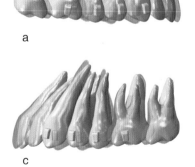
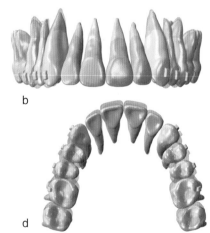

图4-2-47　第35步上颌尖牙及第一前磨牙、第二前磨牙同时远中移动时的上颌牙齿移动趋势图。提示黄色为矫治器戴入前，蓝色为矫治器戴入后（牙齿移动量放大20倍展示）。（a）上颌右侧观；（b）上颌正面观；（c）上颌左侧观；（d）上颌𬌗面观

a　　　　b

c　　　　d

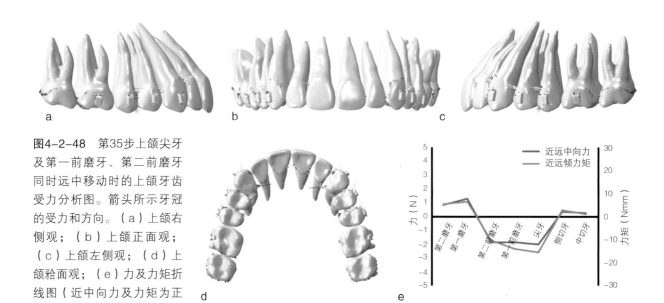

图4-2-48　第35步上颌尖牙及第一前磨牙、第二前磨牙同时远中移动时的上颌牙齿受力分析图。箭头所示牙冠的受力和方向。（a）上颌右侧观；（b）上颌正面观；（c）上颌左侧观；（d）上颌𬌗面观；（e）力及力矩折线图（近中向力及力矩为正值，相反为负值）

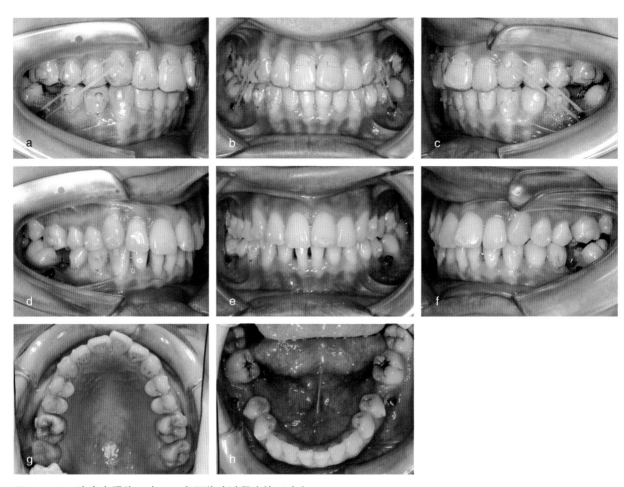

图4-2-49　治疗中照片。（a~h）牙移动过程（第30步）

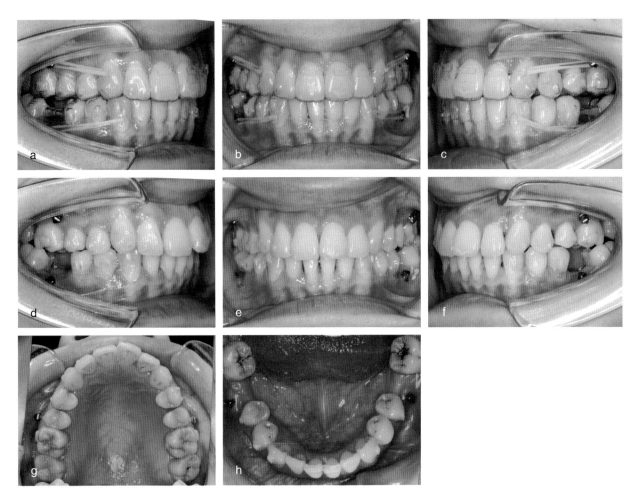

图4-2-50　治疗中照片。（a~h）牙移动过程（第42步）

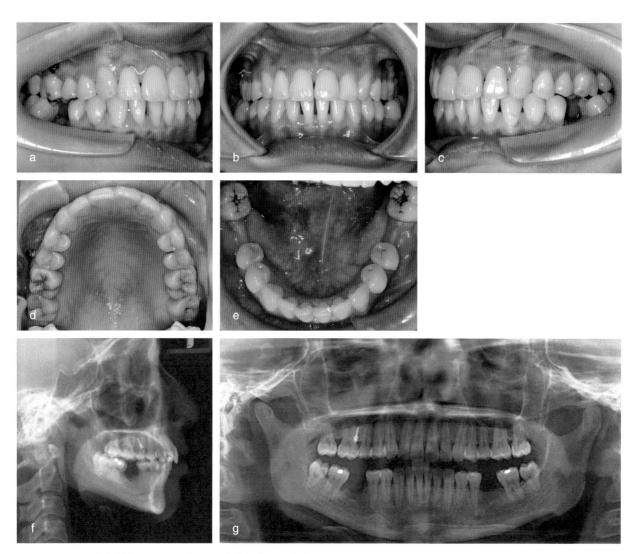

图4-2-51 治疗中照片。（a~g）牙移动过程（第61步）

治疗结果

　　疗程持续26个月，终末治疗效果为尖牙中性关系，上下颌牙齿排列整齐，覆拾、覆盖正常，面型得到较大改善。36、46完成种植（图4-2-52～图4-2-54，表4-2-8）。

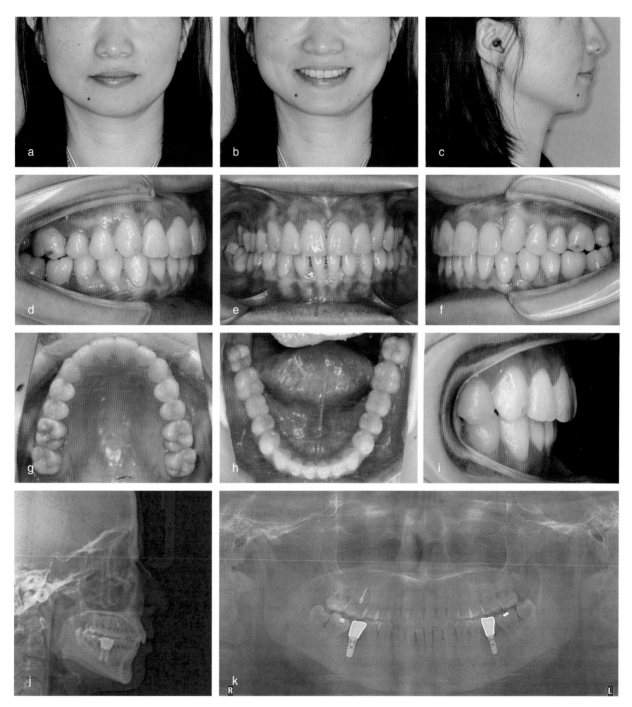

图4-2-52　治疗后照片。（a～c）治疗后面像；（d～i）治疗后拾像；（j）治疗后头颅侧位片；（k）治疗后全景片

表4-2-8 治疗前后头影测量数据

测量项目	标准值	标准差	治疗前测量值	治疗后测量值
SNA(°)	82.8	4.1	84.69	82.99
FH-NA(Maxillary Depth)(°)	91	7.5	88.83	88.69
SNB(°)	80.1	3.9	78.8	78.23
FH-NPo(Facial Angle)(°)	85.4	3.7	83.31	84.38
NA-APo(convexity)(°)	6	4.4	11.96	9.3
FMA(FH-MP)(°)	27.3	6.1	28.22	27.36
MP-SN(°)	30.4	5.6	32.36	33.06
Co-Go(mm)	59	3.2	49.1	48.99
S Vert-Co(mm)	20.2	2.6	14.78	14
S-N(Anterior Cranial Base)(mm)	71	3	60.33	58.73
SN/GoMe(%)	100	10	96.85	94.14
Y-Axis(SGn-FH)(°)	64	2.3	65.74	64.9
Po-NB(mm)	4	2	0.67	0.81
ANB(°)	2.7	2	5.89	4.76
Wits(mm)	0	2	5.94	2.27
ANS-Me/Na-Me(%)	54.4	2.3	52.38	51.85
ALFH/PLFH(%)	150	0	139.31	143.98
S-Go/N-Me(%)	63.5	1.5	66.87	65.91
U1-SN(°)	105.7	6.3	104.95	99.59
U1-NA(°)	22.8	5.2	20.26	16.6
U1-NA(mm)	5.1	2.4	4	2.82
U1-PP(mm)	28	2.1	25.61	25.13
U6-PP(mm)	22	3	20.78	19.68
IMPA(L1-MP)(°)	96.7	6.4	96.3	91.49
L1-MP(mm)	42	4	39.09	37.33
L1-NB(°)	30.3	5.8	27.46	22.78
L1-NB(mm)	6.7	2.1	7.3	5.43
U1-L1(°)	124	8.2	126.39	135.86
Overjet(mm)	2	1	4.54	3.18
Overbite(mm)	3	2	4.09	3.02
FMIA(L1-FH)(°)	55	2	55.48	61.15
OP-FH(°)	9.3	1	6.76	9.56
N'-SN-Pog'(Facial convexity)(°)	12	4	19.71	16.95
N' Vert-Pog'(mm)	0	2	−5.9	−4.61
Upper Lip Length(ULL)(mm)	20	2	17.08	16.85
SN-G Vert(mm)	6	3	2.82	3.21
Pog'-G Vert(mm)	0	4	−8.05	−5.9
UL-EP(mm)	−1.4	0.9	−1.34	−2.97
LL-EP(mm)	0.6	0.9	0.98	−0.75

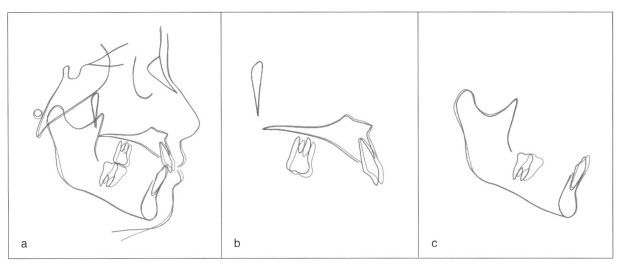

图4-2-53　治疗前后头影重叠图（治疗前蓝色，治疗后红色）。（a）SN重叠；（b）上颌重叠；（c）下颌重叠

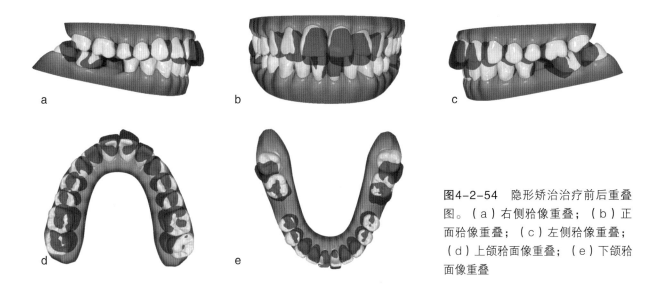

图4-2-54　隐形矫治治疗前后重叠图。（a）右侧𬌗像重叠；（b）正面𬌗像重叠；（c）左侧𬌗像重叠；（d）上颌𬌗面像重叠；（e）下颌𬌗面像重叠

病例小结

（1）病例特点

面型微凸，轻度拥挤，上颌牙前突，下颌磨牙舌侧倾斜和近中倾斜，下颌前牙区牙槽骨菲薄，牙龈萎缩。治疗特点：双颌磨牙远中移动，上下颌微种植体支抗辅助，加强支抗，保护前牙区不发生唇向移动。

（2）鉴别诊断

骨性Ⅱ类上颌前突。

（3）治疗方案选择的理由

本病例闭唇良好，侧貌虽然为凸面型，但上唇位于美线后，仅下唇稍突于美线前。因此上颌前牙仅需内收前突唇倾的中切牙；下颌切牙初始的唇倾度正常，借助扩弓排齐，下颌中切牙矢状向少量舌向移动。下颌磨牙近中倾斜，牙根位于更远中的位置，直立后下颌磨牙的牙冠向远中移动。若选择治疗方案2，上颌拔除第一前磨牙，上颌强支抗内收前牙，上唇内收量过大，容易造成唇部塌陷显老；下颌磨牙牙冠也需少量近中移动，而牙根的近中移动量更大，接近10mm。相较而言，治疗方案1更合理。

（4）病例陷阱及可能的并发症

磨牙远中移动势必产生对前牙的唇向反作用力，将使得切牙整体向唇侧推挤，因此下颌初始阶段就植入了微种植体保护前牙支抗，在下颌磨牙远中直立移动时，防止牙龈退缩的下颌前牙牙根唇向移动突出于骨皮质。上颌磨牙远中移动的支抗加强初期以Ⅱ类牵引为主，在治疗中期上颌后牙区也植入了微种植体。双颌磨牙需要大量远中移动时，双颌微种植体为较优化选择。本病例下颌第三磨牙也纳入了治疗，增加了下颌磨牙远中移动的难度及治疗周期。下颌第二磨牙近中倾斜已造成了近中牙槽骨吸收，若治疗前拔除下颌第三磨牙，则下颌第二磨牙远中牙槽骨缺失且后牙咬合力集中于第二磨牙，在第二磨牙直立的过程中易松动，因此下颌第三磨牙的延后拔除有利于整个治疗方案的实施。本病例下颌前牙区"黑三角"及牙龈萎缩源于下颌前牙区菲薄的唇侧骨皮质，在矫治过程中不能产生任何唇向移动下颌切牙的力，必要时需行牙周结缔组织瓣移植术保护下颌切牙。

（5）生物力学的考量

在上颌牙列远中移动的过程中，单侧3颗牙同时远中移动虽然效率较高，但对前部牙齿的近中及唇向作用力和对后部牙齿的近中向反作用力都很显著，配合Ⅱ类牵引可以抵消一部分反作用力。如果不希望上颌前牙出现明显的唇向移动，可采取以下两个措施：减少3颗牙同时移动的步骤或使用微种植体颌内牵引加大牵引力量达到184g，可以获得抵抗反作用力的作用。

（6）成功治疗的原因

明确诊断，根据诊断制订了合适的治疗方案。利用隐形矫治技术的模拟软件设计了合理的牙移动顺序和附件，分步远中移动上颌后牙，微种植体的使用对支抗进行加强和保护，合理对抗反作用力，使作用力发挥得更精准，有效地实现治疗目标。

参考文献

[1] 口腔正畸学经典巨著——《当代口腔正畸学》(第6版)中文版正式出版[J]. 口腔医学, 2022, 42(1):7.

[2] Piels RM. Changes In soft tissue profile of African-Americans folling extraction treatment[J]. Angle Orthod, 1995, 65(4):285.

[3] 吕婴, 张学军. 中国人颜面侧貌审美的调查分析[J]. 中华口腔医学杂志, 2000, 35(3):224-226, 后插5.

[4] Nanda R. 临床正畸治疗中的生物力学与美学设计原则[M]. 白玉兴译. 北京: 人民军医出版社, 2011.

[5] Zhu Y, Hu W, Li S. Force changes associated with differential activation of en-masse retraction and/or intrusion with clear aligners[J]. Korean J Orthod, 2021, 51:32-42.

[6] 傅民魁. 口腔正畸专科教程[M]. 北京: 人民卫生出版社, 2007.

[7] Witzig JW, Spahl TJ. The clinical management of basic maxillofacial orthopedic appliances. Vol 1: Mechanics[M]. Boston: PSG Publishing,1987.

[8] Witzig JW, Spahl TJ. The clinical management of basic maxillofacial orthopedic appliances. Vol 2: Diagnosis[M]. Boston: PSG Publishing,1987.

[9] Bowbeer GRN. The sixth key to facial beauty and TMJ health[J]. Funct Orthod, 1987;4:4-20.

[10] Bowbeer GRN. Saving the face and the TMJ[J]. Funct Orthod, 1985, 2:32-44.

[11] 常乾, 张丹, 任利玲, 等. 拔牙与非拔牙矫治对安氏Ⅱ类1分类错𬌗临界病例软组织侧貌的影响[J]. 实用口腔医学杂志, 2015, 31(4):577-579.

[12] 方志欣, 周嫣, 陈世稳, 等. 儿童青少年骨性Ⅱ类错𬌗畸形矫治后面型变化的研究[J]. 中国妇幼保健, 2015, 30(14):2203-2205.

[13] 尹茂运, 张祎, 胡敏. 正畸拔牙矫治对上气道影响的研究进展[J]. 国际口腔医学杂志, 2022, 49(05):607-613.

[14] 曾祥龙. 现代口腔正畸学诊疗手册[M]. 北京: 北京医科大学出版社, 2000.

[15] Patterson BD, Foley PF, Ueno H, et al. Class II malocclusion correction with Invisalign: Is it possible?[J]. Am J Orthod Dentofacial Orthop, 2021, 159(1): E41-E48.

[16] 傅民魁. 口腔正畸学(供口腔医学类专业用)[M]. 北京: 人民卫生出版社, 2012.

[17] Li X, Li M, Lu J, et al. Age-related effects on osteoclastic activities after orthodontic tooth movement[J]. Bone Joint Res, 2016, 5(10):492-499.

[18] Ren Y, Kuijpers-Jagtman AM, Maltha JC. Immunohistochemical evaluation of osteoclast recruitment during experimental tooth movement in young and adult rats[J]. Arch Oral Biol, 2005, 50(12):1032-1039.

[19] Misawa-Kageyama Y, Kageyama T, Moriyama K, et al. Histomorphometric study on the effects of age on orthodontic tooth movement and alveolar bone turnover in rats[J]. Eur J Oral Sci, 2010, 115(2):124-130.

[20] Ms A, Be B, Ss C, et al. The Effect of Ovariectomy and Orchiectomy on Orthodontic Tooth Movement and Root Resorption in Wistar Rats[J]. J Dent, 2015, 16(4):302-309.

[21] 何梦佳, 周宇, 王思婕, 等. 无托槽隐形矫治器推上颌磨牙远移的效率及影响因素研究进展[J]. 口腔医学, 2022, 42(09):851-855.

[22] Rossini G, Parrini S, Castroflorio T, et al. Efficacy of clear aligners in controlling orthodontic tooth movement: A systematic review[J]. Angle Orthod, 2015:881-889.

[23] Ravera S, Castroflorio T, Garino F, et al. Maxillary molar distalization with aligners in adult patients: a multicenter retrospective study[J]. Prog Orthod, 2016, 17(1):12.

[24] Ayidaa C, Kamilolu B. Effects of Variable Composite Attachment Shapes in Controlling Upper Molar Distalization with Aligners: A Nonlinear Finite Element Study[J]. J Healthc Eng, 2021:5557483.

[25] Simon M, Keilig L, Schwarze J, et al. Forces and moments generated by removable thermoplastic aligners: incisor torque, premolar derotation, and molar distalization[J]. Am J Orthod Dentofacial Orthop, 2014, 145(6):728-736.

[26] 任玉仲秀, 张继武, 马俐丽, 等. 无托槽隐形矫治技术推上颌第二磨牙向远中的三维有限元分析[J]. 中华口腔正畸学杂志, 2018, 25(2):5.

[27] 李俊霖, 肖立伟. 隐形矫治技术推磨牙远移机制与疗效的研究进展[J]. 国际口腔医学杂志, 2022,

49(01):109-115.

[28] Ji L, Li B, Wu X. Evaluation of biomechanics using different traction devices in distalization of maxillary molar with clear aligners: a finite element study[J]. Comput Methods Biomech Biomed Engin, 2023, 26(5):559-567.

5

Ⅲ类错𬌗畸形的非拔牙矫治

NON-EXTRACTION
ORTHODONTIC TREATMENT OF
CLASS III MALOCCLUSION

5.1 Ⅲ类错𬌗畸形非拔牙矫治概论

Ⅲ类错𬌗畸形的定义

Ⅲ类错𬌗畸形是由遗传、环境等因素引起的上下颌牙、牙弓、颌骨的形态、大小、位置异常的一类错𬌗畸形，表现为后牙及前牙反覆盖及后牙近远中方向上的异常，常伴有牙齿唇（颊）舌向错位。

口内特征主要是前牙反𬌗，磨牙近中关系，有时伴有后牙反𬌗。Ⅲ类错𬌗畸形可由上颌发育不足和/或下颌发育过度造成，面部软组织表现为凹面型。当上颌发育不足时，面中份扁平、鼻唇角小、上唇塌陷；当下颌发育过度时，下颌过度生长致颏部前突、下颌体长、下颌支正常或过长、下颌角大、下唇外翻。

Ⅲ类错𬌗畸形的病因

遗传因素

Ⅲ类错𬌗畸形是一种多基因遗传疾病，常具有明显的家族史。另外，一些单基因遗传综合征如Down's综合征、颅骨-锁骨发育不全综合征、Crouzon综合征、虹膜-牙齿发育不全综合征等，也会影响颌骨和牙齿生长发育，造成Ⅲ类错𬌗畸形。

环境因素

（1）先天因素

先天性疾病多为妊娠期疾病所致，例如先天性唇腭裂常合并Ⅲ类错𬌗畸形。

（2）后天因素

①乳牙及替牙期局部障碍：乳磨牙邻面龋坏导致牙冠近远中径减少，牙齿位置发生改变，形成早接触和𬌗干扰，容易诱发下颌闭口路径向前，形成前牙反𬌗，或者下颌闭口路径向前、侧方改变，形成前牙和单侧后牙反𬌗。

乳牙早失和滞留对𬌗发育有不良影响。上颌乳前牙早失会导致牙槽骨缺乏功能性刺激而发育不良，上颌侧切牙萌出时常位于舌侧与下颌牙产生早接触，导致下颌前伸、前牙反𬌗。多数乳磨牙早失，后牙区失去咀嚼功能造成患儿不自觉地只能靠前牙咀嚼，下颌处于前伸位，导致前牙反𬌗。乳牙滞留时，后继恒牙无法正常萌出，导致错位萌出，与对颌牙形成反𬌗，如上颌乳切牙滞留导致恒切牙被迫腭侧萌出，形成反𬌗。

乳尖牙磨耗不足时，牙齿咬合会造成尖牙早接触引起创伤性疼痛，下颌为避开𬌗干扰会发生下颌前伸，导致前牙反𬌗。

②全身疾病：垂体功能亢进产生过量生长激素，如持续到骨骺融合之后，可表现为肢端肥

大、下颌前突，导致前牙或全牙弓反𬌗。佝偻病由于钙磷代谢障碍导致骨代谢紊乱，可因下颌前突表现为前牙反𬌗、开𬌗。

③呼吸道疾病：慢性扁桃体炎时，扁桃体肥大增生，为保持呼吸道通畅和减少压迫刺激，舌体常向前伸并带动下颌向前，形成下颌前突、前牙反𬌗。

④口腔不良习惯：伸舌、咬上唇、伸下颌及不正确的人工喂养姿势都可造成下颌前突、前牙反𬌗。

Ⅲ类错𬌗畸形非拔牙矫治的诊断及鉴别诊断

Ⅲ类错𬌗畸形非拔牙矫治的病例主要表现为轻度到中度的牙性Ⅲ类或轻度的骨性Ⅲ类错𬌗畸形，牙列轻度拥挤。侧貌主要表现为直面型或轻度的凹面型。有个别轻度或单侧牙性Ⅲ类的病例也可表现为凸面型。

Ⅲ类错𬌗畸形非拔牙矫治主要应与Ⅲ类错𬌗畸形拔牙矫治和Ⅲ类错𬌗畸形正畸－正颌联合治疗相鉴别。

Ⅲ类错𬌗畸形非拔牙矫治与拔牙矫治的鉴别要点

（1）拥挤度

轻度拥挤一般考虑非拔牙矫治，重度拥挤考虑拔牙矫治。中度拥挤还需考虑下述的其他间隙分析。

（2）前牙内收量

内收前牙需要的间隙量较大时考虑拔牙矫治。一般切牙切缘向舌侧移动1mm，双侧共需要2mm的牙弓间隙。下颌切牙每内收1°，双侧共需要0.8mm的牙弓间隙。

（3）磨牙远中移动量

磨牙远中移动需要关注牙弓中最后一颗牙远中的骨量，当间隙足够才能远中移动。若磨牙远中无足够间隙，则需要通过拔牙等方式获得牙弓间隙。

（4）Spee曲线曲度

每整平1mm的Spee曲线，每侧需要1mm牙弓间隙。

（5）垂直骨面型

垂直生长型即高角病例可适当放宽拔牙指征，这类病例若设计推磨牙向远中移动或扩大牙弓等非拔牙矫治，会导致上下颌磨牙垂直距离的增加，对于高角病例不利。对于水平生长型即低角病例应当谨慎拔牙，这类病例若设计拔牙矫治，会加大关闭间隙和打开咬合的难度。

（6）矢状关系

轻度的Ⅲ类磨牙关系可以通过少量下颌磨牙远中移动实现，可考虑非拔牙矫治。骨性Ⅲ类进行正畸掩饰性治疗时，无需刻意追求磨牙中性关系，可以通过拔牙内收下颌前牙，解除前牙的反𬌗，磨牙保留轻度近中关系。

（7）面部软组织侧貌

在考量是否拔牙时需要兼顾到软组织侧貌的美观，尤其是鼻、唇、颏的协调，例如拔牙矫治会内收上下唇，所以当鼻唇角较大时上颌需谨慎拔牙，当颏唇沟较深时下颌需谨慎拔牙。对于严重凹面型的患者拔牙需要慎重。

Ⅲ类错𬌗畸形非拔牙矫治与正畸-正颌联合治疗的鉴别要点

（1）骨性畸形严重程度

ANB< -4°为重度Ⅲ类骨性错𬌗，-2°~-4°为中度，0°~-2°为轻度。重度的Ⅲ类骨性错𬌗应该考量采用正畸-正颌联合治疗。中度Ⅲ类骨性错𬌗为临界病例，需结合以下其他因素综合考量。

（2）颌骨偏斜

当骨性Ⅲ类错𬌗合并颌骨明显偏斜的情况，在鉴别诊断排除功能性偏斜后，更倾向于正畸-正颌联合治疗。

（3）牙周健康状况

当患者牙周健康状况欠佳，牙槽骨中重度吸收、牙龈退缩明显、前牙区牙槽骨薄、单颗或者多颗牙齿有松动度等，应当尽量减少牙齿移动，此时更倾向于正畸-牙周-正颌联合治疗。

（4）前牙代偿情况

治疗前已存在牙代偿，即上颌前牙唇倾、下颌前牙舌倾，上颌后牙明显颊侧倾斜、下颌后牙明显舌侧倾斜，代偿现象较明显时，若再进行正畸掩饰性治疗、加大牙代偿性倾斜度，会加重牙槽骨或牙根的损伤，引起骨开窗、骨开裂等情况。如果采取掩饰性矫治，需要特别关注牙槽骨的健康和牙齿过度倾斜造成前牙的咬合创伤。应该将正畸-正颌联合治疗作为首选治疗方案。

（5）X线头影测量

ANB< -4°、FMIA<82°、SNP>83°、IDP-MP<69°、联合变量CV<201°，这些数据显示骨性Ⅲ类为重度，牙齿明显代偿倾斜，正畸-正颌联合治疗有利于实现正畸治疗目标。

（6）软组织侧貌

Ⅲ类错𬌗畸形的病例若面中部发育明显不足、下颌过度前突，掩饰性矫治通常无法改善面型，若患者对面部美观有要求，则需要选择正畸-正颌联合治疗。

Ⅲ类错𬌗畸形非拔牙隐形矫治

矫治原则

Ⅲ类错𬌗畸形非拔牙隐形矫治主要采用上颌扩弓、上颌前牙唇倾、下颌推磨牙远中移动来协调磨牙和尖牙关系。牙列轻度拥挤还可以通过扩弓、唇倾、邻面去釉等方式解决。

有效性

透明矫治器对上颌扩弓的效果比较理想，对尖牙扩弓效率为68%，对前磨牙扩弓效率为61%~69%，对第一磨牙和第二磨牙扩弓效率分别为55%和29%[1-2]。由于矫治器包裹整个牙冠，对后牙压低效果好，能在扩弓的同时避免牙齿的颊倾或伸长[1,3-4]。

透明矫治器对上颌前牙冠唇向倾斜有效率为62%，对下颌前牙牙冠舌向倾斜有效率为61%[2]。因此在设计上颌前牙唇倾和下颌前牙舌倾时注意设计过矫治，同时每次复诊需要严格检查牙根与牙槽骨的关系，倾斜的最大限度是牙根不能穿出骨皮质。

目前，透明矫治器远中移动磨牙的有效率在80%以上，最高可达88%[5-8]，由于上下颌骨密度和矫治器固位的区别，下颌磨牙远中移动有效率低（74%），下颌第二磨牙高于下颌第一磨牙[9]。此外，透明矫治器在推磨牙向远中移动的过程中对磨牙存在压低效应，因此垂直向控制相较于其他远中移动磨牙的矫治器要更加理想[9-10]，若配合Ⅲ类牵引或上颌微种植体支抗的使用，会减少下颌磨牙压低作用。但需要注意，透明矫治器在远中移动下颌磨牙时，可能存在下颌前牙支抗的丧失[7]，下颌前牙的唇倾易导致骨开裂风险，且会造成下颌前牙的往复移动，配合Ⅲ类牵引或使用微种植体支抗可以预防下颌前牙支抗的丧失[11-12]。

推磨牙远中移动的适应证及禁忌证

Ⅲ类错殆畸形推磨牙远中移动的适应证

（1）骨面型为平均或水平生长型，前下面高正常或偏低，下颌平面角正常或偏小。

（2）安氏Ⅲ类或轻度Ⅲ类骨性错殆畸形，磨牙近中关系可伴有上下颌牙列轻中度拥挤或乳磨牙早失；面部凹度较小或偏直面型。

（3）被远中移动磨牙的牙体牙周情况良好，牙冠高度足够，磨牙后方有足够的骨量，无明显骨皮质或第三磨牙的阻挡。

（4）磨牙牙冠向近中倾斜，且磨牙区间隙分析在近远中和颊舌向（颊腭向）可容纳推入的磨牙；第二磨牙未萌出或第三磨牙已拔除，牙槽基骨丰满。

（5）下颌前牙较直立或轻度内倾。

Ⅲ类错殆畸形推磨牙远中移动的禁忌证

（1）经磨牙后区间隙分析其可用间隙明显不足。

（2）Ⅲ类错殆畸形伴中度至重度牙列拥挤。

（3）磨牙牙轴明显向远中倾斜。

（4）明显的上颌发育不足和/或明显的下颌发育过度，下颌前牙过度舌倾。

Ⅲ类错殆畸形非拔牙隐形矫治的风险控制

硬组织风险

（1）骨开窗、骨开裂

骨开窗是不累及牙槽嵴顶的牙槽骨缺损，会导致牙颈部以下局部牙根暴露。骨开裂是从牙间牙槽嵴顶水平向根方至少4mm的连续骨皮质缺损[13]。下颌前牙唇侧骨开裂发生率较高[14]。Ⅲ类错殆畸形非拔牙隐形矫治前使用CBCT评估牙槽骨厚度，避免上颌前牙过度唇倾和下颌前牙过度舌倾，必要时可采用牙槽骨增量等牙周手术联合治疗。透明矫治器在远中移动下颌磨牙时可能造成下颌前牙支抗丧失，需要配合Ⅲ类牵引或微种植体支抗，避免下颌前牙唇侧倾斜。

（2）牙根吸收

牙根吸收的程度与正畸力大小、转矩大小和正畸疗程均呈正相关[15-16]。因此，合理施加正畸力、缩短疗程、避免牙齿过度唇舌向倾斜，以及降低牙周病发生率等均有利于减少牙根吸收。

（3）上颌骨发育不足、上颌前牙唇倾

Andrews[17]提出的口颌面协调六要素指出，当上下颌切牙均直立于牙槽骨中时，理想的上颌中切牙落于目标前界线（GALL line）上。上颌切牙在满足上述要素，并保持直立或轻度腭倾时最美观。上颌前牙越唇倾，微笑美学评分越低，上颌切牙位置靠后且唇倾（>10°）时最不美观[18]。而对于上颌骨发育不足患者，由于上颌基骨发育不足，上颌牙槽骨基底部后缩，上颌

切牙牙根位置后缩，为保证牙根位于牙槽骨中且同时建立正常的覆𬌗、覆盖，其上颌前牙唇倾度大于正常值是不可避免的，临床易诊断为上颌前突[19]。因此，若临床发现前突患者Wits值为负值，则应仔细检查头颅侧位片并通过触诊检查前颌骨区骨量，鉴别诊断真性上颌牙前突与前颌骨发育不足引起的上颌前牙唇倾。正畸治疗时由于受制于牙槽骨，上颌切牙治疗目标位仅能在牙槽骨允许的范围内直立，前牙在治疗后仍存在唇倾度偏大，不能达到美观微笑的标准，需要治疗前明确诊断并告知患者牙齿不能直立至最佳美观效果的原因。若患者对牙齿直立程度有明确的要求，则需要通过上颌牙槽骨增量手术辅助正畸治疗，或去代偿正畸后配合正颌手术治疗以达到最佳的美观效果。

软组织风险

（1）凹面型伴低角的颏部形态

骨性Ⅲ类错𬌗畸形且下颌平面角较小，颏高度较小、颏前突、颏唇沟较深[20-21]。正畸内收下颌前牙解除反𬌗会加重凹面型的表现，侧面观颏部突度更明显。

（2）凹面型伴高角的唇颏部美观

下颌平面角较大时面下1/3过高，常表现为长面型，下颌骨颏部高度较大、厚度和突度较小，软硬组织的量不匹配，硬组织过多、软组织偏少，导致唇肌和颏肌张力较大、唇闭合功能不全[19-22]。正畸治疗可解除反𬌗，通过内收下颌前牙减轻唇肌、颏肌的张力，但无法完全缓解肌肉紧张的现象，唇闭合功能的改善较差。

（3）鼻旁凹陷

鼻旁凹陷伴牙性甚至骨性Ⅲ类错𬌗时，正畸掩饰性治疗需加大上颌前牙唇倾度以建立正常的覆𬌗、覆盖。但上颌前牙唇倾后，上唇也相应稍向前突出，使鼻唇角变锐，此时鼻旁凹陷可能更明显[19]。

5.2 临床病例

 病例5-1

一般情况

男，27岁。

主诉

牙齿反𬌗15年余，要求正畸治疗。

病史

自述牙齿反𬌗15年余，到口腔正畸科求诊。否认遗传性家族史，否认系统疾病史，否认药物过敏史，否认正畸治疗史。

临床检查

（1）口外检查

①正面观：面部不对称，颧骨和下颌角左侧偏大，上、中、下面高基本协调，无开唇露齿（图5-2-1a，b）。

②侧面观：凹面型，面中份较为平坦，颏部位置前突，下唇在审美平面之前（图5-2-1c）。

（2）口内检查

恒牙列11-17、21-27、31-38、41-48，双侧磨牙近中关系；上下颌牙列轻度拥挤；前牙对刃（图5-2-1d~i）。

（3）牙体检查

38、48阻生。

（4）牙周检查

牙龈色粉、质韧，探诊无出血，轻度红肿，下颌前牙区牙龈稍退缩。

（5）关节检查

开口型正常，开口度三横指，双侧颞下颌关节未触及弹响和压痛。

影像学检查

（1）全景片

18、28、38、48阻生，下颌前牙区牙槽骨轻度水平吸收。双侧髁突、下颌支不对称，未见明显骨质异常（图5-2-1k）。

（2）头颅侧位片

上颌骨发育不足、下颌骨轻度前突，骨性Ⅲ类，平均生长型，骨性和软组织均为凹面型，下颌前牙舌倾，颏部前突，下唇前突（图5-2-1j，表5-2-1）。

（3）CBCT

12、22唇侧牙槽骨轻度吸收，冠根比略小于1:1，31、41唇侧牙槽骨轻度吸收、骨皮质薄（图5-2-2）。双侧髁突骨皮质基本连续。

（4）颞下颌关节磁共振

双侧颞下颌关节盘髁关系正常。

诊断

（1）骨性问题

骨性Ⅲ类，上颌骨发育不足，下颌骨轻度前突，下颌骨右偏。

（2）牙性问题

安氏Ⅲ类，前牙对刃，上下颌牙列轻度拥挤，38、48阻生。

（3）牙周问题

下颌前牙牙槽骨吸收、牙龈退缩。

治疗方案

（1）治疗方案1

①治疗目标：牙列整齐，无间隙，建立正常覆殆、覆盖，协调尖牙、磨牙关系至中性。基本维持侧貌。

②拔牙计划：拔除18、28、38、48。

③牙齿移动计划：正畸掩饰性治疗，使用无托槽隐形矫治技术，上颌前牙唇倾以排齐整平上颌牙列，下颌双侧磨牙远中移动，下颌前牙邻面去釉（IPR）以排齐整平下颌牙列，内收下颌前牙，解除前牙反殆，维持上颌牙列中线，调整下颌牙列中线与上颌前牙一致。矫治结束后咬合良好，面型基本维持。

④治疗流程：制订治疗方案→签署知情同意书→口扫数据采集→模拟治疗方案→修改方案→定制透明矫治器→转口腔外科拔除18、28、38、48→进入规范化治疗和复诊程序。

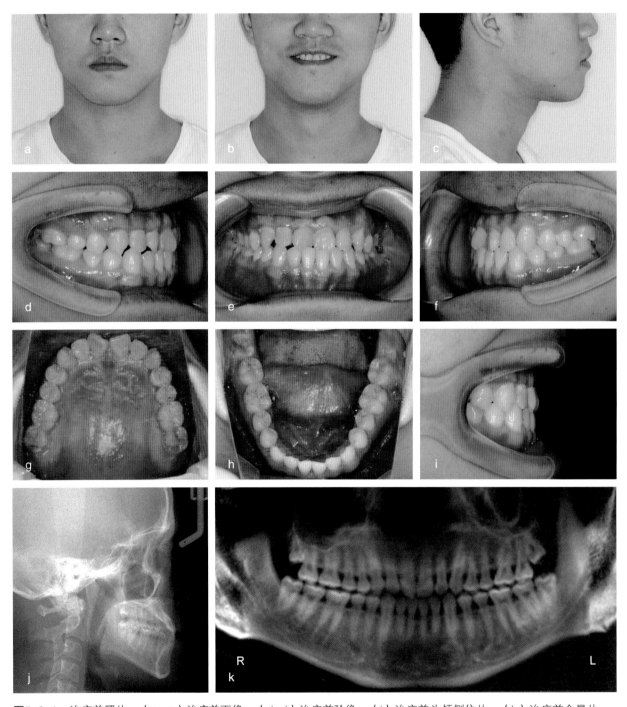

图5-2-1 治疗前照片。（a~c）治疗前面像；（d~i）治疗前殆像；（j）治疗前头颅侧位片；（k）治疗前全景片

表5-2-1 治疗前头影测量数据

测量项目	标准值	标准差	测量值
SNA(°)	82.8	4.1	78.46
FH-NA(Maxillary Depth)(°)	91	7.5	89.22
SNB(°)	80.1	3.9	81.06
FH-NPo(Facial Angle)(°)	85.4	3.7	91.58
NA-APo(convexity)(°)	6	4.4	−4.89
FMA(FH-MP)(°)	27.3	6.1	22.7
MP-SN(°)	30.4	5.6	33.46
Co-Go(mm)	59	3.2	61.24
S Vert-Co(mm)	20.2	2.6	14.66
S-N(Anterior Cranial Base)(mm)	71	3	60.41
SN/GoMe(%)	100	10	82.74
Y-Axis(SGn-FH)(°)	64	2.3	61.39
Po-NB(mm)	4	2	−0.5
ANB(°)	2.7	2	−2.6
Wits(mm)	0	2	−9.4
ANS-Me/Na-Me(%)	54.4	2.3	55.51
ALFH/PLFH(%)	150	0	138.76
S-Go/N-Me(%)	63.5	1.5	66.43
U1-SN(°)	105.7	6.3	108.7
U1-NA(°)	22.8	5.2	30.24
U1-NA(mm)	5.1	2.4	6.97
U1-PP(mm)	28	2.1	27.5
U6-PP(mm)	22	3	22.67
IMPA(L1-MP)(°)	96.7	6.4	81.99
L1-MP(mm)	42	4	41.7
L1-NB(°)	30.3	5.8	16.51
L1-NB(mm)	6.7	2.1	2.28
U1-L1(°)	124	8.2	135.85
Overjet(mm)	2	1	0.98
Overbite(mm)	3	2	0.05
FMIA(L1-FH)(°)	55	2	75.31
OP-FH(°)	9.3	1	7.19
N'-SN-Pog'(Facial convexity)(°)	12	4	5.69
N' Vert-Pog'(mm)	0	2	8.27
Upper Lip Length(ULL)(mm)	20	2	23.28
SN-G Vert(mm)	6	3	4.47
Pog'-G Vert(mm)	0	4	6.08
UL-EP(mm)	−1.4	0.9	−1.58
LL-EP(mm)	0.6	0.9	3.19

12	11、41	21、31	22	32	42

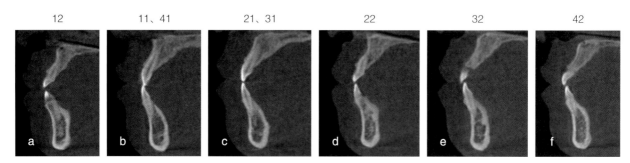

图5-2-2 （a~f）治疗前CBCT

（2）治疗方案2

①治疗目标：牙列整齐，无间隙，建立正常覆𬌗、覆盖，协调尖牙、磨牙关系至中性。矫正下颌骨偏斜。

②拔牙计划：拔除18、28、38、48。

③牙齿移动计划：使用无托槽隐形矫治技术，上颌前牙唇倾以排齐整平上颌牙列，下颌双侧磨牙远中移动，下颌前牙邻面去釉（IPR）以排齐整平下颌牙列，内收下颌前牙，解除前牙反𬌗，维持上颌牙列中线，调整下颌牙列中线与上颌前牙一致。矫治结束后咬合良好。

④正颌手术或颏成形手术矫正下颌骨偏斜。

⑤治疗流程：制订治疗方案→签署知情同意书→口扫数据采集→模拟治疗方案→修改方案→定制透明矫治器→转口腔外科拔除18、28、38、48→进入规范化治疗和复诊程序→正畸结束转正颌外科手术。

（3）治疗方案3

①治疗目标：牙列整齐，无间隙，建立正常覆𬌗、覆盖，协调尖牙、磨牙关系至中性。矫正下颌骨偏斜。

②拔牙计划：拔除18、28、38、48。

③术前正畸：使用无托槽隐形矫治技术，上下颌双侧磨牙远中移动，下颌前牙邻面去釉

（IPR），排齐整平上下颌牙列，维持前牙反𬌗，维持下颌牙列中线右偏。

④转正颌外科行正颌手术矫正上颌骨发育不足、下颌骨轻度前突和偏斜。

⑤术后正畸：精细调整咬合。

⑥治疗流程：制订治疗方案→签署知情同意书→口扫数据采集→模拟治疗方案→修改方案→定制透明矫治器→转口腔外科拔除18、28、38、48→进入规范化治疗和复诊程序→术前正畸结束转正颌外科手术→术后4周口腔正畸科开始复诊→重新制作矫治器开始精细调整咬合。

根据患者需求、诊断和治疗目标选择治疗方案1，选择依据详见病例小结。

方案设计

本病例拔除18、28、38、48，为后牙远中移动提供空间。隐形矫治设计上颌后牙前后位置不变，利用上颌前牙唇倾解除牙列拥挤。下颌磨牙的移动过程大致可以分为两个阶段：第一阶段，磨牙作为移动牙，需要按设计移动到位，为前磨牙和前牙制造间隙。远中移动磨牙采用分步移动方法，首先将下颌第二磨牙与第一磨牙移动到位，右侧下颌第二磨牙远中移动1.5mm，左侧下颌第二磨牙远中移动0.7mm。第二阶段，下

颌磨牙作为支抗牙，同时利用颌间支抗，后移前磨牙和前牙，全程配合Ⅲ类牵引。解除前牙反覆拾，排齐牙齿，精细调整咬合。

（1）附件设计

16、26开窗以利于临床上粘接金属扣，33、43辅助附件配合牵引钩，临床上配合Ⅲ类牵引。14固位附件，13、23优化旋转附件，12、11、21、22伸长附件，24旋转附件，35固位附件，34、35固位附件，36固位附件，44固位附件，45旋转附件，47固位附件（图5-2-3）。

（2）牵引设计

本病例利用Ⅲ类牵引配合颌间支抗设计，来提升磨牙远中移动的效率，保证磨牙远中移动的实现，同时预防下颌前牙的唇侧倾斜。在33、43唇侧矫治器上切割牵引钩，16、26颊侧矫治器开窗粘接金属扣，以利于橡皮筋牵引，在33、43设计附件以对抗牵引产生的脱套（图5-2-3）。

（3）矫治器形态设计

本病例临床牙冠宽度和高度无明显异常，按常规设计了包裹性较好的矫治器。

（4）生物力学分析

本病例特征性的牙移动主要为下颌磨牙、前磨牙远中移动及前牙内收，每1步远中移动量为0.2mm。当第二磨牙远中移动1mm时开始远中移动第一磨牙，当第一磨牙远中移动1mm时开始移动第二前磨牙，以此类推，最后实现6颗前牙的整体内收。利用颌内支抗远中移动磨牙时，对下颌前牙的反作用力不利于牙周的健康，所以全程配合了颌间支抗，使用了128g（4.5oz）的Ⅲ类牵引加强支抗。在内收下颌前牙时，颌间支

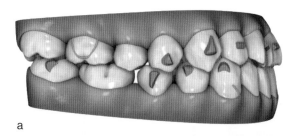
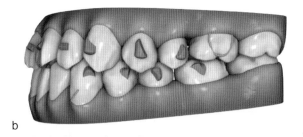
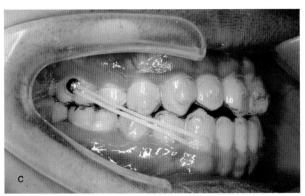
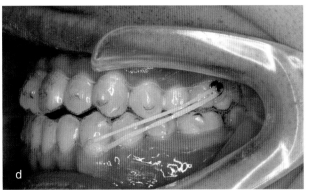

图5-2-3 附件及牵引设计。（a）右侧Ⅲ类牵引设计动画截图；（b）左侧Ⅲ类牵引设计动画截图；（c）右侧Ⅲ类牵引口内像；（d）左侧Ⅲ类牵引口内像

抗的使用也可有效避免颌内支抗的丧失，防止下颌后牙近中移动，影响磨牙远中移动效率。以矫治过程中下颌第二磨牙开始远中移动（第2步）、下颌第一磨牙开始远中移动（第5步）、下颌第二前磨牙开始远中移动（第8步）、下颌前牙整体内收（第25步）为例，应用有限元分析本病例牙移动设计中的生物力学，为临床诊疗提供科学的参考。

·下颌第二磨牙开始远中移动配合Ⅲ类牵引时的生物力学分析

①牙齿移动趋势：当配合128g的Ⅲ类牵引下颌第二磨牙开始远中移动时，下颌第二磨牙表现为远中倾斜移动，上颌牙列无明显移动，下颌其他牙齿也未发生明显移动（图5-2-4）。

②牙齿受力情况：上颌牙列受力来源于Ⅲ类牵引，因Ⅲ类牵引直接作用在上颌第一磨牙牙冠上，所以上颌牙列中第一磨牙受到近中移动力最大，且集中在上颌第一磨牙牙冠的近中和𬌗面，近中移动力为0.52N，其余牙受力小，切牙几乎不受力（图5-2-5）。力矩=作用力×力臂，计算结果显示，上颌第一磨牙因为力臂短，力矩几乎为零，上颌尖牙、前磨牙和第二磨牙的近倾力矩相近，上颌切牙近倾力矩很小。结合牙齿形变图可以看出，本病例中的Ⅲ类牵引不会造成上颌磨牙的近倾，对上颌前牙也没有明显的唇倾副作用。

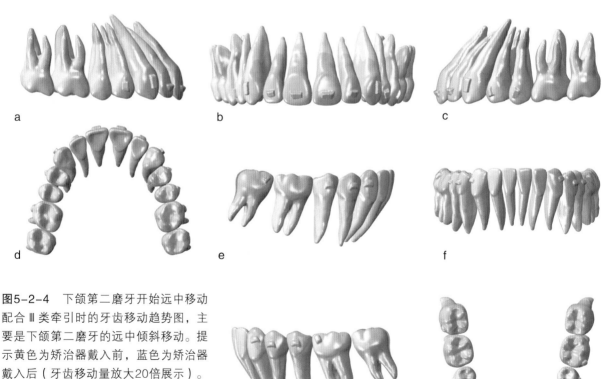

图5-2-4　下颌第二磨牙开始远中移动配合Ⅲ类牵引时的牙齿移动趋势图，主要是下颌第二磨牙的远中倾斜移动。提示黄色为矫治器戴入前，蓝色为矫治器戴入后（牙齿移动量放大20倍展示）。（a）上颌右侧观；（b）上颌正面观；（c）上颌左侧观；（d）上颌𬌗面观；（e）下颌右侧观；（f）下颌正面观；（g）下颌左侧观；（h）下颌𬌗面观

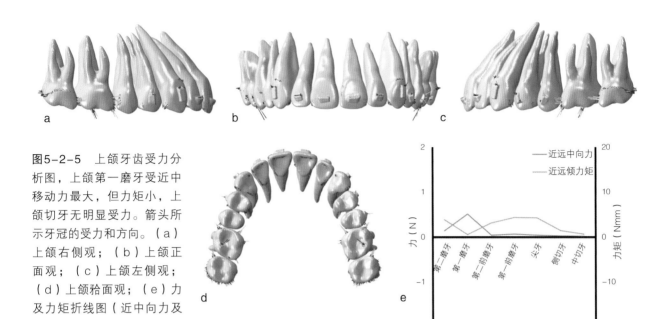

图5-2-5 上颌牙齿受力分析图，上颌第一磨牙受近中移动力最大，但力矩小，上颌切牙无明显受力。箭头所示牙冠的受力和方向。（a）上颌右侧观；（b）上颌正面观；（c）上颌左侧观；（d）上颌殆面观；（e）力及力矩折线图（近中向力及力矩为正值，相反为负值）

下颌牙齿受到的力量来自透明矫治器，每颗牙齿可以看作独立受力，所以下颌牙齿受力与力矩的趋势是一致的，即受力越大，力矩也越大。下颌第二磨牙远中移动时受到远中移动力1.63N（约166g），近中面压力最为集中（图5-2-6a~d），下颌其余牙齿作为支抗牙受到近中移动力，再加上下颌尖牙处的Ⅲ类牵引，叠加的效应是下颌第二磨牙受到的远中移动力最大，其余牙齿受到近中移动力很小（图5-2-6a~d）。下颌第一磨牙近中移动力最大，为0.45N（约46g）属于轻力范围，下颌第二前磨牙0.12N（约12g），下颌尖牙0.082N（约8g），下颌侧切牙0.012N（约1.2g），下颌中切牙0.011N（约1.1g）（图5-2-6e）。此时，下颌前牙受唇倾力很小，牙周比较安全，可避免骨开窗、骨开裂风险。

③牙周膜主应力分布：上颌第一磨牙和下颌

第二磨牙牙周膜受力明显（图5-2-7）。上颌第一磨牙牙周膜拉应力主要集中在近中颊根远中面的牙槽嵴顶处，向根尖方向逐渐减小（图5-2-7a），以及远中颊根腭面的根尖处，向牙槽嵴顶处逐渐减小（图5-2-7b）；压应力主要集中在近中颊根近中面的根上1/3和根中1/3、远中颊根近颊面的根尖1/3和根中1/3、腭根远中面的根尖1/3和根中1/3（图5-2-7c）、腭根腭面的牙槽嵴顶处、近中根腭面的牙槽嵴顶处（图5-2-7d）。此时，上颌第一磨牙无明显移动，仅牙周膜有应力分布。上颌第二磨牙牙周膜应力分布区与上颌第一磨牙相近，但应力较小（图5-2-7e~h）。

下颌第二磨牙牙周膜应力集中在近中牙槽嵴顶处拉应力（图5-2-7i，j）、远中牙槽嵴顶处压应力（图5-2-7k）、两牙根近中根尖压应力（图5-2-7k）、两牙根远中根尖1/3至根尖处拉

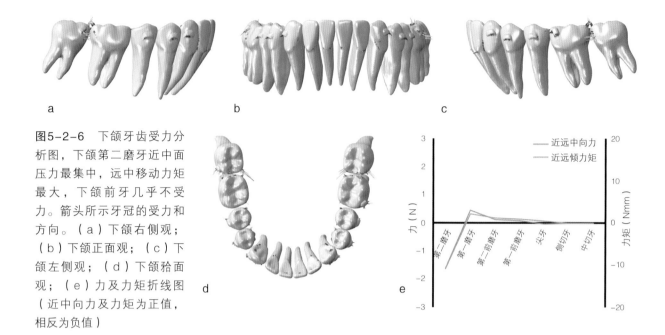

图5-2-6 下颌牙齿受力分析图，下颌第二磨牙近中面压力最集中，远中移动力矩最大，下颌前牙几乎不受力。箭头所示牙冠的受力和方向。（a）下颌右侧观；（b）下颌正面观；（c）下颌左侧观；（d）下颌𬌗面观；（e）力及力矩折线图（近中向力及力矩为正值，相反为负值）

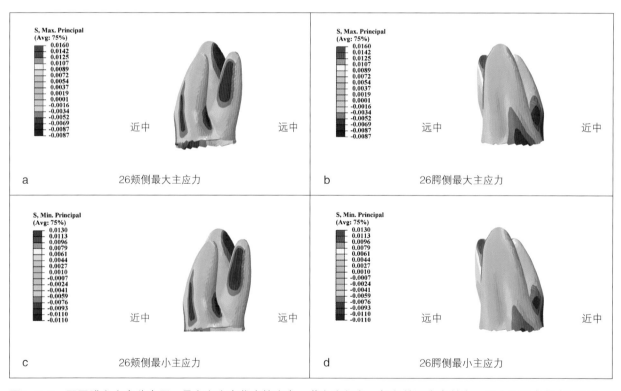

图5-2-7 牙周膜主应力分布图。最大主应力代表拉应力，黄色和红色，颜色越深应力越大；最小主应力代表压应力，蓝色，颜色越深应力越大。（a，b）26牙周膜最大主应力；（c，d）26牙周膜最小主应力

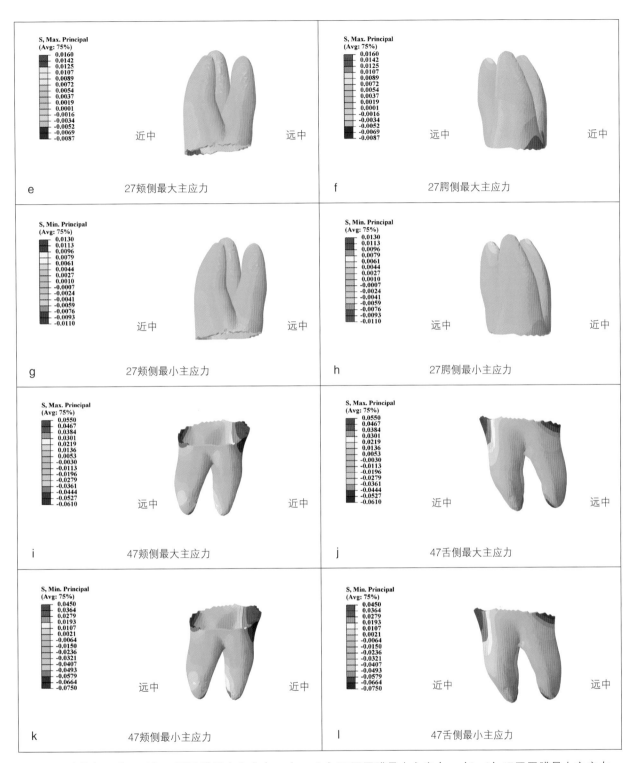

图5-2-7（续）　（e，f）27牙周膜最大主应力；（g，h）27牙周膜最小主应力；（i，j）47牙周膜最大主应力；（k，l）47牙周膜最小主应力

应力（图5-2-7i，j），近远中牙槽嵴顶的应力向根尖方向逐渐减小（图5-2-7i～l），此时牙齿出现远中倾斜移动。

· 下颌第一磨牙开始远中移动配合Ⅲ类牵引时的生物力学分析

①牙齿移动趋势：当第二磨牙远中移动1mm后开始下颌第一磨牙的远中移动，此时下颌第二磨牙继续远中倾斜移动，下颌第一磨牙远中倾斜移动趋势明显，下颌前磨牙有近中移动趋势，下颌前牙有唇侧移动趋势（图5-2-8）。上颌牙齿移动趋势参考图5-2-4。

②牙齿受力情况：下颌牙齿牙冠受力集中在下颌磨牙的近中和第二前磨牙的远中，下颌前牙受到少量的唇向压力（图5-2-9）。下颌

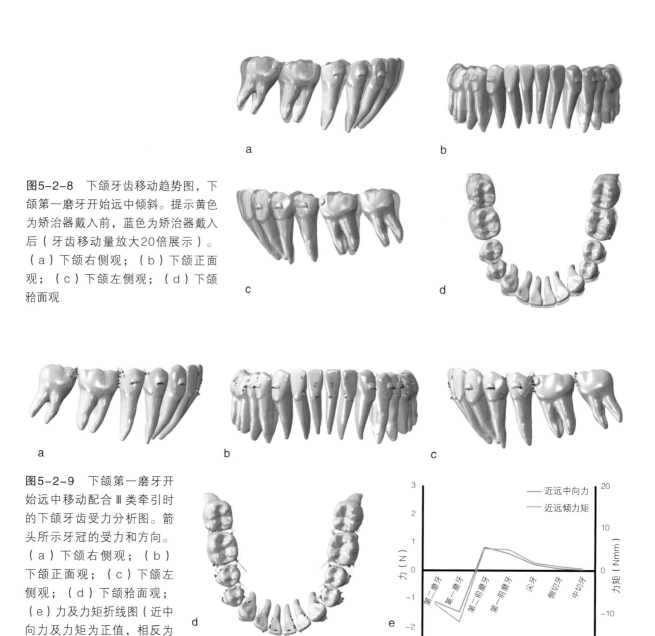

图5-2-8 下颌牙齿移动趋势图，下颌第一磨牙开始远中倾斜。提示黄色为矫治器戴入前，蓝色为矫治器戴入后（牙齿移动量放大20倍展示）。（a）下颌右侧观；（b）下颌正面观；（c）下颌左侧观；（d）下颌𬌗面观

图5-2-9 下颌第一磨牙开始远中移动配合Ⅲ类牵引时的下颌牙齿受力分析图。箭头所示牙冠的受力和方向。（a）下颌右侧观；（b）下颌正面观；（c）下颌左侧观；（d）下颌𬌗面观；（e）力及力矩折线图（近中向力及力矩为正值，相反为负值）

第一磨牙受到的远中移动力最大，为1.46N（约149g）；下颌第二磨牙远中移动力为1.09N（约111g）。下颌第二前磨牙受到的反作用力为近中移动力，为0.84N（约86g），约为下颌第一磨牙的1/2；下颌第一前磨牙近中移动力更小，为0.61N（约62g）；下颌尖牙受到近中移动力为0.23N（约23g），下颌侧切牙为0.08N（约8g），下颌中切牙为0.03N（约3g）。下颌前牙受力仍比较小，暂时还不足够使其发生唇倾移动。

③牙周膜主应力分布：下颌两颗磨牙牙周膜应力分布相似（图5-2-10a~h），牙周膜应力集中在近中根近中面牙槽嵴顶处拉应力，向根尖方向逐渐减小，两牙根远中根尖1/3至根尖处拉应力（图5-2-10a，b，e，f）；两牙根近中

面根尖处压应力，远中根远中面牙槽嵴顶处压应力，向根尖方向逐渐减小（图5-2-10c，d，g，h），此时牙齿为远中倾斜移动。

下颌第二前磨牙远中牙槽嵴顶处、近中根尖处拉应力集中（图5-2-10i，j），近中牙槽嵴顶处、远中根尖处牙周膜压应力集中（图5-2-10k，l），与前磨牙的近中倾斜移动趋势相符。

下颌尖牙近唇面根尖处、远舌面牙槽嵴顶处轻微拉应力（图5-2-10m，n）；近唇面牙槽嵴顶处、远舌面根尖处牙周膜受到轻微压应力（图5-2-10o，p），尖牙无明显移动。

下颌切牙唇侧根尖牙周膜受到拉应力，舌侧未见拉应力集中（图5-2-10q，r），唇侧牙槽嵴顶处、舌侧根尖处压应力很小，图片显示不清（图5-2-10s，t），此时牙齿移动趋势有牙冠

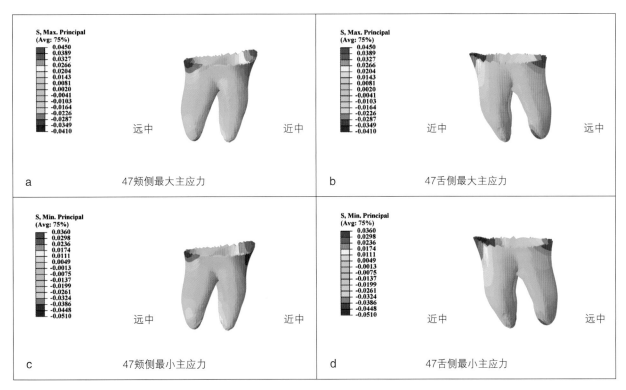

图5-2-10　牙周膜主应力分布图。最大主应力代表拉应力，黄色和红色，颜色越深应力越大；最小主应力代表压应力，蓝色，颜色越深应力越大。（a，b）47牙周膜最大主应力；（c，d）47牙周膜最小主应力

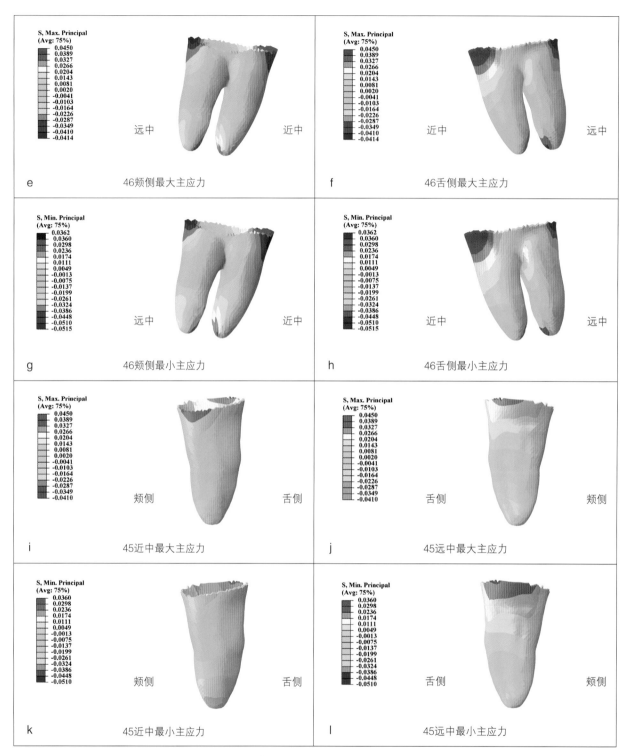

图5-2-10（续） （e, f）46牙周膜最大主应力；（g, h）46牙周膜最小主应力；（i, j）45牙周膜最大主应力；（k, l）45牙周膜最小主应力

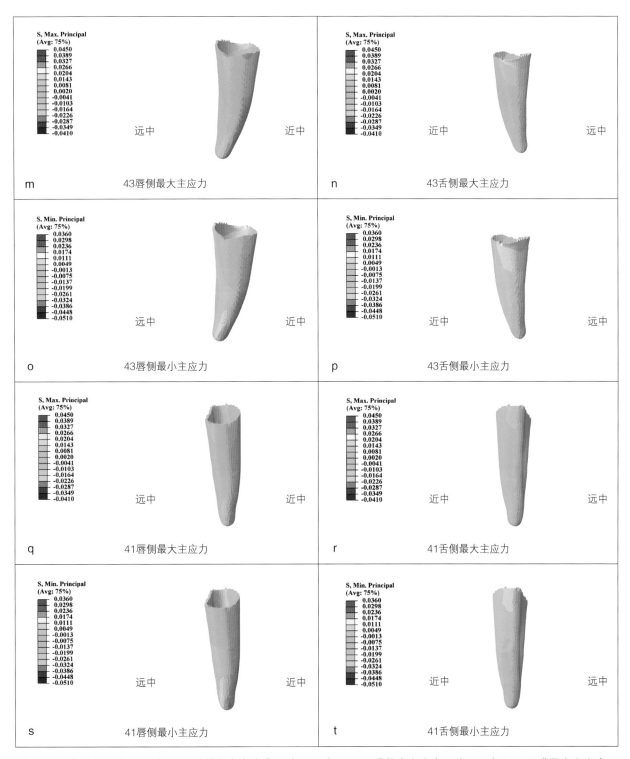

图5-2-10（续） （m，n）43牙周膜最大主应力；（o，p）43牙周膜最小主应力；（q，r）41牙周膜最大主应力；（s，t）41牙周膜最小主应力

唇侧倾斜趋势（图5-2-8），但牙周膜应力轻，证明此时磨牙远中移动对下颌前牙支抗丧失的副作用很轻。

·下颌第二前磨牙开始远中移动配合Ⅲ类牵引时的生物力学分析

①牙齿移动趋势：下颌第一磨牙远中移动1mm后开始远中移动下颌第二前磨牙，此时下颌第二磨牙基本远中移动到位，由于矫治器末端牙也就是下颌第二磨牙远中矫治器磨除，所以下颌第二磨牙作为前磨牙远中移动的支抗牙，出现近中倾斜趋势。下颌第一磨牙进一步远中倾斜，下颌第二前磨牙开始远中倾斜，下颌第一前磨牙受到反作用力有近中移动趋势，下颌前牙牙冠有唇倾趋势（图5-2-11）。

②牙齿受力情况：此时，下颌牙齿牙冠受力主要是下颌第一磨牙和第二前磨牙近中的压力，下颌前牙少量的唇向压力（图5-2-12）。下颌第一磨牙受到的远中移动力最大，为1.73N（约177g）；下颌第二前磨牙远中移动力为1.27N（约130g）。下颌第二磨牙和第一前磨牙受到的反作用力为近中移动力，分别为0.80N（约82g）和0.39N（约40g）。此时下颌第二磨牙成为了支抗牙，受到近中移动力，若不持续用Ⅲ类牵引加强支抗，会造成下颌第二磨牙远中移动失效。下颌第二磨牙近中移动力集中在远中牙冠颈部，提示临床上在远中移动前磨牙时，建议将末端牙远中矫治器磨除，以避免末端牙的近中移动。

下颌尖牙受到近中移动力为0.16N（约16g），下颌侧切牙为0.12N（约12g），下颌中切牙为0.04N（约4g）。下颌前牙受力与第一磨牙远中移动时基本一致，仍比较小，暂时还不足够使其发生唇倾移动。

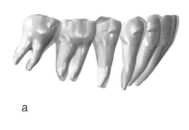
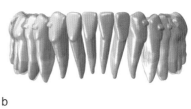
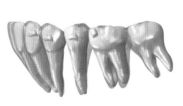
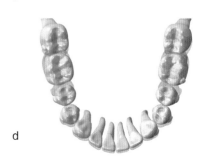

图5-2-11 下颌牙齿移动趋势图，下颌第二前磨牙开始远中倾斜，下颌第一磨牙进一步远中倾斜，下颌第二磨牙近中倾斜，下颌前牙有唇倾趋势。提示黄色为矫治器戴入前，蓝色为矫治器戴入后（牙齿移动量放大20倍展示）。（a）下颌右侧观；（b）下颌正面观；（c）下颌左侧观；（d）下颌𬌗面观

a   b

c   d

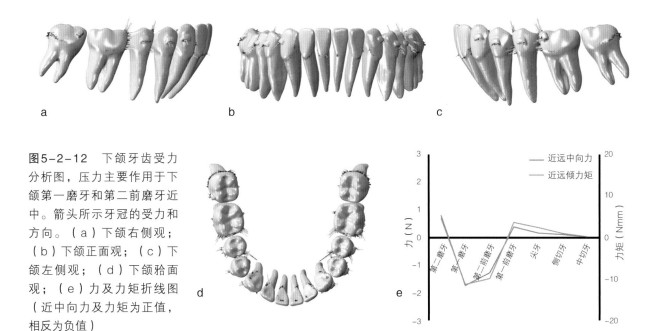

图5-2-12 下颌牙齿受力分析图，压力主要作用于下颌第一磨牙和第二前磨牙近中。箭头所示牙冠的受力和方向。（a）下颌右侧观；（b）下颌正面观；（c）下颌左侧观；（d）下颌殆面观；（e）力及力矩折线图（近中向力及力矩为正值，相反为负值）

③牙周膜主应力分布：下颌第二磨牙牙冠因为有近中倾斜趋势，牙周膜应力分布也有改变，远中根的近中面根尖处少量拉应力分布，远中根远中面的牙槽嵴顶处拉应力分布，往根尖方向逐渐减小（图5-2-13a，b）；近中牙槽嵴顶处压应力集中，往根尖方向逐渐减小（图5-2-13c，d）。

下颌第一磨牙仍为远中倾斜移动，牙周膜应力分布与之前一致（图5-2-13e～h）。

下颌第二前磨牙此时为远中倾斜移动，牙根近中面牙槽嵴顶处、远中面根尖处牙周膜拉应力集中（图5-2-13i，j），远中面牙槽嵴顶处、近中面根尖处压应力集中（图5-2-13k，l）。

下颌第一前磨牙受到反作用力有近中倾斜移动趋势，拉应力和压应力分布与下颌第二前磨牙相反，但应力小很多（图5-2-13m～p），所以下颌第一前磨牙近中倾斜移动趋势小，牙齿实际上不易发生移动。

此时，下颌切牙有少量唇倾趋势，但牙周膜拉应力和压应力分布不明显，力量非常轻，证明下颌切牙的牙根实际上不发生唇侧倾斜移动，下颌切牙无明显支抗丧失（图5-2-13q～t）。

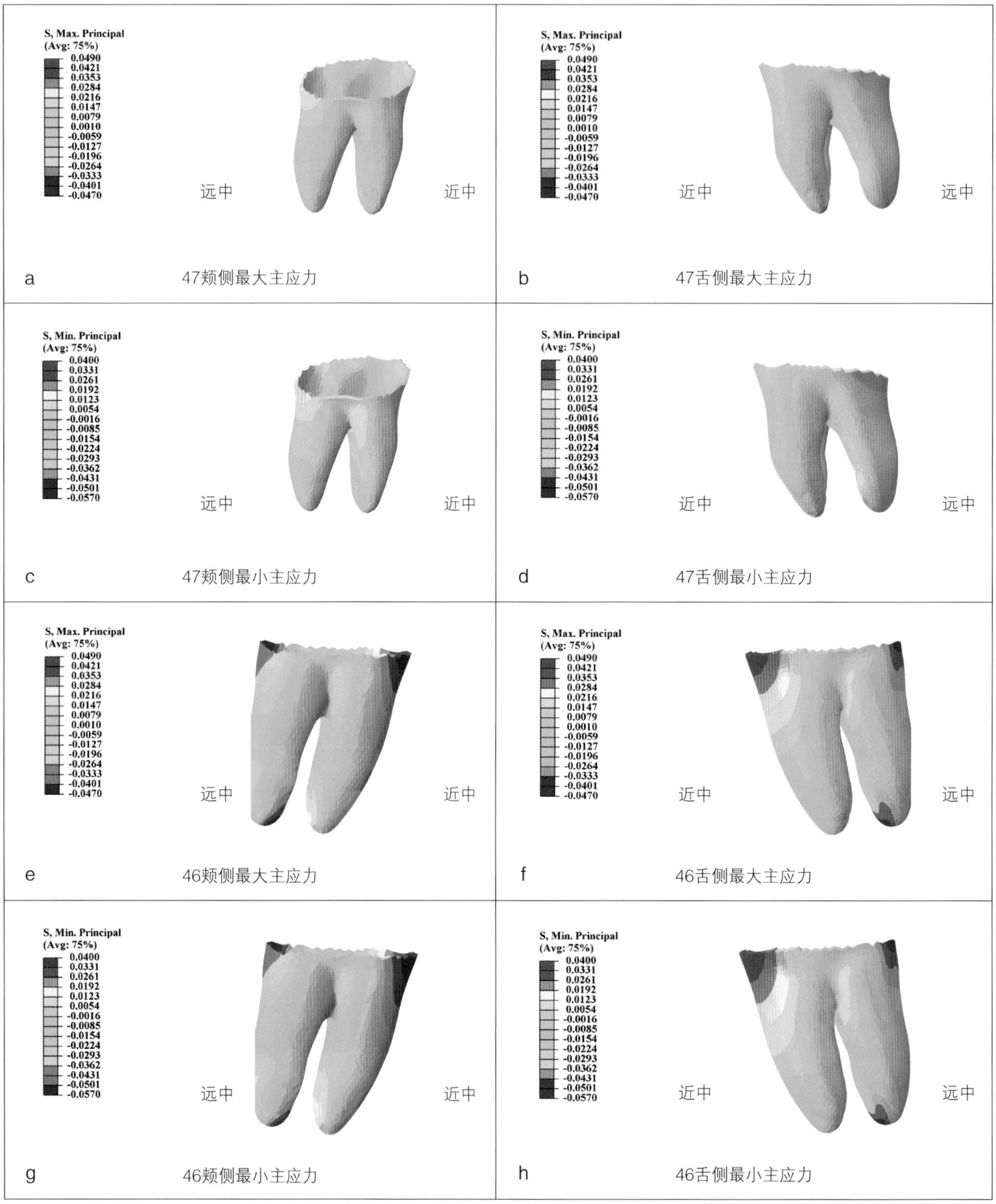

图5-2-13 牙周膜主应力分布图。最大主应力代表拉应力，黄色和红色，颜色越深应力越大；最小主应力代表压应力，蓝色，颜色越深应力越大。（a，b）47牙周膜最大主应力；（c，d）47牙周膜最小主应力；（e，f）46牙周膜最大主应力；（g，h）46牙周膜最小主应力

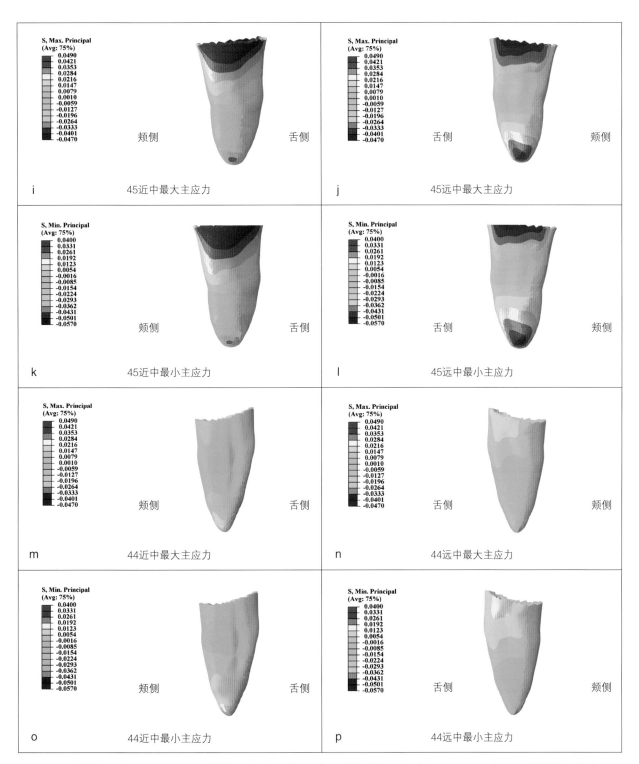

图5-2-13（续） （i，j）45牙周膜最大主应力；（k，l）45牙周膜最小主应力；（m，n）44牙周膜最大主应力；（o，p）44牙周膜最小主应力

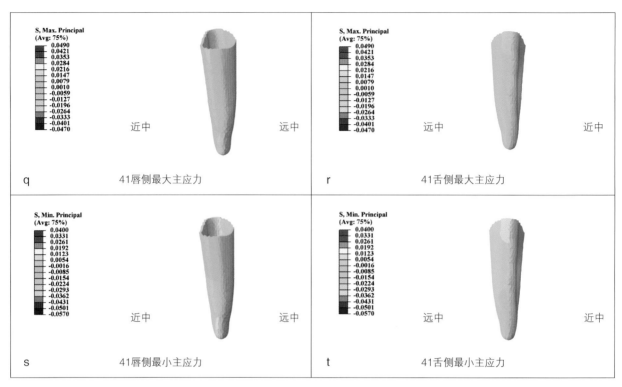

图5-2-13（续） （q，r）41牙根无明显拉应力分布（无红色或黄色区域）；（s，t）41牙根无明显牙应力分布（无蓝色区域）

·下颌前牙开始整体内收配合Ⅲ类牵引时的生物力学分析

①牙齿移动趋势：下颌前牙开始整体内收时，牙齿移动趋势主要表现为下颌前牙的舌侧倾斜和整体舌向移动，后牙几乎不发生移动（图5-2-14）。

②牙齿受力情况：下颌前牙整体内收时，牙齿所受压力主要在下颌前牙，下颌侧切牙内收力最大，为0.71N（约72g）；其次是下颌中切牙为0.44N（45g）、下颌尖牙为0.64N（约66g）。下颌第一磨牙近中移动力为0.11N（约12g），下颌第二前磨牙近中移动力为0.21N（约21g），下颌第一磨牙和第二磨牙近中移动力分别为0.28N（约28g）和0.23N（约24g），此时下颌后牙受力均较小，支抗丧失不明显（图5-2-15）。

③牙周膜主应力分布：下颌中切牙与侧切牙的牙周膜应力分布主要集中在唇侧牙槽嵴顶处拉应力（图5-2-16a，b，e，f）、舌侧牙槽嵴顶处压应力（图5-2-16c，d，g，h），应力往根尖方向逐渐降低；唇侧根尖处压应力（图5-2-16c，d，g，h）、舌侧根尖处拉应力（图5-2-16a，b，e，f），根尖应力最大并且往切端方向逐渐降低。此时，下颌切牙发生舌侧倾斜移动，开始内收。

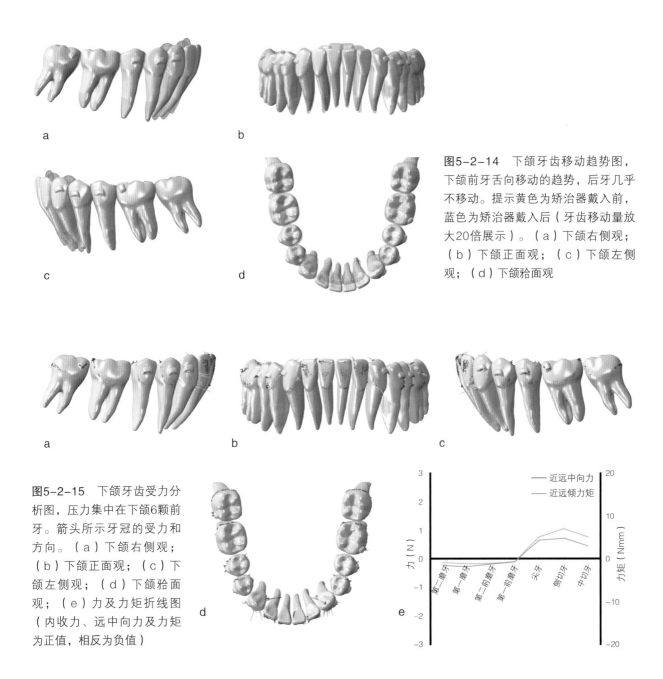

图5-2-14 下颌牙齿移动趋势图，下颌前牙舌向移动的趋势，后牙几乎不移动。提示黄色为矫治器戴入前，蓝色为矫治器戴入后（牙齿移动量放大20倍展示）。（a）下颌右侧观；（b）下颌正面观；（c）下颌左侧观；（d）下颌殆面观

图5-2-15 下颌牙齿受力分析图，压力集中在下颌6颗前牙。箭头所示牙冠的受力和方向。（a）下颌右侧观；（b）下颌正面观；（c）下颌左侧观；（d）下颌殆面观；（e）力及力矩折线图（内收力、远中向力及力矩为正值，相反为负值）

下颌尖牙因为在牙弓转角处，牙齿发生舌向加远中向的移动，拉应力分布在唇侧近中面牙槽嵴顶处和远中舌侧面根尖处（图5-2-16i，j），压应力分布在远中牙槽嵴顶处和近中根尖处（图5-2-16k，l）。

下颌第一前磨牙牙周膜无明显拉应力或压应力分布（图5-2-16m～p），下颌其余后牙牙周膜也几乎无应力分布。

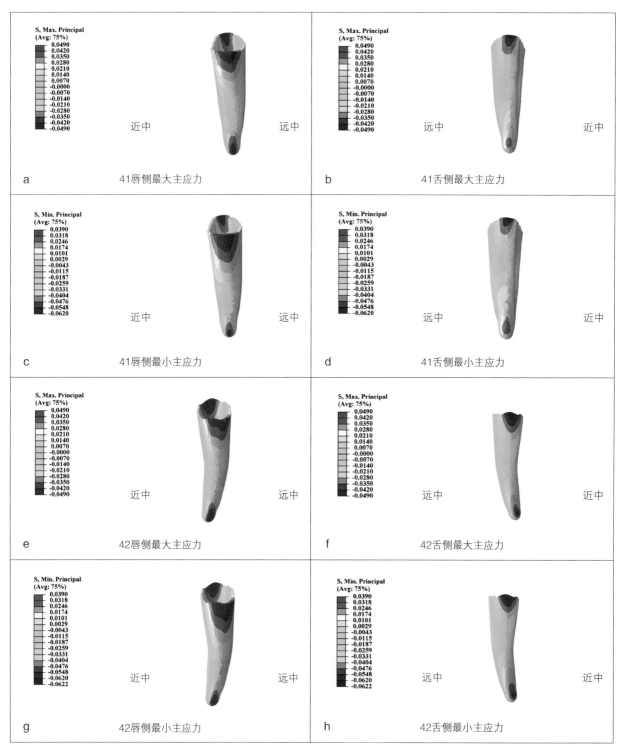

图5-2-16 牙周膜主应力分布图。下颌前牙牙周膜应力集中在牙槽嵴顶和根尖。最大主应力代表拉应力，黄色和红色，颜色越深应力越大；最小主应力代表压应力，蓝色，颜色越深应力越大。（a，b）41牙周膜最大主应力；（c，d）41牙周膜最小主应力；（e，f）42牙周膜最大主应力；（g，h）42牙周膜最小主应力

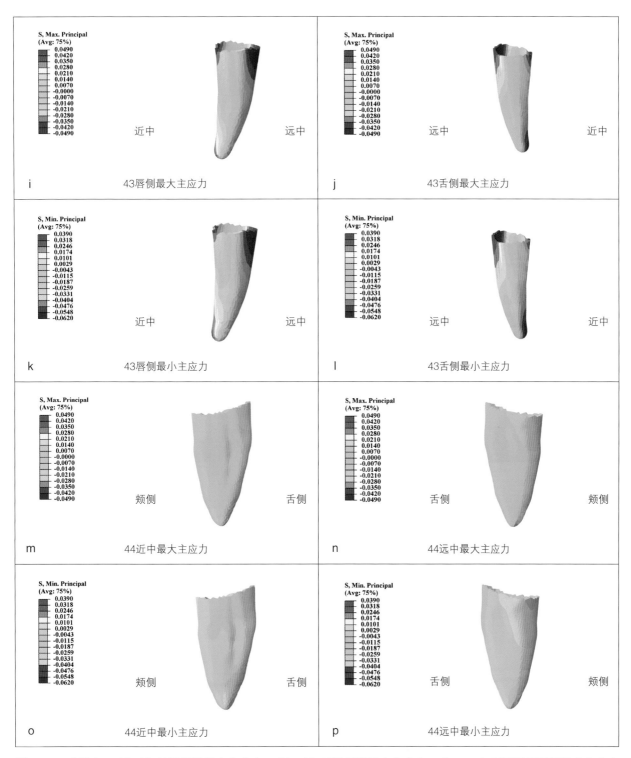

图5-2-16（续） （i, j）43牙周膜最大主应力；（k, l）43牙周膜最小主应力；（m, n）44牙根无明显拉应力分布（无红色或黄色区域）；（o, p）44牙根无明显压应力分布（无蓝色区域）

治疗过程

矫治器佩戴至第23步时，按照设计下颌磨牙已完成远中移动，正在远中移动前磨牙、内收下颌切牙，同时上颌切牙正在纠正扭转，前牙已纠正至对刃。但磨牙仍为近中关系，说明磨牙远中移动未完全实现，可在追加矫治器时再进行调整（图5-2-17）。

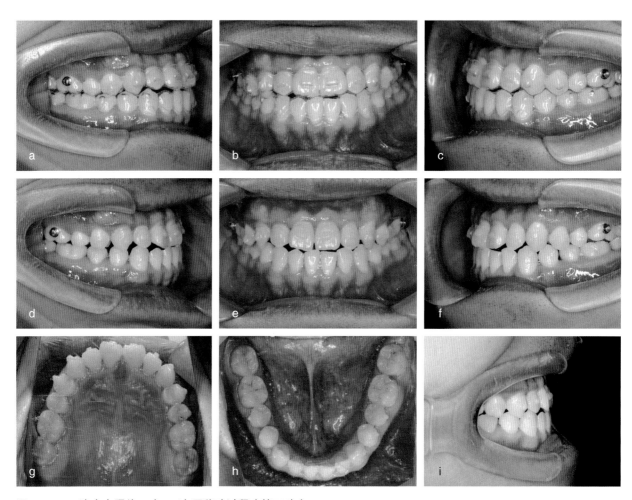

图5-2-17　治疗中照片。（a~i）牙移动过程（第23步）

治疗结果

疗程持续33个月，最终治疗效果为磨牙接近中性关系，尖牙中性关系，上下颌牙齿排列整齐，覆𬌗、覆盖正常，上下颌牙列中线齐，侧貌稍改善，正面观下颌右偏仍然存在（图5-2-18~图5-2-20，表5-2-2）。

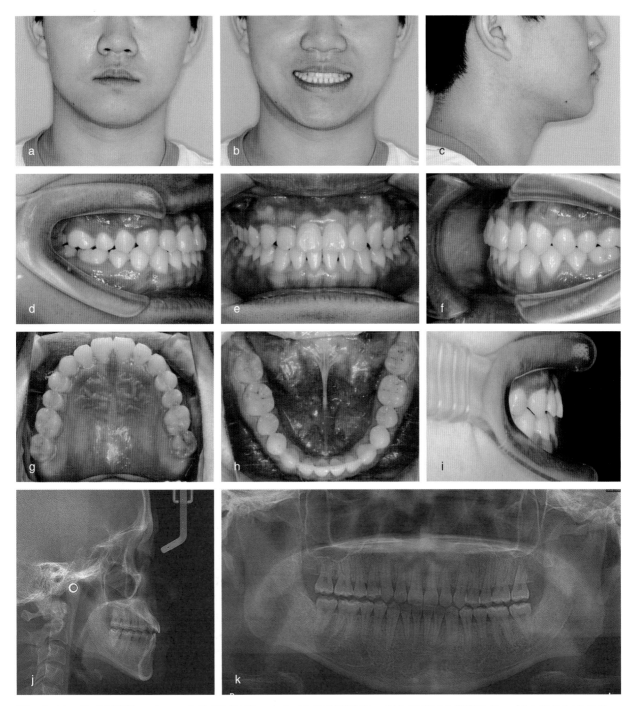

图5-2-18 治疗后照片。（a~c）治疗后面像；（d~i）治疗后𬌗像；（j）治疗后头颅侧位片；（k）治疗后全景片

表5-2-2 治疗前后头影测量数据

测量项目	标准值	标准差	治疗前测量值	治疗后测量值
SNA(°)	82.8	4.1	78.46	78.23
FH-NA(Maxillary Depth)(°)	91	7.5	89.22	89.43
SNB(°)	80.1	3.9	81.06	79.47
FH-NPo(Facial Angle)(°)	85.4	3.7	91.58	90.39
NA-APo(convexity)(°)	6	4.4	-4.89	-1.91
FMA(FH-MP)(°)	27.3	6.1	22.7	24.39
MP-SN(°)	30.4	5.6	33.46	35.59
Co-Go(mm)	59	3.2	61.24	62.42
S-N(Anterior Cranial Base)(mm)	71	3	60.41	59.8
SN/GoMe(%)	100	10	82.74	84.79
Y-Axis(SGn-FH)(°)	64	2.3	61.39	62.97
Po-NB(mm)	4	2	-0.5	-0.59
ANB(°)	2.7	2	-2.6	-1.24
Wits(mm)	0	2	-9.4	-6.25
ANS-Me/Na-Me(%)	54.4	2.3	55.51	56.21
ALFH/PLFH(%)	150	0	138.76	141.34
S-Go/N-Me(%)	63.5	1.5	66.43	66.06
U1-SN(°)	105.7	6.3	108.7	106.61
U1-NA(°)	22.8	5.2	30.24	28.38
U1-NA(mm)	5.1	2.4	6.97	7.58
U1-PP(mm)	28	2.1	27.5	28
U6-PP(mm)	22	3	22.67	23.65
IMPA(L1-MP)(°)	96.7	6.4	81.99	81.57
L1-MP(mm)	42	4	41.7	42.59
L1-NB(°)	30.3	5.8	16.51	16.64
L1-NB(mm)	6.7	2.1	2.28	2.07
U1-L1(°)	124	8.2	135.85	136.22
Overjet(mm)	2	1	0.98	3.7
Overbite(mm)	3	2	0.05	-0.43
FMIA(L1-FH)(°)	55	2	75.31	74.04
OP-FH(°)	9.3	1	7.19	5.82
N'-SN-Pog'(Facial convexity)(°)	12	4	5.69	7.94
N' Vert-Pog'(mm)	0	2	8.27	5.03
Upper Lip Length(ULL)(mm)	20	2	23.28	24.22
SN-G Vert(mm)	6	3	4.47	6.3
Pog'-G Vert(mm)	0	4	6.08	5.24
UL-EP(mm)	-1.4	0.9	-1.58	0.14
LL-EP(mm)	0.6	0.9	3.19	0.86

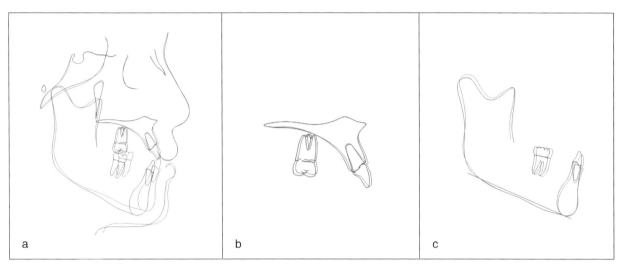

图5-2-19　治疗前后头侧重叠图（治疗前蓝色，治疗后红色）。（a）SN重叠示：下颌顺时针旋转；（b）上颌重叠示：上颌前牙伸长内收，上颌第一磨牙少量伸长、远中倾斜；（c）下颌重叠示：下颌第一磨牙远中移动，下颌前牙舌倾

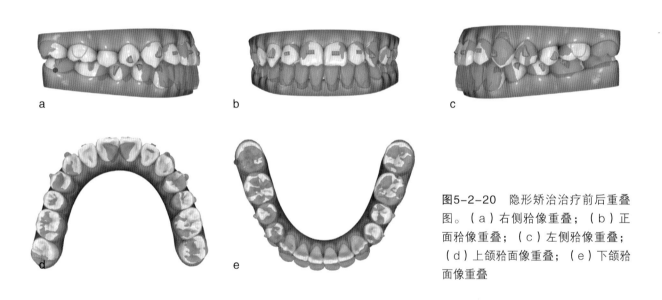

图5-2-20　隐形矫治治疗前后重叠图。（a）右侧𬌗像重叠；（b）正面𬌗像重叠；（c）左侧𬌗像重叠；（d）上颌𬌗面像重叠；（e）下颌𬌗面像重叠

病例小结

（1）病例特点

轻度骨性Ⅲ类的正畸掩饰性治疗，下颌磨牙远中移动协调磨牙关系，内收下颌前牙解除前牙反𬌗。

（2）鉴别诊断

骨性严重程度的鉴别诊断详见 **"5.1 Ⅲ类错**𬌗畸形非拔牙矫治概论"。

（3）治疗方案选择的理由

本病例是轻度的凹面型，上颌骨发育不足、下颌骨稍前突的轻度骨性Ⅲ类，接近骨性Ⅰ类，且下颌骨轻微右偏，下颌前牙稍舌倾，颏部及下唇稍前突，上颌牙列轻度拥挤，可以通过下颌牙列少量远中移动、上颌少量牙性扩弓，解除前牙反𬌗，所以选择正畸掩饰性治疗。下颌拔除第三磨牙后为磨牙远中移动创造了空间，保证了磨牙远中移动的成功。下颌前牙轻度的牙槽骨吸收，无进行性牙周疾病，正畸牙移动相对安全。且颞下颌关节无明显异常，可耐受咬合高度的改变。

（4）病例陷阱及可能的并发症

本病例远中移动下颌磨牙时，需注意对下颌前牙的反作用力可能导致下颌前牙唇倾，引起骨开裂。在纠正前牙反𬌗的过程中，需要关注前牙对刃时的𬌗创伤。

（5）生物力学的考量

利用颌内支抗远中移动磨牙时，对下颌前牙的反作用力不利于牙周的健康，所以本病例全程配合了颌间支抗，使用了Ⅲ类牵引加强支抗，以避免下颌前牙支抗丧失而造成下颌前牙唇倾，避免唇侧牙槽骨骨开窗、牙龈退缩等风险。另外，还需注意到在远中移动下颌前磨牙时，下颌第二磨牙作为支抗牙有近中移动趋势，会导致磨牙支抗丧失、远中移动效果反弹、降低远中移动效率，因此，可考虑磨除矫治器末端牙的远中面，避免远中移动效果反弹。在整体内收下颌前牙，使用Ⅲ类牵引加强支抗时，下颌后牙几乎不受近中移动力，提示临床上，要先保证磨牙与前磨牙远中移动的实现，尤其远中移动牙列中段的前磨牙时要注意加强支抗，在整体内收下颌前牙时使用颌间支抗或微种植体支抗等措施，可有效避免下颌后牙支抗丧失，保证磨牙远中移动效率。

（6）成功治疗的原因

本病例为轻度的骨性Ⅲ类，上下颌骨畸形不严重。上颌牙列轻度拥挤，可通过扩弓、上颌前牙唇倾，排齐牙列，下颌可通过远中移动磨牙（＜2mm）、内收下颌前牙，以此通过正畸掩饰性治疗解除前牙反𬌗。治疗目标为解除牙齿的反𬌗等畸形，基本维持侧貌，此目标容易实现。通过Ⅲ类牵引预防下颌前牙的支抗丢失，辅助内收下颌前牙，避免了下颌前牙牙周风险。

 病例5-2

一般情况

男，21岁。

主诉

牙不齐10年余，要求矫治。

病史

自觉牙不齐10年余，口腔正畸科求诊。否认遗传性家族史，否认系统疾病史，否认药物过敏史，否认正畸治疗史。

临床检查

（1）口外检查

①正面观：长面型，面部不对称，颧骨双侧基本对称，下颌角右侧稍丰满，颏部左偏，面上、中、下部面高基本协调，无开唇露齿（图5-2-21a，b）。

②侧面观：直面型，下颌角正常，颏部位置靠后，下唇在审美平面之前（图5-2-21c）。

（2）口内检查

恒牙列11-17、21-27、31-37、41-48，双侧磨牙近中关系；上颌牙列轻度拥挤，下颌前牙散在间隙；12-22、33-43反覆𬌗Ⅰ度，覆盖−1mm；下颌牙列中线左偏1mm（图5-2-21d~i）。

（3）牙体检查

48垂直阻生。

（4）牙周检查

牙龈色粉、质韧，探诊无出血，无红肿，下颌前牙区牙龈退缩至釉牙骨质界水平。

（5）关节检查

开口型正常，开口度三横指，双侧颞下颌关节未触及弹响和压痛。

影像学检查

（1）全景片

38近中倾斜阻生、48垂直阻生，下颌前牙区牙槽骨轻度水平吸收。双侧髁突、下颌支不对称，未见明显骨质异常（图5-2-21k）。

（2）头颅侧位片

上颌后缩，骨性Ⅲ类，高角、垂直生长型，上下颌牙前突，上唇较长，鼻下点位置靠后，颏后缩，上下唇前突（图5-2-21j，表5-2-3）。

（3）CBCT

12、22、32-42唇侧牙槽骨轻度吸收（图5-2-22）。

（4）颞下颌关节磁共振

双侧颞下颌关节盘髁关系正常。

诊断

（1）骨性问题

骨性Ⅲ类，上颌后缩，高角，下颌骨左偏。

（2）牙性问题

安氏Ⅲ类错殆，前牙反殆，上颌牙列轻度拥挤，下颌牙列间隙，38、48阻生。

（3）牙周问题

下颌前牙区牙槽骨轻度吸收、牙龈稍退缩。

治疗方案

（1）治疗方案1

①治疗目标：牙列整齐，无间隙，建立正常覆殆、覆盖，协调尖牙、磨牙关系至中性。改善下唇前突，其余正侧貌基本维持。

②拔牙计划：拔除38、48。

③牙齿移动计划：隐形矫治，上颌唇倾上颌前牙，排齐整平牙列，利用颌间支抗推下颌磨牙向远中至Ⅰ类关系，必要时微种植体支抗辅助，内收下颌前牙，关闭下颌前牙散隙，解除前牙反殆。

④治疗流程：制订治疗方案→签署知情同意书→口扫数据采集→模拟治疗方案→修改方案→定制透明矫治器→转口腔外科拔除38、48→进入规范化治疗和复诊程序。

（2）治疗方案2

①治疗目标：牙列整齐，无间隙，建立正常覆殆、覆盖，协调尖牙、磨牙关系至中性。改善下唇前突，改善下颌骨左偏。

②拔牙计划：拔除38、48。

③牙齿移动计划：隐形矫治，上颌唇倾上颌前牙，排齐整平牙列，利用颌间支抗推下颌磨牙向远中至Ⅰ类关系，必要时微种植体支抗辅助，内收下颌前牙，关闭下颌前牙散隙，解除前牙反殆。正畸结束后转正颌外科医生处行下颌骨轮廓修整和/或颏成形手术。

④治疗流程：制订治疗方案→签署知情同意书→口扫数据采集→模拟治疗方案→修改方案→定制透明矫治器→转口腔外科拔除38、48→

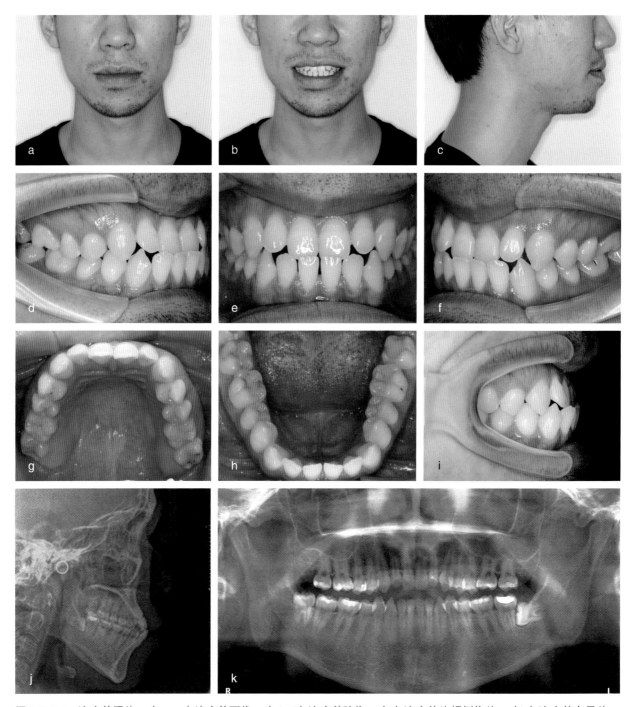

图5-2-21　治疗前照片。（a~c）治疗前面像；（d~i）治疗前殆像；（j）治疗前头颅侧位片；（k）治疗前全景片

表5-2-3 治疗前头影测量数据

测量项目	标准值	标准差	测量值
SNA(°)	82.8	4.1	75.35
FH-NA(Maxillary Depth)(°)	91	7.5	83.64
SNB(°)	80.1	3.9	76.37
FH-NPo(Facial Angle)(°)	85.4	3.7	83.31
NA-APo(convexity)(°)	6	4.4	0.64
FMA(FH-MP)(°)	27.3	6.1	34.75
MP-SN(°)	30.4	5.6	43.03
Co-Go(mm)	59	3.2	61.44
S-N(Anterior Cranial Base)(mm)	71	3	66.77
SN/GoMe(%)	100	10	94.56
Y-Axis(SGn-FH)(°)	64	2.3	67.31
Po-NB(mm)	4	2	2.88
ANB(°)	2.7	2	−1.02
Wits(mm)	0	2	−5.26
ANS-Me/Na-Me(%)	54.4	2.3	56.64
ALFH/PLFH(%)	150	0	152.14
S-Go/N-Me(%)	63.5	1.5	60.97
U1-SN(°)	105.7	6.3	107.61
U1-NA(°)	22.8	5.2	32.26
U1-NA(mm)	5.1	2.4	10.8
U1-PP(mm)	28	2.1	28.97
U6-PP(mm)	22	3	25.45
IMPA(L1-MP)(°)	96.7	6.4	94.52
L1-MP(mm)	42	4	48.77
L1-NB(°)	30.3	5.8	33.93
L1-NB(mm)	6.7	2.1	9.74
U1-L1(°)	124	8.2	114.83
Overjet(mm)	2	1	−0.5
Overbite(mm)	3	2	−0.57
FMIA(L1-FH)(°)	55	2	50.73
OP-FH(°)	9.3	1	10.99
N'-SN-Pog'(Facial convexity)(°)	12	4	14.25
N' Vert-Pog'(mm)	0	2	−4.82
Upper Lip Length(ULL)(mm)	20	2	24.3
SN-G Vert(mm)	6	3	−3.67
Pog'-G Vert(mm)	0	4	−13.15
UL-EP(mm)	−1.4	0.9	0.45
LL-EP(mm)	0.6	0.9	4.42

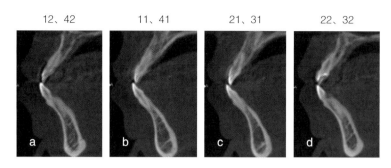

12、42　11、41　21、31　22、32

图5-2-22 （a~d）治疗前CBCT

进入规范化治疗和复诊程序→正畸结束后进行正颌外科手术→解决下颌骨不对称及颏部不对称问题。

方案设计

本病例拔除38、48，为下颌磨牙远中移动提供空间。隐形矫治设计上颌后牙矢状向位置不变，利用上颌前牙唇倾解除牙列轻度拥挤。下颌磨牙的移动过程大致可以分为两个阶段：第一阶段，磨牙作为移动牙，需要按设计移动到位，建立磨牙中性关系，同时为前磨牙和前牙制造间隙。远中移动磨牙采用分步移动方法，首先将下颌第二磨牙与第一磨牙移动到位，最大移动距离为3.0mm；第二阶段，下颌磨牙作为支抗牙，同时利用颌间支抗配合Ⅲ类牵引，远中移动前磨牙和前牙，解除前牙反覆𬌗，排齐牙列，精细调整咬合。

（1）附件设计

16、26椭圆形附件配合矫治器切割牵引钩，33、43辅助附件配合牵引钩，以利于临床上Ⅲ类牵引。15固位附件，13旋转附件，12、11、21、22伸长附件，24、25旋转附件，35固位附件，34、44优化控根附件，45固位附件（图

5-2-23）。

（2）牵引设计

本病例利用128g的Ⅲ类牵引配合颌间支抗设计，提升磨牙远中移动的速度，辅助磨牙远中移动的实现，同时预防下颌前牙的唇侧倾斜。在16、26、33、43唇侧矫治器上切割牵引钩，以利于橡皮筋牵引；在16、26、33、43放置了附件以对抗牵引产生的矫治器脱位（图5-2-23）。

（3）矫治器形态设计

本病例临床牙冠宽度和高度无明显异常，按常规设计包裹性较好的矫治器。

（4）生物力学分析

本病例特征性的牙移动主要为下颌磨牙、前磨牙远中移动及前牙内收，牙移动设计和支抗设计与病例5-1类似。以下应用有限元分析，阐述下颌第二磨牙远中移动时的生物力学情况，比较病例5-1和病例5-2两种牵引方式的力学差异。

本病例Ⅲ类牵引在下颌尖牙处的设计与病例5-1相似，所以下颌牙列的移动趋势、牙齿受力情况和牙周膜应力分布可以参考病例5-1（图5-2-4e~h，图5-2-6，图5-2-7i~l）。

两种牵引方式下，上颌牙列的牙齿均无明显移动趋势（图5-2-4，图5-2-24）。由于上颌

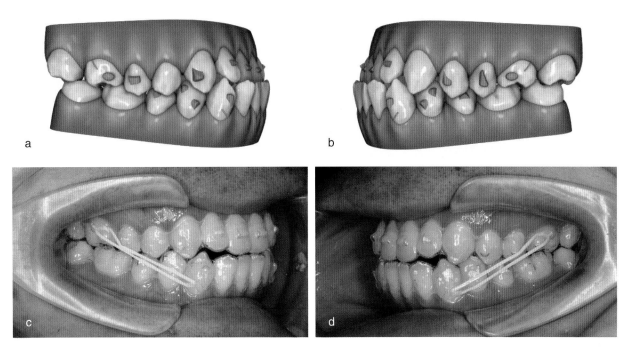

图5-2-23 磨牙远中移动牵引设计。（a）右侧Ⅲ类牵引动画截图；（b）左侧Ⅲ类牵引动画截图；（c）右侧Ⅲ类牵引设计口内像；（d）左侧Ⅲ类牵引设计口内像

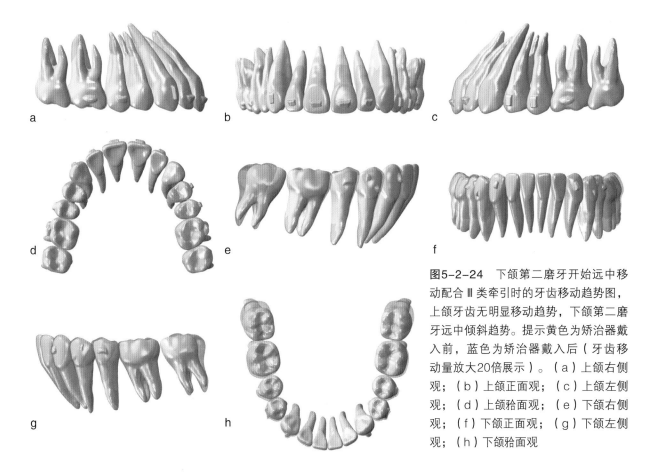

图5-2-24 下颌第二磨牙开始远中移动配合Ⅲ类牵引时的牙齿移动趋势图，上颌牙齿无明显移动趋势，下颌第二磨牙远中倾斜趋势。提示黄色为矫治器戴入前，蓝色为矫治器戴入后（牙齿移动量放大20倍展示）。（a）上颌右侧观；（b）上颌正面观；（c）上颌左侧观；（d）上颌殆面观；（e）下颌右侧观；（f）下颌正面观；（g）下颌左侧观；（h）下颌殆面观

牵引设计有所区别，病例5-1采用上颌第一磨牙矫治器开窗、牙齿粘接金属扣的方式（方式一）（图5-2-3），本病例采用上颌第一磨牙矫治器切割牵引钩配合固位附件的方式（方式二）（图5-2-23）。因此，上颌牙齿受力将发生改变。

表5-2-4中比较了两种牵引方式上颌所有牙齿受到的近中移动力及近倾力矩。可以看到，两种方式第一前磨牙以及前牙的近中移动力和力矩相近，均比较小。差异主要集中在上颌第一磨牙和第二磨牙。方式一因直接牵引于上颌第一磨牙，所以其受力最大，为0.52N，基本处于轻力，但力矩却非常小。方式一对上颌第二磨牙的近中移动力和力矩几乎是方式二的一半。方式一对上颌第二前磨牙的近中移动力和力矩也是方式二的一半。整体来说，方式二牵引设计对上颌后牙的近中移动力矩分布相对均匀（图5-2-25），对第二磨牙和第二前磨牙近中移动力和近倾力矩稍大。临床上，当上颌第二磨牙远中倾斜时建议选择上颌第一磨牙矫治器切割牵引钩配合固位附件的方式进行Ⅲ类牵引。

本病例上颌第一磨牙和第二磨牙均因为矫治器上牵引钩的影响，具有比较明显的牙周膜受力（图5-2-26）。此点不同于病例5-1，因为病例5-1上颌直接牵引在第一前磨牙上，上颌第二磨牙牙周膜受力很少（图5-2-7e~h）。而本病例牵引在上颌第一磨牙对应的矫治器上，因此上颌第二磨牙与第一磨牙受力相似，牙周膜应力分布也相近。

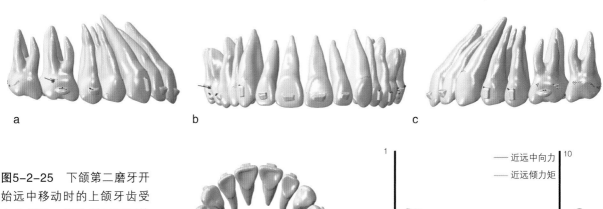

a   b   c

图5-2-25 下颌第二磨牙开始远中移动时的上颌牙齿受力分析图。箭头所示牙冠的受力和方向。（a）上颌右侧观；（b）上颌正面观；（c）上颌左侧观；（d）上颌𬌗面观；（e）力及力矩折线图（近中向力及力矩为正值，相反为负值）

表5-2-4　两种牵引方式下上颌牙齿近中移动力及力矩的比较

牙位	牵引方式一：上颌第一磨牙矫治器开窗配合粘金属扣		牵引方式二：上颌第一磨牙矫治器切割牵引钩配合固位附件	
	近中移动力（N）	近倾力矩（Nmm）	近中移动力（N）	近倾力矩（Nmm）
上颌第二磨牙	0.15	0.58	0.25	1.06
上颌第一磨牙	0.52	0.09	0.31	0.93
上颌第二前磨牙	0.05	0.48	0.10	0.92
上颌第一前磨牙	0.08	0.66	0.09	0.77
上颌尖牙	0.05	0.64	0.07	0.76
上颌侧切牙	0.03	0.23	0.04	0.26
上颌中切牙	0.02	0.11	0.03	0.12

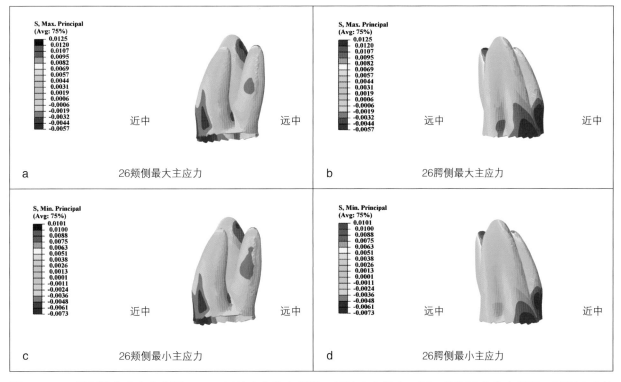

图5-2-26　牙周膜主应力分布图。26、27拉应力分布相近，27拉应力较小；26、27压应力分布相近，27压应力较小。最大主应力代表拉应力，黄色和红色，颜色越深应力越大；最小主应力代表压应力，蓝色，颜色越深应力越大。（a，b）26牙周膜最大主应力；（c，d）26牙周膜最小主应力

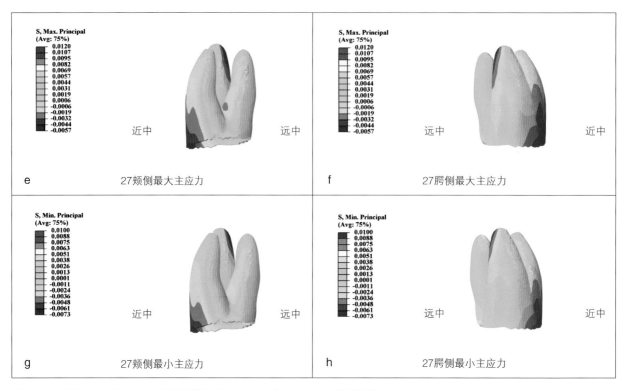

图5-2-26（续）（e, f）27牙周膜最大主应力；（g, h）27牙周膜最小主应力

治疗过程

透明矫治器佩戴至第10步，矫治器基本贴合，下颌第二磨牙远中移动到位，下颌第一磨牙远中移动未完全到位，磨牙关系已经接近中性关系，下颌前牙未开始移动，前牙仍为反𬌗关系（图5-2-27）。

治疗结果

疗程持续28个月，最终治疗效果为尖牙、磨牙中性关系，上下颌牙齿排列整齐，覆𬌗、覆盖正常，上下颌牙列中线对齐，面型基本维持，牙周组织健康（图5-2-28～图5-2-30，表5-2-5）。

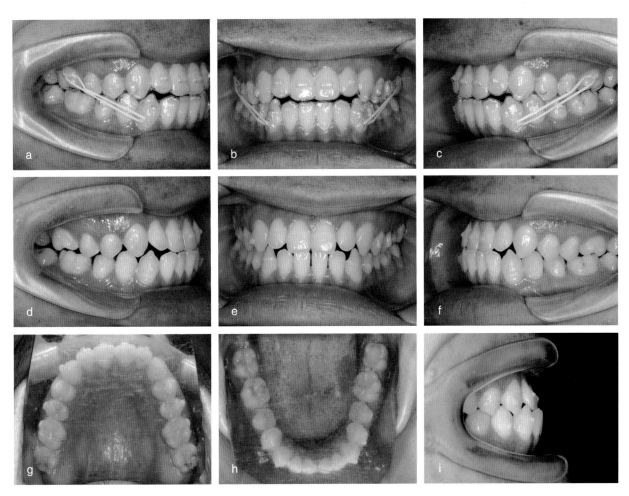

图5-2-27 治疗中照片。（a~i）牙移动过程（第10步）

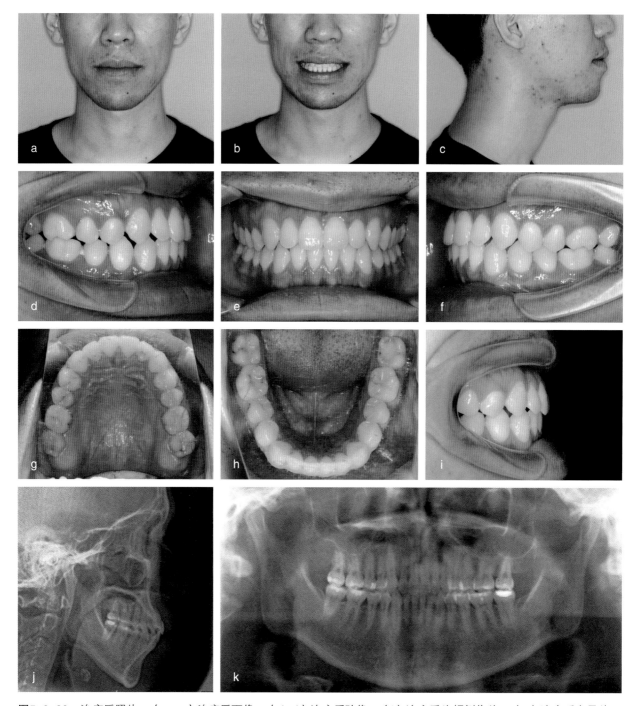

图5-2-28 治疗后照片。（a~c）治疗后面像；（d~i）治疗后殆像；（j）治疗后头颅侧位片；（k）治疗后全景片

表5-2-5　治疗前后头影测量数据

测量项目	标准值	标准差	治疗前测量值	治疗后测量值
SNA(°)	82.8	4.1	75.35	76.19
FH-NA(Maxillary Depth)(°)	91	7.5	83.64	86.22
SNB(°)	80.1	3.9	76.37	74.31
FH-NPo(Facial Angle)(°)	85.4	3.7	83.31	83.13
NA-APo(convexity)(°)	6	4.4	0.64	6.08
FMA(FH-MP)(°)	27.3	6.1	34.75	35.9
MP-SN(°)	30.4	5.6	43.03	45.93
Co-Go(mm)	59	3.2	61.44	63.62
S-N(Anterior Cranial Base)(mm)	71	3	66.77	69.76
SN/GoMe(%)	100	10	94.56	104.63
Y-Axis(SGn-FH)(°)	64	2.3	67.31	66.92
Po-NB(mm)	4	2	2.88	2.7
ANB(°)	2.7	2	−1.02	1.88
Wits(mm)	0	2	−5.26	0.02
ANS-Me/Na-Me(%)	54.4	2.3	56.64	57.62
ALFH/PLFH(%)	150	0	152.14	167.55
S-Go/N-Me(%)	63.5	1.5	60.97	61.19
U1-SN(°)	105.7	6.3	107.61	105.46
U1-NA(°)	22.8	5.2	32.26	29.27
U1-NA(mm)	5.1	2.4	10.8	8.85
U1-PP(mm)	28	2.1	28.97	32.01
U6-PP(mm)	22	3	25.45	27.23
IMPA(L1-MP)(°)	96.7	6.4	94.52	86.18
L1-MP(mm)	42	4	48.77	51.76
L1-NB(°)	30.3	5.8	33.93	26.42
L1-NB(mm)	6.7	2.1	9.74	8.79
U1-L1(°)	124	8.2	114.83	122.43
Overjet(mm)	2	1	−0.5	3.03
Overbite(mm)	3	2	−0.57	2
FMIA(L1-FH)(°)	55	2	50.73	57.92
OP-FH(°)	9.3	1	10.99	8.23
N'-SN-Pog'(Facial convexity)(°)	12	4	14.25	15.02
N' Vert-Pog'(mm)	0	2	−4.82	−4.62
Upper Lip Length(ULL)(mm)	20	2	24.3	24.58
SN-G Vert(mm)	6	3	−3.67	1.31
Pog'-G Vert(mm)	0	4	−13.15	−8.69
UL-EP(mm)	−1.4	0.9	0.45	0.74
LL-EP(mm)	0.6	0.9	4.42	3.58

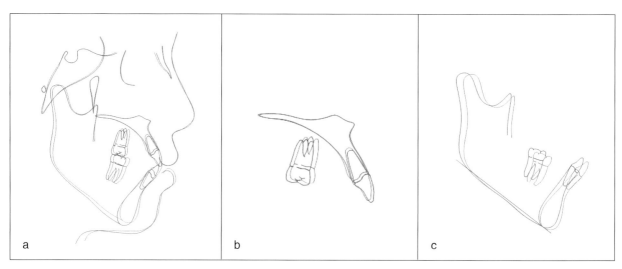

图5-2-29 治疗前后头侧重叠图（治疗前蓝色，治疗后红色）。（a）SN重叠示：下颌顺时针旋转；（b）上颌重叠示：上颌前牙伸长；（c）下颌重叠示：下颌磨牙远中移动，下颌前牙内收、舌倾

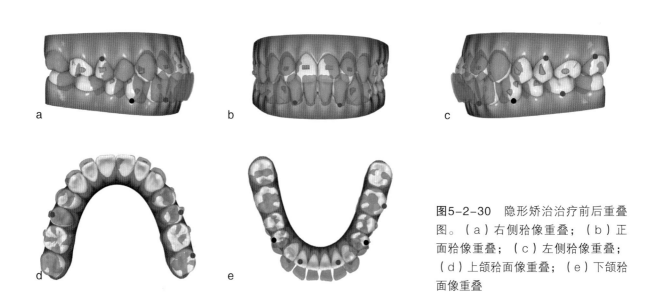

图5-2-30 隐形矫治治疗前后重叠图。（a）右侧殆像重叠；（b）正面殆像重叠；（c）左侧殆像重叠；（d）上颌殆面像重叠；（e）下颌殆面像重叠

病例小结

（1）病例特点

轻度骨性Ⅲ类的正畸掩饰性治疗，主要通过下颌磨牙远中移动协调磨牙关系，内收下颌前牙解除前牙反殆。

（2）鉴别诊断

轻度与重度骨性Ⅲ类错殆的鉴别诊断详见**"5.1 Ⅲ类错殆畸形非拔牙矫治概论"**。

（3）治疗方案选择的理由

本病例虽然有明显的磨牙Ⅲ类关系，但是轻度的骨性Ⅲ类错殆，软组织面型接近直面型，可以通过矫治将下颌磨牙远中移动协调磨牙关系至中性，解除错殆畸形。下颌骨偏斜的问题不显著，可以考虑不解决，无需正畸–正颌联合治疗。颞下颌关节正常可耐受正畸牙移动导致的咬合改变。因此选择了正畸掩饰性治疗。

（4）病例陷阱及可能的并发症

①本病例为骨性Ⅲ类高角病例，虽然下颌顺时针旋转有利于反殆的解除，但是本病例在磨牙远中移动时，需要设计磨牙的垂直向控制，否则将导致下颌过度顺时针旋转和下面高过度升高，不利于侧貌的改善。

②下颌磨牙远中移动时，需要颌间支抗（Ⅲ类牵引）辅助下颌前牙内收。若仅依靠颌内支抗，反作用力可能导致下颌前牙的唇向移动，从而在该区造成骨开窗和骨开裂。

③在纠正前牙反殆的过程中，需要警惕前牙对刃时的殆创伤。

（5）生物力学的考量

本病例利用颌间支抗和颌内支抗远中移动磨牙，使用了128gⅢ类牵引加强支抗，以对抗远中移动磨牙时对下颌前牙的反作用力，保护下颌前牙牙周健康。整体内收下颌前牙时，Ⅲ类牵引也有利于保护已经完成远中移动的下颌后牙，避免支抗丧失，保护磨牙远中移动效率。在设计Ⅲ类牵引方式时，上颌第一磨牙矫治器切割牵引钩配合固位附件的方式对上颌后牙的近中移动力分布比较均匀，但会增加对第二磨牙近中移动力和近倾力矩，所以临床上，当上颌第二磨牙远中倾斜时可以优先选择这种Ⅲ类牵引方式。

（6）成功治疗的原因

本病例在诊断上虽然磨牙的近中关系比较明显，但是骨性测量数据提示为轻度骨性Ⅲ类错殆畸形，在明确诊断下结合适合患者需求的治疗目标设定进行治疗是成功的基本保障。治疗中通过隐形矫治将左侧下颌磨牙远中移动2.6mm、右侧下颌磨牙远中移动3.0mm协调磨牙关系至中性。下颌在拔除38、48之后具有磨牙远中移动所需要的空间。全程Ⅲ类牵引，利用上颌作为支抗远中移动下颌磨牙并内收下颌前牙。在治疗方案制订中就已明确备案，如果Ⅲ类牵引对下颌支抗控制不佳，则需要微种植体支抗来保证下颌牙列的整体远中移动。隐形矫治对后牙远中移动，同时整体压低、防止其在远中移动过程中的伸长，有很好的生物力学优势。

病例5-3

一般情况

女，21岁。

主诉

"地包天"10年余，要求矫正咬合。

病史

自述"地包天"10年余，外科行颏成形手术后1年，到口腔正畸科要求矫正咬合。自述母亲有类似畸形，无系统疾病史，无药物过敏史，无正畸治疗史。

临床检查

（1）口外检查

①正面观：长面型，面部不对称，两侧颧骨基本对称，颏右偏，上中下面高基本协调，无开唇露齿（图5-2-31a，b）。

②侧面观：凸面型，面中份不足，下颌发育过度，颏前突，颏唇沟浅，上下唇在审美平面之前（图5-2-31c）。

（2）口内检查

恒牙列11-17、21-27、31-37、41-47；上颌前牙散隙，下颌前牙舌倾，中切牙对刃，22-24反𬌗，下颌牙列中线右偏2mm。左侧尖牙完全近中关系，右侧尖牙轻度近中关系。双侧磨牙为完全近中关系（图5-2-31d～i）。

（3）牙体检查

12、22过小牙。

（4）牙周检查

牙龈色粉、质韧，探诊无出血，下颌前牙区牙龈退缩至釉牙骨质界下1mm。

（5）关节检查

开口型正常，开口度三横指，双侧颞下颌关节未触及弹响和压痛。

影像学检查

（1）全景片

下颌前牙区牙槽骨轻度水平吸收（图5-2-31k）。

（2）头颅侧位片

骨性Ⅲ类，平均生长型、均角，下颌发育过度（图5-2-31j，表5-2-6）。

（3）CBCT

12-22、32-42唇侧牙槽骨轻度吸收，41、42唇舌侧骨皮质均较薄；37、47远中骨量充足（图5-2-32）。

（4）颞下颌关节磁共振

双侧颞下颌关节盘髁关系正常。

诊断

（1）骨性问题

骨性Ⅲ类，双颌前突，上颌骨发育不足，下颌骨偏斜、前突。

（2）牙性问题

安氏Ⅲ类，前牙对刃，38、48阻生，12、22过小牙。

（3）牙周问题

下颌前牙区牙龈萎缩，根形暴露，牙槽骨薄。

治疗方案

（1）治疗方案1

①治疗目标：牙列整齐，无间隙，建立正常

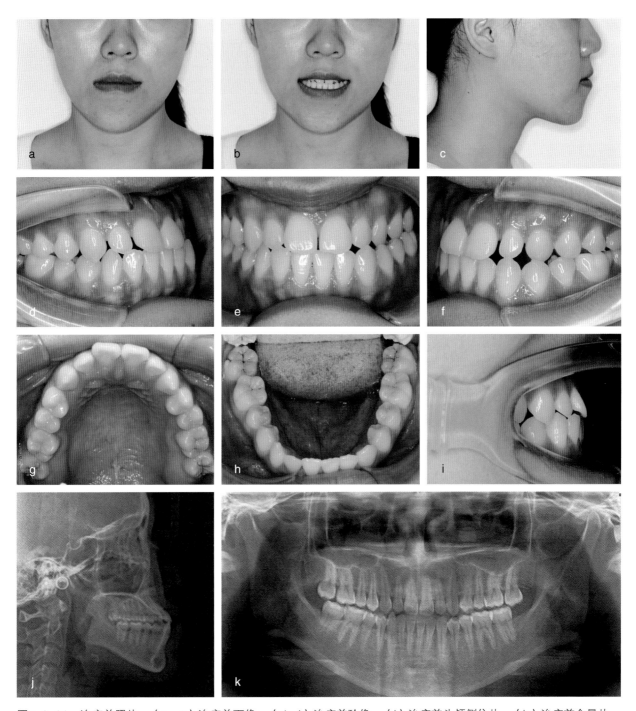

图5-2-31 治疗前照片。（a~c）治疗前面像；（d~i）治疗前殆像；（j）治疗前头颅侧位片；（k）治疗前全景片

表5-2-6　治疗前头影测量数据

测量项目	标准值	标准差	测量值
SNA(°)	82.8	4.1	85.69
FH-NA(Maxillary Depth)(°)	91	7.5	92.9
SNB(°)	80.1	3.9	86.11
FH-NPo(Facial Angle)(°)	85.4	3.7	92.53
NA-APo(convexity)(°)	6	4.4	0.75
FMA(FH-MP)(°)	27.3	6.1	28.44
MP-SN(°)	30.4	5.6	35.66
Co-Go(mm)	59	3.2	54.09
S-N(Anterior Cranial Base)(mm)	71	3	62.46
SN/GoMe(%)	100	10	86.13
Y-Axis(SGn-FH)(°)	64	2.3	59.76
Po-NB(mm)	4	2	−1.58
ANB(°)	2.7	2	−0.42
Wits(mm)	0	2	−6.58
ANS-Me/Na-Me(%)	54.4	2.3	57.45
ALFH/PLFH(%)	150	0	146.42
S-Go/N-Me(%)	63.5	1.5	62.98
U1-SN(°)	105.7	6.3	121.28
U1-NA(°)	22.8	5.2	35.59
U1-NA(mm)	5.1	2.4	9.05
U1-PP(mm)	28	2.1	28.52
U6-PP(mm)	22	3	24.55
IMPA(L1-MP)(°)	96.7	6.4	83.52
L1-MP(mm)	42	4	42.35
L1-NB(°)	30.3	5.8	25.28
L1-NB(mm)	6.7	2.1	6.44
U1-L1(°)	124	8.2	119.55
Overjet(mm)	2	1	2.1
Overbite(mm)	3	2	0.41
FMIA(L1-FH)(°)	55	2	68.04
OP-FH(°)	9.3	1	5.13
N'-SN-Pog'(Facial convexity)(°)	12	4	15.68
N' Vert-Pog'(mm)	0	2	12.21
Upper Lip Length(ULL)(mm)	20	2	21.46
SN-G Vert(mm)	6	3	7.12
Pog'-G Vert(mm)	0	4	6.26
UL-EP(mm)	−1.4	0.9	−2.16
LL-EP(mm)	0.6	0.9	1.1

覆拾、覆盖，协调尖牙、磨牙关系至中性。牙槽骨增厚防止牙龈萎缩加重，改善下唇前突。

②拔牙计划：非拔牙矫治。

③牙齿移动计划：正畸掩饰性治疗，使用隐形矫治技术，上颌前牙内收关闭散在间隙，微种植体支抗辅助进行下颌全牙列远中移动，内收下颌前牙，排齐牙列。

④正畸中下颌前牙区骨增量手术，辅助下颌前牙内收。

（2）治疗方案2

①治疗目标：牙列整齐，无间隙，建立正常覆拾、覆盖，协调尖牙、磨牙关系至中性。改善侧貌，改善下颌右偏。

②正畸–正颌联合治疗：术前正畸，无托槽隐形矫治，远中移动上颌磨牙创造间隙内收前牙，恢复上颌前牙正常唇倾度；下颌前牙唇侧竖直去代偿，创造前牙反覆拾约4mm。正颌手术，上颌Le FortⅠ型前移上颌，纠正上颌骨偏斜；下颌双侧矢状向劈开术，后推下颌；颏成形修整颏形态。术后正畸，精细调整，建立紧密的咬合关系。

③术前正畸过程中行下颌前牙区骨增量手术，辅助下颌前牙去代偿。

（3）治疗流程

制订治疗方案→考虑到手术风险与创伤→最终选择治疗方案1进行治疗→签署知情同意书→口扫数据采集→模拟治疗方案→修改方案→定制透明矫治器→进入规范化治疗和复诊程序。

方案设计

隐形矫治设计上颌后牙矢状向位置不变，利用上颌前牙内收关闭上颌散在间隙。下颌磨牙的

移动利用下颌磨牙区的微种植小钛板作为强支抗，依次紧凑地远中移动磨牙、前磨牙和尖牙。第二磨牙远中移动1mm之后开始远中移动第一磨牙，第一磨牙远中移动1mm之后开始移动第二前磨牙，以此类推。尖牙远中移动1mm之后再开始整体内收下颌切牙。最大移动距离：47远中移动4.6mm，37远中移动7.4mm；下颌切牙最大内收量6.1mm，以解除前牙反覆拾，排齐牙齿，调整咬合。

（1）附件设计

34、45控根附件，35、44固位附件，33、43辅助附件配合牵引钩，31、41转矩嵴（图5-2-33）。

（2）牵引设计

本病例利用下颌磨牙区的微种植小钛板作为强支抗，在33、43唇侧矫治器切割牵引钩，使用牵引钩与小钛板颌内牵引（128g），保证下颌磨牙远中移动的实现，同时Ⅲ类牵引（128g）改善Ⅲ类骨性问题（图5-2-33）。

（3）矫治器形态设计

本病例临床牙冠宽度和高度无明显异常，按常规设计了包裹性较好的矫治器。

（4）生物力学分析

本病例上颌第一磨牙被用于Ⅲ类牵引，生物力学分析可参考病例5-1。与病例5-1和病例5-2不同的是，本病例磨牙远中移动量大，采用了微种植体强支抗辅助下颌牙列的整体远中移动。以矫治过程中第2步为例，应用有限元分析本病例下颌第二磨牙开始远中移动配合颌内微种植小钛板牵引合并颌间Ⅲ类牵引时的生物力学情况，为临床诊疗提供科学的参考。

①牙齿移动趋势：本病例同时使用了颌内和

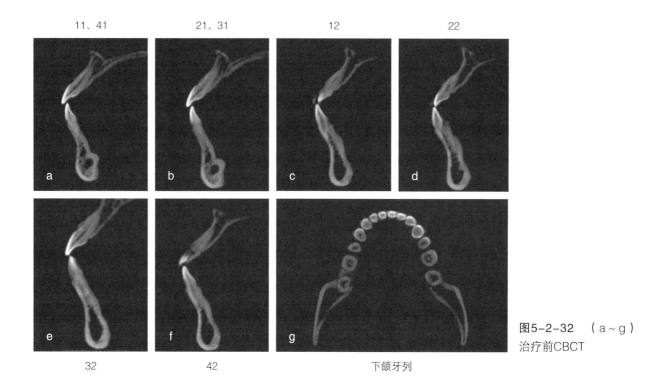

11、41   21、31   12   22

32   42   下颌牙列

图5-2-32（a~g）
治疗前CBCT

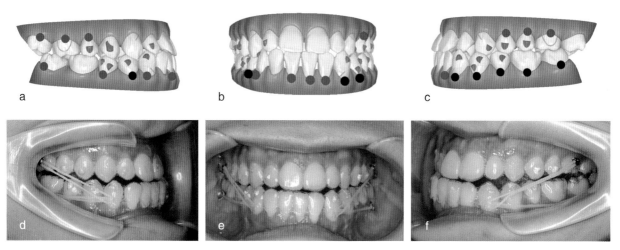

图5-2-33 附件及牵引设计。（a~c）动画截图；（d~f）口内像

颌间牵引以加强支抗，此时下颌第二磨牙远中倾斜移动的趋势非常明显，其余牙齿几乎不移动（图5-2-34）。

②牙齿受力情况：牙冠受到的压力集中在下颌第二磨牙的近中和下颌尖牙的牵引位置（图5-2-35a~d）。下颌第二磨牙受到远中移动力为1.91N（约195g）。尖牙受力较多，综合表现为远中移动力为0.28N（约30g）。下颌第一磨牙受到较轻的近中移动反作用力为0.2N（约30g）。下颌第二前磨牙受近中移动力非常小，为0.05N（约5g）。因为两种牵引的叠加，下颌第一前磨牙、侧切牙与切牙同时受到两种牵引带来的内收力和磨牙远中移动带来的近中移动力，综合受力表现为轻微的远中移动力，分别为0.03N、0.07N和0.02N，表明微种植体支抗对磨牙远中移动时前牙的支抗具有很好的保护作用，并可以保证下颌前牙大量内收的实现（图5-2-35e）。

③牙周膜主应力分布：下颌第二磨牙牙周膜拉应力集中在近中牙槽嵴顶处和两牙根远中面根尖1/3。压应力集中在远中牙槽嵴顶处，远中牙根近中面根尖处。近中面拉应力分布范围较广，从牙槽嵴顶一直分布到根尖1/3处，并逐渐减小。远中面压应力主要集中在牙槽嵴顶处，向根尖方向逐渐减小（图5-2-36）。下颌其余牙齿未见明显的牙周膜应力分布，表明本病例的牵引方式对下颌其余牙齿的支抗和牙周具有很好的保护作用，尤其有利于下颌前牙唇侧骨量的保护。

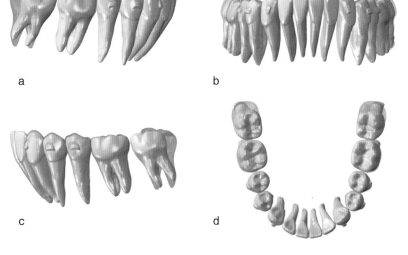

a

b

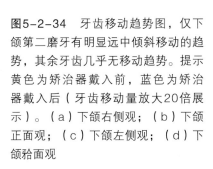

c

d

图5-2-34　牙齿移动趋势图，仅下颌第二磨牙有明显远中倾斜移动的趋势，其余牙齿几乎无移动趋势。提示黄色为矫治器戴入前，蓝色为矫治器戴入后（牙齿移动量放大20倍展示）。（a）下颌右侧观；（b）下颌正面观；（c）下颌左侧观；（d）下颌殆面观

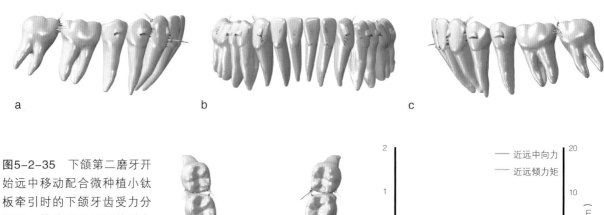

图5-2-35 下颌第二磨牙开始远中移动配合微种植小钛板牵引时的下颌牙齿受力分析图。箭头所示牙冠的受力和方向。（a）下颌右侧观；（b）下颌正面观；（c）下颌左侧观；（d）下颌𬌗面观；（e）力及力矩折线图（近中向力及力矩为正值，相反为负值）

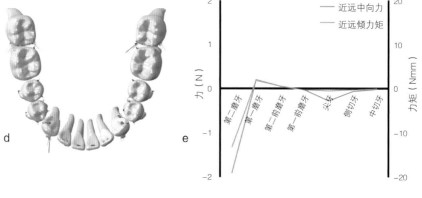

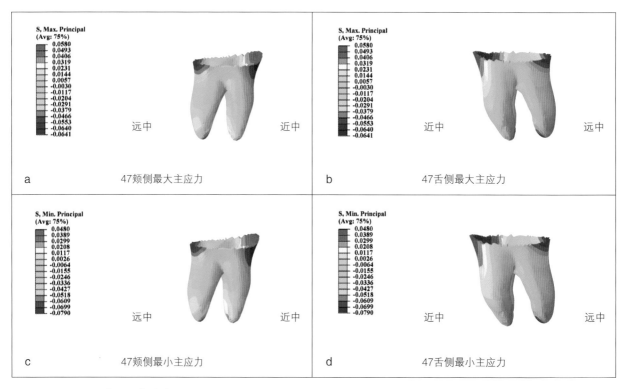

图5-2-36 牙周膜主应力分布图。最大主应力代表拉应力，黄色和红色，颜色越深应力越大；最小主应力代表压应力，蓝色，颜色越深应力越大。（a，b）47牙周膜最大主应力；（c，d）47牙周膜最小主应力

治疗过程

矫治器佩戴至第43步，双侧下颌磨牙远中移动未完全实现，尤其是左侧磨牙仍为完全近中关系。前牙反殆未解除。在该步进行重启，继续远中移动下颌磨牙。此时，在牙移动中下颌前牙区牙龈退缩加重，根形明显，转诊正颌外科行牙槽骨增量手术（图5-2-37）。

治疗结果

疗程持续60个月，最终治疗效果为尖牙、磨牙中性关系，上下颌牙齿排列整齐，覆殆、覆盖正常，上下唇内收，面型改善，但是由于患者在正畸治疗前做过颏部后退手术，所以颏唇沟的改善有限（图5-2-38~图5-2-40，表5-2-7）。

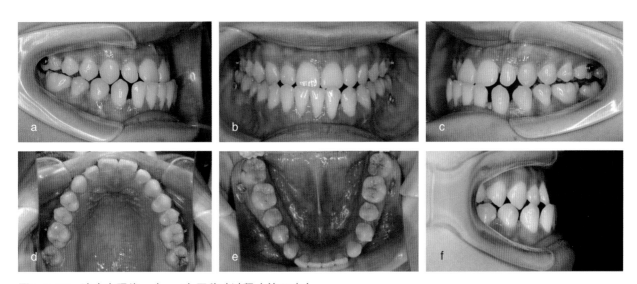

图5-2-37　治疗中照片。（a~f）牙移动过程（第43步）

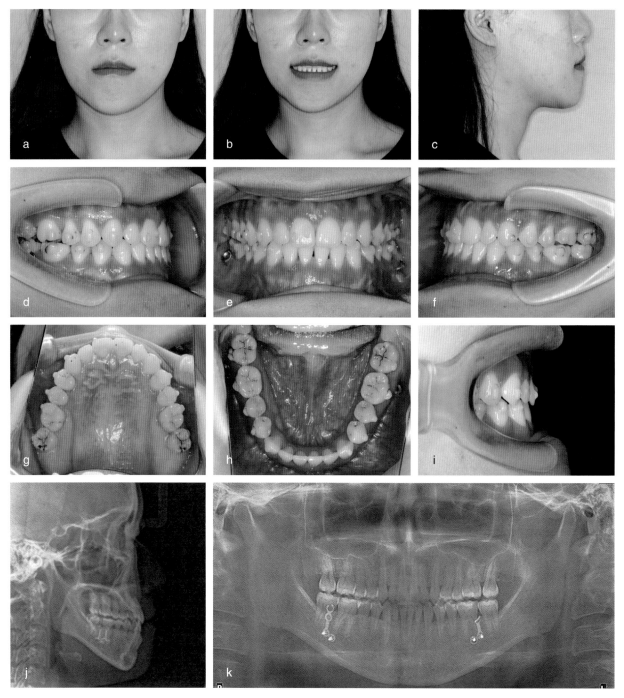

图5-2-38 治疗后照片。（a～c）治疗后面像；（d～i）治疗后𬌗像；（j）治疗后头颅侧位片；（k）治疗后全景片

表5-2-7　治疗前后头影测量数据

测量项目	标准值	标准差	治疗前测量值	治疗后测量值
SNA(°)	82.8	4.1	85.69	84.4
FH-NA(Maxillary Depth)(°)	91	7.5	92.9	92.27
SNB(°)	80.1	3.9	86.11	85.44
FH-NPo(Facial Angle)(°)	85.4	3.7	92.53	92.29
NA-APo(convexity)(°)	6	4.4	0.75	−0.03
FMA(FH-MP)(°)	27.3	6.1	28.44	28.03
MP-SN(°)	30.4	5.6	35.66	35.91
Co-Go(mm)	59	3.2	54.09	57.41
S-N(Anterior Cranial Base)(mm)	71	3	62.46	63.23
SN/GoMe(%)	100	10	86.13	88.45
Y-Axis(SGn-FH)(°)	64	2.3	59.76	59.71
Po-NB(mm)	4	2	−1.58	−2.05
ANB(°)	2.7	2	−0.42	−1.04
Wits(mm)	0	2	−6.58	−7.52
ANS-Me/Na-Me(%)	54.4	2.3	57.45	57.26
ALFH/PLFH(%)	150	0	146.42	145.36
S-Go/N-Me(%)	63.5	1.5	62.98	64.2
U1-SN(°)	105.7	6.3	121.28	109.46
U1-NA(°)	22.8	5.2	35.59	25.06
U1-NA(mm)	5.1	2.4	9.05	6.53
U1-PP(mm)	28	2.1	28.52	29.87
U6-PP(mm)	22	3	24.55	25.61
IMPA(L1-MP)(°)	96.7	6.4	83.52	74.45
L1-MP(mm)	42	4	42.35	41.7
L1-NB(°)	30.3	5.8	25.28	15.8
L1-NB(mm)	6.7	2.1	6.44	2.3
U1-L1(°)	124	8.2	119.55	140.18
Overjet(mm)	2	1	2.1	3.03
Overbite(mm)	3	2	0.41	1.94
FMIA(L1-FH)(°)	55	2	68.04	77.51
OP-FH(°)	9.3	1	5.13	4.56
N'-SN-Pog'(Facial convexity)(°)	12	4	15.68	11.09
N' Vert-Pog'(mm)	0	2	12.21	13.66
Upper Lip Length(ULL)(mm)	20	2	21.46	21.96
SN-G Vert(mm)	6	3	7.12	8.85
Pog'-G Vert(mm)	0	4	6.26	10.53
UL-EP(mm)	−1.4	0.9	−2.16	−3.06
LL-EP(mm)	0.6	0.9	1.1	−2.04

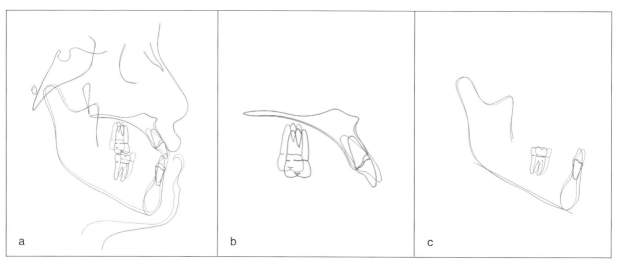

图5-2-39 治疗前后头侧重叠图（治疗前蓝色，治疗后红色）。（a）SN重叠示：下颌顺时针旋转；（b）上颌重叠示：上颌前牙伸长；（c）下颌重叠示：下颌磨牙远中移动，下颌前牙内收、舌倾

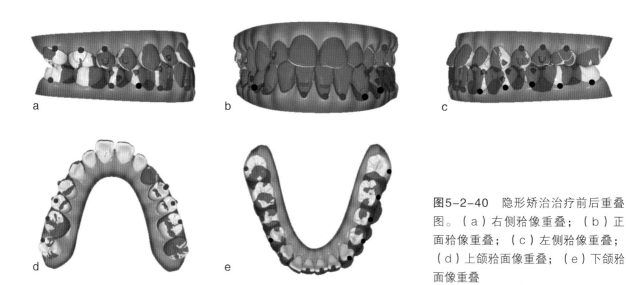

图5-2-40 隐形矫治治疗前后重叠图。（a）右侧𬌗像重叠；（b）正面𬌗像重叠；（c）左侧𬌗像重叠；（d）上颌𬌗面像重叠；（e）下颌𬌗面像重叠

病例小结

（1）病例特点

骨性Ⅲ类的正畸掩饰性治疗，主要用下颌磨牙远中移动协调磨牙关系，内收下颌前牙解除前牙反殆。

（2）鉴别诊断

骨性Ⅲ类与牙性Ⅲ类的鉴别诊断详见"5.1 Ⅲ类错殆畸形非拔牙矫治概论"。

（3）治疗方案选择的理由

本病例为凸面型，上颌骨发育不足、下颌骨前突、上颌前牙唇倾，为骨性Ⅲ类双颌前突错殆畸形。上唇突度正常，下颌前牙直立无过度舌倾，治疗前前牙覆盖浅。通过下颌磨牙远中移动、下颌前牙内收，可以纠正磨牙和前牙关系，减少下唇突度，稍微改善侧貌。下颌磨牙需要大量远中移动，左侧下颌磨牙远中移动7.4mm，右侧下颌磨牙远中移动4.6mm，下颌第二磨牙远中与下颌支之间存在磨牙远中移动所需要的空间，可以实现大量的磨牙远中移动。另外，骨性的下颌偏斜造成颏右偏和面部不对称，未严重影响面貌、微笑、牙列中线等，且患者改善意愿不强烈，综合考量可以不予以纠正。且颞下颌关节正常，可以接受磨牙远中移动导致的咬合改变。下颌前牙区的牙周风险可以通过骨增量手术规避。因此，本病例选择了正畸掩饰性治疗。

（4）病例陷阱及可能的并发症

本病例磨牙远中移动量大，由于矫治器佩戴效率未完全保证，在第一阶段矫治器佩戴过程中透明矫治器推磨牙远中移动的实现率不足30%，

在临床上要注意加强牵引和矫治器佩戴的监控，以保证支抗的有效性，实现下颌磨牙远中移动，同时避免下颌前牙的唇向移动。本病例在矫治过程中发现下颌前牙牙龈退缩、根形明显时，及时采用骨组织增量术以避免牙周风险。

（5）生物力学的考量

本病例采用了颌骨小钛板植入设计强支抗以保证下颌磨牙远中移动的成功，同时配合Ⅲ类牵引改善Ⅲ类骨性关系，两种牵引力的施加可以保证下颌磨牙远中移动的实现。从力学分析看，尖牙唇侧两个力量的加载并不会造成尖牙牙周膜应力过多分布，同时对下颌前牙区的唇向力也比较轻微。从生物力学角度看，本病例的力学加载方式是有效且安全的。

（6）成功治疗的原因

本病例为骨性Ⅲ类，侧面观面中份虽然发育不足，但美观度尚可，将下颌牙列远中移动、下颌前牙内收后，减少下唇突度，可以改善美观。因此矫治目标为纠正尖牙、磨牙关系至中性，解除反殆，达到良好咬合，主要改善下唇突度，而不矫正颌骨畸形，该目标是可以实现的。病例设计需要大量远中移动下颌磨牙，下颌磨牙远中存在足够的间隙，是本病例成功的重要前提，再加上微种植体小钛板作为强支抗，可以保证足够量下颌磨牙远中移动和下颌前牙内收的实现。另外，下颌前牙舌侧骨量较为充足，也是下颌前牙内收成功的要素。下颌前牙区的骨组织增量术可有效预防牙龈退缩、骨开裂等发生，保证了牙周的健康。

参考文献

[1] 赵祥, 汪虹虹, 杨一鸣, 等. 无托槽隐形矫治上颌扩弓效率及其影响因素初探[J]. 中华口腔医学杂志, 2017, 52(9):6.

[2] Haouili N, Kravitz ND, Vaid NR, et al. Has Invisalign improved? A prospective follow-up study on the efficacy of tooth movement with Invisalign[J]. Am J Orthod Dentofacial Orthop, 2020, 158(3):420-425.

[3] Schupp W, Haubrich J, Neumann I. Treatment of anterior open bite with the Invisalign system[J]. J Clin Orthod, 2010, 44(8):501-507.

[4] 刘盼盼, 郭泾. 无托槽隐形矫治技术在拔牙临界病例非拔牙治疗中的应用研究进展[J]. 口腔医学, 2015, 35(5):402-404.

[5] Simon M, Keilig L, Schwarze J, et al. Treatment outcome and efficacy of an aligner technique-regarding incisor torque, premolar derotation and molar distalization[J]. BMC Oral Health, 2014, 14:68.

[6] 杨偲偲. 隐形矫治技术远中移动上颌磨牙疗效的CBCT评价[D]. 上海: 上海交通大学, 2015.

[7] 陈琳, 吴嘉桦, 辜为怀, 等. 无托槽隐形矫治器远中移动上颌磨牙的疗效评价[J]. 实用口腔医学杂志, 2017, 33(2):5.

[8] Simon M, Keilig L, Schwarze J, et al. Forces and moments generated by removable thermoplastic aligners: incisor torque, premolar derotation, and molar distalization[J]. Am J Orthod Dentofacial Orthop, 2014, 145(6):728-736.

[9] Wu D, Zhao Y, Ma M, et al. Efficacy of mandibular molar distalization by clear aligner treatment[J]. Zhong Nan Da Xue Xue Bao Yi Xue Ban, 2021, 46(10):1114-1121.

[10] 胡炜. 试论无托槽隐形矫治的垂直向控制[J]. 中华口腔医学杂志, 2020, 55(8):526-530.

[11] Ohmae M, Saito S, Morohashi T, et al. A clinical and histological evaluation of titanium mini-implants as anchors for orthodontic intrusion in the beagle dog[J]. Am J Orthod Dentofacial Orthop, 2001, 119(5):489-497.

[12] 张笑榕. 无托槽隐形矫治器推下颌磨牙远移的三维有限元分析[D]. 大连: 大连医科大学, 2021.

[13] Davies RM, Downer MC, Hull PS, et al. Alveolar defects in human skulls[J]. J Clin Periodontol, 1974, 1(2):107-111.

[14] 孙良奕, 王博, 房兵. 骨性Ⅲ类错𬌗前牙区牙槽骨开裂和牙槽骨开窗发生率的锥形束CT研究[J]. 上海口腔医学, 2013, 22(4):418-422.

[15] Weltman B, Vig KW, Fields HW, et al. Root resorption associated with orthodontic tooth movement: a systematic review[J]. Am J Orthod Dentofacial Orthop, 2010, 137(4):462-476; discussion 12A.

[16] Roscoe MG, Meira JB, Cattaneo PM. Association of orthodontic force system and root resorption: A systematic review[J]. Am J Orthod Dentofacial Orthop, 2015, 147(5):610-626.

[17] Andrews LF. The six elements of orofacial harmony[J]. Andrews J Orthod Orofac Harmony, 2000, 1(1):13-22.

[18] Cao L, Zhang K, Bai D, et al. Effect of maxillary incisor labiolingual inclination and anteroposterior position on smiling profile esthetics[J]. Angle Orthod, 2011, 81(1):121-129.

[19] 房兵, 正畸治疗中面部美学缺陷的风险防控[J]. 中华口腔医学杂志, 2019, 54(12):5.

[20] Haskell BS. The human chin and its relationship to mandibular morphology[J]. Angle Orthod, 1979, 49(3):153-166.

[21] 舒艳, 刘珺, 陈杰, 等. 成人骨性Ⅲ类错𬌗不同垂直骨面型下颌骨及颏部的比较[J]. 上海口腔医学, 2011, 20(2):191-195.

[22] Eröz UB, Ceylan I, Aydemir S. An investigation of mandibular morphology in subjects with different vertical facial growth patterns[J]. Aust Orthod J, 2000, 16(1):16-22.

6

开𬌗畸形的矫治

ORTHODONTIC TREATMENT
OF OPEN BITE MALOCCLUSION

6.1 概述

开殆畸形的病因、诊断及治疗原则

开殆畸形指上下颌牙齿在垂直方向上无接触或者无覆殆。开殆畸形的形成机制复杂，治疗难度较大。严重者会影响患者的发音、咀嚼、美观等。这类错殆畸形大部分发生在前牙区，也可以发生在单侧或双侧后牙区。本章主要讨论前牙开殆。正面观可以看到上下颌牙齿之间有间隙（图6-1-1）。将上下颌牙齿的垂直距离大小作为分度标准，将开殆分为以下3度[1]：

Ⅰ度开殆：0mm<开殆≤3mm。

Ⅱ度开殆：3mm<开殆≤5mm。

Ⅲ度开殆：开殆>5mm。

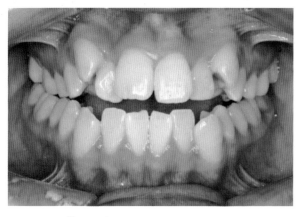

图6-1-1　前牙开殆

开殆畸形的病因

（1）遗传因素

遗传是骨性开殆的重要病因。多数骨性开殆在青少年时期就表现出颌骨垂直高度过度的生长趋势。生长发育期间，下颌骨向下、向后旋转的形态学特征，包括髁突的远中倾斜、下颌支短、角前切迹深、下颌角圆钝、下颌神经管直、下颌骨正中联合体薄而长；上颌骨后牙区牙槽骨高度增加；前面高长，后面高短；下颌平面陡峭，殆平面离散，腭平面向前上倾斜，有些合并磨牙伸长和过度磨耗[2]。所有这些特点中，垂直向骨性开殆最重要的关键性特征是下颌平面陡峭的高角型骨面型。而水平向骨性开殆则是与颌骨的矢状向发育不足或过度相关。单纯依靠正畸治疗来控制垂直向生长是十分困难的。牙齿-牙槽骨复合体的改变可直接影响前牙开殆的最典型颌骨特征。例如，生长发育期控制磨牙垂直萌出，使下颌逆时针旋转，可以减少颅面骨骼垂直向发育过度。

（2）环境因素

①不良习惯：不良习惯如吮指、吐舌等会导致开殆。主要因素是舌与口周肌力不平衡[3]。上述因素抑制牙槽突复合体的发育和牙齿的萌出，导致开殆发生。从解剖学角度讲，巨舌症会使前

牙扇形展开引起开𬌗,所以在检查中不要忽视检查舌肌的情况。②异常口腔及肌肉功能:口腔颌面部肌肉是维持气道顺畅的重要因素。上气道障碍引起的口呼吸,某些解剖因素如腺样体或扁桃体过大、鼻中隔偏斜等可能影响正常鼻呼吸功能,患者被迫口呼吸,舌和下颌长时间都维持在后下旋位,继而引起后牙伸长产生开𬌗,但是至今没有研究证明口呼吸和垂直向生长有明显关联性[4]。有研究表明,长面型患者的肌力较弱,会导致咀嚼肌关闭下颌作用弱,引起牙弓后段过度伸长,导致开𬌗[5]。③外伤:髁突的骨折可引起严重的前牙开𬌗。髁突生长阻滞会引起下颌的适应性水平向生长不足,临床也可表现为开𬌗。患髁突关节吸收的患者也会产生开𬌗,特发性髁突吸收和青少年风湿性关节炎是发生髁突吸收的两个原因。髁突吸收导致下颌支变短,下颌顺时针旋转,多表现为Ⅱ类开𬌗[6]。④牙齿萌出因素:前牙萌出不足,或后牙萌出过度,或第三磨牙近中倾斜导致下颌第二磨牙高出𬌗平面形成开𬌗。

开𬌗畸形的诊断

开𬌗畸形的诊断关键是判断是否为骨性开𬌗、牙性开𬌗还是其他类型开𬌗。正确的开𬌗畸形诊断会为合理设计治疗方案提供帮助。

(1)牙性开𬌗

主要存在于牙齿和牙槽骨部位。主要机制为前牙萌出不足,前牙牙槽发育不足和/或后牙萌出过长、后牙牙槽发育过度。后牙或牙弓末端磨牙倾斜、扭转等位置异常也常见于开𬌗病例。牙性开𬌗颌骨发育基本正常,面部无明显畸形。代表面部骨骼垂直向的头影测量数据如FMA、Y轴角、后前面高比(S–GO/N–Me)等基本正常。

(2)骨性开𬌗

常伴有颅底部、上颌骨和下颌骨形态异常。主要表现在上颌磨牙和牙槽骨垂直发育过度,造成下颌顺时针旋转;颅中窝高度发育不足造成关节窝位置上升,使面下1/3面后高变短;上颌前部牙槽骨发育不足。

(3)其他类型开𬌗

有暂时性开𬌗、潜在性开𬌗与医源性开𬌗。

①暂时性开𬌗:在替牙早期,由于切牙未完全萌出或者持续性的吮指不良习惯等机械性干扰造成前牙开𬌗。随着建𬌗的完成,不良习惯戒断,开𬌗会自行纠正。②潜在性开𬌗:一些开𬌗患者虽然具有骨性开𬌗倾向,但是又存在着牙代偿因素。这一类错𬌗在治疗时需谨慎,密切控制患者垂直距离,因为如果治疗不当,在治疗过程可能出现开𬌗或者开𬌗加重,需要使用TPA或口外弓控制。预防开𬌗出现的关键在于防止上颌𬌗平面发生逆时针旋转,即避免上颌磨牙的伸长及上颌前牙的压低[7]。③医源性开𬌗:由于诊断设计不合理或治疗不当,如矫治力过大、支抗失控后牙严重倾斜,可导致出现开𬌗或开𬌗加重[8]。

开𬌗畸形的治疗原则

开𬌗畸形矫治的总体原则是去除病因,根据开𬌗形成的机制、生理年龄,采用合适的矫治方法,达到解除或改善开𬌗的目的。治疗原则主要有以下几个方面。

(1)纠正不良习惯

如果口腔不良习惯不纠正,畸形无法纠正,即便暂时纠正开𬌗也容易复发。因此对于开𬌗无论处于乳牙列、混合牙列还是恒牙列,都应及时纠正口腔不良习惯[9]。

（2）正畸综合治疗

纠正前牙开𬌗的方式是使前牙建立覆𬌗。通过移动牙齿建立前牙覆𬌗的方式主要有以下几种：后牙压低、后牙直立、后牙前移、前牙内收和前牙伸长等[10]，同时需要兼顾开𬌗畸形引起的美学缺陷的矫治，避免治疗引发美学缺陷。

（3）正畸–正颌联合治疗

骨性开𬌗合并严重长面综合征，应采取正畸–正颌联合治疗，同时矫治咬合紊乱和颌骨畸形[11]。

开𬌗的隐形矫治原则遵循开𬌗正畸治疗总的原则。隐形矫治生物力学原则与固定矫治相同。

开𬌗畸形隐形矫治适应证及常见临床矫治方法

开𬌗畸形隐形矫治适应证

以往认为，在开𬌗与深覆𬌗病例中，隐形矫治技术更适用于深覆𬌗病例，对于开𬌗病例的适用程度不高。但随着隐形矫治技术近年来不断发展，开𬌗病例的适用程度越来越高。绝大多数的开𬌗病例均可以适用透明矫治器进行矫治。

开𬌗畸形非拔牙隐形矫治方法

（1）阻断病因矫治

首先要明确开𬌗形成的原因，有其他疾病的应先进行治疗，比如扁桃体肿大、鼻炎等。如有吐舌习惯，首先应对患者进行健康宣教，鼓励其自行纠正并进行肌功能训练。必要时可采用舌刺或舌栅等矫治器改变舌体的不良习惯。目前，临床中有将舌刺应用于透明矫治器上以达到帮助患者改变舌位置，减小开𬌗（图6-1-2）。

（2）伸长前牙

伸长切牙可以在切牙段设计伸长附件，透明矫治器可以更好地包住牙齿，以伸长前牙，达到减小开𬌗目的。从下颌切牙到上颌切牙的垂直牵引可产生一个持续的大小相等、方向相反的矫治力系统，最终通过切牙的伸长减小开𬌗。伸长前牙对开𬌗进行治疗需要在明确诊断的前提下进行，在开𬌗合并双颌前突、露龈微笑、高角面型、后牙严重磨耗的情况下，使用伸长前牙矫治开𬌗可能造成美学和功能的问题，需要谨慎分析后制订针对性治疗方案。

（3）压低后牙

透明矫治器对于压低牙齿相对容易，配合微种植体压低后牙可取得非常明显的效果[12]。对于后部牙槽骨发育过度、长面型的开𬌗患者，如利用透明矫治器及微种植体支抗压低后牙，根据楔形效应原理，前牙开𬌗关闭的同时下颌平面发生逆时针旋转，长面型也得到改善。

开𬌗畸形拔牙隐形矫治方法

矫治开𬌗的拔牙模式有很多选择，包括拔

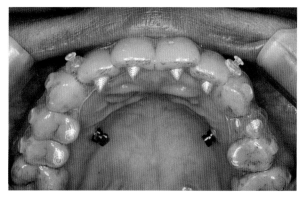

图6-1-2　透明矫治器配合舌刺矫治开𬌗

除第二磨牙、第一磨牙、第二前磨牙及第一前磨牙。

（1）前磨牙拔除

拔除第一前磨牙或第二前磨牙是治疗伴随拥挤或深覆盖的前牙开𬌗常见选择。隐形矫治目前对于拔除第一前磨牙的治疗比较成熟。在内收上下颌前牙过程中，通过钟摆效应减小开𬌗，解除拥挤，同时也可以压低后牙，减小开𬌗趋势。内收力作用于切牙唇侧，自然产生的力矩使切牙发生冠舌向倾斜伸长，减小开𬌗。在临床病例中，具体拔除第一前磨牙还是第二前磨牙则由拥挤程度及切牙的内收程度决定。

如果设计拔除第二前磨牙，可以用于在开𬌗合并前突不明显轻度拥挤的病例，拔除第二前磨牙基本需要设计中度或者轻度支抗，在矫治过程中后牙前移可以产生楔形效应，对于矫治开𬌗具有很好的帮助。但是用透明矫治器进行磨牙前移的矫治，容易发生后牙的近中倾斜，是隐形矫治技术中牙移动效率最低的一类，如果用透明矫治器设计拔除第二前磨牙的治疗，需要在附件的设计和每次复诊的检查中高度关注后牙的近中倾斜，一旦发生可以使用片段弓或者重启透明矫治器来解决。

（2）磨牙拔除

确定拔除磨牙需综合考虑第三磨牙牙胚存在与否、开𬌗的支点牙位、磨牙牙冠发育及牙体健康状况、矫治的难易程度和支抗类型等。第一磨牙拔除只适用于第一磨牙严重病变的开𬌗病例，当第二磨牙未萌出或仅第一磨牙有咬合接触时，

拔除第一磨牙可以降低垂直高度，而第二磨牙也可以自动萌出到重建的垂直高度位置。第二磨牙拔除主要适用于仅第二磨牙有咬合接触的病例，这种拔牙方式矫治难易程度相对低。磨牙拔除病例，要注意控制垂直高度，合理使用支抗，必要时使用微种植体、TPA和口外弓加强控制。

开𬌗畸形正畸–正颌联合治疗

针对严重骨性开𬌗，即ANB>10°或ANB<−4°、APDI>100°或APDI<60°、ODI>80°或ODI<60°、IMPA<83°时需要借助正畸–正颌联合治疗[11]。分3个阶段治疗：术前正畸、正颌手术、术后正畸。隐形矫治在开𬌗正畸–正颌联合治疗过程中，起到排齐牙齿、去除牙代偿、为正颌手术创造条件的作用。

稳定与保持

开𬌗因其病因多样性，使得开𬌗正畸治疗后保持稳定是一项巨大的挑战。一项10年追踪研究中，35%的患者治疗后至少发生了3mm的复发[13]。多项长期研究均指出正颌手术能有效控制前牙开𬌗复发，通过Le Fort I型截骨术重新放置上颌位置被认为是最具有稳定性的方法[14]。隐形矫治技术矫治开𬌗，是否能增加开𬌗治疗结果长期稳定性，目前还没有明确的研究。但是在保持期间，可通过咀嚼训练及锻炼舌功能来维持治疗效果[15]，稳定性是否增加仍然没有明确的研究证据。

6.2 临床病例

 病例6-1

一般情况

男，33岁。

主诉

下颌前突30年余，要求矫治。

病史

自述下颌前突，牙不齐30年余求诊。否认遗传性家族史，否认系统疾病史，否认特殊药物服用史。

临床检查

（1）口外检查

①正面观：面部不对称，下颌骨左偏，面部上中1/3高度协调，面下1/3长；唇休息位露齿约2mm，唇闭合不全（图6-2-1a，b）。

②侧面观：凹面型；面中部轻度凹陷，颏部发育良好；鼻唇角锐角，双唇前突在审美平面之前，颏唇沟浅（图6-2-1c）。

（2）口内检查

右侧磨牙近中尖对尖关系，左侧磨牙中性关系；上下颌牙列轻度拥挤，上颌3mm，下颌4mm；前牙开𬌗3mm；下颌牙列中线左偏1.5mm；全口牙色素（图6-2-1d～i）。

（3）牙体检查

22颊面大面积充填物。38、48阻生。

（4）牙周检查

牙龈色粉、质韧，无出血、红肿。13-23、34-44牙龈薄型，根形暴露。

（5）关节检查

开口型正常，开口度三横指，双侧颞下颌关节未触及弹响和压痛。

影像学检查

（1）全景片

38、48阻生，未见其他异常（图6-2-1k）。

（2）头颅侧位片

骨性Ⅲ类，高角，下颌前突，上颌牙轴轻度唇倾（图6-2-1j，表6-2-1）。

（3）CBCT

上下颌前牙区牙槽骨薄弱。

（4）颞下颌关节磁共振

双侧颞下颌关节盘髁关系正常。

诊断

（1）骨性问题

骨性Ⅲ类，下颌发育过度，下颌偏斜，高角，上颌轻度后缩。

（2）牙性问题

安氏Ⅲ类亚类，上颌牙列拥挤3mm，下颌牙列拥挤4mm，38、48阻生。

（3）牙体问题

22牙体缺损。

（4）牙周问题

13-23、34-44牙龈薄型，根形暴露。

治疗方案

（1）治疗方案1

①治疗目标：排齐牙齿，矫治开𬌗及反𬌗，改善面型。

②拔牙计划：拔除18、28、38、48。

③牙齿移动计划：使用隐形矫治技术，推下颌磨牙向远中达到双侧磨牙Ⅰ类关系，创造间隙排齐牙列，内收前牙利用钟摆效应矫治开𬌗；必要时微种植体支抗辅助下颌牙列远中移动，保护前牙支抗。上颌前牙适当唇倾以排齐整平上颌牙弓，22近中及远中预留0.3mm间隙，治疗结束后修复。维持上颌牙列中线，调整下颌牙列中线与上颌牙列中线一致。正畸结束后建立正常覆𬌗、覆盖，尖牙及磨牙Ⅰ类咬合关系。全口设计优化附件。

④支抗设计：使用Ⅲ类牵引保护下颌支抗，推下颌磨牙向远中的同时，维持前牙舌倾度，控制下颌前牙牙根不唇向移动，避免造成骨开窗、骨开裂。必要时使用微种植体支抗保护下颌支抗。

⑤治疗流程：健康宣教→知情同意→数据采集→模拟治疗方案→修改方案→定制透明矫治器→转口腔外科拔除18、28、38、48→进入规范化治疗和复诊程序。

（2）治疗方案2

①治疗目标：排齐牙齿，矫治开𬌗及反𬌗，改善唇突度和唇闭合不全。

②拔牙计划：拔除15、25、35、45。

③牙齿移动计划：隐形矫治排齐牙齿，内收前牙，关闭间隙，解除开𬌗，改善面型。

④支抗设计：上颌前牙内收设计弱支抗，前牙内收利用1/3的拔牙间隙，磨牙前移占有2/3的拔牙间隙，调整磨牙的Ⅲ类关系；下颌磨牙设计强支抗，内收前牙利用2/3的间隙，磨牙前移允许利用1/3的拔牙间隙；这样最终能够实现下颌牙列内收量大于上颌牙列，解决下唇前突，同时可以利用楔形效应辅助矫治开𬌗，最终实现尖牙、磨牙的Ⅰ类关系。

⑤治疗流程：健康宣教→知情同意→数据采集→模拟治疗方案→修改方案→定制透明矫治器→进入规范化治疗和复诊程序。

选择治疗方案1，选择依据详见病例小结。

方案设计

本病例拔除18、28、38、48，为后牙远中移动提供空间。隐形矫治设计牙移动过程可以分为两个阶段：第一阶段，磨牙作为移动牙，需要按设计量移动到位，制造间隙，内收前牙，改善面型。远中移动磨牙采用分步移动方法，首先将右侧下颌第二磨牙与第一磨牙移动到位。下颌最大移动距离为47远中移动3.8mm，全程使用Ⅲ类牵引，若临床移动量达不到设计要求则备用微

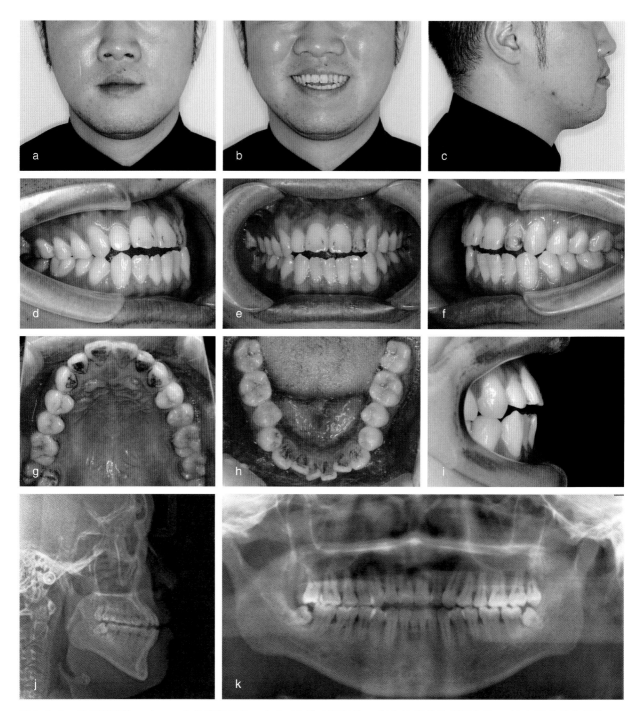

图6-2-1 治疗前照片。（a~c）治疗前面像；（d~i）治疗前殆像；（j）治疗前头颅侧位片；（k）治疗前全景片

表6-2-1 治疗前头影测量数据

测量项目	标准值	标准差	测量值
SNA(°)	82.8	4.1	73.88
FH-NA(Maxillary Depth)(°)	91	7.5	86.17
SNB(°)	80.1	3.9	75.22
FH-NPo(Facial Angle)(°)	85.4	3.7	87.65
NA-APo(convexity)(°)	6	4.4	-2.98
FMA(FH-MP)(°)	27.3	6.1	30.37
MP-SN(°)	30.4	5.6	42.66
Co-Go(mm)	59	3.2	59.91
S Vert-Co(mm)	20.2	2.6	9.96
S-N(Anterior Cranial Base)(mm)	71	3	65.13
SN/GoMe(%)	100	10	96.11
Y-Axis(SGn-FH)(°)	64	2.3	63.01
Po-NB(mm)	4	2	0.29
ANB(°)	2.7	2	-1.34
Wits(mm)	0	2	-6.24
ANS-Me/Na-Me(%)	54.4	2.3	56
ALFH/PLFH(%)	150	0	141.45
S-Go/N-Me(%)	63.5	1.5	60.95
U1-SN(°)	105.7	6.3	110.37
U1-NA(°)	22.8	5.2	36.49
U1-NA(mm)	5.1	2.4	11
U1-PP(mm)	28	2.1	27.74
U6-PP(mm)	22	3	24.36
IMPA(L1-MP)(°)	96.7	6.4	93.81
L1-MP(mm)	42	4	42.49
L1-NB(°)	30.3	5.8	31.69
L1-NB(mm)	6.7	2.1	8.76
U1-L1(°)	124	8.2	113.16
Overjet(mm)	2	1	-0.05
Overbite(mm)	3	2	-3.24
FMIA(L1-FH)(°)	55	2	55.82
OP-FH(°)	9.3	1	8.65
N'-SN-Pog'(Facial convexity)(°)	12	4	6.41
N' Vert-Pog'(mm)	0	2	6.6
Upper Lip Length(ULL)(mm)	20	2	20.78
SN-G Vert(mm)	6	3	1.85
Pog'-G Vert(mm)	0	4	2.13
UL-EP(mm)	-1.4	0.9	-1.85
LL-EP(mm)	0.6	0.9	1.26

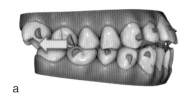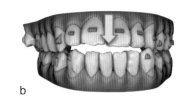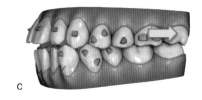

图6-2-2　磨牙远中移动不同阶段受力示意图。（a）远中移动右侧上下颌后牙；（b）伸长前牙；（c）远中移动左上后牙

种植体支抗。上颌在扩弓过程中，17远中移动1.8mm，27远中移动1.1mm。第二阶段，内收前牙，内收同时设计伸长附件矫治前牙开𬌗。上颌牙列中线不动，调整下颌牙列中线与上颌牙列中线一致。

（1）牙移动及附件设计

本病例在上述两个阶段下，添加附件的受力示意图（图6-2-2）。研究结果提示，隐形矫治前牙压低较容易，但前牙需要伸长，仅仅通过透明矫治器作用不足以伸长前牙，必须通过合理的附件达到目标。本病例磨牙临床牙冠较长，推磨牙远中移动不设计矩形附件，设计优化附件，优化附件形态较小，容易摘戴。上颌磨牙在颊向扩弓同时设计17的1.8mm及27的1.1mm远中移动量，36、37因为未设计远中移动，所以不设计附件。当第二磨牙及第一磨牙均需远中移动时，若两者临床牙冠较长，可以在其中一个牙位加附件即可。在伸长前牙时，我们通常选择体积较大的附件。针对本病例考量前牙需要的美观度较高，使用优化伸长附件不仅能够尽量美观，同时能够使矫治器更好包裹前牙，有利于前牙伸长。

（2）牵引设计

在本病例中，牵引方法方式如图6-2-3所示。采用舌侧扣粘接式方法进行Ⅲ类牵引，在

16、26利用精密切割形成牵引钩，在33、43切割矫治器形成挂牵引的位置，进行全程Ⅲ类牵引辅助加强下颌磨牙远中移动，保护下颌前牙的支抗，防止下颌前牙向唇侧移动而加重根形暴露。在临床复诊中严密监控，如果下颌磨牙远中移动量不足，与设计的位置相差比较远，发生矫治器的脱套，或发现下颌前牙有唇倾的倾向、牙根的根形暴露更明显，即刻进行微种植体的植入加强下颌的支抗，实现治疗目标。主要因为患者上颌轻度后缩，下颌相较于上颌轻度前突，希望得到更多下颌牙远中移动的效果来改善面型。

（3）矫治器形态设计

本病例后牙临床牙冠较长，因此磨牙远中移动过程中，矫治器设计可以不需要设计控制力较强的附件。仅需常规设计包裹性较好的矫治器形态即可。磨牙远中移动过程中，设计包裹程度较高的矫治器，同时附以优化附件即可确保整体远中移动实现率。在前牙伸长中，同样也需要设计包裹程度较高的矫治器，配合形态较大的附件，可以起到有效伸长前牙的作用。

（4）生物力学分析

本病例特征性的生物力学分析点主要有以下两个步骤：矫治第10步，上颌前牙12-22的内收和伸长；第34步，下颌磨牙移动到位后，下颌

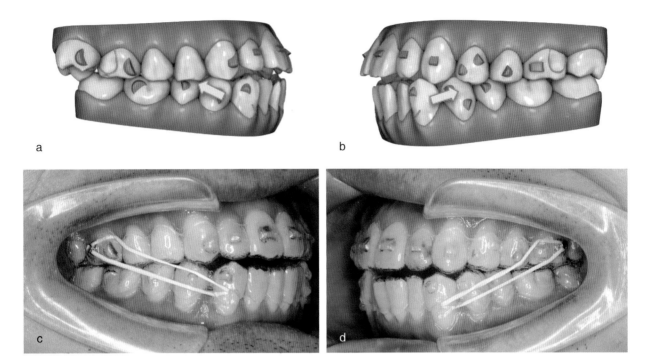

图6-2-3 牵引设计。（a，b）牵引设计动画截图；（c，d）牵引口内像

43-33远中移动配合Ⅲ类牵引。以矫治过程中的这两步为例，单步移动分析步距为0.2mm，应用有限元分析本病例牙移动设计的生物力学情况，为治疗提供科学参考。

·上颌前牙12-22的内收及伸长的生物力学分析

①牙齿移动趋势：第10步牙齿移动趋势分析显示，随着前牙内收透明矫治器的缩短，上颌12-22有内收的趋势。12-22在内收过程中有钟摆效应的伸长趋势，17-13、23-27作为稳定的内收支抗，计划中虽然没有设计移动，但是可以看到还是有微小的移动趋势（图6-2-4）。

图6-2-5提示21在第10步内收及伸长的过程中，全牙围绕牙颈部为旋转中心，牙冠腭向移动并伸长，牙根唇向移动，呈倾斜移动趋势。这

种趋势也是在临床中容易造成并发症的潜在原因之一。

②牙齿受力情况：上颌牙列受力来源于透明矫治器缩短以及其他一些转矩、倾斜等的变形，矫治器直接作用于12-22，配合12-22的伸长附件，起到内收及有控制的伸长作用。从图6-2-6上颌全牙列受力分析图可知，在本病例中，双侧同名牙受力大小、方向是对称的。图6-2-6e显示上颌牙列受力时每颗牙的受力方向及大小。压低伸长向力以压低为正值，唇腭倾力矩以唇倾为正值，其中，14、15、16、17、24、25、26、27受到的压低伸长向力，颊腭向受力微小不引起移动，但有引起旋转的趋势。11、12、21、22受到冠腭向力矩及伸长向力，最大为12、22，伸长向力为0.6N；而11、21腭倾力矩较大，为

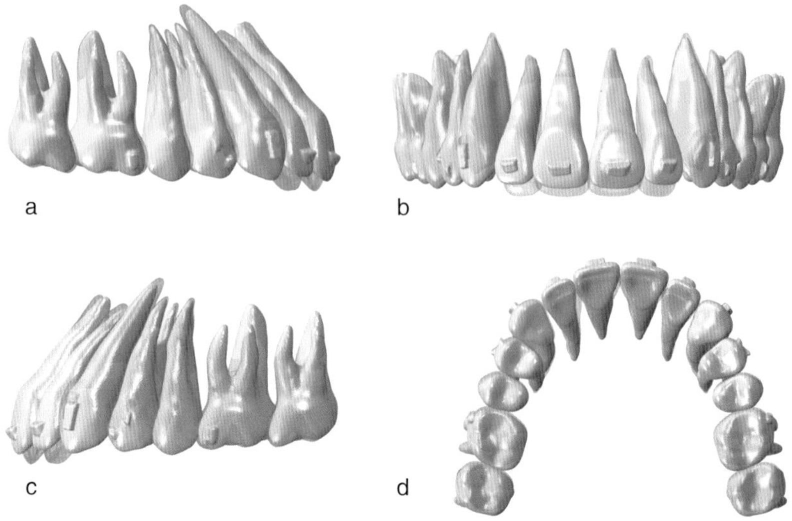

图6-2-4 上颌第10步的整体移动趋势图。提示黄色为矫治器戴入前，蓝色为矫治器戴入后（牙齿移动量放大20倍展示）。（a）上颌右侧观；（b）上颌正面观；（c）上颌左侧观；（d）上颌殆面观

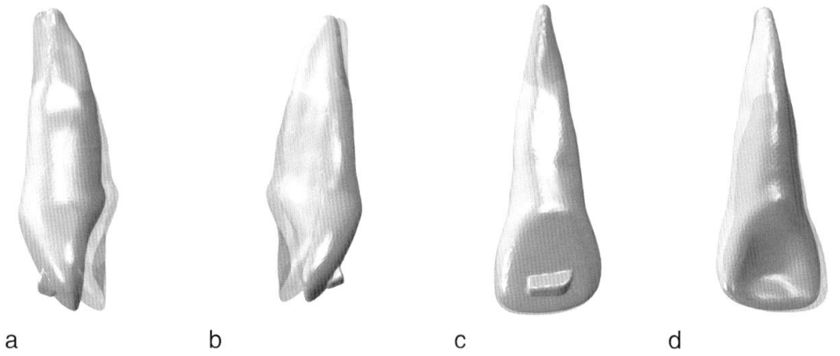

图6-2-5 上颌单颗牙21的牙齿移动趋势图。提示黄色为矫治器戴入前，蓝色为矫治器戴入后（牙齿移动量放大20倍展示）。（a）21远中观；（b）21近中观；（c）21唇侧观；（d）21腭侧观

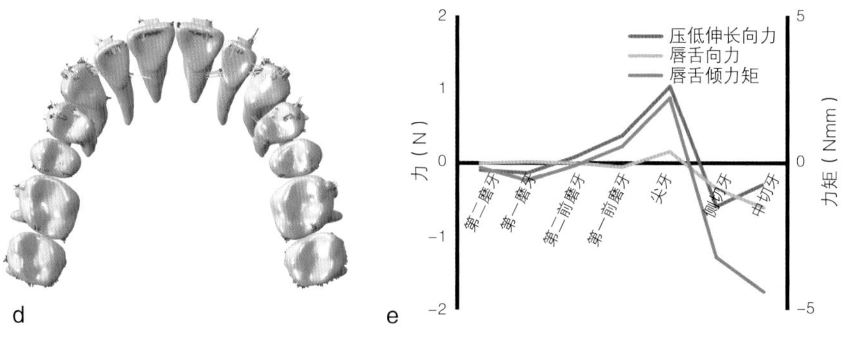

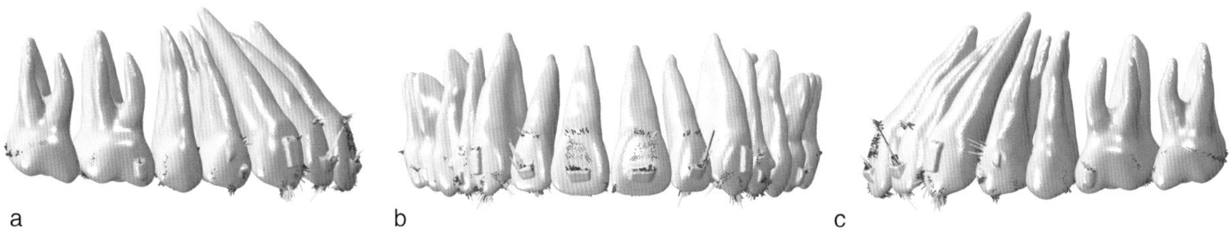

图6-2-6 上颌第10步的全牙列受力分析图。箭头所示牙冠的受力和方向。（a）上颌右侧观；（b）上颌正面观；（c）上颌左侧观；（d）上颌殆面观；（e）力及力矩折线图（压低向力、唇向力及力矩为正值，相反为负值）

4.4Nmm，需密切关注上颌前牙牙根受力情况及唇侧骨板情况。13、23受到较大的反作用力，所以有压低及唇向移动的趋势。

③牙周膜主应力分布：在第10步力学分析中，12-22呈对称性的伸长内收，以21的应力分布作为参考。以21牙周膜受力为例，21牙周膜最大主应力主要集中在唇侧根颈部及腭侧根尖部。在这两个部位，牙根均受到最大的拉应力。而21最小主应力集中在腭侧根颈部及颊侧根尖部，在这两个部位，牙根均受到了压应力。压应力和拉应力来源于透明矫治器对21的内收及伸长作用的总和。在两种力量共同作用下，21受到了围绕牙颈部旋转以及沿牙长轴伸长的移动趋势，牙齿出现倾斜移动。而13、23受到了12-22伸长向力的反作用力，因此在腭侧根尖部受到最大压应力（最小主应力）（图6-2-7）。

·下颌磨牙移动到位后，内收下颌43-33配合Ⅲ类牵引的生物力学分析

①牙齿移动趋势：第34步牙齿移动趋势分析显示，随着透明矫治器的缩短，同时配合Ⅲ类牵引，牵引力128g，当37、47远中移动到位后，下颌43-33有内收的趋势。43-33在内收过程中有舌侧移动同时有伸长的趋势，而36、37、46、47作为稳定的内收支抗，有微弱的颊向和近中的移动趋势。同时在这一步，31、32、33、41、42、43还有牙冠远中倾斜、牙根近中倾斜的趋势，在后续牙齿移动中，需密切注意31、41牙根的移动位置，如果发生了牙根间距太小，可能造成牙根吸收（图6-2-8）。

②牙齿受力情况：下颌牙列受力来源于透明矫治器缩短、其他变形和Ⅲ类牵引，因矫治器直接作用于43-33，Ⅲ类牵引同时作用于透明矫治器上，起到内收及伸长作用。从图6-2-9下颌全牙列受力分析图可知，在本病例中，双侧同名牙受力大小、方向是对称的。近远中向力以冠近中为正值，近远中倾斜力矩以冠近中为正值，图6-2-9e显示上颌牙列受力时每颗牙的受力方向及大小。其中，37-34、44-47受到各方向的力均微小，有微小的移动趋势。因Ⅲ类牵引，31、32、33、41、42、43均受到冠远中的力及冠远中的力矩。其中侧切牙受力最大，受到1.55N的力和12.7Nmm的力矩，这与图6-2-8的移动趋势相符。

③牙周膜主应力分布：在第34步力学分析中，43-33呈对称性的伸长内收，37-34、44-47受力近乎相同，因此牙周膜应力分布分析可以用41及46的应力分布作为参考。以41牙周膜受力为例，41牙周膜最大主应力主要集中在41的牙根颊侧的近中颈部及远中根尖部，牙根均受到拉应力。41牙根牙周膜最小主应力集中在根舌侧远中颈部及近中根尖部，牙根受到了压应力。压应力和拉应力来源Ⅲ类牵引对41的远中移动趋势的综合。在透明矫治器及Ⅲ类牵引两种力量共同作用下，41受到了围绕牙颈部的牙冠远中舌向倾斜、牙根近中唇向倾斜。46因为受力较小，最大主应力及最小主应力形变较小，符合46移动趋势（图6-2-10）。

治疗过程

整个过程分为第一阶段治疗及一次精细调整过程。第一阶段上下颌均为58步矫治器（图6-2-11～图6-2-13）；精细调整上下颌均为37步矫治器。

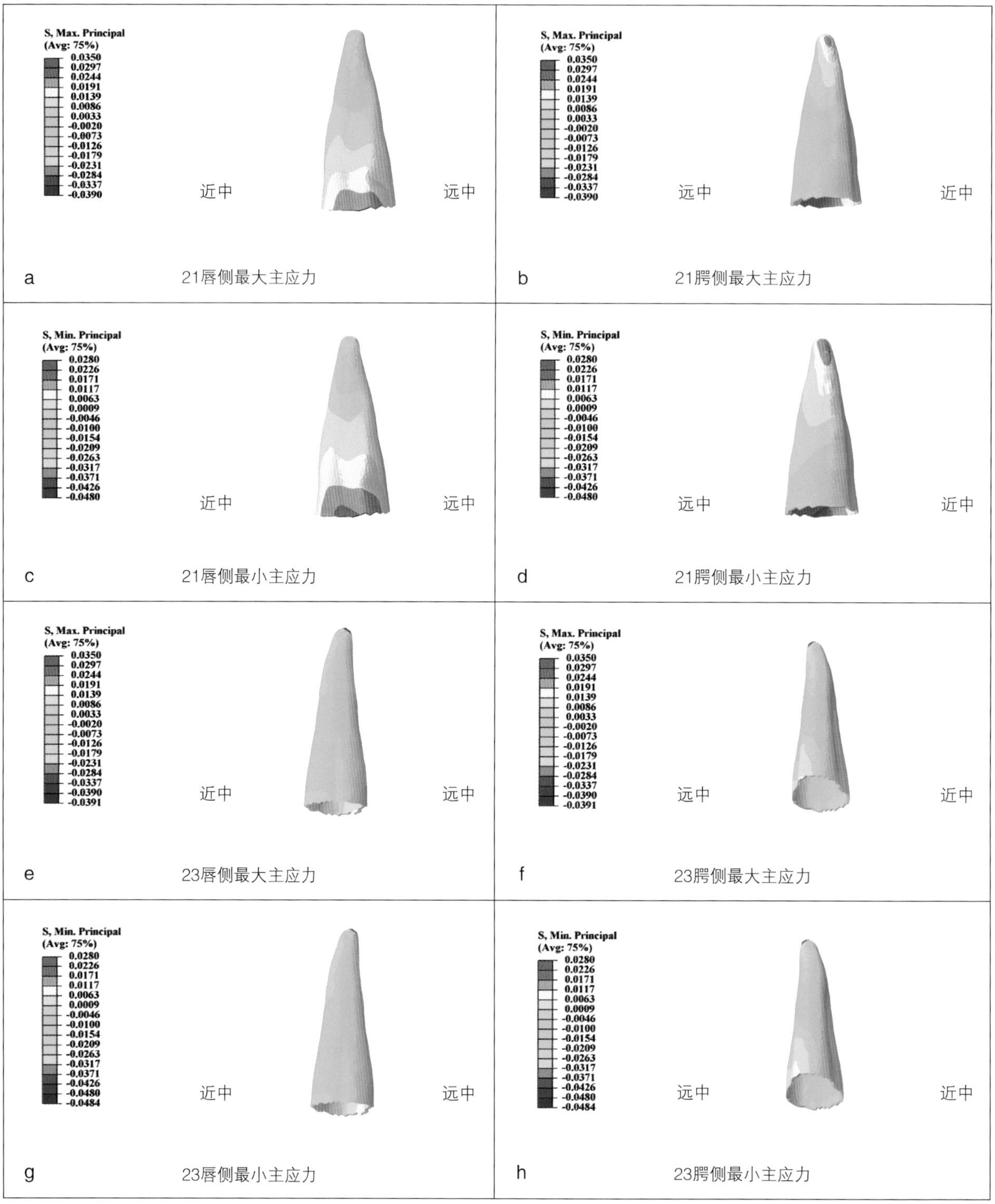

图6-2-7　牙周膜主应力分布图。最大主应力代表拉应力，黄色和红色，颜色越深应力越大；最小主应力代表压应力，蓝色，颜色越深应力越大。（a，b）21牙周膜最大主应力；（c，d）21牙周膜最小主应力；（e，f）23牙周膜最大主应力；（g，h）23牙周膜最小主应力

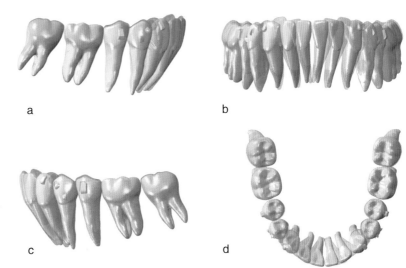

a b

图6-2-8 下颌第34步的整体移动趋势图。提示黄色为矫治器戴入前，蓝色为矫治器戴入后（牙齿移动量放大20倍展示）。（a）下颌右侧观；（b）下颌正面观；（c）下颌左侧观；（d）下颌𬌗面观

c d

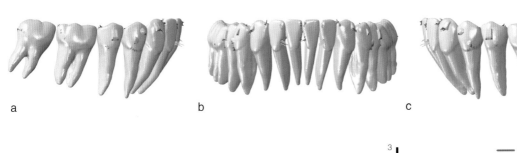

a b c

图6-2-9 下颌第34步的全牙列受力分析图。箭头所示牙冠的受力和方向。（a）下颌右侧观；（b）下颌正面观；（c）下颌左侧观；（d）下颌𬌗面观；（e）力及力矩折线图（近中向力及力矩为正值，相反为负值）

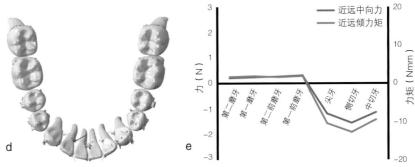

d e

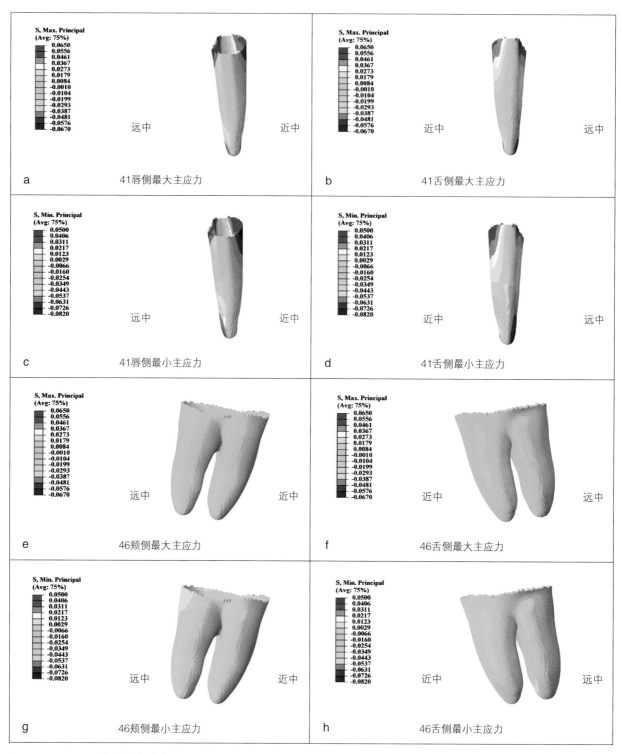

图6-2-10　牙周膜主应力分布图。最大主应力代表拉应力，黄色和红色，颜色越深应力越大；最小主应力代表压应力，蓝色，颜色越深应力越大。（a，b）41牙周膜最大主应力；（c，d）41牙周膜最小主应力；（e，f）46牙周膜最大主应力（形变小，颜色无明显变化）；（g，h）46牙周膜最小主应力（形变小，颜色无明显变化）

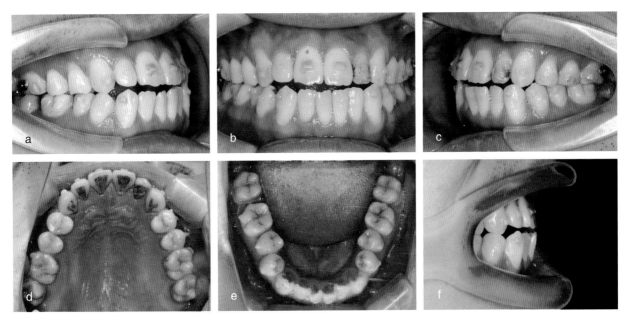

图6-2-11　治疗中照片。（a~f）牙移动过程（第10步，此时37移动到位）

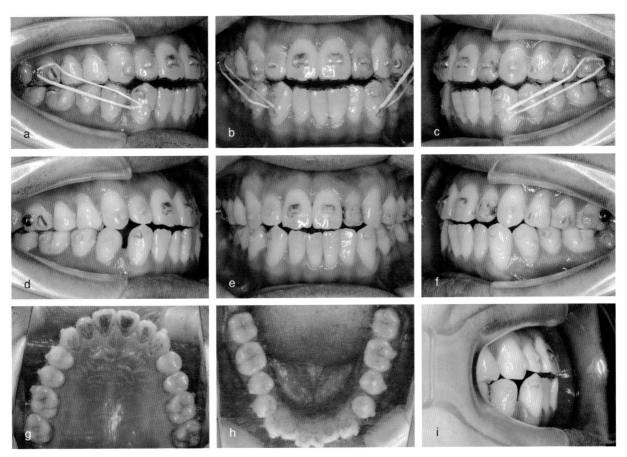

图6-2-12　治疗中照片。（a~i）牙移动过程（第34步，配合Ⅲ类牵引内收下颌前牙，起到控制下颌前牙牙根唇倾的作用）

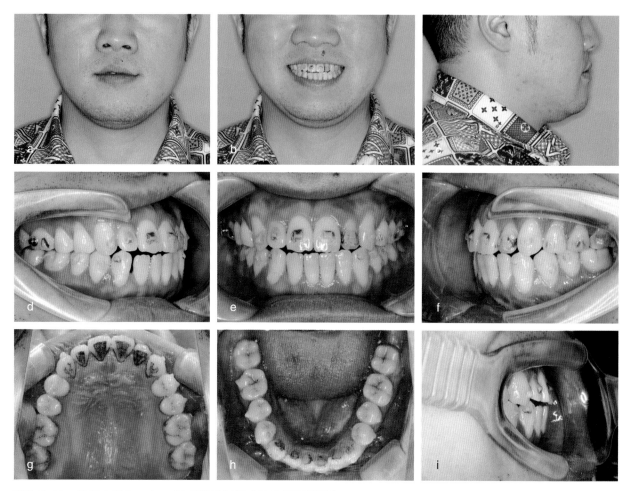

图6-2-13 治疗中照片。（a~i）牙移动过程（58步精细调整）

治疗结果

　　疗程持续30个月，最终治疗效果为尖牙、磨牙中性关系，上下颌牙齿排列整齐，覆𬌗、覆盖正常，面型得到较大改善（图6-2-14～图6-2-16，表6-2-2）。

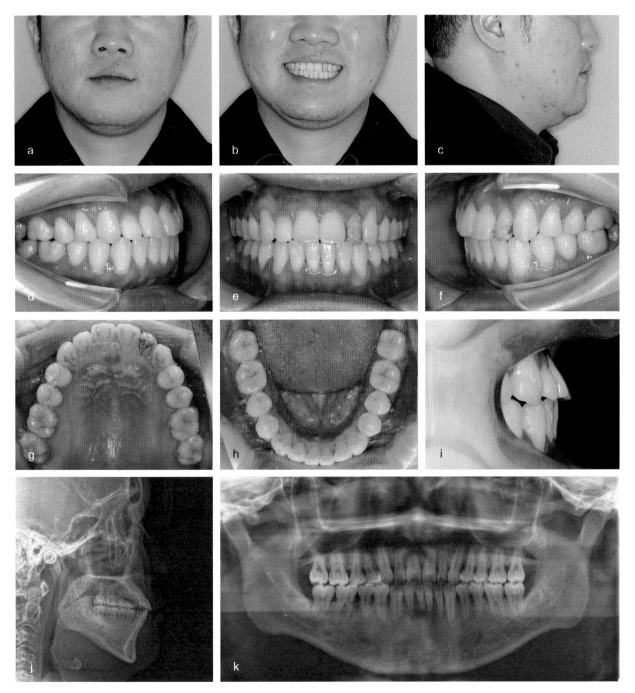

图6-2-14 治疗后照片。（a~c）治疗后面像；（d~i）治疗后殆像；（j）治疗后头颅侧位片；（k）治疗后全景片

表6-2-2 治疗前后头影测量数据

测量项目	标准值	标准差	治疗前测量值	治疗后测量值
SNA(°)	82.8	4.1	73.88	74.42
FH–NA(Maxillary Depth)(°)	91	7.5	86.17	86.22
SNB(°)	80.1	3.9	75.22	74.79
FH–NPo(Facial Angle)(°)	85.4	3.7	87.65	86.59
NA–APo(convexity)(°)	6	4.4	−2.98	−0.75
FMA(FH–MP)(°)	27.3	6.1	30.37	30.43
MP–SN(°)	30.4	5.6	42.66	42.23
Co–Go(mm)	59	3.2	59.91	56.44
S Vert–Co(mm)	20.2	2.6	9.96	10.04
S–N(Anterior Cranial Base)(mm)	71	3	65.13	65.42
SN/GoMe(%)	100	10	96.11	95.17
Y–Axis(SGn–FH)(°)	64	2.3	63.01	63.62
Po–NB(mm)	4	2	0.29	0.01
ANB(°)	2.7	2	−1.34	−0.37
Wits(mm)	0	2	−6.24	−3.39
ANS–Me/Na–Me(%)	54.4	2.3	56	56.01
ALFH/PLFH(%)	150	0	141.45	143.37
S–Go/N–Me(%)	63.5	1.5	60.95	59.85
U1–SN(°)	105.7	6.3	110.37	110.94
U1–NA(°)	22.8	5.2	36.49	36.51
U1–NA(mm)	5.1	2.4	11	11.31
U1–PP(mm)	28	2.1	27.74	28.94
U6–PP(mm)	22	3	24.36	24.76
IMPA(L1–MP)(°)	96.7	6.4	93.81	89.69
L1–MP(mm)	42	4	42.49	44.22
L1–NB(°)	30.3	5.8	31.69	26.72
L1–NB(mm)	6.7	2.1	8.76	7.47
U1–L1(°)	124	8.2	113.16	117.14
Overjet(mm)	2	1	−0.05	3.33
Overbite(mm)	3	2	−3.24	0.21
FMIA(L1–FH)(°)	55	2	55.82	59.87
OP–FH(°)	9.3	1	8.65	7.35
N'–SN–Pog'(Facial convexity)(°)	12	4	6.41	5.11
N' Vert–Pog'(mm)	0	2	6.6	6.3
Upper Lip Length(ULL)(mm)	20	2	20.78	21.37
SN–G Vert(mm)	6	3	1.85	0.56
Pog'–G Vert(mm)	0	4	2.13	1.42
UL–EP(mm)	−1.4	0.9	−1.85	−1.16
LL–EP(mm)	0.6	0.9	1.26	−0.41

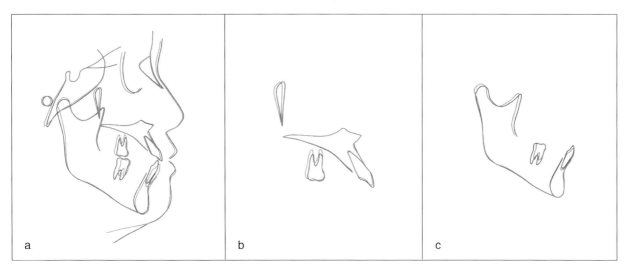

图6-2-15　治疗前后头侧重叠图（治疗前蓝色，治疗后红色）。（a）SN重叠；（b）上颌重叠；（c）下颌重叠

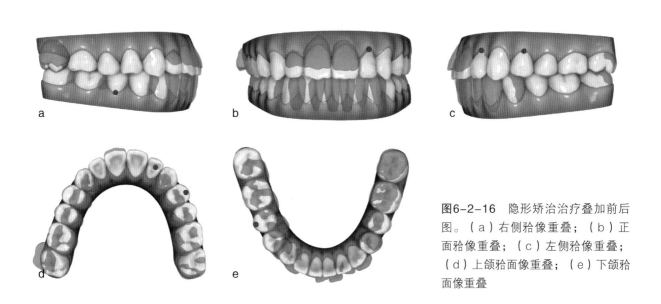

图6-2-16　隐形矫治治疗叠加前后图。（a）右侧𬌗像重叠；（b）正面𬌗像重叠；（c）左侧𬌗像重叠；（d）上颌𬌗面像重叠；（e）下颌𬌗面像重叠

病例小结

（1）病例特点

前牙咬合不佳，开𬌗3mm伴下颌前突，需要改善面型，使用隐形矫治技术可以更有效率地改变磨牙位置，推后牙向远中。隐形矫治对于伸长前牙较为困难，需要配合附件。本病例使用前牙优化伸长附件，考虑了美观性的同时，也有效伸长了前牙解除开𬌗。但是，需要注意前牙伸长时，牙移动的趋势有根唇向转矩，所以需要关注牙根在牙槽骨内的位置变化，如果发现牙根根形暴露需要及时调整，根据生物力学规律在矫治器上增加根舌向转矩防止牙根脱离牙槽骨发生骨开

窗、骨开裂。

（2）鉴别诊断

本病例是上颌发育不足，下颌发育轻度过度，高角骨面型，前牙开𬌗的病例。需要同严重骨性Ⅲ类开𬌗相鉴别诊断。严重骨性Ⅲ类开𬌗通常需要通过正颌手术改善骨性开𬌗及Ⅲ类面型。本病例ANB=−1.34° Wits=−6.24mm，SNA=73.88°，SNB=75.22°，同时开𬌗3mm，为开𬌗伴轻度的骨性Ⅲ类错𬌗，因此选择正畸治疗可以实现矫治目标。

（3）治疗方案选择的理由

本病例是轻度骨性Ⅲ类面型，面中部分扁平，主要以下颌骨和下颌牙槽骨前突、闭唇不全、前牙开𬌗、高角为主。拔除第三磨牙后，通过隐形矫治技术远中移动磨牙，同时控制后牙伸长，内收前牙利用钟摆效应顺势伸长前牙，即可达到改善面型和矫治开𬌗的治疗目标。与患者充分沟通，治疗目标达成一致后，选择非拔除前磨牙的治疗方案。

（4）病例陷阱及可能的并发症

本病例上下颌前牙区骨量不足，在推下颌磨牙向远中的过程中，反作用力可能导致下颌前牙唇侧移动，牙根容易被推出牙槽骨之外，造成骨开窗、骨开裂。在治疗方案中设计了全程Ⅲ类牵引，并备用微种植体支抗实现下颌牙列远中移动的支抗保护。下颌充分的支抗设计可以保证实现推牙列向远中建立磨牙Ⅰ类关系、正常覆𬌗、

覆盖，防止下颌前牙唇倾造成骨开窗、骨开裂的作用。

（5）生物力学的考量

上颌前牙内收采用钟摆效应，配合伸长附件，进行12—22的伸长及内收，通过力学分析发现，12—22在颊侧根颈部及舌侧根尖部承受拉应力，而在舌侧根颈部及颊侧根尖部承受最大压应力，提示在治疗过程中，需时刻关注12—22颊侧牙根位于牙槽骨中的位置，是否有凸出牙槽骨的情况，也需关注牙根吸收情况。下颌43—33有Ⅲ类牵引，除了围绕牙颈部的唇舌向倾斜移动外，还有近远中移动趋势。其中41、31均有牙冠远中、牙根近中的移动趋势。在治疗过程中，密切关注41、31的牙根是否有碰撞，避免不必要的牙根吸收。

（6）成功治疗的原因

本病例有轻度Ⅲ类骨性关系，针对其诊断制订治疗方案，设计对美观、健康最有效的治疗目标。实现这个目标采用隐形矫治，拔除18、28、38、48，推上下颌磨牙向远中，前牙利用钟摆效应回收，解决开𬌗。本病例37设计远中移动量达3.8mm，下颌前牙牙槽骨薄，根形暴露，因此支抗设计Ⅲ类牵引，实现牙移动的同时，防止下颌前牙骨开窗、骨开裂。牙移动中关注了生物力学规律，整个治疗过程中，每次复诊都重点关注牙根和牙槽骨之间的关系，以及开𬌗解决的情况。

病例6-2

一般情况

女，25岁。

主诉

牙不齐，咬合不佳20年余，要求矫治。

病史

牙不齐，咬合不佳20年余求诊。否认遗传性家族史，否认系统疾病史，否认特殊药物服用史。

临床检查

（1）口外检查

①正面观：面部不对称，下颌骨右偏，上中下面高协调，唇休息位露齿约2mm，唇闭合不全（图6-2-17a，b）。

②侧面观：凸面型，双唇前突，位于审美平面之前；面中部及颏部发育良好；鼻唇角锐角（图6-2-17c）。

（2）口内检查

双侧磨牙中性关系；上颌牙列轻度拥挤3mm，下颌牙列中度拥挤7mm；前牙开𬌗5mm；上下颌牙列中线右偏1mm。上下颌右侧牙弓窄（图6-2-17d~i）。

（3）牙体检查

11牙冠缺损，28直立萌出，38、48阻生。

（4）牙周检查

牙龈色粉、质韧，无出血、红肿。13-23、44-43牙龈薄型，根形暴露。

（5）关节检查

开口型正常，开口度三横指，双侧颞下颌关节未触及弹响和压痛。

影像学检查

（1）全景片

28直立萌出，38、48阻生，18缺如，未见明显其他异常（图6-2-17k）。

（2）头颅侧位片

骨性Ⅱ类，上颌正常，下颌后缩，上下颌前牙牙轴轻度唇倾（图6-2-17j，表6-2-3）。

（3）CBCT

上下颌前牙区牙槽骨薄。

（4）颞下颌关节磁共振

双侧颞下颌关节盘髁关系正常。

诊断

（1）骨性问题

骨性Ⅱ类。

（2）牙性问题

安氏Ⅰ类，前牙开𬌗，牙列拥挤，38、48阻生。

（3）牙体问题

11牙冠缺损。

（4）牙周问题

13-23、44-43牙龈薄型，根形暴露。

治疗方案

（1）治疗方案1

①治疗目标：排齐牙齿，解除开𬌗，改善咬合，改善面型。

②拔牙计划：拔除28、38、48。

③牙齿移动计划：使用隐形矫治技术，推右侧上下颌磨牙向远中，上下颌扩宽调整弓形，创

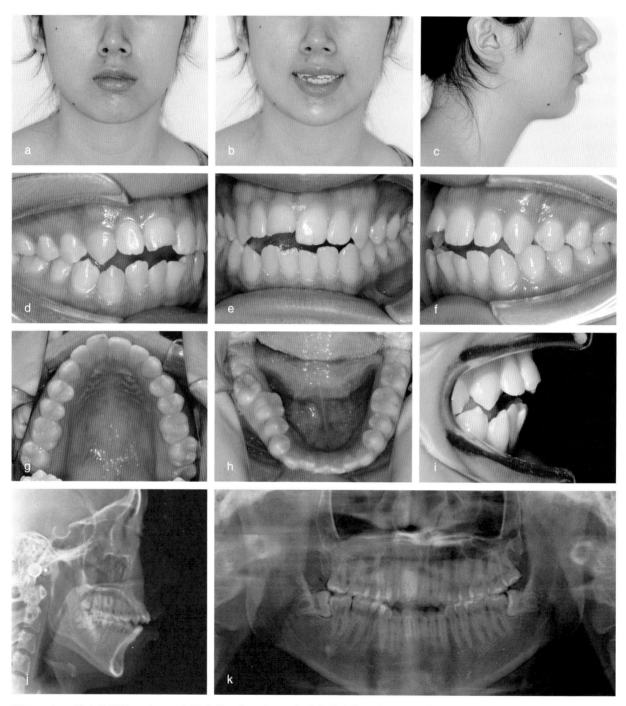

图6-2-17　治疗前照片。（a~c）治疗前面像；（d~i）治疗前殆像；（j）治疗前头颅侧位片；（k）治疗前全景片

表6-2-3 治疗前头影测量数据

测量项目	标准值	标准差	测量值
SNA(°)	82.8	4.1	80.33
FH-NA(Maxillary Depth)(°)	91	7.5	93.38
SNB(°)	80.1	3.9	73.58
FH-NPo(Facial Angle)(°)	85.4	3.7	86.3
NA-APo(convexity)(°)	6	4.4	14.19
FMA(FH-MP)(°)	27.3	6.1	32.09
MP-SN(°)	30.4	5.6	45.14
Co-Go(mm)	59	3.2	59.41
S Vert-Co(mm)	20.2	2.6	7.9
S-N(Anterior Cranial Base)(mm)	71	3	60.78
SN/GoMe(%)	100	10	100.62
Y-Axis(SGn-FH)(°)	64	2.3	65.19
Po-NB(mm)	4	2	−0.67
ANB(°)	2.7	2	6.75
Wits(mm)	0	2	4.33
ANS-Me/Na-Me(%)	54.4	2.3	58.05
ALFH/PLFH(%)	150	0	149.72
S-Go/N-Me(%)	63.5	1.5	62.45
U1-SN(°)	105.7	6.3	104.15
U1-NA(°)	22.8	5.2	23.83
U1-NA(mm)	5.1	2.4	5.42
U1-PP(mm)	28	2.1	30.46
U6-PP(mm)	22	3	25.45
IMPA(L1-MP)(°)	96.7	6.4	100.24
L1-MP(mm)	42	4	43.3
L1-NB(°)	30.3	5.8	38.96
L1-NB(mm)	6.7	2.1	10.85
U1-L1(°)	124	8.2	110.47
Overjet(mm)	2	1	4.06
Overbite(mm)	3	2	−2.71
FMIA(L1-FH)(°)	55	2	47.67
OP-FH(°)	9.3	1	6.96
N'-SN-Pog'(Facial convexity)(°)	12	4	26.13
N' Vert-Pog'(mm)	0	2	4.53
Upper Lip Length(ULL)(mm)	20	2	20.35
SN-G Vert(mm)	6	3	12.07
Pog'-G Vert(mm)	0	4	2.11
UL-EP(mm)	−1.4	0.9	0.98
LL-EP(mm)	0.6	0.9	2.08

造间隙排齐牙列，并配合大量垂直牵引及优化附件矫治开𬌗；必要时微种植体支抗辅助上下颌牙列远中移动，保护前牙支抗。调整上下颌牙列中线一致。建立正常覆𬌗、覆盖，尖牙及磨牙Ⅰ类咬合关系。全口设计优化附件。

④支抗设计：矫治器常规设计中度支抗内收前牙，在磨牙远中移动不到位时使用微种植体支抗。

⑤治疗流程：健康宣教→知情同意→数据采集→模拟治疗方案→修改方案→定制透明矫治器→转口腔外科拔除28、38、48→进入规范化治疗和复诊程序。

（2）治疗方案2

①治疗目标：排齐牙齿，矫治开𬌗，改善唇突度和唇闭合不全。

②拔牙计划：拔除15、25、35、45。

③牙齿移动计划：隐形矫治排齐牙齿，内收前牙，关闭间隙，解除开𬌗，改善面型。

④支抗设计：上下颌前牙内收设计弱支抗，前牙内收利用1/3的拔牙间隙，磨牙前移占有2/3的拔牙间隙；这样最终能够实现上下颌牙列前牙回收，同时可以利用楔形效应及钟摆效应辅助矫治开𬌗，减小突度。

⑤治疗流程：健康宣教→知情同意→数据采集→模拟治疗方案→修改方案→定制透明矫治器→进入规范化治疗和复诊程序。

选择治疗方案1，选择依据详见病例小结。

方案设计

本病例先拔除28、38、48，为后牙远中移动提供空间。本病例面型为凸面型，下颌后缩，主诉要求为解除开𬌗、排齐牙齿、减小突度。隐形矫治设计移动过程可以分为两个阶段：第一阶段，后牙段作为移动牙，需要按设计量移动到位，上下颌后牙段牙弓不匹配，尤其是右侧后牙段。17整体远中移动0.2mm，47远中移动2.3mm。内收前牙间隙还来源于上下颌双侧后牙段扩宽，特别是缩窄的右侧后牙段。右侧上下颌后牙17颊向移动3mm，46颊向移动2.9mm。若远中移动目标未达到，需植入微种植体支抗。第二阶段，伸长前牙，改善开𬌗。

（1）牙移动及附件设计

本病例在上述两个阶段下，添加附件的受力示意图如图6-2-18所示。本病例与病例6-1类似，需要通过添加适当的附件伸长前牙。因本病例前牙开𬌗程度较病例6-1大，因此附件选择更为严格。上颌12-22、下颌42-32均设计较大的优化伸长附件伸长前牙，使上下颌矫治器包裹性增加，不容易脱套，有利于前牙伸长。

同时本病例磨牙临床牙冠大，口腔卫生佳。设计17整体远中移动0.2mm、47远中移动2.3mm、17颊向移动3mm、46颊向移动2.9mm，而26、27、36、37扩弓及远中移动量均在0.5mm以内，移动量较小，所以不设计附件推磨牙远中移动及扩弓，使矫治器容易摘戴。

（2）牵引设计

在本病例牵引中，牵引方法的布置如图6-2-19所示。从图中可以看出，本病例采用13、23、33、43矫治器精密切割方法进行垂直类牵引，本病例开𬌗5mm，属于中等程度开𬌗，配合垂直牵引，减小开𬌗。垂直牵引时除了垂直向分力，在牙移动过程中会出现水平向分力。前牙伸长时，牙移动的趋势有冠唇向转矩，需密切关注牙冠位置，设计反向的冠舌向转矩，防止前

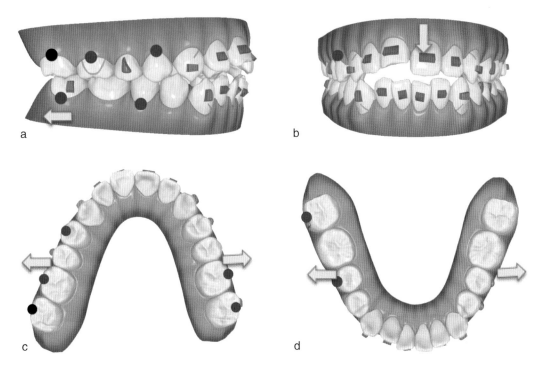

图6-2-18 磨牙远中移动不同阶段受力示意图。（a）远中移动右侧第二磨牙；（b）伸长前牙；（c）上颌后牙段扩宽；（d）下颌后牙段扩宽

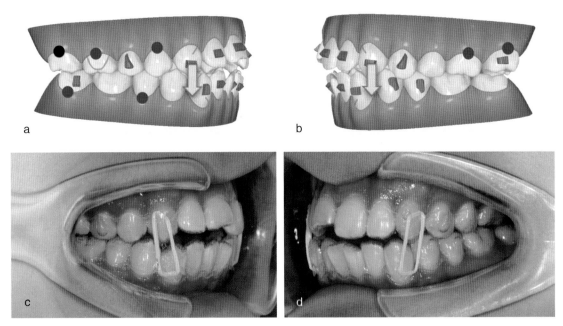

图6-2-19 牵引设计。（a，b）牵引设计动画截图；（c，d）牵引口内像

牙唇倾过度，面型进一步恶化。

（3）矫治器形态设计

本病例临床牙冠较长，磨牙远中移动及扩宽移动量不大，因此磨牙远中移动过程中，矫治器可以不设计控制力较强的附件。仅需常规设计包裹性较好的矫治器形态即可。磨牙远中移动过程中，设计包裹程度较高的矫治器，同时附以优化附件即可确保整体远中移动实现率。患者前牙开𬌗程度大，在前牙伸长中，同样也需要设计包裹程度较高的矫治器，配合形态较大的附件，可以起到有效伸长前牙的作用。

（4）生物力学分析

本病例特征性的生物力学截点是第27步，上颌13-23及下颌43-33的伸长，在这一步中，磨牙基本没有远中移动，仅有配合垂直牵引单纯前牙伸长。以矫治过程中的这一步为例，单步移动分析步距为0.2mm，应用有限元分析本病例牙移动设计的生物力学情况，为治疗提供科学参考。

·上颌13-23及下颌43-33的伸长，配合垂直牵引的生物力学分析

①牙齿移动趋势：第27步牙齿移动趋势分析显示，伴随垂直牵引和伸长附件，上颌13-23有伸长移动的趋势。因牵引力直接添加在13、23的矫治器精密切割中，13、23有牙冠腭向、牙根唇向的移动趋势。此时12-22在伸长的同时有冠唇向倾斜、根腭向倾斜的趋势。而17-14、24-27作为稳定的内收支抗，牙冠均有微小的颊向移动趋势（图6-2-20）。

第27步牙齿移动趋势分析显示，伴随垂直牵引和伸长附件，因牵引力直接作用于33、43，有牙冠舌向、牙根唇向移动趋势。下颌42-32有伸长，同时有冠唇向移动、根舌向移动趋势。而37-34、44-47作为稳定的内收支抗无移动，牙冠有微小的颊向移动趋势，34、44还有被前牙反作用力压低的趋势（图6-2-21）。

②牙齿受力情况：压低为正值，唇舌倾力矩

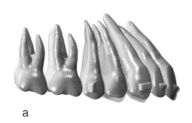
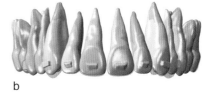

a　　　　　　　　　　　b

图6-2-20　上颌第27步的整体移动趋势图。提示黄色为矫治器戴入前，蓝色为矫治器戴入后（牙齿移动量放大20倍展示）。（a）上颌右侧观；（b）上颌正面观；（c）上颌左侧观；（d）上颌𬌗面观

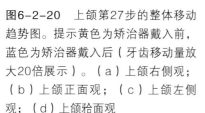
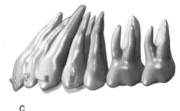
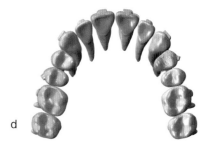

c　　　　　　　　　　　d

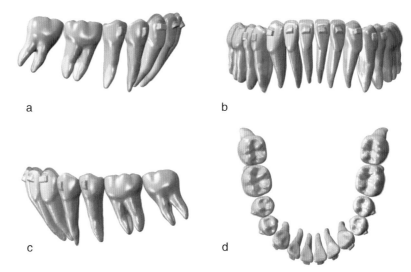

图6-2-21　下颌第27步的整体移动趋势图。提示黄色为矫治器戴入前，蓝色为矫治器戴入后（牙齿移动量放大20倍展示）。（a）下颌右侧观；（b）下颌正面观；（c）下颌左侧观；（d）下颌𬌗面观

以唇倾为正值。

上颌牙列受力来源于透明矫治器作用，配合13-23的伸长附件，起到伸长作用，同时伴随微小13、23牙冠腭向、12-22冠唇向倾斜作用。从图6-2-22上颌全牙列受力分析图可知，在本病例中，双侧同名牙受力大小、方向是对称的。图6-2-22e显示上颌牙列受力时每颗牙的受力方向及大小，其中，15、16、17、25、26、27受到的压低向力及冠颊向力矩等均微小，移动趋势微小。垂直牵引及伸长向力使13、23受到冠轻度腭向、根唇向趋势，而12-22受到反作用力有冠唇向力矩、冠轻度唇倾。伴随透明矫治器伸长附件及垂直牵引的应用使13-23伸长，其中13和23因矫治器的直接牵引作用，受到最大的拉应力为0.9N，而11及21受到最大的冠唇向力矩5.17Nmm。而14、24受到伸长向力的反作用力压应力，最大压应力值为0.8N。

下颌牙列受力来源于透明矫治器直接作用，配合43-33的伸长附件及垂直牵引，起到牙伸长作用。从图6-2-23下颌全牙列受力分析图可知，在本病例中，双侧同名牙受力大小、方向是对称的。图6-2-23e显示下颌牙列受力时每颗牙的受力方向及大小。以压低为正值，唇倾力矩为正值，反之为负值。其中，47-45、35-37受到的力和力矩等均微小，牙移动的趋势也微小，临床中可能不表达。直接作用于33、43的牵引力有牙冠舌倾趋势。42-32牙冠有微小唇倾趋势。伴随透明矫治器，伸长附件及垂直牵引的应用使33-43伸长，其中33和43受到最大的伸长向力为0.85N。34、44受到反作用力表现为压应力。下颌全牙列受力符合牙齿移动趋势。

③牙周膜主应力分布：在第27步力学分析中，12-22呈对称性的伸长，以21的应力分布作为参考。21牙周膜最大主应力（拉应力）主要集中在21的唇侧根尖部及舌侧根颈部。21最小主应力（压应力）集中在唇侧根颈部及腭侧根尖部。压应力和拉应力来源于透明矫治器对21牙冠唇倾力矩及伸长作用。因唇向力矩较大，因此21

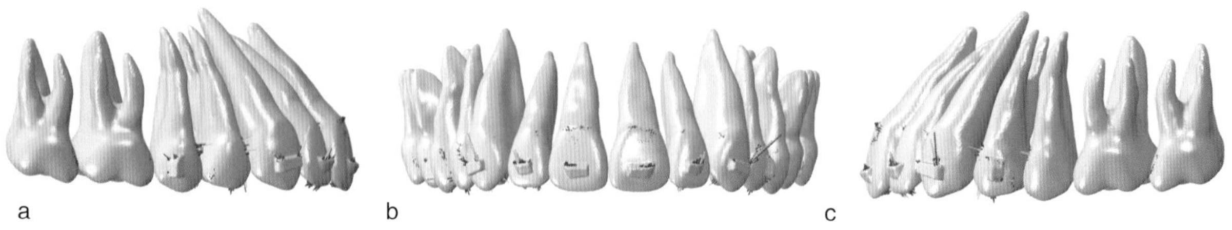

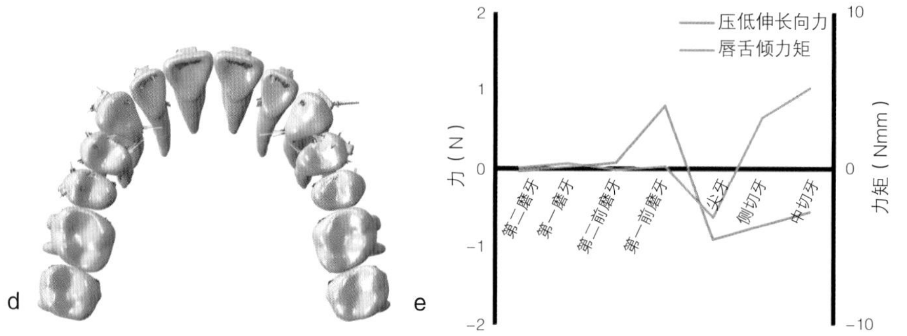

图6-2-22　上颌第27步的全牙列受力分析图。箭头所示牙冠的受力和方向。（a）上颌右侧观；（b）上颌正面观；（c）上颌左侧观；（d）上颌𬌗面观；（e）力及力矩折线图（压低向力及唇倾力矩为正值，相反为负值）

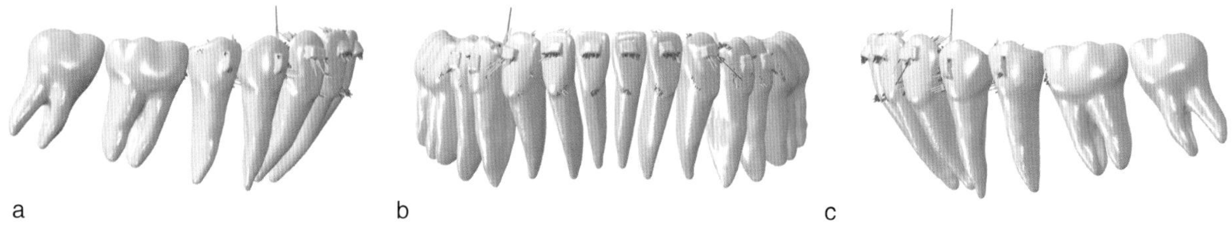

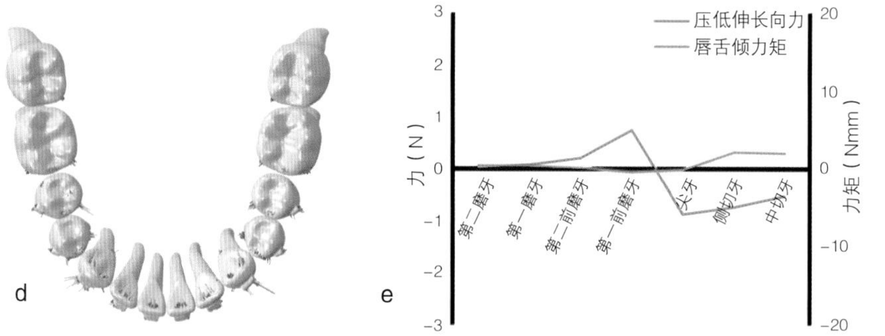

图6-2-23　下颌第27步的全牙列受力分析图。箭头所示牙冠的受力和方向。（a）下颌右侧观；（b）下颌正面观；（c）下颌左侧观；（d）下颌𬌗面观；（e）力及力矩折线图（压低向力及唇倾力矩为正值，相反为负值）

牙冠受到了围绕牙颈部轻度唇向旋转以及沿牙长轴伸长的移动趋势。24受到23伸长的反作用力出现根尖部受到压应力（图6-2-24）。

在第27步力学分析中，42-32呈对称性的伸长趋势，以41牙周膜受力为例，41牙周膜最大主应力（拉应力）集中在41的唇侧根尖部及舌侧根颈部，41牙周膜最小主应力（压应力）集中在舌侧根尖部及唇侧根颈部，透明矫治器对41作用有唇向倾斜趋势，41伸长的移动同时受到了围绕牙颈部旋转，牙齿轻度唇倾。44受到43伸长向力的反作用力作用，根尖部受到压应力有微小的压入趋势（图6-2-25）。

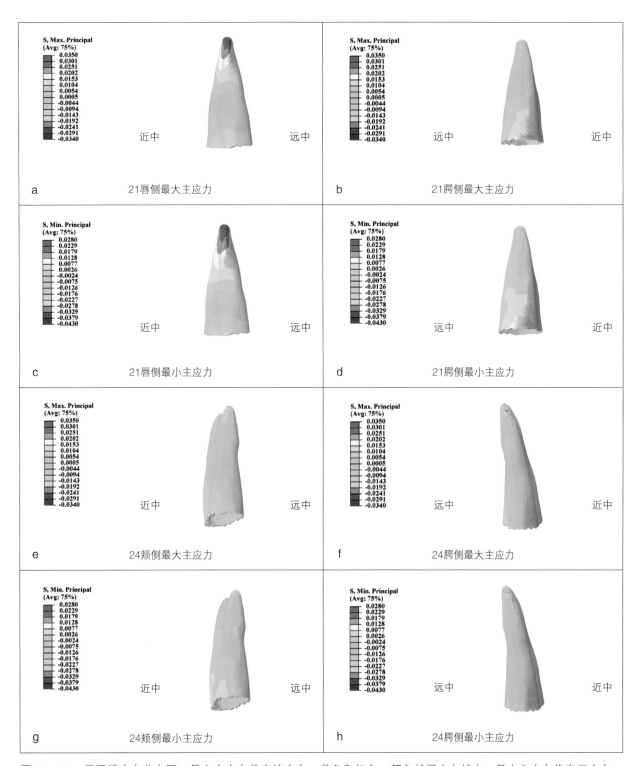

图6-2-24 牙周膜应力分布图。最大主应力代表拉应力，黄色和红色，颜色越深应力越大；最小主应力代表压应力，蓝色，颜色越深应力越大。（a，b）21牙周膜最大主应力；（c，d）21牙周膜最小主应力；（e，f）24牙周膜最大主应力；（g，h）24牙周膜最小主应力

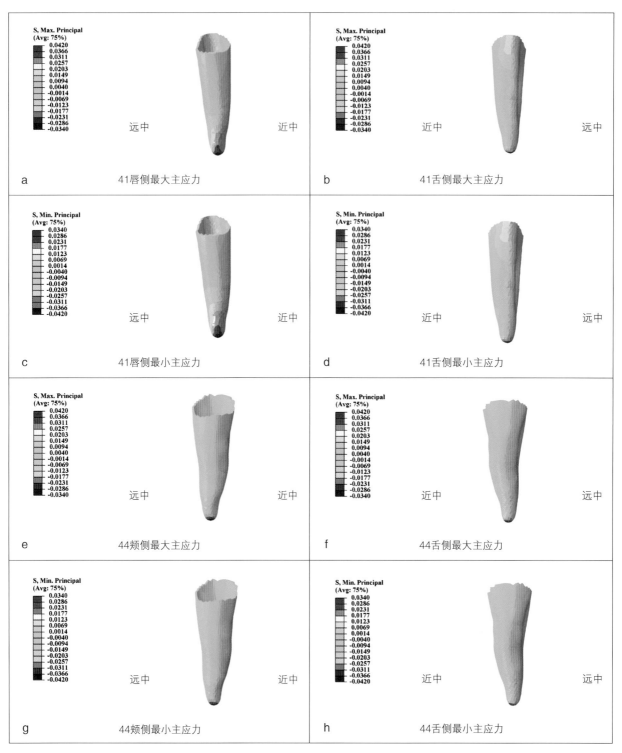

图6-2-25 牙周膜应力分布图。最大主应力代表拉应力，黄色和红色，颜色越深应力越大；最小主应力代表压应力，蓝色，颜色越深应力越大。（a，b）41牙周膜最大主应力；（c，d）41牙周膜最小主应力；（e，f）44牙周膜最大主应力；（g，h）44牙周膜最小主应力

治疗过程

整个过程分为第一阶段治疗及一次精细调整过程。第一阶段上下颌均为47步矫治器（图6-2-26～图6-2-28）；精细调整上下颌均为13步矫治器。

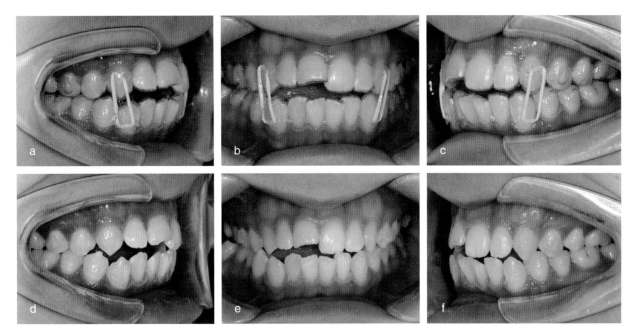

图6-2-26 治疗中照片。（a~f）牙移动及牵引过程（第1步，初戴即开始前牙垂直牵引）

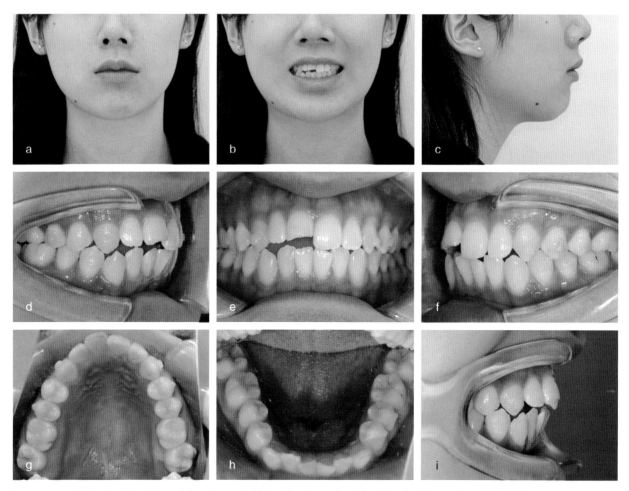

图6-2-27　治疗中照片。（a～i）牙移动过程（第25步，上下颌后牙远中移动到位，开𬌗逐渐减小）

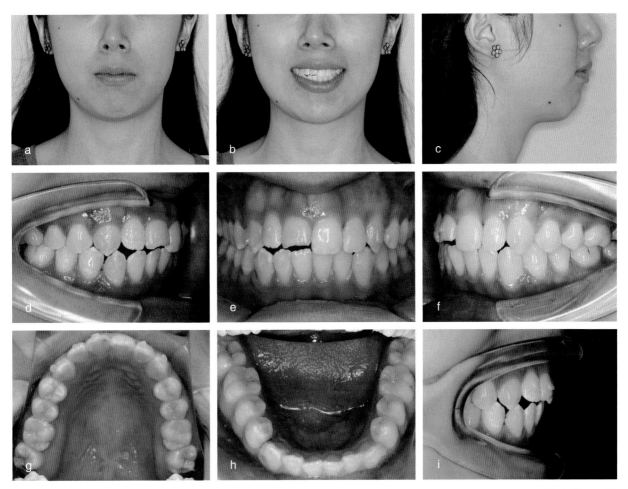

图6-2-28 治疗中照片。（a~i）牙移动过程（47步精细调整，11、21开𬌗1mm，开𬌗未完全解决，继续做精细调整透明矫治器）

治疗结果

疗程持续66个月，最终治疗效果为尖牙、磨牙中性关系，上下颌牙齿排列整齐，覆𬌗、覆盖正常，开𬌗解除，面型得到较大改善（图6-2-29～图6-2-31，表6-2-4）。

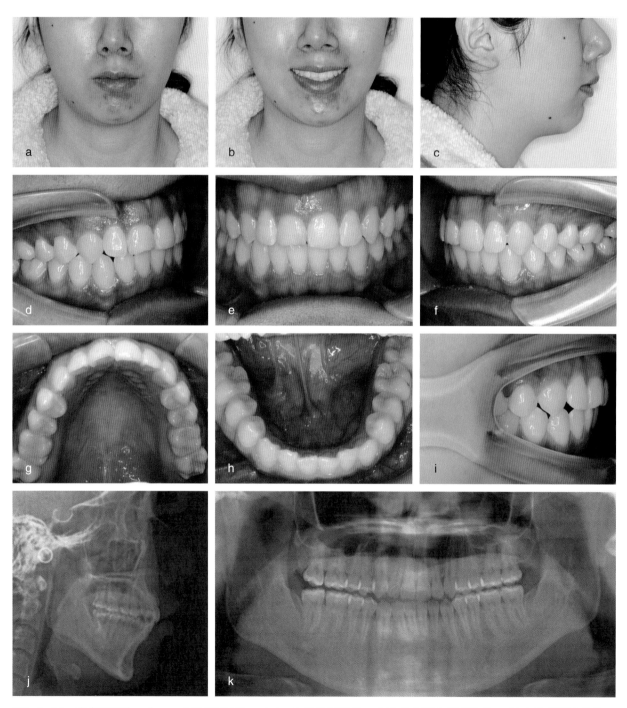

图6-2-29　治疗后照片。（a～c）治疗后面像；（d～i）治疗后𬌗像；（j）治疗后头颅侧位片；（k）治疗后全景片

表6-2-4 治疗前后头影测量数据

测量项目	标准值	标准差	治疗前测量值	治疗后测量值
SNA(°)	82.8	4.1	80.33	80.82
FH-NA(Maxillary Depth)(°)	91	7.5	93.38	92.81
SNB(°)	80.1	3.9	73.58	73.04
FH-NPo(Facial Angle)(°)	85.4	3.7	86.3	84.89
NA-APo(convexity)(°)	6	4.4	14.19	15.56
FMA(FH-MP)(°)	27.3	6.1	32.09	33.75
MP-SN(°)	30.4	5.6	45.14	45.75
Co-Go(mm)	59	3.2	59.41	57.68
S Vert-Co(mm)	20.2	2.6	7.9	8.05
S-N(Anterior Cranial Base)(mm)	71	3	60.78	61.12
SN/GoMe(%)	100	10	100.62	97.15
Y-Axis(SGn-FH)(°)	64	2.3	65.19	66.75
Po-NB(mm)	4	2	−0.67	−0.3
ANB(°)	2.7	2	6.75	7.78
Wits(mm)	0	2	4.33	4.06
ANS-Me/Na-Me(%)	54.4	2.3	58.05	58.28
ALFH/PLFH(%)	150	0	149.72	153.48
S-Go/N-Me(%)	63.5	1.5	62.45	60.91
U1-SN(°)	105.7	6.3	104.15	94.12
U1-NA(°)	22.8	5.2	23.83	13.31
U1-NA(mm)	5.1	2.4	5.42	1.78
U1-PP(mm)	28	2.1	30.46	32.47
U6-PP(mm)	22	3	25.45	25.08
IMPA(L1-MP)(°)	96.7	6.4	100.24	93.82
L1-MP(mm)	42	4	43.3	45.37
L1-NB(°)	30.3	5.8	38.96	32.61
L1-NB(mm)	6.7	2.1	10.85	10.2
U1-L1(°)	124	8.2	110.47	126.3
Overjet(mm)	2	1	4.06	3.08
Overbite(mm)	3	2	−2.71	0.85
FMIA(L1-FH)(°)	55	2	47.67	52.42
OP-FH(°)	9.3	1	6.96	9.95
N'-SN-Pog'(Facial convexity)(°)	12	4	26.13	28.45
N' Vert-Pog'(mm)	0	2	4.53	0.36
Upper Lip Length(ULL)(mm)	20	2	20.35	22.2
SN-G Vert(mm)	6	3	12.07	10.43
Pog'-G Vert(mm)	0	4	2.11	−3.15
UL-EP(mm)	−1.4	0.9	0.98	1.3
LL-EP(mm)	0.6	0.9	2.08	2.47

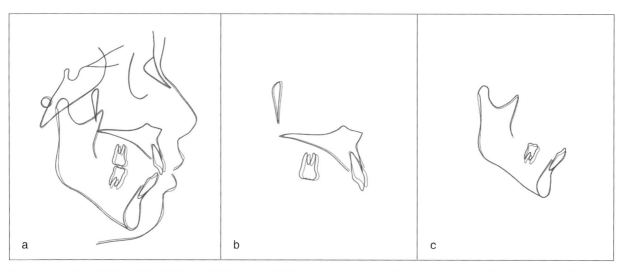

图6-2-30 治疗前后头侧重叠图（治疗前蓝色，治疗后红色）。（a）SN重叠；（b）上颌重叠；（c）下颌重叠

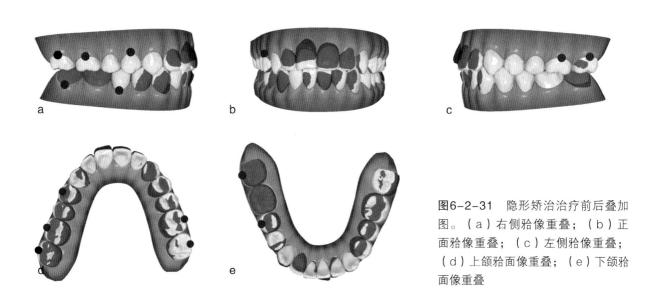

图6-2-31 隐形矫治治疗前后叠加图。（a）右侧殆像重叠；（b）正面殆像重叠；（c）左侧殆像重叠；（d）上颌殆面像重叠；（e）下颌殆面像重叠

病例小结

（1）病例特点

前牙咬合不佳，开𬌗5mm，属于中等程度开𬌗。侧貌略突，需要改善。使用隐形矫治技术可以更有效地改变磨牙位置，推后牙向远中移动及扩宽牙弓，创造间隙。隐形矫治对于伸长前牙较为困难，需要配合附件和内收。需要注意前牙伸长时，13、23、33、43移动的趋势有根唇向转矩，所以每次复诊需要关注牙根在牙槽骨内的位置变化，如果发现牙根根形暴露需要及时调整，

根据生物力学规律在矫治器上增加根舌向转矩以防止牙根脱离牙槽骨发生骨开窗、骨开裂。

（2）鉴别诊断

本病例是上颌正常，下颌轻度后缩，高角骨面型，前牙开𬌗的病例。造成开𬌗的原因为下面高比全面高为58%（>54.4%），说明下面高发育过度。前后面高比149.72%为正常值，下颌平面角45.14°，高角型，上颌牙弓狭窄，以上几个因素共同作用形成开𬌗。这一类病例要与严重的骨性Ⅱ类开𬌗相鉴别，这样的病例通常下颌严重后缩，下颌平面角高，生长发育趋势为垂直生长型。严重的骨性Ⅱ类开𬌗需要正畸-正颌联合治疗解决问题。而本病例虽然开𬌗程度略大于病例6-1，但是依然为中度的骨性Ⅱ类错𬌗（ANB=6.75°，SNA=80.33°，SNB=73.58°），同时开𬌗程度中度，通过正畸治疗可实现治疗目标。

（3）治疗方案选择的理由

本病例为凸面型，主要以上颌骨矢状向发育基本正常、下颌后缩、高角骨面型、下颌后下旋为致病机制。拔除第三磨牙后，通过隐形矫治技术控制后牙伸长，远中移动磨牙，扩宽牙弓，内收前牙利用钟摆效应顺势伸长前牙，同时配合垂直牵引，达到改善面型和矫治开𬌗的治疗目标。与患者充分沟通治疗目标达成一致后，选择非拔除前磨牙的治疗方案。

（4）病例陷阱及可能的并发症

本病例难点在于下颌后下旋转，下颌平面角大，形成凸面型和开𬌗，治疗中需要注意控制垂直向位置，不可进一步加大下颌后旋，增大开𬌗。矫治开𬌗使用透明矫治器伸长前牙较困难，但是内收前牙中顺势伸长比较高效，牙弓扩宽效

率良好，保证治疗目标的实现。本病例推下颌磨牙向远中的过程中，反作用力可能导致下颌前牙唇侧移动，牙根容易被推出牙槽骨之外，造成骨开窗、骨开裂，在治疗过程中需密切监控，发现问题及时处理。

（5）生物力学的考量

第27步上下颌13-23、43-33的牙冠均受到较大的伸长向力；13、23、33、43直接受到垂直牵引力，需要注意前牙伸长时，尖牙移动的趋势有根唇向转矩、冠腭/舌向移动趋势。而切牙12-22、42-32有牙冠唇倾的力矩，因此有轻度牙冠唇倾趋势。12-22、42-32因牙冠唇倾、牙根腭/舌倾，因此上下颌前牙唇侧根颈部及舌侧根尖部承受压应力，而上下颌前牙唇侧根尖部及舌侧根颈部受到拉应力。需关注前牙根颈部牙槽骨受压力的部分，防止骨开窗、骨开裂。

（6）成功治疗的原因

本病例为轻度Ⅱ类骨性错𬌗畸形伴开𬌗，针对其诊断制订治疗方案，设计对美观、健康最有效的治疗目标。实现这个目标采用隐形矫治，拔除28、38、48，推上下颌磨牙向远中移动，同时进行垂直向控制及扩宽后牙段，创造间隙。前牙利用钟摆效应内收，配合全程垂直牵引，解决开𬌗。本病例磨牙最大远中移动量为2.3mm，未设计远中移动附件。因开𬌗程度较病例6-1大，因此在前牙区设置了较多的优化伸长附件，以固定矫治器，伸长前牙。又因开𬌗程度大，治疗时间长，在实现牙移动的同时，要防止下颌前牙骨开窗、骨开裂。牙移动中要关注生物力学规律。整个治疗过程中，每次复诊重点关注牙根和牙槽骨之间的关系，以及开𬌗解决的情况。

病例6-3

一般情况

女，35岁。

主诉

牙不齐，咬合不佳30年余，要求矫治。

病史

患者自述牙不齐，咬合不佳30年余求诊。否认遗传性家族史，否认系统疾病史，否认特殊药物服用史。

临床检查

（1）口外检查

①正面观：面部不对称，下颌右偏，唇休息位露齿约2mm（图6-2-32a，b）。

②侧面观：凸面型，面中部及颏部发育良好；鼻唇角锐角，面部软组织双唇在审美平面之前。颏唇沟正常（图6-2-32c）。

（2）口内检查

双侧磨牙中性关系；上颌3mm轻度拥挤，下颌6mm中度拥挤；开𬌗2mm；上颌牙列中线对齐，下颌牙列中线右偏0.5mm。上下颌牙弓宽度稍窄（图6-2-32d～i）。

（3）牙体检查

18、28、48直立萌出。

（4）牙周检查

牙龈色粉、质韧，无出血、红肿。

（5）关节检查

开口型正常，开口度三横指，双侧颞下颌关节未触及弹响和压痛。

影像学检查

（1）全景片

18、28、48直立萌出，38缺如，未见明显其他异常（图6-2-32k）。

（2）头颅侧位片

骨性Ⅱ类，高角，上颌发育正常，下颌轻度后缩，上下颌前牙轴轻度唇倾。颏部见充填体（图6-2-32j，表6-2-5）。

（3）CBCT

上下颌前牙区骨量较好。

（4）颞下颌关节磁共振

双侧颞下颌关节盘髁关系正常。

诊断

（1）骨性问题

骨性Ⅱ类。

（2）牙性问题

安氏Ⅰ类，前牙开𬌗，牙列拥挤。

治疗方案

（1）治疗方案1

①治疗目标：排齐牙列，解除开𬌗，改善咬合。

②拔牙计划：拔除18、28、48。

③牙齿移动计划：使用隐形矫治技术，上下颌扩弓加邻面去釉创造间隙，排齐牙列，内收前牙，利用钟摆效应减小开𬌗；建立正常覆𬌗、覆盖，尖牙及磨牙Ⅰ类咬合关系。部分牙位设计优化附件。

④支抗设计：矫治器常规设计中度支抗回收前牙。

⑤治疗流程：健康宣教→知情同意→数据采

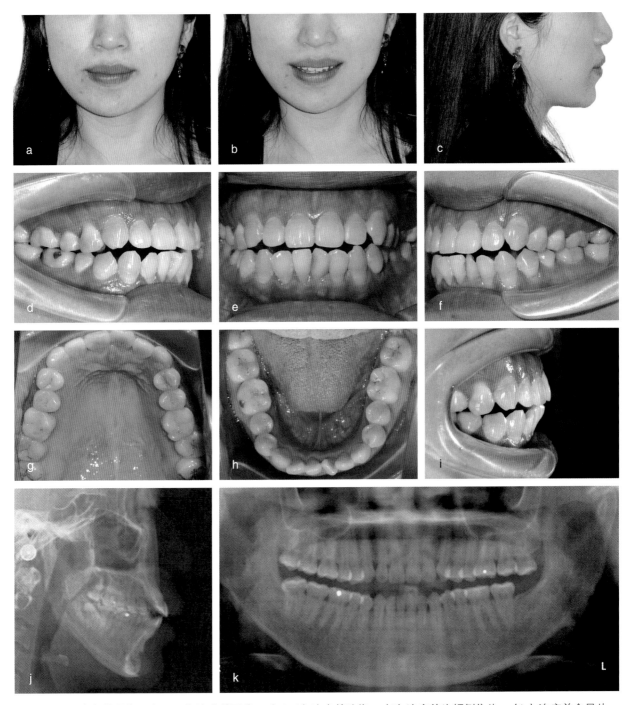

图6-2-32　治疗前照片。（a~c）治疗前面像；（d~i）治疗前𬌗像；（j）治疗前头颅侧位片；（k）治疗前全景片

表6-2-5　治疗前头影测量数据

测量项目	标准值	标准差	测量值
SNA(°)	82.8	4.1	81.48
FH-NA(Maxillary Depth)(°)	91	7.5	92.06
SNB(°)	80.1	3.9	76.68
FH-NPo(Facial Angle)(°)	85.4	3.7	86.27
NA-APo(convexity)(°)	6	4.4	11.64
FMA(FH-MP)(°)	27.3	6.1	35.56
MP-SN(°)	30.4	5.6	46.14
Co-Go(mm)	59	3.2	56.08
S Vert-Co(mm)	20.2	2.6	9.44
S-N(Anterior Cranial Base)(mm)	71	3	61.18
SN/GoMe(%)	100	10	93.32
Y-Axis(SGn-FH)(°)	64	2.3	65.8
Po-NB(mm)	4	2	−2.06
ANB(°)	2.7	2	4.8
Wits(mm)	0	2	−0.98
ANS-Me/Na-Me(%)	54.4	2.3	55.41
ALFH/PLFH(%)	150	0	150.78
S-Go/N-Me(%)	63.5	1.5	59.16
U1-SN(°)	105.7	6.3	103.71
U1-NA(°)	22.8	5.2	22.23
U1-NA(mm)	5.1	2.4	6.76
U1-PP(mm)	28	2.1	30.79
U6-PP(mm)	22	3	25.86
IMPA(L1-MP)(°)	96.7	6.4	93.89
L1-MP(mm)	42	4	43.48
L1-NB(°)	30.3	5.8	36.7
L1-NB(mm)	6.7	2.1	10.62
U1-L1(°)	124	8.2	116.26
Overjet(mm)	2	1	3.42
Overbite(mm)	3	2	−0.37
FMIA(L1-FH)(°)	55	2	50.55
OP-FH(°)	9.3	1	10.55
N'-SN-Pog'(Facial convexity)(°)	12	4	15.84
N' Vert-Pog'(mm)	0	2	1.85
Upper Lip Length(ULL)(mm)	20	2	24.2
SN-G Vert(mm)	6	3	6.61
Pog'-G Vert(mm)	0	4	−0.6
UL-EP(mm)	−1.4	0.9	2.02
LL-EP(mm)	0.6	0.9	1.18

集→模拟治疗方案→修改方案→定制透明矫治器→转外科拔除18、28、48→进入规范化治疗和复诊程序。

（2）治疗方案2

①治疗目标：排齐牙齿，调整面型，减小开𬌗。

②拔牙计划：拔除15、25、35、45。

③牙齿移动计划：隐形矫治排齐牙齿，内收前牙，关闭间隙，解除开𬌗，改善面型。

④支抗设计：上下颌前牙内收设计弱支抗，前牙内收利用1/3的拔牙间隙，磨牙前移占有2/3的拔牙间隙；这样最终能够实现上下颌牙列前牙回收，同时可以利用楔形效应及钟摆效应辅助矫治开𬌗，并内收前牙，减小突度。

⑤治疗流程：健康宣教→知情同意→数据采集→模拟治疗方案→修改方案→定制透明矫治器→进入规范化治疗和复诊程序。

选择治疗方案1，选择依据详见病例小结。

方案设计

本病例拔除18、28、48；开𬌗程度较轻，为Ⅰ度，面型稍突，不采用推磨牙向远中移动创造间隙，采用上下颌扩弓及邻面去釉创造间隙，不设计特殊附件、牵引及支抗，利用透明矫治器的缩短及钟摆效应关闭间隙，达到纠正开𬌗的效果。

（1）牙移动及附件设计

本病例添加附件的受力示意图如图6-2-33所示。本病例与病例6-1及病例6-2隐形矫治方案设计上有一定差异。病例6-1和病例6-2主要是通过推磨牙向远中移动预留间隙，同时在上下颌前牙上添加附件，伸长前牙以达到解除开𬌗的目的。本病例后牙段几乎没有矢状向移动，整体步数移动较少。同时前牙段没有添加附件，增加

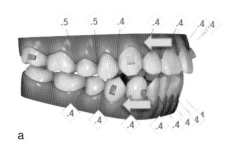

a

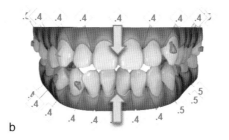

b

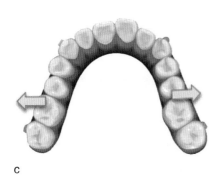

c

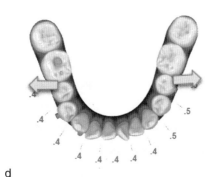

d

图6-2-33 磨牙远中移动不同阶段受力示意图。（a）内收上下颌前牙；（b）伸长前牙；（c）上颌后牙段扩宽；（d）下颌后牙段扩宽

了隐形矫治美观度。本病例在全牙段添加邻面去釉（邻面去釉量如图6-2-33所示），配合轻度的上下颌扩弓创造间隙，仅利用透明矫治器缩短长度进行上下颌前牙回收，利用钟摆效应进行上下颌前牙伸长减小开𬌗。

（2）牵引设计

在本病例中，主要通过透明矫治器内收伸长前牙，没有使用牵引即达到很好的效果。

（3）矫治器形态设计

本病例临床牙冠较长，虽然可以不需要通过附件伸长前牙，但依旧常规设计了包裹性较好的矫治器，以更好地达到内收及伸长前牙，解除开𬌗的效果。

（4）生物力学分析

本病例特征性的生物力学截点主要是第15步，上颌13-23及下颌43-33的伸长。以矫治过程中的这步为例，移动分析步距为0.2mm，应用有限元分析本病例牙移动设计的生物力学情况，为治疗提供科学参考。

·第15步上颌13-23及下颌43-33的伸长内收

①牙齿移动趋势：本病例与前两个病例不同之处在于伸长前牙没有使用伸长附件及牵引。第15步牙齿移动趋势分析显示，通过邻面去釉创造间隙后，上颌13-23内收，利用钟摆效应，也有明显伸长及内收的趋势。而17-14、24-47作为支抗牙未设计移动。上颌13-33在第15步内收及伸长的过程中，以牙颈部为旋转中心，牙冠腭向移动并伸长、根唇向移动，呈倾斜移动趋势，虽然后牙没有设计移动，可见在矫治器戴入后也有微小的近中移动趋势（图6-2-34）。

第15步牙齿移动趋势分析显示，邻面去釉创造间隙后，43-33内收，利用钟摆效应，有明显伸长及内收的趋势。而47-44、34-37作为支抗辅助内收前牙。下颌43-33在第15步内收及伸长的过程中，围绕牙颈部为旋转中心，牙冠舌向移动并伸长、根唇向移动，呈倾斜移动趋势（图6-2-35）。

②牙齿受力情况：上颌牙列受力来源于透明

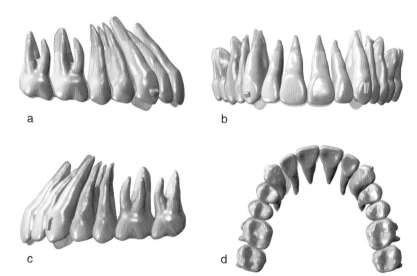

a

b

c

d

图6-2-34 上颌第15步的整体移动趋势图。提示黄色为矫治器戴入前，蓝色为矫治器戴入后（牙齿移动量放大20倍展示）。（a）上颌右侧观；（b）上颌正面观；（c）上颌左侧观；（d）上颌𬌗面观

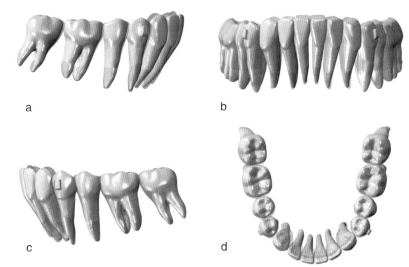

图6-2-35 下颌第15步的整体移动趋势图。提示黄色为矫治器戴入前，蓝色为矫治器戴入后（牙齿移动量放大20倍展示）。（a）下颌右侧观；（b）下颌正面观；（c）下颌左侧观；（d）下颌𬌗面观

矫治器缩短，矫治器直接作用于13-23，因扩弓和邻面去釉创造了间隙，因此通过钟摆效应，起到13-23内收及伸长作用。从图6-2-36上颌全牙列受力分析图可知，在本病例中，双侧同名牙受力大小、方向是对称的。图6-2-36e显示上颌牙列受力时每颗牙的受力方向及大小。压低伸长向力以压低为正值，唇腭倾力矩以唇倾为正值，其中，因没有设置伸长附件及添加牵引，因此12、11、21、22受到的伸长向力较小，而13、33因配合伸长附件，受到最大的伸长向力为0.6N，17-15、25-27受到的压低伸长向力和唇腭向力矩均非常小，所以几乎没有垂直向和唇舌向的移动。13-23受到牙冠腭向力矩，最大为13、23牙冠腭向力为1.28N，腭向力矩为11.28Nmm，这与上颌牙列移动趋势相符合。14、24受到反作用压应力为1.21N。

下颌牙列受力来源于透明矫治器直接作用于43-33牙冠，通过邻面去釉创造间隙内收下颌前牙，利用钟摆效应同时矫治开𬌗。从图6-2-37下颌全牙列受力分析图可知，在本病例中，双侧同名牙受力大小、方向是对称的。图6-2-37e显示下颌牙列受力时每颗牙的受力方向及大小。以受力压低为正值，力矩唇倾为正值，其中，47-45、35-37受到的力和力矩等均微小。43、33受到最大的伸长向力为0.4N。33-43受到牙冠舌向力矩，舌向力为0.7N，舌向力矩为5.3Nmm，这与下颌牙列移动趋势相符合。而34、44受到反作用压应力，力值为1.13N。

③牙周膜主应力分布：在第15步力学分析中，13-23呈对称性的伸长，13与23受到最大的伸长和腭向力，14与24受到最大的压低向力。23牙周膜最大主应力（拉应力）主要集中在23的颊侧根颈部及舌侧根尖部，最小主应力（压应力）集中在唇侧根尖部及腭侧根颈部，压应力和拉应力来源于透明矫治器对23牙冠加力，产生了围绕牙颈部轻度舌向旋转以及伸长的移动趋势。24因为受到透明矫治器的反作用力，受到最小主应力（压应力）集中于24腭侧根尖部，应力分布

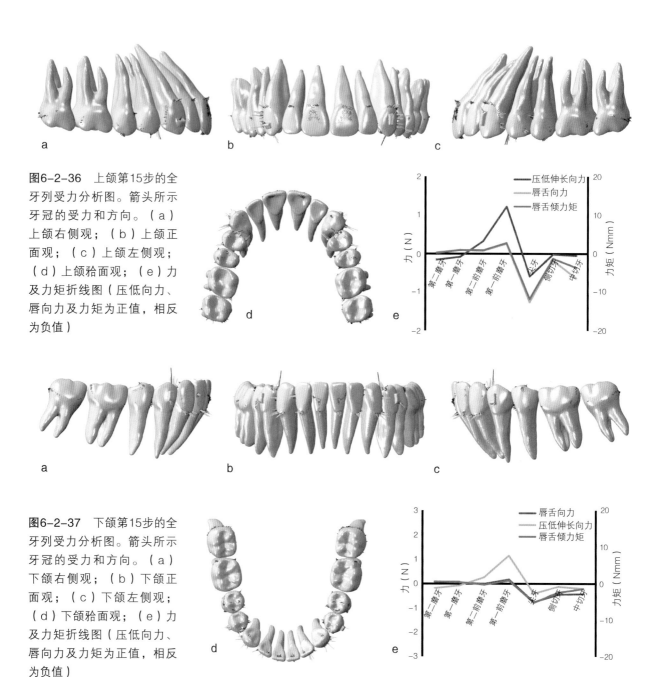

图6-2-36 上颌第15步的全牙列受力分析图。箭头所示牙冠的受力和方向。（a）上颌右侧观；（b）上颌正面观；（c）上颌左侧观；（d）上颌𬌗面观；（e）力及力矩折线图（压低向力、唇向力及力矩为正值，相反为负值）

图6-2-37 下颌第15步的全牙列受力分析图。箭头所示牙冠的受力和方向。（a）下颌右侧观；（b）下颌正面观；（c）下颌左侧观；（d）下颌𬌗面观；（e）力及力矩折线图（压低向力、唇向力及力矩为正值，相反为负值）

符合上颌牙列移动趋势（图6-2-38）。

　　在第15步力学分析中，43-33呈对称性的伸长趋势，以43牙周膜受力为例，43牙周膜受到最大主应力（拉应力）集中在唇侧根颈部及舌侧根尖部。43受到最小主应力（压应力）集中在舌侧根颈部及唇侧根尖部。压应力和拉应力来源于

透明矫治器对43冠施加的内收力，43牙根围绕牙颈部旋转，牙冠轻度舌倾和伸长，根尖唇侧移动的趋势。同时44因为反作用力根尖受到压应力，集中于44舌侧根尖部，牙周膜应力分布符合下颌牙列移动趋势（图6-2-39）。

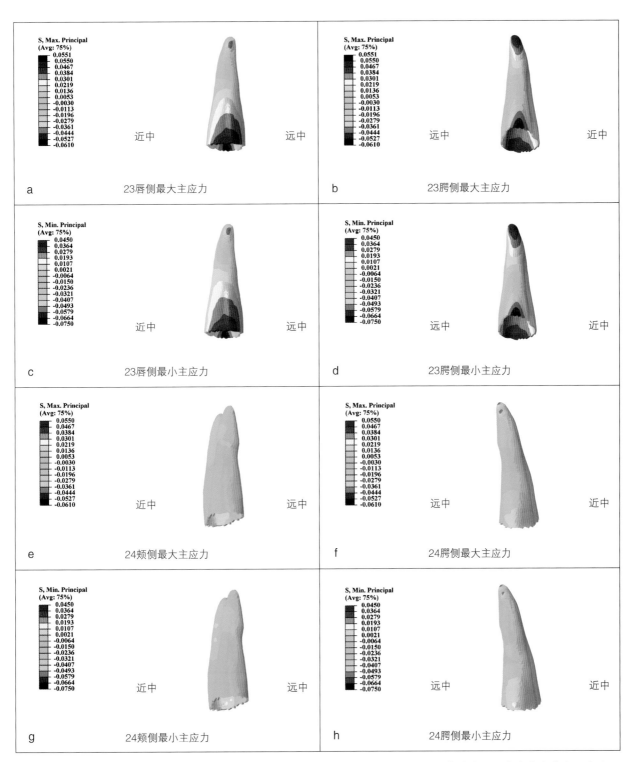

图6-2-38 牙周膜应力分布图。最大主应力代表拉应力，黄色和红色，颜色越深应力越大；最小主应力代表压应力，蓝色，颜色越深应力越大。（a，b）23牙周膜最大主应力；（c，d）23牙周膜最小主应力；（e，f）24牙周膜最大主应力；（g，h）24牙周膜最小主应力

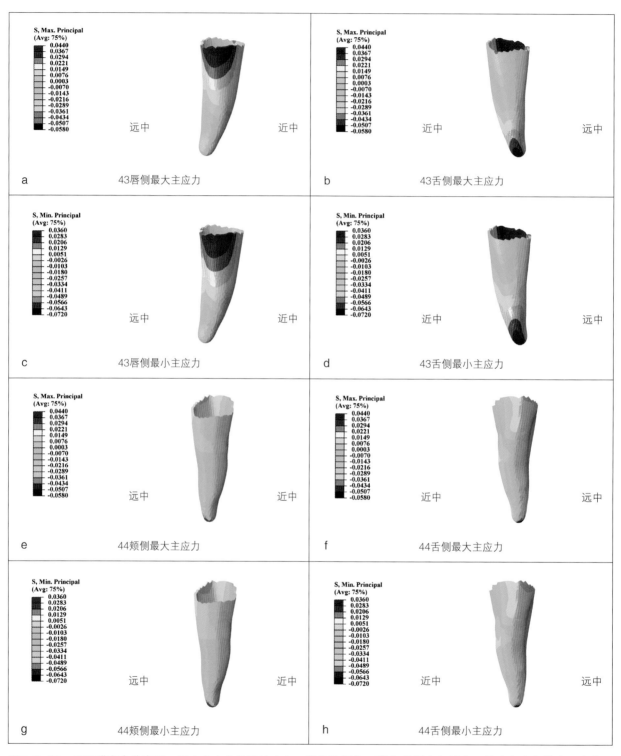

图6-2-39 牙周膜应力分布图。最大主应力代表拉应力,黄色和红色,颜色越深应力越大;最小主应力代表压应力,蓝色,颜色越深应力越大。(a,b)43牙周膜最大主应力;(c,d)43牙周膜最小主应力;(e,f)44牙周膜最大主应力;(g,h)44牙周膜最小主应力

治疗过程

整个过程仅进行一阶段治疗，没有精细 调整。第一阶段上下颌27步矫治器（图6-2-40～图6-2-42）。

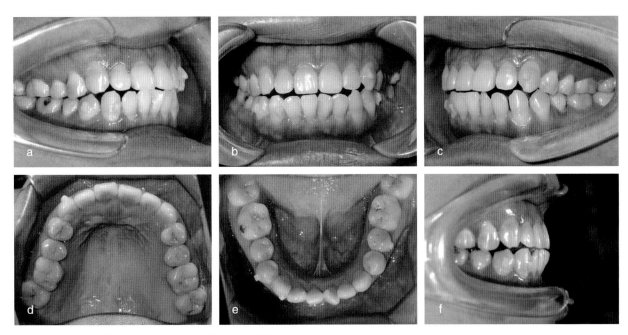

图6-2-40 治疗中照片。（a~f）牙移动过程（第5步）

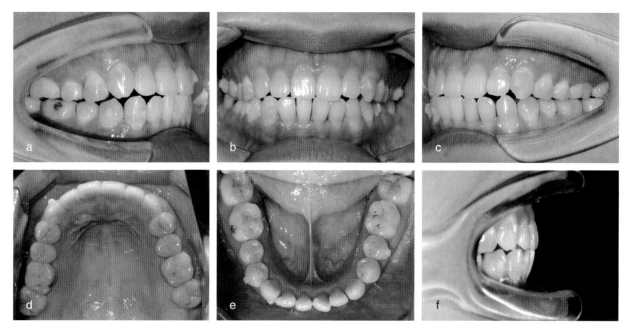

图6-2-41 治疗中照片。（a～f）牙移动过程（第15步）

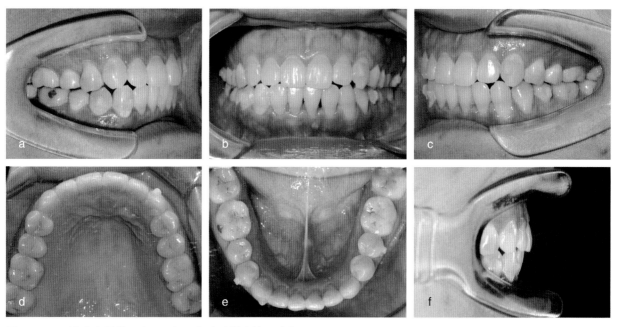

图6-2-42 治疗中照片。（a～f）牙移动过程（第27步）

治疗结果

疗程持续12个月，最终治疗效果为尖牙、磨牙中性关系，上下颌牙齿排列整齐，覆𬌗、覆盖正常，咬合得到较大改善（图6-2-43～图6-2-45，表6-2-6）。

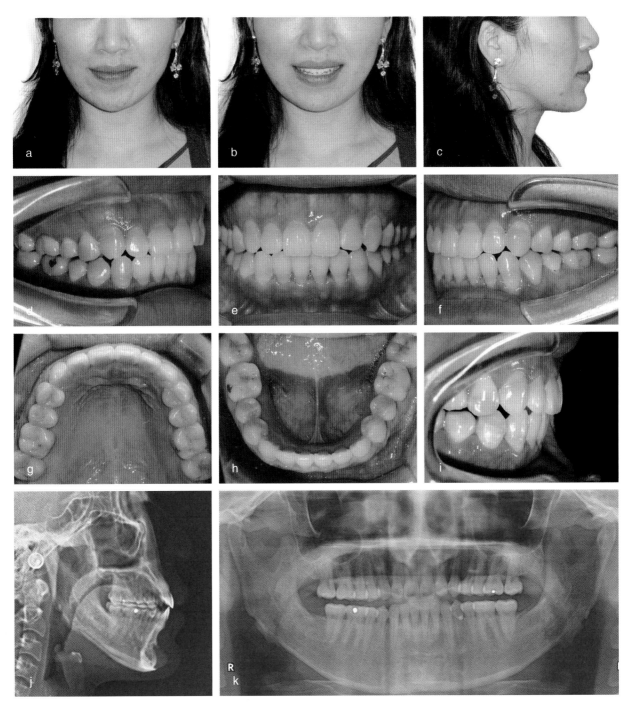

图6-2-43 治疗后照片。（a～c）治疗后面像；（d～i）治疗后𬌗像；（j）治疗后头颅侧位片；（k）治疗后全景片

表6-2-6 治疗前后头影测量数据

测量项目	标准值	标准差	治疗前测量值	治疗后测量值
SNA(°)	82.8	4.1	81.48	81.88
FH-NA(Maxillary Depth)(°)	91	7.5	92.06	92.61
SNB(°)	80.1	3.9	76.68	76.12
FH-NPo(Facial Angle)(°)	85.4	3.7	86.27	85.88
NA-APo(convexity)(°)	6	4.4	11.64	13.33
FMA(FH-MP)(°)	27.3	6.1	35.56	37.18
MP-SN(°)	30.4	5.6	46.14	47.91
Co-Go(mm)	59	3.2	56.08	53.23
S Vert-Co(mm)	20.2	2.6	9.44	9.14
S-N(Anterior Cranial Base)(mm)	71	3	61.18	60.45
SN/GoMe(%)	100	10	93.32	89.58
Y-Axis(SGn-FH)(°)	64	2.3	65.8	66.35
Po-NB(mm)	4	2	−2.06	−2.06
ANB(°)	2.7	2	4.8	5.76
Wits(mm)	0	2	−0.98	−1.76
ANS-Me/Na-Me(%)	54.4	2.3	55.41	55.62
ALFH/PLFH(%)	150	0	150.78	164.15
S-Go/N-Me(%)	63.5	1.5	59.16	56.79
U1-SN(°)	105.7	6.3	103.71	94.15
U1-NA(°)	22.8	5.2	22.23	12.27
U1-NA(mm)	5.1	2.4	6.76	3.71
U1-PP(mm)	28	2.1	30.79	31.83
U6-PP(mm)	22	3	25.86	25.32
IMPA(L1-MP)(°)	96.7	6.4	93.89	90.34
L1-MP(mm)	42	4	43.48	43.49
L1-NB(°)	30.3	5.8	36.7	34.37
L1-NB(mm)	6.7	2.1	10.62	10.06
U1-L1(°)	124	8.2	116.26	127.6
Overjet(mm)	2	1	3.42	2.64
Overbite(mm)	3	2	−0.37	0.75
FMIA(L1-FH)(°)	55	2	50.55	52.48
OP-FH(°)	9.3	1	10.55	12.92
N'-SN-Pog'(Facial convexity)(°)	12	4	15.84	16.12
N' Vert-Pog'(mm)	0	2	1.85	2.55
Upper Lip Length(ULL)(mm)	20	2	24.2	24.37
SN-G Vert(mm)	6	3	6.61	7.57
Pog'-G Vert(mm)	0	4	−0.6	0.69
UL-EP(mm)	−1.4	0.9	2.02	0.65
LL-EP(mm)	0.6	0.9	1.18	0.01

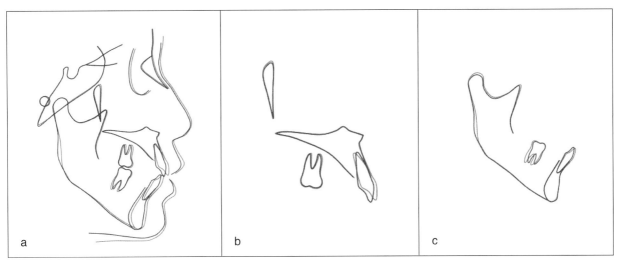

图6-2-44 治疗前后头侧重叠图（治疗前蓝色，治疗后红色）。（a）SN重叠；（b）上颌重叠；（c）下颌重叠

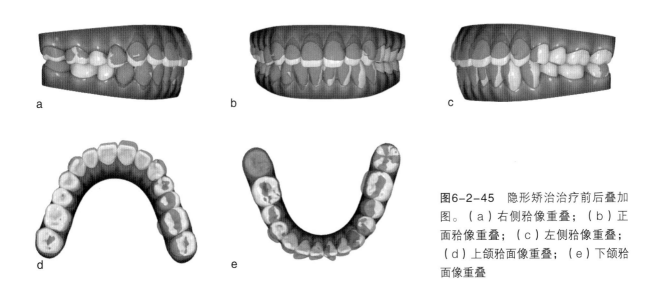

图6-2-45 隐形矫治治疗前后叠加图。（a）右侧𬌗像重叠；（b）正面𬌗像重叠；（c）左侧𬌗像重叠；（d）上颌𬌗面像重叠；（e）下颌𬌗面像重叠

病例小结

（1）病例特点

前牙咬合不佳，开𬌗2mm，面型稍突。不同于病例6-1及病例6-2推磨牙向远中移动创造间隙，上下颌前牙添加附件进一步伸长。本病例使用全牙弓邻面去釉及扩弓的方式创造间隙，前牙不添加附件保持了美观程度，利用钟摆效应回收上下颌前牙的同时，使前牙伸长，以达到解除开𬌗的目的。这种方式适用于开𬌗程度不大（Ⅰ度开𬌗）、骨性畸形不严重、牙齿形态质量较好、牙周健康的成年患者。治疗过程中需密切关注牙齿健康，加强口腔卫生，及时涂氟和治疗。

（2）鉴别诊断

本病例是上颌发育正常、下颌轻度后缩的病例，骨性Ⅱ类程度较轻。需要同严重骨性Ⅱ类开𬌗相鉴别诊断。严重骨性错𬌗需要通过正颌手术改善颌骨、颌间关系及垂直生长型的情况。本病例骨性程度不重（SNA=81.48°，SNB=76.68°，ANB=4.8°），开𬌗程度不大，通过单纯正畸的方式即可改善错𬌗畸形。

（3）治疗方案选择的理由

本病例为骨性Ⅱ类，轻度凸面型，拔除第三磨牙后，通过适当扩弓及邻面去釉可内收前牙、解除开𬌗，通过隐形矫治技术同时控制后牙伸长，内收前牙，利用钟摆效应顺势伸长前牙，即可达到改善面型和矫治开𬌗的治疗目标。与患者充分沟通，治疗目标达成一致后，选择非拔除前磨牙的治疗方案。

（4）病例陷阱及可能的并发症

本病例难点在于进行了邻面去釉。虽然去釉程度进行了精密的监控，但是依旧需要注意龋坏的风险。患者去釉后需涂氟及口腔卫生指导，注意刷牙时间和频率，同时定期进行口腔检查。因本病例创造间隙较多，上下颌前牙内收时需注意牙冠的倾斜移动及牙根的位置，如牙根有突出骨皮质的倾向，需及时在透明矫治器中添加前牙冠唇向转矩，以防止骨开窗、骨开裂。

（5）生物力学的考量

第15步上下颌前牙13-23、43-33均受到内收和伸长向力，需要注意前牙伸长时，牙移动的趋势有根唇向转矩、牙冠腭/舌向移动趋势。因此上下颌前牙唇侧根颈部及舌侧根尖部承受拉应力；前牙唇侧根尖部及舌侧根颈部受到压应力。需关注前牙根颈部牙槽骨受压力的部分，防止骨开窗、骨开裂。

（6）成功治疗的原因

本病例为轻度骨性Ⅱ类错𬌗畸形伴开𬌗，针对其诊断制订治疗方案，设计了对美观、健康最有效的治疗目标。实现这个目标采用隐形矫治，拔除18、28、48，扩宽后牙段及邻面去釉，创造间隙。前牙利用钟摆效应内收，解决开𬌗。本病例除了需密切监控因邻面去釉而导致的牙齿健康风险，因内收前牙量较多，还需在牙移动中关注生物力学规律，每次复诊都重点关注牙根和牙槽骨之间的关系，以及开𬌗解决的情况。

参考文献

[1] 赵志河. 口腔正畸学[M]. 7版. 北京: 人民卫生出版社, 2020.

[2] Bjork A. Prediction of mandibular growth rotation[J]. Am J Orthod, 1969, 55(6):585–599.

[3] Fukuta O, Braham RL, Yokoi K, et al. Damage to the primary dentition resulting from thumb and finger (digit) sucking[J]. ASDC J Dent Child, 1996, 63(6):403–407.

[4] Vig KWL. Nasal obstruction and facial growth: the strength of evidence for clinical assumptions[J]. Am J Orthod Dentofacial Orthop, 1998, 113(6):603–611.

[5] Van Spronsen P. Long-face craniofacial morphology: cause or effect of weak masticatory musculature?[J]. Semin Orthod, 2010, 16:99–117.

[6] McElroy SD. Bjork Predicors of Mandibular Rotation and Their Relationship to Anterior Open Bite Treatment[D]. Farmington: University of Connecticut, 1998.

[7] 曹军, 段银种, 林珠. 潜在性开𬌗患者骨性开𬌗倾向的回顾性分析[J]. 实用口腔医学杂志, 1999, 15(5):345–347.

[8] 王大为. 医源性开𬌗的矫治[J]. 口腔正畸学, 1998, 5(2):80–82.

[9] Taslan S, Biren S, Ceylanoglu C. Torgue pressure changes before, during and after crib appliance therapy[J]. Angle Orthod, 2020, 80(3):533–539.

[10] Parlani S, Patel S. Esthetic correction in open bite[J]. Indian J Dent Res, 2011, 22(4):580–582.

[11] 邹冰爽, 曾祥龙, 曾应魁. 前牙开𬌗正畸治疗和外科治疗的限度[J]. 中华口腔医学杂志, 2002, 37(2):139–141.

[12] Carlson C, Sung J, Mccomb RW, et al. Microimplant-assisted rapid palatal expansion appliance to orthopedically correct transverse maxillary deficiency in an adult[J]. Am J Orthod Dentofacial Orthop, 2016, 149(5):716–728.

[13] Lopez-Gavito G, Wallen TR, Little RM, et al. Anterior open-bite malocclusion:a longitudinal 10-year postretention evaluation of orthodontically treated patients[J]. Am J Orthod, 1985, 87(3):175–186.

[14] Kretschmer WB, Baciut G, Baciut M, et al. Stability of Le Fort I osteotomy in bimaxillary osteotomies:single-piece versus 3-piece maxilla[J]. J Oral Maxillofac Surg, 2010, 68(2):372–380.

[15] Masumoto N, Yamaguchi K, Fujimoto S. Daily chewing gum exercise for stabilizing the vertical occlusion[J]. J Oral Rehabil, 2009, 36(12):857–863.

7

Ⅰ类错𬌗畸形的拔牙矫治

EXTRACTION
ORTHODONTIC TREATMENT OF
CLASS Ⅰ MALOCCLUSION

7.1　概述

Ⅰ类错𬌗畸形的定义

　　Ⅰ类错𬌗畸形指上下颌骨及牙弓的近远中关系正常，磨牙关系为中性关系，即在正中关系位时，上颌第一磨牙的近中颊尖咬合于下颌第一磨牙的近中颊沟内。错𬌗畸形主要为牙列中存在错位牙，前段牙弓可表现为拥挤、前突、开𬌗、反𬌗、深覆𬌗等[1]。其发病率约为33.7%，占错𬌗畸形的51.5%。关于Ⅰ类拥挤非拔牙矫治病例及开𬌗病例的诊断、鉴别诊断和治疗方案在相关章节已有论述，本章仅对Ⅰ类磨牙关系的牙列拥挤拔牙病例及双颌前突拔牙病例进行讨论。

Ⅰ类错𬌗畸形的病因

牙列拥挤的病因

　　造成牙列拥挤的原因是牙量、骨量不调，即牙量相对大，骨量相对小。牙量、骨量不调主要受遗传和环境因素的影响。

　　（1）遗传因素

　　牙齿及颌骨的大小、形态和位置及相互关系在很大程度上受遗传因素的影响。人类进化过程中咀嚼器官表现出退化的趋势，其中以肌肉最快，骨骼次之，牙齿最慢，这种不平衡的退化成为人类牙列拥挤的种族演化背景。此外，先天因素如母体营养、药物、外伤和感染等都会影响后天颌骨、牙及𬌗的发育，导致牙列拥挤。

　　（2）环境因素

　　乳恒牙替换障碍，如乳牙早失或滞留、牙萌出顺序异常等均可导致牙列拥挤。食物过于精细、咀嚼功能不足导致的牙槽及颌骨发育不足、牙齿磨耗不足、口腔不良习惯如吮唇等也可造成牙列拥挤。

双颌前突的病因

　　双颌前突是临床常见的牙颌畸形之一，与遗传和环境因素有关。唇肌张力不足、口呼吸及舌体过大可导致双颌前突；一些饮食习惯（如长期吮吸海螺等壳类）和口腔不良习惯（如吮颊、伸舌等）均可造成双颌前突。

Ⅰ类错𬌗畸形的诊断

牙列拥挤的诊断

　　（1）牙列拥挤的分度

　　牙列拥挤量即牙弓应有弧形长度与牙弓现有弧形长度之差，可分为：

　　轻度拥挤（Ⅰ度拥挤）：拥挤量≤4mm。

中度拥挤（Ⅱ度拥挤）：4mm＜拥挤量≤8mm。

重度拥挤（Ⅲ度拥挤）：拥挤量＞8mm。

（2）牙列拥挤的诊断

通过X线头影测量，结合模型测量可排除骨性畸形的存在，并计算出拥挤度，从而判断牙列拥挤的程度。此外，临床检查结合头影测量，可以判断肌肉及咬合功能是否异常，特别是唇的长短、形态、位置和肌张力，为治疗方案的制订提供参考依据。

双颌前突的诊断

双颌前突病例的磨牙关系多为Ⅰ类，但也有Ⅱ类、Ⅲ类关系者，本章仅讨论磨牙为Ⅰ类关系的临床问题。双颌前突可为双颌骨（骨性）的前突或双牙-牙槽骨（牙性）的前突。双颌前突表现为明显的凸面型、上下颌骨或牙槽骨前突、上下颌前牙唇倾、唇肌松弛、闭唇困难。若SNA、SNB增大，则双颌前突存在骨性因素；若SNA、SNB正常，则双颌前突仅为牙性前突，即双牙弓前突。

Ⅰ类错殆畸形的矫治

牙列拥挤的矫治

（1）牙列拥挤的矫治原则

牙列拥挤的矫治原则是减少牙量或/及增加骨量，使牙量与骨量基本达到平衡。

①减少牙量的方法包括：减少牙齿的宽度（即邻面去釉）、拔牙、矫治扭转的后牙。②增加骨量的方法包括：扩大牙弓、功能性矫治器刺激颌骨及牙槽骨的生长、推磨牙向远中、外科手术延长颌骨或刺激颌骨的生长。一般而言，轻度拥挤常采用扩大牙弓的方法，重度拥挤采用拔牙矫治，中度拥挤应结合颌面部软硬组织的形态、特征等，严格掌握适应证，选择合适的方法。

（2）牙列拥挤的非拔牙矫治

详见第3章。

（3）牙列拥挤的拔牙矫治

拔牙问题在牙列拥挤的诊断设计中是一个十分重要的问题，拔牙设计是否正确，将直接影响矫治效果。

①拔牙目的：对牙列拥挤而言，正畸拔牙的主要目的是为解除拥挤、提供足够的间隙。②考虑拔牙的因素：在诊断中通过模型和X线头颅侧位片进行全面分析。在决定拔牙方案时应考虑因素包括：牙齿拥挤度、牙弓突度、Spee曲线的曲度、支抗设计、牙弓间宽度是否协调、上下颌牙弓间牙量是否协调、中线是否协调等。此外，面部软硬组织结构与协调性、面部美学等重要因素也需考虑。③拔牙部位的选择：对确定需要拔牙的病例，主要从牙齿的健康状况、拔牙后是否有利于牙齿的迅速排齐、间隙的关闭和侧貌是否前突及错殆的类型等考虑。拔牙部位越靠前，越有利于前牙拥挤与前突的矫治；拔牙部位越靠后，后牙前移越多，有利于后牙拥挤的解除和前牙开殆的矫治。一般而言，临床中常采用的拔牙部位首先选择病牙，然后为第一前磨牙、第二前磨牙、第二磨牙以及第三磨牙等。

双颌前突的矫治

（1）双颌骨前突（骨性前突）的治疗

通常对轻、中度病例，单独用正畸掩饰性治疗，采用牙代偿以掩饰骨前突的方法，在上下颌同时对称拔牙（多为第一前磨牙），缩短上下颌前段牙弓、内收上下颌前牙，以掩饰骨骼发育异常，多能获得较好的效果及满意的面型改善。对较严重的骨性前突病例，则建议成年后进行正畸-正颌联合治疗的方法。

（2）双颌牙-牙槽前突（牙性前突）的治疗

对于牙性双颌前突，通常采用一般性矫治。正畸治疗的主要目标是减小上下颌前牙的突度，从而减小唇突度，改善侧貌美观和唇闭合功能。由于改善前突往往需上下颌前牙较多内收，其所需间隙量较大，多选择拔除4颗第一前磨牙。由于前牙内收量大，内收过程中尤其需要注意上颌切牙转矩控制，防止其牙冠过度腭倾甚至牙根唇向移动。上颌切牙一旦发生转矩丢失，即变得过于直立甚至腭倾，侧貌很可能会变得更差。对于治疗前上颌切牙倾斜度基本正常的情况，内收时需进行上颌切牙的整体移动或舌向控根移动。

若双颌前突程度较轻，则可考虑拔除第二前磨牙，无需额外支抗，以免过度内收前牙；或在确定第二磨牙远中有牙槽骨的前提下，也可选择拔除4颗第三磨牙，整体远中移动上下颌牙列，达到内收前牙、减小唇突的目的。

双颌前突正畸治疗通常疗程较长，切牙牙根吸收的可能性较大，程度也可能较重；此外，前牙大量内收可能造成舌位后移，需密切关注气道改变。

Ⅰ类错𬌗畸形拔牙矫治的支抗设计

支抗的设计决定了矫治过程中牙齿能否按照方案设计的方向和距离移动。Ⅰ类错𬌗畸形拔牙矫治在关闭拔牙间隙过程中控制拔牙间隙两侧牙齿的相对移动量是支抗设计的关键。当支抗控制不当时会出现前牙段和后牙段向拔牙间隙倾斜，后牙前移，支抗丧失；拔牙区前后牙段向拔牙间隙旋转，牙弓缩窄。当间隙关闭过快时容易出现上颌磨牙颊倾、下颌磨牙舌倾的问题以及上颌切牙转矩丧失，影响美观和后牙中性关系的建立以及拔牙间隙的完全关闭。

根据拔牙后允许后牙前移的量，可将支抗分为3类：最小支抗、中度支抗及最大支抗。

①最小支抗：在间隙的关闭中允许后牙前移量超过间隙量的1/2以上，即磨牙的前移量可超过前牙的后退量。由于临床中，控制后牙的近中移动更难实现，因而允许后牙较多前移的最小支抗较为容易，通常不进行额外设计。②中度支抗：间隙的关闭中允许后牙前移量占间隙量的1/3~1/2。临床上可以通过关闭曲及调整后牙的支抗单位来实现。③最大支抗：间隙的关闭中允许后牙前移量不超过间隙量的1/3。临床上常用方法包括在磨牙区增加舌弓、腭杆、口外唇弓或微种植体支抗。

此外，高角型病例咀嚼力较弱，颌骨骨密度低，支抗磨牙易于前移、伸长，拔牙间隙的关闭比较容易。低角型病例咀嚼力较强，颌骨骨密度较高，支抗磨牙不易前移，拔牙间隙关闭主要由前牙远中移动完成，而前牙过度内收不利于低角型伴有前牙深覆𬌗的病例。在支抗设计时，除矢状向外，还应充分考虑垂直向与水平向对支抗的保护。在双颌前突的矫治中可通过以下手段来控制上颌磨牙高度：①高位或联合牵引的口外弓以增加上颌磨牙近远中向和垂直向支抗；②Nance弓或横腭弓使两侧磨牙连成一体；③上颌牙弓的整体性结扎；④如果需要Ⅲ类牵引来辅助远中移动下颌尖牙时，弹力圈不直接挂在上颌磨牙带环的牵引钩上，而是挂在其颊面管近中弓丝的Ω曲上，以避免Ⅲ类牵引的垂直向分力直接作用于上颌磨牙[2]。

Ⅰ类错殆畸形隐形矫治技术拔牙矫治设计原则

支抗设计

隐形矫治拔牙病例中，支抗设计是治疗成功的首要因素。加强支抗的方式较多，包括分步或分段移动牙齿、增加附件加强固位、使用牵引、配合微种植体支抗等。其中，分步或分段移动牙齿，是隐形矫治技术较为常用的支抗设计，通过仅移动某一颗或某几颗牙齿，保持其他牙齿不移动作为支抗，实现预期的牙齿移动[3]。对于拔除4颗第一前磨牙且强支抗的病例，尽管设计了分步移动、添加附件等方式，实际临床中仍会出现支抗磨牙前移的情况，因此往往需要配合使用微种植体支抗；同时，在关闭间隙的过程中，后牙有近中倾斜、舌向倾斜及垂直向升高的趋势，因此，对水平向、垂直向支抗的控制，也应贯穿治疗始终，必要时配合牵引、腭杆、微种植体支抗等设计。

对后牙控制的设计

在拔牙病例中，对后牙的控制除了在矢状向根据支抗大小设计近中移动量外，还应设计远中竖直4°～8°，维持补偿曲线，抵抗间隙关闭过程中的近中倾斜趋势；增加根颊向转矩以抵抗颊倾趋势；使用横腭杆或微种植体支抗控制垂直高度。此外，可在后牙附件设计中在牙冠近中颊尖处增加优化支抗附件、双矩形附件等，以帮助抵抗后牙的倾斜移动。

对前牙控制的设计

分步移动是前牙区常用的移动方式。在前牙内收时先拉尖牙远中移动，保持尖牙和侧切牙间0.5～1mm间隙，有利于透明矫治器对牙齿更好的包裹，表达透明矫治器中的数据。此外，根据初始唇倾度的不同，一般在上下颌前牙设计8°～15°根舌向转矩，以抵抗内收过程中的冠舌向倾斜移动趋势；同时设计前牙区尖牙与切牙分步压入，一般为1～2mm，防止内收过程中垂直向伸长，预防过山车效应的发生。在尖牙上可通过设计控根附件或垂直矩形附件，防止远中倾斜，加强对尖牙的控制和整体移动[4]。

附件设计

附件是隐形矫治技术中经常使用的辅助装置。按功能不同，附件可分为加强固位型附件、辅助移动型附件以及提供其他辅助功能的附件。加强固位型附件主要针对一些固位不足的情况，如临床牙冠短、倒凹不足、牙齿缺失以及牙齿间大小差异明显等，用以增强矫治器的固位力。辅助移动型附件则用以引导或帮助相应牙齿伸长、旋转和平移等。提供其他辅助功能的附件，如用以打开咬合的殆垫附件和平导板附件。附件形态各异，可以利用不同的形状及受力面，以获得有利于目标牙移动的矫治力，实现对牙齿倾斜、扭转、伸长、压低、控根等作用。目前，针对隐形矫治不同牙移动情况中的附件数量、外形、位置皆有研究报道，但相关力学作用机制和临床设计策略仍有待完善[5]。

对于需加强后牙支抗的病例，可在后牙牙冠

上设计垂直矩形附件，一定程度防止后牙牙冠近中倾斜，以及各类优化支抗附件，置于后牙牙冠近中颊尖处，可对后牙产生顺时针力矩，同样起加强支抗的作用。在远中移动尖牙的过程中，可在尖牙上设计成对的内收附件，产生逆时针力矩，对抗尖牙在远中移动过程中的远中倾斜，以保证矫治后有良好的牙根平行度。此外，也可在尖牙和第二前磨牙上设计牵引臂（power arm），通过牵引臂使尖牙远中移动的作用力通过阻力中心，实现尖牙的整体平行移动。为防止前牙内收时切牙内倾，可在透明矫治器上设计压力嵴（power ridge），产生逆时针力矩，从而对抗内收前牙时的顺时针力矩，避免切牙内收时的内倾[3]。对于短面型低角者，选择性伸长前磨牙，使用平面导板（Bite-Ramp）辅助实现后牙咬合分离，利于后牙伸长。

复诊监控

隐形矫治技术拔牙病例更应加强复诊监控。主要需注意的事项有：矫治器贴合程度、间隙实际改变与方案的匹配程度、前牙转矩、尖牙及后牙轴倾度、附件的磨损程度、牵引的配合程度，以及唇颊侧牙槽骨厚度等。若出现问题，应及时重启，重新审视方案，以降低治疗风险[4]。

 病例7-1

一般情况

女，15岁。

主诉

嘴突3年余，口腔正畸科就诊要求矫治。

病史

嘴突、上颌牙前突3年余，自觉影响美观就诊。否认遗传性家族史，否认系统疾病史，否认特殊药物服用史。

临床检查

（1）口外检查

①正面观：方脸型，面部左右不对称，颧骨及下颌角不对称，颏点左偏；面下1/3略短；唇休息位自然闭合（图7-2-1a，b）。

②侧面观：面中部发育尚可，鼻唇角为锐角，颏部短后缩，上唇位于E线上，下唇位于E线前方；唇休息位自然闭合（图7-2-1c）。

（2）口内检查

恒牙列，磨牙关系Ⅰ类，尖牙关系Ⅱ类；上颌牙列拥挤度5mm，下颌牙列拥挤度6mm；上颌牙列中线与面中线一致，下颌牙列中线左偏2mm（图7-2-1d～i）。

（3）牙体检查

16𬌗面可见白色充填物。

（4）牙周检查

牙龈色粉、质韧，无红肿出血，下颌前牙舌侧牙面色素沉着。

（5）关节检查

开口度正常，开口型正常。双侧颞下颌关节区无压痛，双侧颞下颌关节区开闭口期间无明显弹响。

影像学检查

（1）全景片

18、28牙胚存在；牙齿形态未见明显异常，牙根未见明显吸收，冠根比例基本正常。双侧颞下颌关节形态未见明显异常（图7-2-1k）。

（2）头颅侧位片

骨性Ⅰ类，均角生长型，上颌牙槽骨前突，上颌切牙唇倾度大（图7-2-1j，表7-2-1）。

（3）CBCT

上下颌前牙唇侧骨板薄，未见明显牙根吸收。

（4）颞下颌关节磁共振

双侧颞下颌关节盘髁关系正常。

诊断

（1）骨性问题

骨性Ⅰ类，均角生长型，下颌骨左偏。

（2）牙性问题

安氏Ⅰ类，上下颌中度牙列拥挤，中线不齐，上颌切牙唇倾。18、28阻生。

（3）牙周问题

上下颌前牙唇侧牙槽骨薄。

（4）软组织问题

侧貌凸面型，面部不对称。

治疗方案

（1）治疗方案1

①治疗目标：调整前牙唇倾度，改善侧貌；排齐整平牙列，解决上下颌牙列拥挤；建立磨牙、尖牙至Ⅰ类关系；建立正常覆殆、覆盖，对齐中线。

②拔牙计划：拔除15、25、35、45。

③牙齿移动计划：采用隐形矫治技术排齐牙齿，设计中度支抗，近中移动磨牙、远中移动第一前磨牙和内收前牙关闭间隙。

④治疗流程：健康宣教→知情同意→数据采集→模拟治疗方案→修改方案→定制透明矫治器→进入规范化治疗和复诊程序。

（2）治疗方案2

①治疗目标：调整前牙唇倾度，改善侧貌；排齐整平牙列，解决上下颌牙列拥挤；建立磨牙、尖牙至Ⅰ类关系；建立正常覆殆、覆盖，对齐中线。

②拔牙计划：拔除14、24、34、44。

③牙齿移动计划：采用隐形矫治技术，排齐牙齿，设计中度支抗，近中移动后牙，内收前牙关闭间隙。

④治疗流程：健康宣教→知情同意→数据采集→模拟治疗方案→修改方案→定制透明矫治器→进入规范化治疗和复诊程序。

（3）治疗方案3

①治疗目标：维持侧貌，排齐整平牙列，建立正常覆殆、覆盖，维持磨牙Ⅰ类关系，尖牙调整至Ⅰ类关系，对齐中线。

②拔牙计划：拔除18、28。

③牙齿移动计划：采用隐形矫治技术，推磨牙向远中，创造间隙，排齐牙齿。

④支抗设计：磨牙远中移动时前牙作为支抗牙，控制同时移动的牙量。微种植体支抗辅助紧凑型磨牙远中移动。

⑤治疗流程：健康宣教→知情同意→数据采集→模拟治疗方案→修改方案→定制透明矫治器→进入规范化治疗和复诊程序。

选择治疗方案2，选择依据详见病例小结。

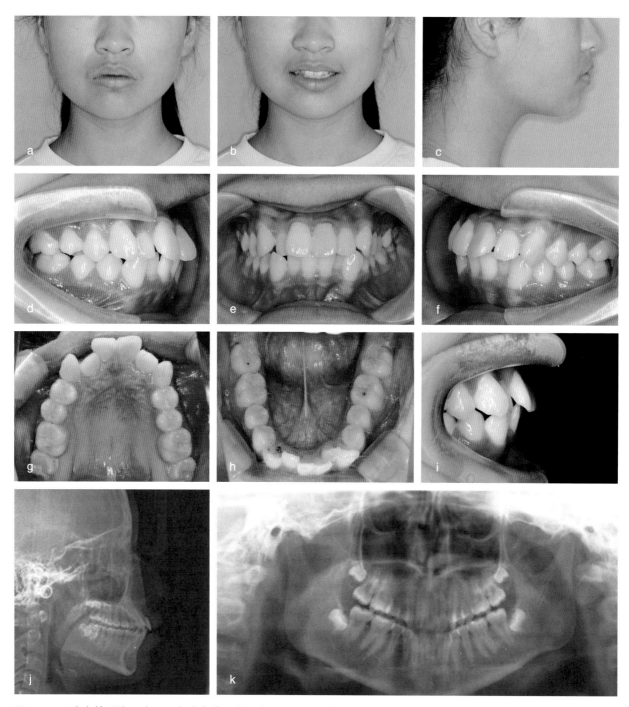

图7-2-1 治疗前照片。（a~c）治疗前面像；（d~i）治疗前𬌗像；（j）治疗前头颅侧位片；（k）治疗前全景片

表7-2-1 治疗前头影测量数据

测量项目	标准值	标准差	测量值
SNA(°)	82.8	4.1	88.21
FH-NA(Maxillary Depth)(°)	91	7.5	95.67
SNB(°)	80.1	3.9	83.51
FH-NPo(Facial Angle)(°)	85.4	3.7	89.65
NA-APo(convexity)(°)	6	4.4	13.04
FMA(FH-MP)(°)	27.3	6.1	23.13
MP-SN(°)	30.4	5.6	30.01
Co-Go(mm)	59	3.2	54.53
S Vert-Co(mm)	20.2	2.6	3.58
S-N(Anterior Cranial Base)(mm)	71	3	61.04
SN/GoMe(%)	100	10	96.99
Y-Axis(SGn-FH)(°)	64	2.3	59.99
Po-NB(mm)	4	2	-1.33
ANB(°)	2.7	2	4.70
Wits(mm)	0	2	0.94
ANS-Me/Na-Me(%)	54.4	2.3	53.69
S-Go/N-Me(%)	63.5	1.5	68.47
U1-SN(°)	105.7	6.3	118.10
U1-NA(°)	22.8	5.2	29.32
U1-NA(mm)	5.1	2.4	5.39
U1-PP(mm)	28	2.1	22.50
U6-PP(mm)	22	3	19.09
IMPA(L1-MP)(°)	96.7	6.4	102.72
L1-MP(mm)	42	4	40.82
L1-NB(°)	30.3	5.8	36.24
L1-NB(mm)	6.7	2.1	8.65
U1-L1(°)	124	8.2	109.16
Overjet(mm)	2	1	3.66
Overbite(mm)	3	2	1.02
FMIA(L1-FH)(°)	55	2	54.15
OP-FH(°)	9.3	1	6.47
N'-SN-Pog'(Facial convexity)(°)	12	4	21.01
N' Vert-Pog'(mm)	0	2	6.08
Upper Lip Length(ULL)(mm)	20	2	19.75
SN-G Vert(mm)	6	3	9.44
Pog'-G Vert(mm)	0	4	3.61
UL-EP(mm)	-1.4	0.9	1.32
LL-EP(mm)	0.6	0.9	3.60

方案设计

（1）拔牙方案

①本病例鼻唇角较锐，上颌牙槽骨前突，头影测量数据U1-SN 118.10°、IMPA 102.72°，提示上下颌切牙唇倾度大，参考Tweed三角理论，下颌切牙需要内收5°~6°，以建立更为理想的侧貌。通过拔除前磨牙，利用间隙内收前牙，改善侧貌和唇型。

②本病例前牙段拥挤，拔除第一前磨牙可以较快获得间隙用以排齐整平。

综上所述，本病例设计拔除14、24、34、44。

（2）目标位设计

①矢状向：维持上颌第一磨牙矢状向位置，拔牙间隙用于排齐整平和内收前牙。以上颌第一磨牙为标准确定下颌第一磨牙位置，使终末位维持磨牙Ⅰ类关系。终末位覆盖1mm。

②水平向：维持上颌磨牙宽度；维持上颌牙列中线；下颌牙列中线对齐上颌牙列中线。

③垂直向：整平上下颌牙弓殆曲线，前牙覆殆1mm。

（3）牙移动设计

第一套矫治器总数40步，可分为两个阶段：治疗前期和治疗后期。

·治疗前期矫治器数量12步

①上颌：在矫治早期，双侧第一磨牙冠向远中倾斜4°~6°；同时双侧尖牙逐步向远中移动进入拔牙区（图7-2-2a~c）。

②下颌：在矫治早期完成了第二前磨牙的去扭转、磨牙与上颌磨牙宽度的匹配；同时双侧尖牙逐步向远中移动进入拔牙区（图7-2-2a~c）。

·治疗后期矫治器数量28步

①上颌：当尖牙近中出现1mm间隙时侧切牙、中切牙开始移动，此时全部前牙同时排齐并内收，关闭拔牙间隙。为了目标位转矩的过矫治，内收前牙时维持中切牙的唇倾度，最终设计中切牙转矩变化0.5°~1°，内收量5.3~5.4mm，并且参照上颌殆平面中切牙未设计伸长或压低（图7-2-2d~f）。

②下颌：当尖牙近中出现1mm间隙时侧切牙、中切牙开始移动，此时全部前牙同时排齐、压低并内收。内收前牙时维持中切牙唇倾度，最终设计中切牙转矩变化1°~2°，内收量4.2~4.3mm，并且参照殆平面42-32压低2~3mm。最终右侧后牙同时前移0.2~0.4mm，左侧后牙前移0.8~0.9mm，左侧第二前磨牙、第一磨牙、第二磨牙的前移分步完成（图7-2-2b，d~f）。

第一阶段矫治器的第36步时，重启方案1次，重启矫治器数量总共步数19步。牙移动设计为上颌内收前牙，切牙设计整体牙移动，关闭剩余间隙，中线向左调整0.7mm，对齐下颌，15、25、26向远中旋转5°~8°，去扭转建立中性关系；下颌关闭剩余少量间隙，下颌切牙压低1~1.4mm，43牙根向远中约10°；双侧后牙伸长建立紧密咬合；上颌切牙舌侧放置平导（图7-2-3）。

（4）牵引设计

本病例选择拔除第一前磨牙、中度支抗，因此尽管第一阶段的隐形矫治设计目标位没有模拟上颌磨牙近中移动，但实际治疗过程中约1/2拔牙间隙用于前牙排齐和内收，1/2拔牙间隙用于磨牙近中移动。考虑到上颌磨牙近中移动比下颌磨牙容易，通过设计Ⅱ类牵引协调上下颌磨牙移动，防止上下颌磨牙变为远中关系。

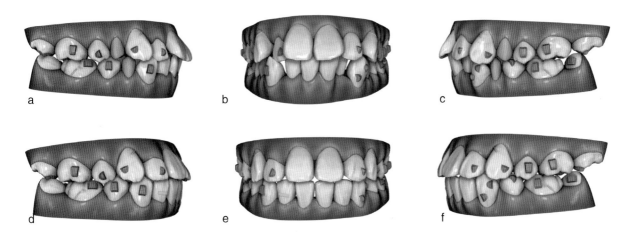

图7-2-2 第一阶段矫治器牙移动示意图。（a，b）第12步矫治器，磨牙远中竖直完成；（c）第12步矫治器，下颌尖牙近中1mm间隙时，前牙开始同时移动；（d~f）终末咬合关系

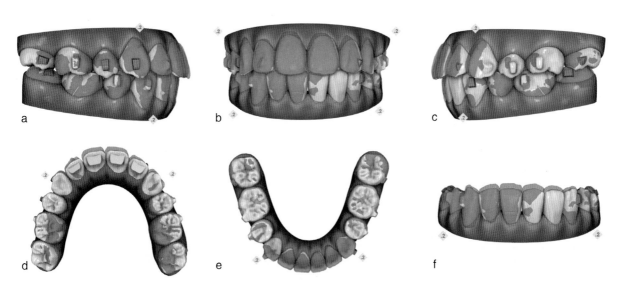

图7-2-3 （a~f）阶段重启牙移动前后的重叠图

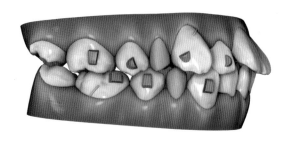
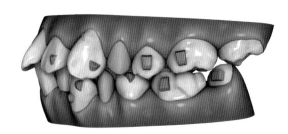

a   b

图7-2-4 （a，b）牵引设计及第一阶段附件的示意图

本病例在临床治疗过程中，通过每次复诊时检查磨牙关系，判断Ⅱ类牵引的时机。在第一阶段矫治器第22步时开始Ⅱ类牵引，在矫治器的上颌尖牙和下颌第一磨牙切割成牵引钩，牵引力大小150g，仅夜间佩戴；阶段重启后，上颌切牙设计了平导，全天佩戴Ⅱ类牵引，牵引力大小100g（图7-2-4）。

（5）附件设计

第一阶段，上颌双侧第二磨牙临床牙冠高度不足，未放置附件；第一磨牙设计垂直矩形附件，用于磨牙前移和矫治器末端固位；双侧尖牙控根附件，控制牙根远中移动；双侧侧切牙控根附件，加强牙根向远中向的移动；第二前磨牙附件，为软件自动放置，主要用于前移和去扭转的控根。下颌36垂直矩形附件，37、46水平矩形附件，用于加强颌间牵引时矫治器磨牙区的固位；45、43放置矩形附件，33、35为软件自动放置的控根附件，用于拔牙间隙两侧相邻牙齿的控根移动和Spee曲线的整平（图7-2-4）。

第二阶段，所有第二磨牙放置伸长优化附件或者水平矩形附件，用于伸长第二磨牙，实现更加紧密的咬合关系；22放置控根附件，用于牙根向远中移动；其余尖牙、前磨牙放置矩形附件，

用于尖牙矫治器的固位、前磨牙的伸长和去扭转（图7-2-3）。

（6）生物力学分析

正畸拔牙矫治中，尖牙远中移动是关闭间隙的重要步骤。临床上常设计为尖牙先行移动，类似固定矫治技术中的两步法，以对抗和避免前牙内收过程中的支抗丧失。本病例在尖牙远中移动过程中使用了Ⅱ类牵引，一方面保护上颌支抗；另一方面，本病例为中度支抗设计，Ⅱ类牵引有利于下颌磨牙的近中移动。然而Ⅱ类牵引在垂直向与水平向的分力可能会带来非预期的牙齿移动。因此本病例模拟尖牙远中移动配合Ⅱ类牵引，对上颌牙列的受力情况进行了分析，结果表明尖牙远中移动过程中配合Ⅱ类牵引，可以保护上颌支抗，但上颌尖牙有明显的远中倾斜趋势，反作用力可能引起中切牙唇倾趋势。

以本病例矫治过程中的第9步为例，拔除两侧第一前磨牙并将第二前磨牙到第二磨牙设计远中倾斜7°，附件设计在上颌两侧的侧切牙、尖牙，为优化正轴附件，第二前磨牙和第一磨牙使用垂直矩形附件。对称设计尖牙远中移动0.2mm，同时配合Ⅱ类牵引。牵引的力值为4.5oz，在上颌矫治器尖牙区使用切割牵引钩，

下颌在第一磨牙使用舌侧扣，应用有限元分析牙移动中的生物力学情况，为治疗的进行提供科学的参考。

①牙齿移动趋势：上颌尖牙有明显的牙冠远中移动趋势，同时伴有牙根微小的近中移动和伸长的趋势；上颌中切牙有微小冠唇向移动趋势；后牙区有近中移动趋势（图7-2-5）。

②牙齿受力情况：上颌尖牙为主要受力牙，远中向的力主要作用于牙冠近中，压低向力主要作用于牙冠近切端；上颌中切牙受到的唇向力主要作用于牙冠颈部，后牙冠的远中也有向近中的导致支抗丢失的力量。其中，上颌尖牙受到明显的远中向力及远中倾斜力矩，上颌中切牙受到微小唇向力与伸长向力，提示临床上应关注尖牙远中移动过程中远中倾斜的趋势及上颌中切牙唇倾及伸长趋势（图7-2-6）。

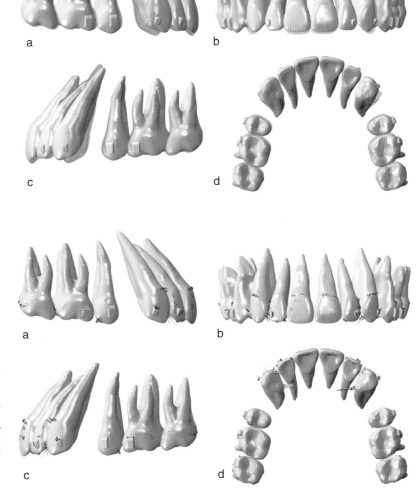

图7-2-5 上颌第9步的牙齿移动趋势图。提示黄色为矫治器戴入前，蓝色为矫治器戴入后（牙齿移动量放大20倍展示）。（a）上颌右侧观；（b）上颌正面观；（c）上颌左侧观；（d）上颌殆面观

图7-2-6 上颌第9步的牙齿受力分析。箭头所示牙冠的受力和方向。（a）上颌右侧观；（b）上颌正面观；（c）上颌左侧观；（d）上颌殆面观；（e~g）力及力矩折线图（近中向力、唇向力、压低向力及力矩为正值，相反为负值）

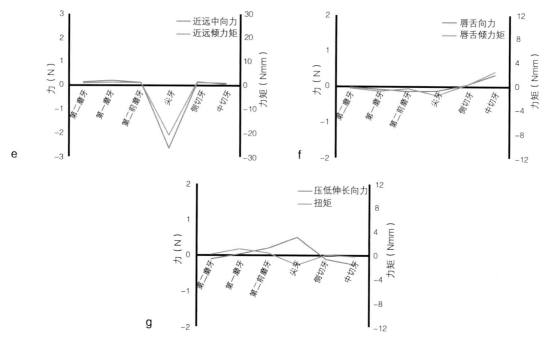

图7-2-6（续）

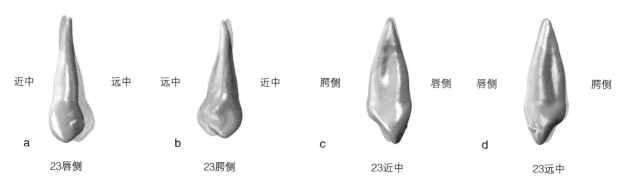

a   23唇侧
b   23腭侧
c   23近中
d   23远中

图7-2-7 23的牙齿移动趋势图，尖牙向远中移动同时以抗力中心为旋转点牙根向近中移动的趋势。提示黄色为矫治器戴入前，蓝色为矫治器戴入后（牙齿移动量放大20倍展示）。（a）23唇侧观；（b）23腭侧观；（c）23近中观；（d）23远中观

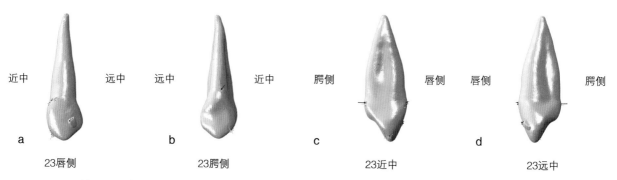

a   23唇侧
b   23腭侧
c   23近中
d   23远中

图7-2-8 23的牙冠受力分析图。箭头所示牙冠的受力和方向。（a）23唇侧观；（b）23腭侧观；（c）23近中观；（d）23远中观

③关键牙位受力分析：上颌尖牙受力分析。尖牙有牙冠远中向移动、根尖区微小近中移动的趋势；牙冠近中受远中方向压力、舌隆突受唇向压力；牙周膜拉应力集中于根尖的远中与牙颈部的近中，压应力集中于根尖处的近中与牙颈部的远中（图7-2-7～图7-2-9）。

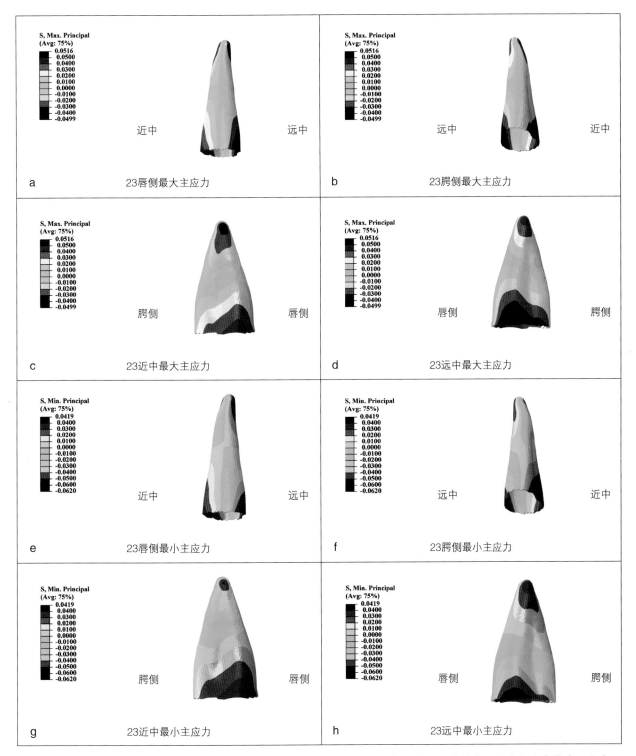

图7-2-9 牙周膜主应力分布图。最大主应力代表拉应力，黄色和红色，颜色越深应力越大；最小主应力代表压应力，蓝色，颜色越深应力越大。（a～d）23牙周膜最大主应力；（e～h）23牙周膜最小主应力

治疗过程

第一阶段，上下颌共40步透明矫治器。治疗第2步粘接全口附件，第16步复诊记录可见矫治器贴合尚可，上下颌尖牙远中间隙约1mm，双侧磨牙为中性关系，上下颌磨牙、第二前磨牙与方案中设计的冠远中倾斜基本一致，未见近中倾斜，开始颌间牵引。下颌双侧尖牙相比治疗前，牙根根形有改善（图7-2-10）。

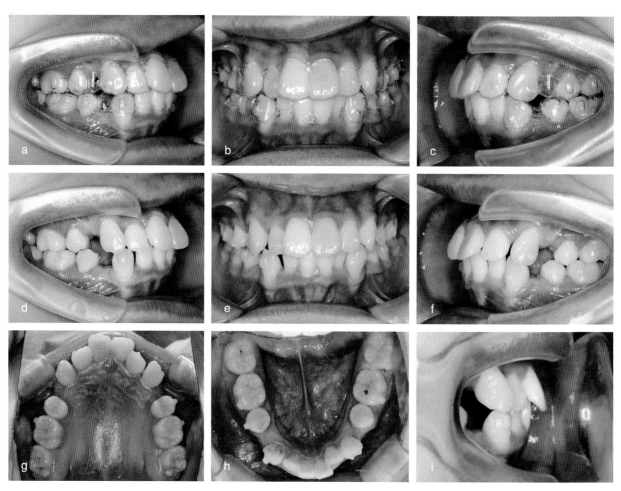

图7-2-10　第一阶段治疗中照片。（a~i）第16步𬌗像

透明矫治器第36步，拔牙间隙基本关闭，上下颌牙列基本排齐，Spee曲线正常，尖牙、磨牙中性关系，上颌前牙唇倾度较小，覆𬌗、覆盖正常（图7-2-11）。

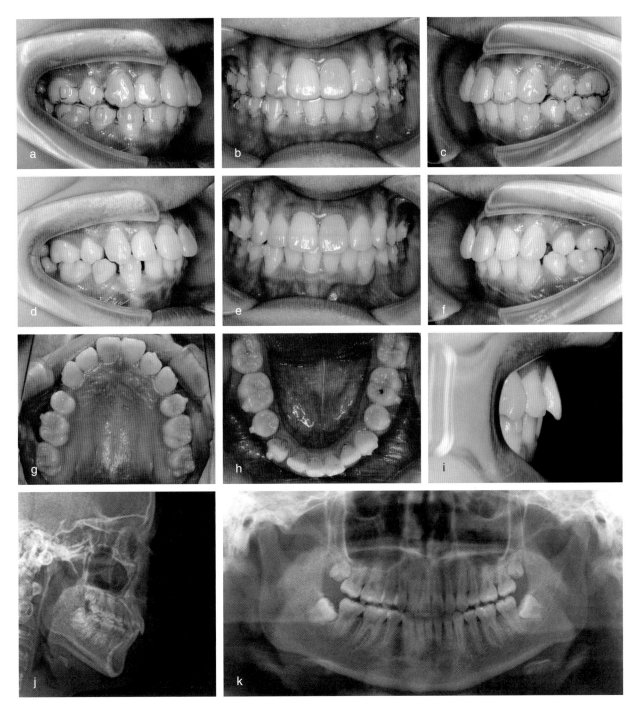

图7-2-11　第一阶段治疗中照片。（a~i）第36步𬌗像；（j）第36步头颅侧位片；（k）第36步全景片

第二阶段根据第一阶段的治疗结果，上颌前牙整体内收，下颌前牙进一步压低1mm，关闭剩余间隙，伸长上颌后牙做紧密咬合，同时12-22舌侧放置平导，做Ⅱ类颌间牵引，牵引橡皮圈型号6.4mm、3.5oz（图7-2-12）。

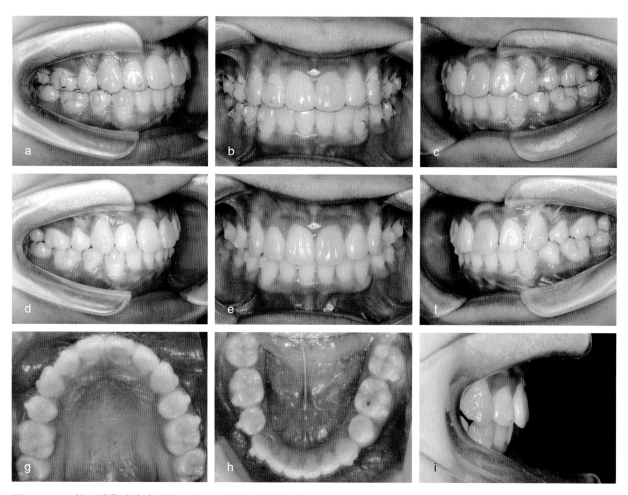

图7-2-12　第二阶段治疗中照片。（a~i）第二阶段殆像

治疗结果

　　治疗结束后达到预期治疗目标，改善侧貌，上下颌牙齿排列整齐，覆𬌗、覆盖正常，理想的牙尖交错位关系，尖牙、磨牙中性关系（图7-2-13～图7-2-16，表7-2-2）。

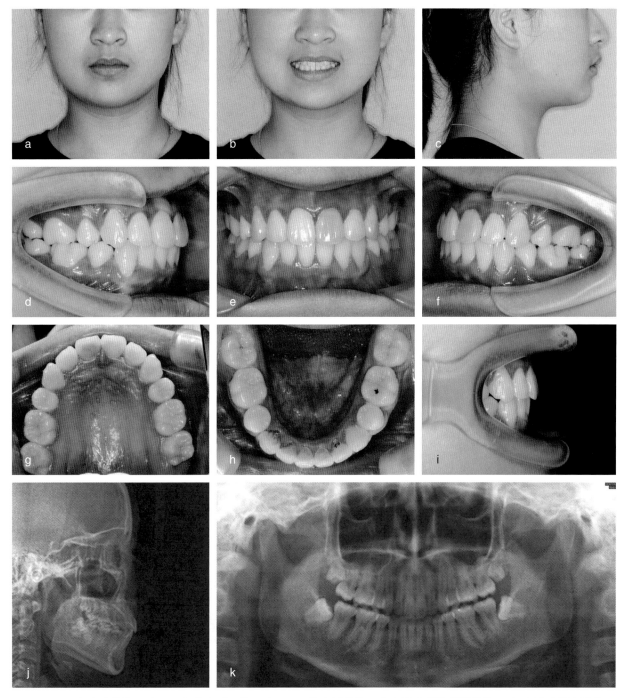

图7-2-13　治疗后照片。（a～c）治疗后面像；（d～i）治疗后𬌗像；（j）治疗后头颅侧位片；（k）治疗后全景片

表7-2-2　治疗前后头影测量数据

测量项目	标准值	标准差	治疗前测量值	治疗后测量值
SNA(°)	82.8	4.1	88.21	88.53
FH-NA(Maxillary Depth)(°)	91	7.5	95.67	96.09
SNB(°)	80.1	3.9	83.51	82.96
FH-NPo(Facial Angle)(°)	85.4	3.7	89.65	90.33
NA-APo(convexity)(°)	6	4.4	13.04	12.24
FMA(FH-MP)(°)	27.3	6.1	23.13	21.96
MP-SN(°)	30.4	5.6	30.01	29.52
Co-Go(mm)	59	3.2	54.53	54.69
S Vert-Co(mm)	20.2	2.6	3.58	5.90
S-N(Anterior Cranial Base)(mm)	71	3	61.04	60.94
SN/GoMe(%)	100	10	96.99	96.09
Y-Axis(SGn-FH)(°)	64	2.3	59.99	59.38
Po-NB(mm)	4	2	−1.33	−0.34
ANB(°)	2.7	2	4.70	5.57
Wits(mm)	0	2	0.94	−0.85
ANS-Me/Na-Me(%)	54.4	2.3	53.69	53.82
S-Go/N-Me(%)	63.5	1.5	68.47	69.26
U1-SN(°)	105.7	6.3	118.1	102.17
U1-NA(°)	22.8	5.2	29.32	13.63
U1-NA(mm)	5.1	2.4	5.39	0.46
U1-PP(mm)	28	2.1	22.50	24.07
U6-PP(mm)	22	3	19.09	20.12
IMPA(L1-MP)(°)	96.7	6.4	102.72	94.18
L1-MP(mm)	42	4	40.82	38.73
L1-NB(°)	30.3	5.8	36.24	26.66
L1-NB(mm)	6.7	2.1	8.65	4.92
U1-L1(°)	124	8.2	109.16	134.13
Overjet(mm)	2	1	3.66	3.14
Overbite(mm)	3	2	1.02	1.53
FMIA(L1-FH)(°)	55	2	54.15	63.86
OP-FH(°)	9.3	1	6.47	9.59
N'-SN-Pog'(Facial convexity)(°)	12	4	21.01	20.49
N' Vert-Pog'(mm)	0	2	6.08	7.52
Upper Lip Length(ULL)(mm)	20	2	19.75	19.57
SN-G Vert(mm)	6	3	9.44	10.3
Pog'-G Vert(mm)	0	4	3.61	5.56
UL-EP(mm)	−1.4	0.9	1.32	−1.04
LL-EP(mm)	0.6	0.9	3.60	−0.56

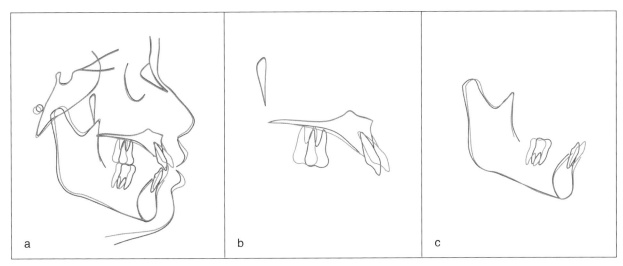

图7-2-14 治疗前后头侧重叠图（治疗前蓝色，治疗后红色）。（a）SN重叠；（b）上颌重叠；（c）下颌重叠

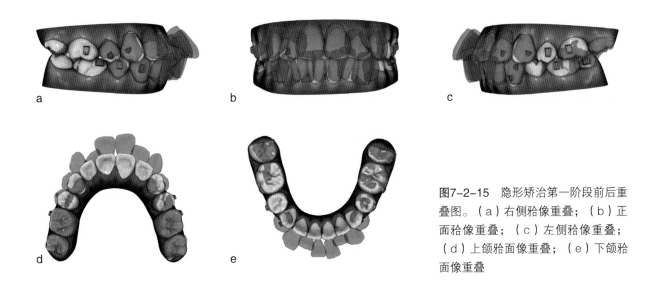

图7-2-15 隐形矫治第一阶段前后重叠图。（a）右侧殆像重叠；（b）正面殆像重叠；（c）左侧殆像重叠；（d）上颌殆面像重叠；（e）下颌殆面像重叠

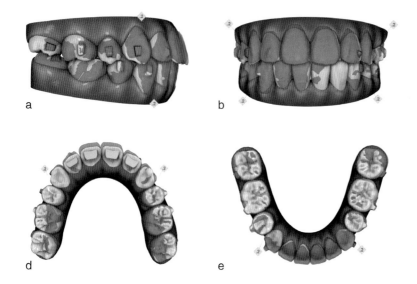

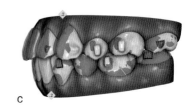

图7-2-16　隐形矫治第二阶段前后重叠图。（a）右侧𬌗像重叠；（b）正面𬌗像重叠；（c）左侧𬌗像重叠；（d）上颌𬌗面像重叠；（e）下颌𬌗面像重叠

病例小结

（1）病例特点

骨性Ⅰ类，均角生长型，面型稍不对称，安氏Ⅰ类，主要问题为上颌牙槽骨前突和上颌切牙明显唇倾，下颌切牙轻微唇倾，上下颌中度牙列拥挤。拔除上下颌第一前磨牙，目标位设计上下颌中度支抗，磨牙前移量占拔牙间隙1/2。牙移动设计上，所有前牙同时移动能够尽快地解除前牙拥挤且整平下颌牙列，但这比前牙分步移动需要更大的矫治力。因此尽管矫治器设计方案上未设计磨牙近中移动，但上颌第二磨牙未放置附件、上下颌第一磨牙放置水平或垂直矩形附件作为中度支抗，实现了后牙和前牙的相向移动。同时，使用Ⅱ类牵引协调上下颌磨牙移动，维持治疗前磨牙中性关系。

（2）鉴别诊断

牙列拥挤的鉴别诊断包括：①单纯拥挤因牙弓内间隙不足表现为不同程度的牙唇（颊）舌向错位或扭转，一般不伴有上下颌骨及牙弓间关系

不调，多为安氏Ⅰ类错𬌗畸形。②复杂拥挤除了因牙量、骨量不调造成的牙列拥挤外，还伴随有上下颌骨及牙弓间关系不调，磨牙关系为近中或远中，软组织侧貌多为异常[1]。③软组织与骨量的不协调，临床表现为牙列拥挤合并唇闭合不全症状。

（3）治疗方案选择的理由

治疗方案1：拔除15、25、35、45，设计中度支抗，需要近中移动磨牙、远中移动第一前磨牙和内收前牙，理论上排齐前牙、打开咬合比拔除第一前磨牙的方案时间更长；治疗方案2：拔除14、24、34、44，其优势是更快获得间隙、排齐牙齿，侧貌改善明显，但需要加强牙根移动控制；治疗方案3：拔除18、28，其优势是保留更多的健康恒牙，但对侧貌改善较少。故选择治疗方案2。

（4）病例陷阱及可能的并发症

①在隐形矫治拔牙病例中，要防止前牙内收中过山车效应的出现，前牙内收过程中自然会出

现前牙伸长、覆𬌗加深、后牙近中倾斜、中段开𬌗等现象，同时可能合并前牙根舌向转矩不足和后牙支抗丢失。应用隐形矫治技术治疗错𬌗畸形时，根据治疗方案的需要在软件的牙移动中设计相应的支抗方式，如果软件中设计强支抗，在临床治疗中需要使用加强支抗的方式，最常用的是微种植体支抗来保障强支抗的实现。②牙根吸收与牙齿移动的距离呈正相关，牙齿移动的距离越大，牙根吸收越明显[6]。对于拔牙病例的治疗监控中需要关注牙根的健康状态。

（5）生物力学的考量

拔牙病例的前牙内收过程中，先设计上颌尖牙远中移动，再开始前牙内收，增加前牙区矫治器对牙齿的卡抱面积，减小前牙区的支抗消耗，增加尖牙轴倾度表达率和有效控制前牙𬌗平面。上下颌前牙不同程度设计根舌向转矩和压入，在内收过程中防止发生过山车效应。在前牙根舌向转矩控制上[7]，透明矫治器可以设计前牙的压力嵴来实现。在前磨牙上放固位力较强的附件以提供良好的固位作用[8]，增加力量的释放的精准性。在后牙牙冠近中颊尖处设计优化支抗附件，可对后牙产生远中竖直的力矩，起加强支抗和抵抗前牙内收中后牙的近中倾斜移动趋势。

（6）成功治疗的原因

①牙列拥挤病例的治疗，确定是否拔牙矫治是治疗方案的关注点。本病例根据面型和唇型、牙列拥挤度综合考量选择减数第一前磨牙的治疗方案。对于拥挤度在前牙区、牙弓突度较大或软组织紧张病例拔除第一前磨牙进行矫治，可以帮助实现改善唇闭合功能和排齐牙列[9]。②前牙内收过程中，上颌尖牙先远中移动，在侧切牙之间产生间隙后再同时内收前牙，使矫治器有效包裹尖牙和切牙，有利于尖牙的倾斜度、切牙的转矩和垂直向控制，复诊时要检查前牙转矩的表达情况，通过增加或减少压力嵴获得透明矫治器更高的表达率。③本病例利用矫治器的作用力与反作用力，后牙的近中移动控制良好，上下颌尖窝关系协调，面型得到很大的改善。

 病例7-2

一般情况

女，25岁。

主诉

牙不齐10年余，就诊口腔正畸科要求矫治。

病史

自述牙不齐，个别牙反𬌗10年余。否认遗传性家族史，否认系统疾病史，否认特殊药物服用史。

临床检查

（1）口外检查

①正面观：长脸型，面部左右不对称，颧骨和下颌角基本对称；面部上中下1/3基本均等；唇休息位露齿约2mm（图7-2-17a，b）。

②侧面观：直面型，面中部及颏部发育尚可；鼻唇角近90°，上下唇在E线上（图7-2-17c）。

（2）口内检查

恒牙列；磨牙中性关系；上颌拥挤度6mm，

下颌拥挤度1.5mm；覆𬌗1mm，覆盖2.5mm；22、33反𬌗，下颌牙列中线右偏约0.5mm（图7-2-17d～h）。

（3）牙体检查

18、28、38阻生；27龋齿，15、46白色物充填，25金属物充填。

（4）牙周检查

牙龈色粉、质韧，无红肿出血。

（5）关节检查

开口型正常，开口度三横指，双侧颞下颌关节未触及弹响和压痛。

影像学检查

（1）全景片

18、28、38阻生；25可见高密度充填物，27龋齿；15、46根管内高密度影；牙根未见明显吸收，冠根比例基本正常；双侧颞下颌关节形态未见明显异常（图7-2-17j）。

（2）头颅侧位片

骨性Ⅰ类，上下颌前牙轻度前突，直面型，均角，上唇过长（图7-2-17i，表7-2-3）。

（3）CBCT

上下颌前牙区牙槽骨骨量尚可。

（4）颞下颌关节磁共振

双侧颞下颌关节盘髁关系正常。

诊断

（1）骨性问题

骨性Ⅰ类，均角伴轻度面部不对称。

（2）牙性问题

安氏Ⅰ类，牙列拥挤，中线不齐，22、33反𬌗。

（3）牙体问题

15、46根管治疗后，27大面积充填，38阻生。

（4）软组织问题

直面型，面部左右不对称，微笑时双侧口角对称，高度一致。

治疗方案

（1）治疗方案1

①治疗目标：维持侧貌，排齐整平牙列，建立正常覆𬌗、覆盖，维持尖牙、磨牙Ⅰ类关系，纠正中线。

②拔牙计划：拔除15、25、35、45、27，28替代27，择期拔除18、38。

③牙齿移动计划：采用隐形矫治技术，利用拔牙间隙，排齐整平牙列，关闭剩余间隙，支抗无需特殊控制。

④治疗流程：健康宣教→知情同意→数据采集→模拟治疗方案→修改方案→定制透明矫治器→进入规范化治疗和复诊程序。

（2）治疗方案2

①治疗目标：维持侧貌，排齐整平牙列，建立正常覆𬌗、覆盖，维持尖牙、磨牙Ⅰ类关系，纠正中线。

②拔牙计划：拔除18、28、38。

③牙齿移动计划：采用隐形矫治技术推磨牙向远中获得间隙，排齐整平牙列，支抗不足时备微种植体支抗。

④治疗流程：健康宣教→知情同意→数据采集→模拟治疗方案→修改方案→定制透明矫治器→进入规范化治疗和复诊程序。

选择治疗方案1，选择依据详见病例小结。

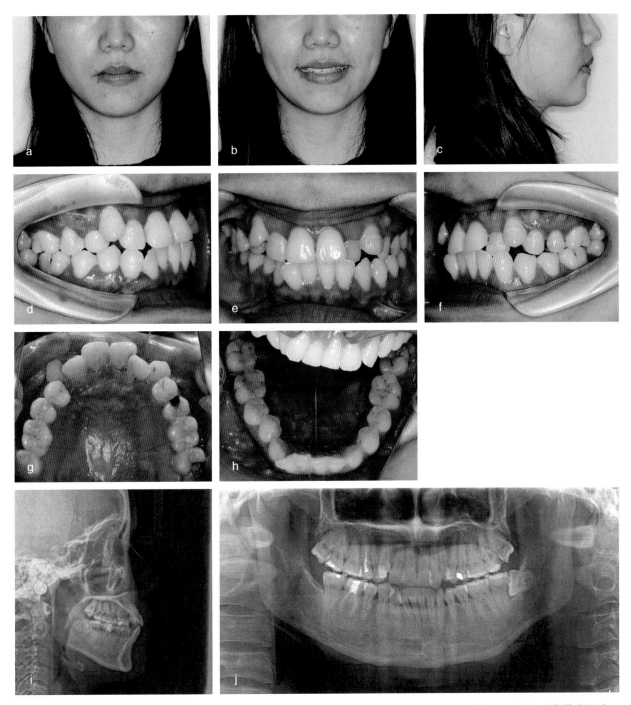

图7-2-17 治疗前照片。（a~c）治疗前面像；（d~h）治疗前𬌗像；（i）治疗前头颅侧位片；（j）治疗前全景片

表7-2-3 治疗前头影测量数据

测量项目	标准值	标准差	测量值
SNA(°)	82.8	4.1	78.83
FH-NA(Maxillary Depth)(°)	91	7.5	92.15
SNB(°)	80.1	3.9	75.96
FH-NPo(Facial Angle)(°)	85.4	3.7	89.48
NA-APo(convexity)(°)	6	4.4	5.41
FMA(FH-MP)(°)	27.3	6.1	4.87
MP-SN(°)	30.4	5.6	38.20
Co-Go(mm)	59	3.2	56.01
S Vert-Co(mm)	20.2	2.6	9.24
S-N(Anterior Cranial Base)(mm)	71	3	62.25
SN/GoMe(%)	100	10	92.39
Y-Axis(SGn-FH)(°)	64	2.3	61.08
Po-NB(mm)	4	2	0.39
ANB(°)	2.7	2	2.87
Wits(mm)	0	2	0.99
ANS-Me/Na-Me(%)	54.4	2.3	56.31
S-Go/N-Me(%)	63.5	1.5	62.72
U1-SN(°)	105.7	6.3	103.22
U1-NA(°)	22.8	5.2	24.39
U1-NA(mm)	5.1	2.4	6.05
U1-PP(mm)	28	2.1	29.05
U6-PP(mm)	22	3	24.31
IMPA(L1-MP)(°)	96.7	6.4	93.46
L1-MP(mm)	42	4	42.84
L1-NB(°)	30.3	5.8	27.61
L1-NB(mm)	6.7	2.1	7.21
U1-L1(°)	124	8.2	125.12
Overjet(mm)	2	1	3.01
Overbite(mm)	3	2	2.03
FMIA(L1-FH)(°)	55	2	61.67
OP-FH(°)	9.3	1	3.30
N'-SN-Pog'(Facial convexity)(°)	12	4	12.85
N' Vert-Pog'(mm)	0	2	6.47
Upper Lip Length(ULL)(mm)	20	2	22.80
SN-G Vert(mm)	6	3	6.89
Pog'-G Vert(mm)	0	4	4.27
UL-EP(mm)	-1.4	0.9	-2.02
LL-EP(mm)	0.6	0.9	-0.31

方案设计

（1）拔牙方案

①本病例上下颌牙列中度拥挤，同时25存在龋损，可通过拔除龋坏25获得间隙。

②本病例27存在大面积牙冠缺损，28存在且发育无明显异常，38水平阻生，故选择拔除27，28近中移动代替27，以保留更多天然牙。

③本病例侧貌可，选择拔除第二前磨牙有利于维持侧貌。

综上所述，拔牙方案为拔除15、25、35、45、27。

（2）目标位设计

①矢状向：维持上颌第一磨牙矢状向位置，剩余间隙排齐整平，内收前牙。以上颌第一磨牙确定下颌第一磨牙位置，使终末位达到尖牙、磨牙Ⅰ类关系，终末位覆盖2mm；拔牙间隙的关闭以牙内收为主；28近中移动替代27。

②水平向：协调上下颌牙弓宽度，适当缩窄上下颌牙弓。

③垂直向：维持双侧第一磨牙垂直向位置，压低下颌前牙2mm；终末位0mm覆殆。

④中线：维持上颌牙列中线，下颌牙列中线对齐上颌牙列中线。

（3）牙移动设计

首先设计上下颌第一前磨牙远中移动，同时下颌磨牙近中移动；当第一前磨牙远中移动距离至拔牙间隙的1mm时，开始移动尖牙；当尖牙与侧切牙间隙1mm时，开始排齐前牙；当前牙基本排齐时，开始内收前牙（图7-2-18）。

（4）牵引设计

间隙关闭过程中，为提高矫治效率，保护支抗，在上颌尖牙开始移动时开始Ⅱ类牵引，保护上下颌磨牙Ⅰ类关系。上颌尖牙低位，Ⅱ类牵引的垂直向分力，促进殆向移动。此外，Ⅱ类牵引的舌侧扣位置设计位于下颌第一磨牙近中，牵引中的垂直向分力，保护下颌磨牙可能发生的近中

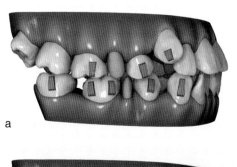
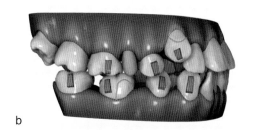
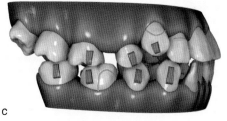
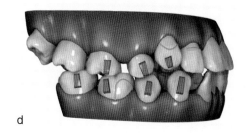

图7-2-18 牙齿移动示意图。（a）第一前磨牙远中向移动；（b）尖牙开始移动；（c）切牙边排齐边内收移动；（d）前牙整体内收

倾斜趋势。

该Ⅱ类牵引的施力主要用于促进牙的移动。通过矫治器开窗，粘接舌侧扣的方式，可以直接将力施加于牙齿，促进该受力牙的移动（图7-2-19）。

（5）附件设计

第一阶段14、16设计垂直矩形附件，23、24、26设计垂直矩形附件，13和23的唇侧放置垂直矩形附件、腭侧放置水平矩形附件，33、34、37设计垂直矩形附件，36设计双垂直矩形附件，43、44、47设计垂直矩形附件，46设计双垂直矩形附件（图7-2-20）。

第二阶段12、13优化控根附件，14优化旋转附件，16水平矩形附件，22、23、24优化控根附件，26水平矩形附件，32垂直矩形附件，33优化控根附件，34优化伸长附件，36水平矩形附件（图7-2-21）。

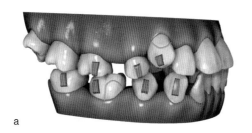
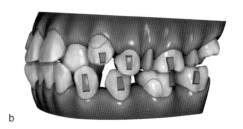

图7-2-19 关闭拔牙间隙牵引设计图。（a）右侧开窗设计；（b）左侧开窗设计

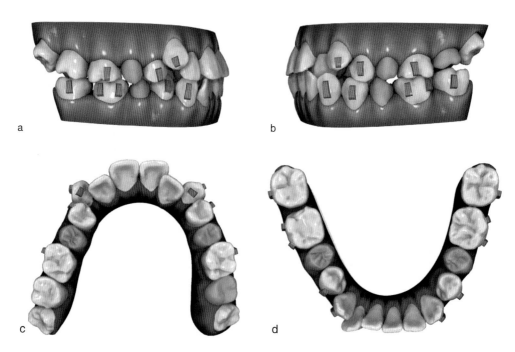

图7-2-20 （a~d）第一阶段附件设计

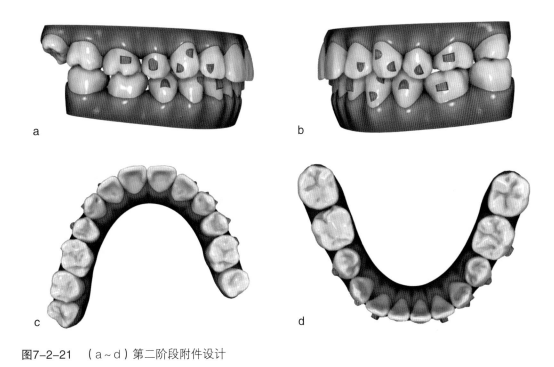

图7-2-21 （a~d）第二阶段附件设计

（6）生物力学分析

以本病例矫治过程中的第12步为例，下颌两侧的尖牙均使用多功能附件，第二磨牙均使用水平矩形附件。第一前磨牙使用垂直矩形附件。对称设计第一磨牙使用双垂直矩形附件，第一前磨牙远中移动0.2mm，同时第一磨牙近中移动0.2mm，不使用牵引，应用有限元分析本病例牙移动设计中的生物力学情况，为治疗的进行提供科学的参考。

①牙齿移动趋势：提示下颌第一前磨牙有远中倾斜、远中压低、近中伸长，牙根向近中移动趋势；下颌第一磨牙近中倾斜、压低，牙根微小远中移动趋势；下颌第二磨牙受第一磨牙近中移动反作用力有远中倾斜移动趋势，前牙区有微小

舌向倾斜和伸长移动趋势（图7-2-22）。

②牙齿受力情况：提示当第一磨牙与第一前磨牙相对移动时，第一前磨牙、第一磨牙、第二磨牙为主要受力牙，其中第一前磨牙远中向的力主要作用于牙冠近中，压低向力主要作用于牙冠殆面近中引起倾斜；第一磨牙近中向的力主要作用于牙冠远中，压低向力主要作用于牙冠殆面远中；第二磨牙远中向的力主要作用于牙冠近中。其中，下颌第一磨牙受到明显的近中向力，第二磨牙受到明显的远中向力，第一前磨牙受到明显的远中向力；第一前磨牙和第一磨牙受到微小的压低向力，而第二磨牙受到微小的伸长向力。切牙3个方向的受力均较为微弱（图7-2-23）。

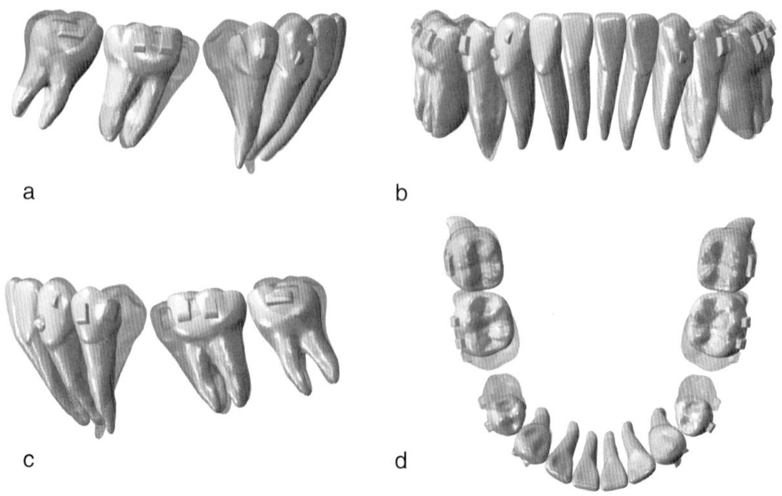

图7-2-22 下颌第12步的牙齿移动趋势图。提示黄色为矫治器戴入前，蓝色为矫治器戴入后（牙齿移动量放大20倍展示）。（a）下颌右侧观；（b）下颌正面观；（c）下颌左侧观；（d）下颌𬌗面观

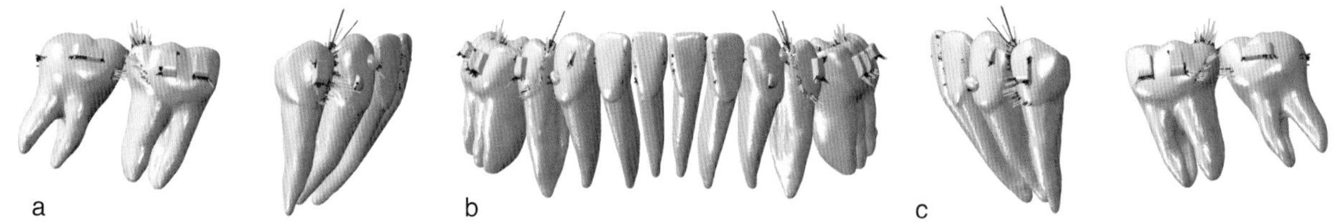

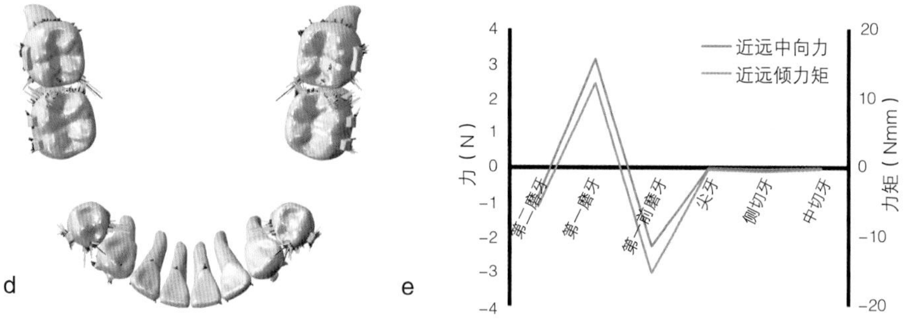

图7-2-23 下颌第12步的牙齿受力分析图。箭头所示牙冠的受力和方向。（a）下颌右侧观；（b）下颌正面观；（c）下颌左侧观；（d）下颌𬌗面观；（e~g）力及力矩折线图（近中向力、唇向力、压低向力及力矩为正值，相反为负值）

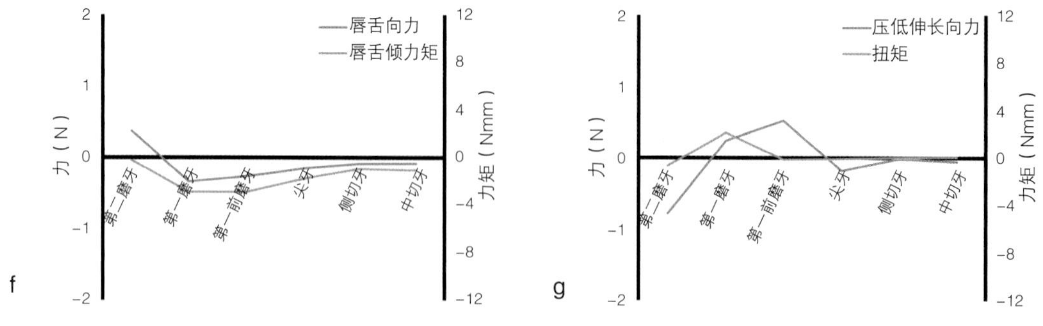

③关键牙位受力分析

下颌第一前磨牙受力分析：44牙冠颊舌侧近中验方受远中向力，有牙冠远中移动、根尖区轻微近中移动的趋势；牙根近中面冠1/3、远中面根1/3可见明显拉应力；牙根近中面根尖处、远中面冠1/3可见明显压应力。结合受力分析数据，提示下颌第一前磨牙有明显的远中移动和一定远中倾斜的趋势（图7-2-24～图7-2-26）。

下颌第一磨牙受力分析：46牙冠颊舌侧远中验方受近中向力，有牙冠近中移动趋势、根尖区移动趋势不明显；近中根近中面冠1/3可见明显压应力，远中根远中面冠1/3可见明显拉应力。结合受力分析数据，提示第一磨牙有明显的近中移动和一定近中倾斜的趋势（图7-2-27～图7-2-29）。

不同附件设计下，下颌第一前磨牙、第一磨牙受力对比分析：为了比较不同附件设计下，拔除第二前磨牙后拔牙间隙两侧的第一前磨牙及第一磨牙同时移动时的受力情况，在本力学节点模型的基础上，分别模拟长臂牵引钩、双矩形附件、垂直矩形附件、优化附件4种不同附件设计，以44及46为例（图7-2-30）。

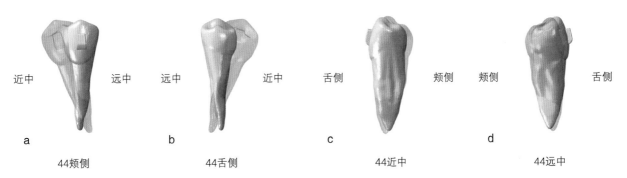

近中　远中　　远中　近中　舌侧　　颊侧　颊侧　　舌侧

a　　　　　　b　　　　　　c　　　　　　d

44颊侧　　　　44舌侧　　　　44近中　　　　44远中

图7-2-24 44的牙齿移动趋势图，向远中移动同时以抗力中心为旋转点牙根向近中移动的趋势。提示黄色为矫治器戴入前，蓝色为矫治器戴入后（牙齿移动量放大20倍展示）。（a）44颊侧观；（b）44舌侧观；（c）44近中观；（d）44远中观

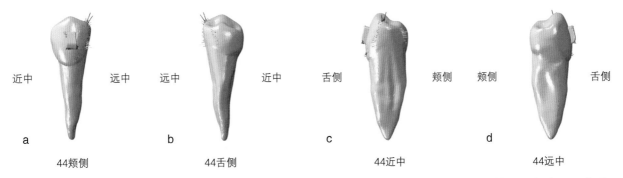

近中　远中　　远中　近中　舌侧　　颊侧　颊侧　　舌侧

a　　　　　　b　　　　　　c　　　　　　d

44颊侧　　　　44舌侧　　　　44近中　　　　44远中

图7-2-25 44的牙冠受力分析图。箭头所示牙冠的受力和方向。（a）44颊侧观；（b）44舌侧观；（c）44近中观；（d）44远中观

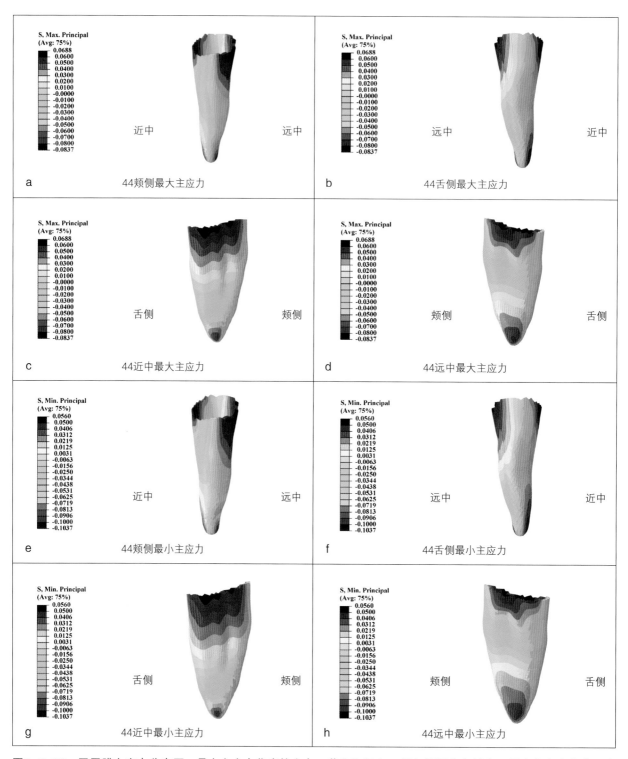

图7-2-26 牙周膜主应力分布图。最大主应力代表拉应力，黄色和红色，颜色越深应力越大；最小主应力代表压应力，蓝色，颜色越深应力越大。（a~d）44牙周膜最大主应力；（e~h）44牙周膜最小主应力

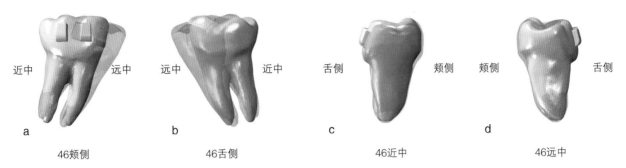

图7-2-27 46的牙齿移动趋势图，向近中倾斜移动同时牙根向近中微小移动的趋势。提示黄色为矫治器戴入前，蓝色为矫治器戴入后（牙齿移动量放大20倍展示）。（a）46颊侧观；（b）46舌侧观；（c）46近中观；（d）46远中观

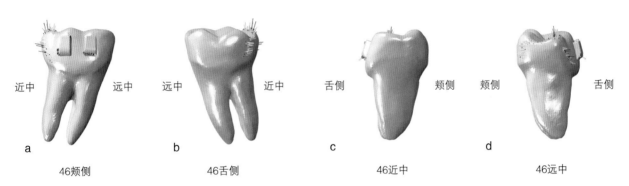

图7-2-28 46的牙冠受力分析图。箭头所示牙冠的受力和方向。（a）46颊侧观；（b）46舌侧观；（c）46近中观；（d）46远中观

通过对比分析可知，当使用长臂牵引钩时，44远中倾斜力矩明显小于其他几个条件，但远中向力最大；而使用其他附件时，44所受远中倾斜力矩与远中向力较为相似。

而当使用长臂牵引钩时，46近中倾斜力矩明显小于其他附件，其次为优化附件、双矩形附件及垂直矩形附件。

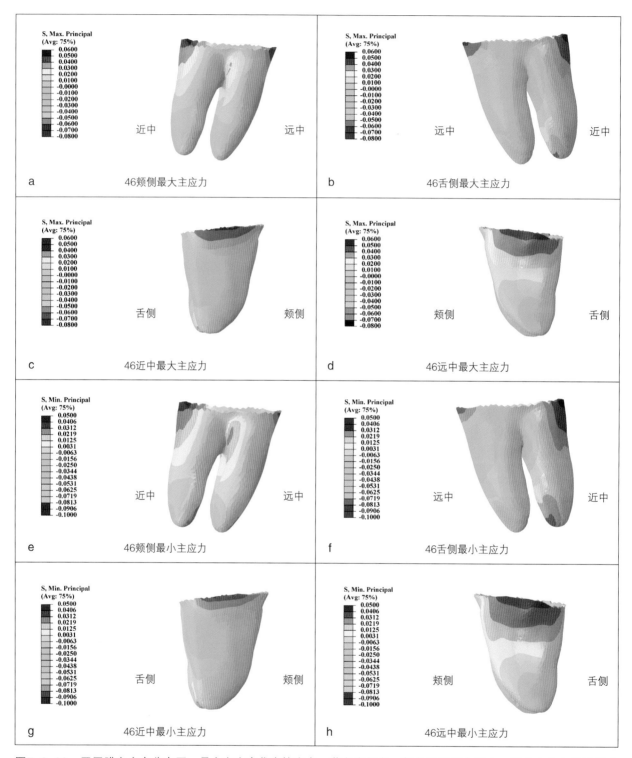

图7-2-29 牙周膜主应力分布图。最大主应力代表拉应力，黄色和红色，颜色越深应力越大；最小主应力代表压应力，蓝色，颜色越深应力越大。（a~d）46牙周膜最大主应力；（e~h）46牙周膜最小主应力

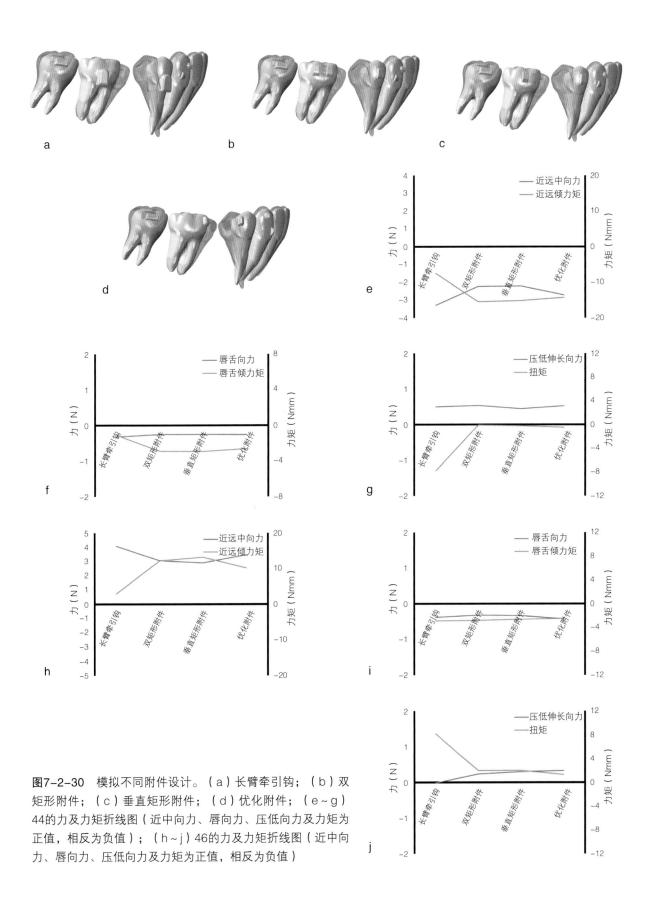

图7-2-30　模拟不同附件设计。（a）长臂牵引钩；（b）双矩形附件；（c）垂直矩形附件；（d）优化附件；（e~g）44的力及力矩折线图（近中向力、唇向力、压低向力及力矩为正值，相反为负值）；（h~j）46的力及力矩折线图（近中向力、唇向力、压低向力及力矩为正值，相反为负值）

治疗过程

治疗至第16步时，36、46双矩形附件改为舌侧扣，配合Ⅱ类牵引；上颌前牙区邻面去釉，13-12间0.3mm、12-11间0.5mm、11-12间0.3mm、21-22间0.4mm、22-23间0.5mm，以匹配两侧牙冠形态，调整中线，减少"黑三角"产生（图7-2-31）。

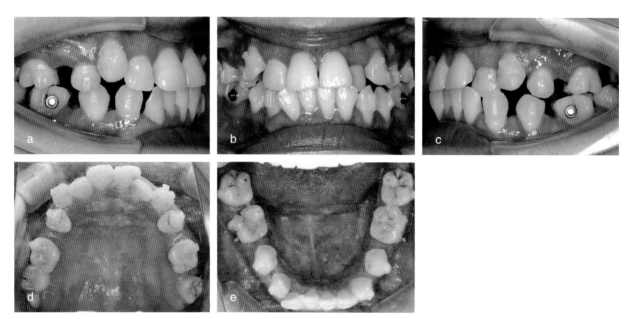

图7-2-31 治疗中照片。（a~e）第16步殆像

治疗至第60步时，拔牙间隙基本关闭，28
近中倾斜且高度不足，磨短原有矩形附件，24、

26、28片段弓，换0.014英寸镍钛，辅助28纳入
牙弓（图7-2-32）。

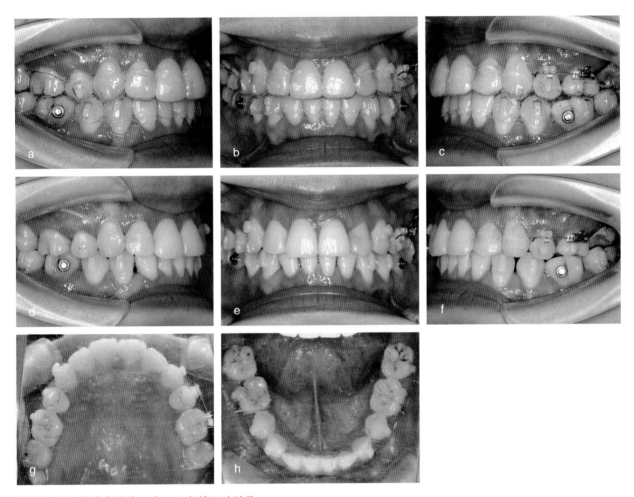

图7-2-32 治疗中照片。（a~h）第60步殆像

治疗至第65步时，基本达到预期目标，28基本直立，全景片示牙根平行度良好，去除大部分　　附件及片段弓，进行精细调整（图7-2-33）。

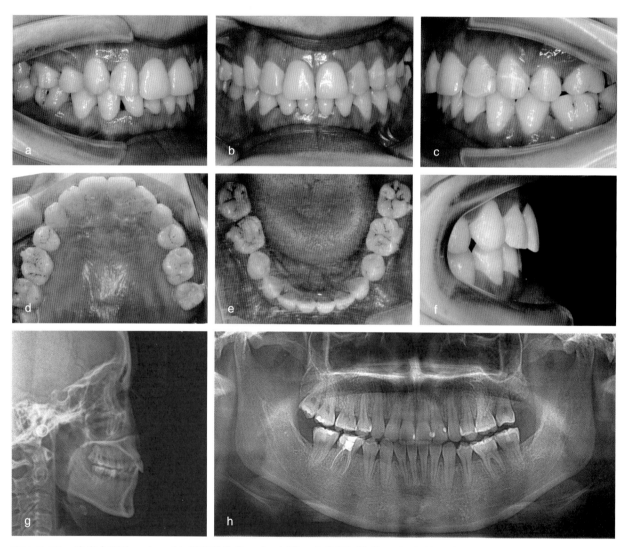

图7-2-33　治疗中照片。（a~f）第65步𬌗像；（g）第65步头颅侧位片；（h）第65步全景片

治疗结果

疗程持续36个月，最终实现治疗目标，正面、侧面面型良好，最大牙尖交错位，尖牙、磨牙中性关系，上下颌牙齿排列整齐，牙根排齐，覆殆、覆盖正常（图7-2-34～图7-2-37，表7-2-4）。

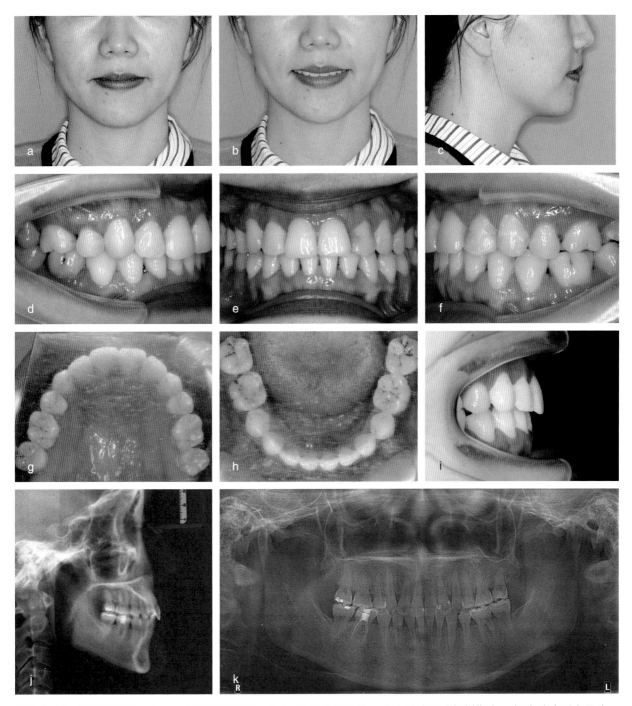

图7-2-34 治疗后照片。（a～c）治疗后面像；（d～i）治疗后殆像；（j）治疗后头颅侧位片；（k）治疗后全景片

表7-2-4 治疗前后头影测量数据

测量项目	标准值	标准差	治疗前测量值	治疗后测量值
SNA(°)	82.8	4.1	78.83	77.29
FH-NA(Maxillary Depth)(°)	91	7.5	92.15	91.34
SNB(°)	80.1	3.9	75.96	74.96
FH-NPo(Facial Angle)(°)	85.4	3.7	89.48	89.16
NA-APo(convexity)(°)	6	4.4	5.41	4.38
FMA(FH-MP)(°)	27.3	6.1	4.87	25.49
MP-SN(°)	30.4	5.6	38.20	39.53
Co-Go(mm)	59	3.2	56.01	55.85
S Vert-Co(mm)	20.2	2.6	9.24	9.59
S-N(Anterior Cranial Base)(mm)	71	3	62.25	62.52
SN/GoMe(%)	100	10	92.39	91.91
Y-Axis(SGn-FH)(°)	64	2.3	61.08	61.37
Po-NB(mm)	4	2	0.39	0.31
ANB(°)	2.7	2	2.87	2.33
Wits(mm)	0	2	0.99	-1.33
ANS-Me/Na-Me(%)	54.4	2.3	56.31	55.88
S-Go/N-Me(%)	63.5	1.5	62.72	61.41
U1-SN(°)	105.7	6.3	103.22	95.13
U1-NA(°)	22.8	5.2	24.39	17.84
U1-NA(mm)	5.1	2.4	6.05	4.56
U1-PP(mm)	28	2.1	29.05	30.12
U6-PP(mm)	22	3	24.31	24.13
IMPA(L1-MP)(°)	96.7	6.4	93.46	84.08
L1-MP(mm)	42	4	42.84	42.22
L1-NB(°)	30.3	5.8	27.61	18.58
L1-NB(mm)	6.7	2.1	7.21	3.80
U1-L1(°)	124	8.2	125.12	141.26
Overjet(mm)	2	1	3.01	4.49
Overbite(mm)	3	2	2.03	4.03
FMIA(L1-FH)(°)	55	2	61.67	70.43
OP-FH(°)	9.3	1	3.30	5.91
N'-SN-Pog'(Facial convexity)(°)	12	4	12.85	12.77
N' Vert-Pog'(mm)	0	2	6.47	5.94
Upper Lip Length(ULL)(mm)	20	2	22.80	22.45
SN-G Vert(mm)	6	3	6.89	6.39
Pog'-G Vert(mm)	0	4	4.27	3.52
UL-EP(mm)	-1.4	0.9	-2.02	-3.07
LL-EP(mm)	0.6	0.9	-0.31	-2.53

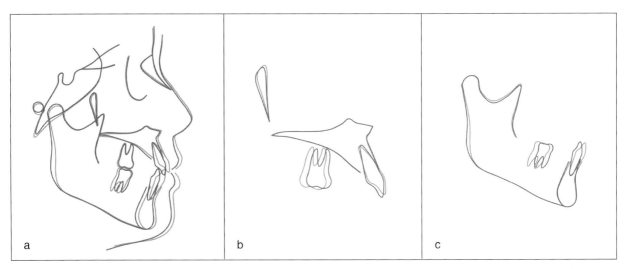

图7-2-35 治疗前后头侧重叠图（治疗前蓝色，治疗后红色）。（a）SN重叠；（b）上颌重叠；（c）下颌重叠

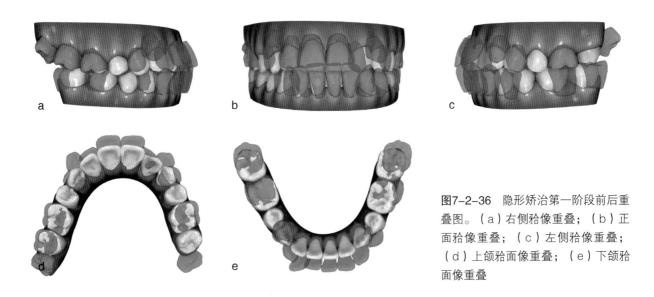

图7-2-36 隐形矫治第一阶段前后重叠图。（a）右侧殆像重叠；（b）正面殆像重叠；（c）左侧殆像重叠；（d）上颌殆面像重叠；（e）下颌殆面像重叠

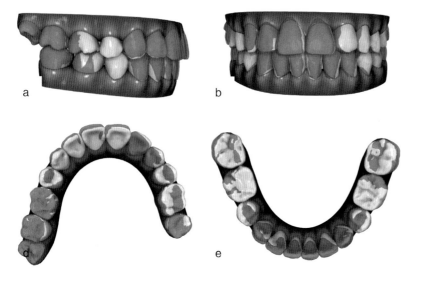

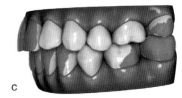

图7-2-37　隐形矫治第二阶段前后重叠图。（a）右侧𬌗像重叠；（b）正面𬌗像重叠；（c）左侧𬌗像重叠；（d）上颌𬌗面像重叠；（e）下颌𬌗面像重叠

病例小结

（1）病例特点

本病例为25岁女性，主诉为牙列不齐，个别牙反𬌗10年余。诊断为骨性Ⅰ类，均角，面部不对称；安氏Ⅰ类，牙列中度以上拥挤，中线不齐，22、33反𬌗；侧貌直面型。

（2）鉴别诊断

高角骨面型和低角骨面型在发病机制、临床表现和治疗特点的鉴别包括：①GoGn-SN>40°为高角（29°≤GoGn-SN≤40°为均角，GoGn-SN<29°为低角）；FH-MP>32°为高角（22°≤FH-MP≤32°为均角，FH-MP<22°为低角[10]）。②高角骨面型的主要颅面形态特征为下颌平面陡，下颌升支偏短或正常或增加，后面高较小或正常，前面高较大，颏部后缩，而低角骨面型则相反；高角病例常表现为腭盖高拱、上颌牙弓狭窄，切牙多唇倾，前牙覆𬌗浅甚至呈现开𬌗或开𬌗倾向；低角病例上颌牙弓常较宽大，切牙位置较直立，前牙拥挤多见，

前牙覆𬌗较深甚至呈闭锁𬌗。③对于是否拔牙的病例，高角病例由于合并闭唇困难，凸面型明显破坏面部美学，因此临床上常倾向拔牙，关闭间隙的同时进行垂直向控制，如果拔牙部位靠后，更有利于下颌的逆时针旋转，改善高角侧貌；而低角病例由于骨密度相对较高、肌功能相对较强、骨量充足、关闭间隙困难，以及面部美学维持等要求，拔牙矫治计划选择时应充分分析X线片和模型测量，在明确的鉴别诊断后十分谨慎地进行拔牙方案的确定[1]。

（3）治疗方案选择的理由

治疗方案1：拔除15、25、35、45、27，28替代严重龋坏的27，本病例侧貌需要维持，第二前磨牙严重龋坏，中度拥挤度，拔除第二前磨牙的矫治可以将以上所有的问题解决。但应用隐形矫治技术进行磨牙前移容易发生近中倾斜而导致治疗的失败，因此需要在治疗中加强复诊监控，必要时使用片段弓进行控制。拔除第二前磨牙后，第一磨牙与第三磨牙形成后段支抗单元，其

余牙形成前段支抗单元，前后段支抗相互作用。

（4）病例陷阱及可能的并发症

①前牙内收过程中压应力集中于牙槽嵴顶部，可能引起骨量的丢失[11]，必须充分考虑牙齿移动的边界，避免切牙大范围的不可控倾斜移动，内收中需要配合内收、根舌向转矩和压入，使牙移动具有整体移动或可控性倾斜移动的趋势。②拔除第二前磨牙，在解除前牙段拥挤方面需要更多的牙移动，第一磨牙近中移动过程中易出现近中倾斜、舌侧倾斜、近中舌向扭转，需要在复诊中加强监控，发现问题及时处理。③拔除第二磨牙，第三磨牙近中移动可能的风险为：第三磨牙移动困难、位置不易调整、牙冠形态不佳、与对颌磨牙不匹配等，均需在方案制订前对第三磨牙进行CBCT检查，全面评估并充分告知，做好备选方案。

（5）生物力学的考量

①附件的设计：在尖牙唇侧设计垂直矩形附件或正轴双附件，以产生足够的平衡力偶矩抵消远中倾斜，保证尖牙可控性远中移动；拔除前磨牙关闭拔牙间隙时，可以在拔牙区两侧尖牙和前磨牙上设计垂直矩形附件，垂直矩形附件和透明矫治器之间产生力偶辅助控制牙齿移动。②透明矫治器近中移动磨牙时附件可能无法对磨牙的轴倾度进行良好控制，如果发现磨牙近中倾斜，需要配合片段弓等辅助装置实现磨牙近中移动。

（6）成功治疗的原因

①拔牙病例的隐形矫治中在内收牙移动前可以设计磨牙的远中竖直以抵抗磨牙的近中倾斜。②片段弓构建了一个相对简单的力系统，通过局部正畸治疗能实现后牙发生倾斜以后的辅助治疗[12]，本病例运用透明矫治器结合片段弓有效帮助28近中移动替代27，效率远优于仅使用透明矫治器。③分步移动的设计有利于透明矫治器对牙齿更好地包裹，更加精准地实现预设目标。④针对本病例，拔除第二前磨牙能够较好维持前牙唇舌向倾斜度，避免出现过于扁平的面容，有利于美学的提升。

 病例7-3

一般情况

女，15岁。

主诉

牙齿不齐5年余，口腔正畸科就诊要求矫治。

病史

自述牙不齐5年余求诊。否认遗传性家族史，否认系统疾病史，否认特殊药物服用史。

临床检查

（1）口外检查

①正面观：长脸型，面部左右基本对称，颧骨、下颌角对称；均角，面下1/3基本正常；唇休息位露齿0mm；微笑露龈3mm，微笑时双侧口角对称，高度一致（图7-2-38a，b）。

②侧面观：面中部及颏部发育基本正常；鼻唇角约90°，双唇在E线之前。唇休息位闭合不全，颏唇沟浅（图7-2-38c）。

（2）口内检查

左右侧磨牙中性关系；口内未见23；42位

于牙弓舌侧；上颌拥挤度10mm，下颌拥挤度2.5mm；覆盖2mm，覆𬌗4.4mm；上颌牙列中线左偏约2mm，下颌牙列中线右偏约2mm（图7-2-38d～h）。

（3）牙体检查

36、46𬌗面可见充填物；18、28、38、48恒牙胚存在。

（4）牙周检查

口腔卫生差，牙面见大量软垢；部分牙齿牙龈红肿，个别位点BOP（+）。

（5）关节检查

开口型正常，开口度三横指，双侧颞下颌关节未触及弹响和压痛。

影像学检查

（1）全景片

18、28、38、48牙胚存在；23埋伏阻生；36、46高密度充填物影像（图7-2-38j）。

（2）头颅侧位片

骨性Ⅱ类，高角，下颌后缩，上唇过长（图7-2-38i，表7-2-5）。

（3）CBCT

上下颌前牙区唇侧骨皮质较薄。

（4）颞下颌关节磁共振

双侧颞下颌关节盘髁关系正常。

诊断

（1）骨性问题

骨性Ⅱ类，高角。

（2）牙性问题

安氏Ⅰ类，牙列拥挤，中线不齐，23阻生。

（3）牙体问题

36、46充填。

（4）牙周问题

慢性牙龈炎。

（5）软组织问题

侧貌凸，下颌后缩。

治疗方案

（1）治疗方案1

①治疗目标：改善侧貌；排齐整平牙列，解决上下颌牙弓拥挤；调整尖牙关系至Ⅰ类，维持磨牙Ⅰ类关系，建立正常覆𬌗、覆盖及尖窝关系；改善露龈笑，建立良好唇齿关系；改善牙周健康。

②拔牙计划：拔除15、23、35、45，24代替23。

③牙齿移动计划：采用隐形矫治技术，维持上颌磨牙矢状向位置，解除拥挤，排齐整平，建立Ⅰ类磨牙关系，正常覆𬌗、覆盖。

④支抗设计：关闭间隙过程中利用牙列获得支抗，同时通过设计磨牙远中竖直及前牙区增加额外转矩增加支抗，必要时使用微种植体支抗。

⑤治疗流程：健康宣教→知情同意→数据采集→模拟治疗方案→修改方案→定制透明矫治器→进入规范化治疗和复诊程序。

（2）治疗方案2

①治疗目标：维持侧貌；阻生23助萌；排齐整平牙列，解决上下颌牙弓拥挤；调整尖牙关系至Ⅰ类，维持磨牙Ⅰ类关系，建立正常覆𬌗、覆盖及尖窝关系；改善露龈笑，建立良好唇齿关系；改善牙周健康。

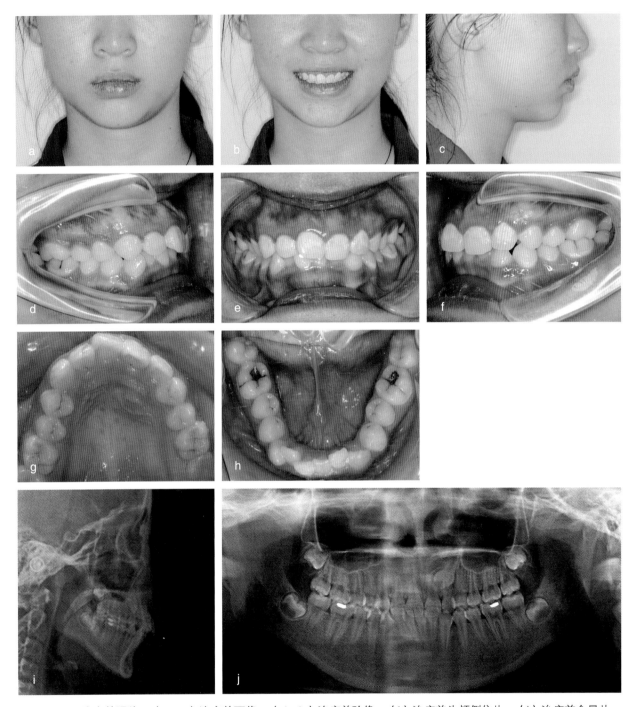

图7-2-38 治疗前照片。（a~c）治疗前面像；（d~h）治疗前殆像；（i）治疗前头颅侧位片；（j）治疗前全景片

表7-2-5 治疗前头影测量数据

测量项目	标准值	标准差	测量值
SNA(°)	82.8	4.1	78.49
FH-NA(Maxillary Depth)(°)	91	7.5	91.41
SNB(°)	80.1	3.9	73.80
FH-NPo(Facial Angle)(°)	85.4	3.7	87.11
NA-APo(convexity)(°)	6	4.4	9.05
FMA(FH-MP)(°)	27.3	6.1	31.08
MP-SN(°)	30.4	5.6	44.00
Co-Go(mm)	59	3.2	48.06
S Vert-Co(mm)	20.2	2.6	9.90
S-N(Anterior Cranial Base)(mm)	71	3	57.44
SN/GoMe(%)	100	10	90.43
Y-Axis(SGn-FH)(°)	64	2.3	63.19
Po-NB(mm)	4	2	0.72
ANB(°)	2.7	2	4.69
Wits(mm)	0	2	0.03
ANS-Me/Na-Me(%)	54.4	2.3	55.44
S-Go/N-Me(%)	63.5	1.5	58.52
U1-SN(°)	105.7	6.3	101.65
U1-NA(°)	22.8	5.2	23.17
U1-NA(mm)	5.1	2.4	5.64
U1-PP(mm)	28	2.1	28.95
U6-PP(mm)	22	3	20.77
IMPA(L1-MP)(°)	96.7	6.4	88.70
L1-MP(mm)	42	4	38.41
L1-NB(°)	30.3	5.8	26.50
L1-NB(mm)	6.7	2.1	6.09
U1-L1(°)	124	8.2	125.64
Overjet(mm)	2	1	6.40
Overbite(mm)	3	2	3.14
FMIA(L1-FH)(°)	55	2	60.22
OP-FH(°)	9.3	1	10.27
N'-SN-Pog'(Facial convexity)(°)	12	4	20.77
N' Vert-Pog'(mm)	0	2	2.33
Upper Lip Length(ULL)(mm)	20	2	21.36
SN-G Vert(mm)	6	3	7.75
Pog'-G Vert(mm)	0	4	-0.36
UL-EP(mm)	-1.4	0.9	1.25
LL-EP(mm)	0.6	0.9	3.23

②拔牙计划：拔除18、28、38、48。

③牙齿移动计划：采用隐形矫治技术，推上下颌磨牙向远中，排齐整平上下颌牙列，23助萌。

④支抗设计：微种植体支抗辅助牙列远中移动。

⑤治疗流程：健康宣教→知情同意→数据采集→模拟治疗方案→修改方案→定制透明矫治器→进入规范化治疗和复诊程序。

选择治疗方案1，选择依据详见病例小结。

方案设计

（1）拔牙方案

①本病例下颌平面角较大，上颌牙列中线不齐，通过拔除第二前磨牙后磨牙前移改善高角问题，同时纠正中线。

②本病例为安氏Ⅰ类，左右对称拔牙为基本矫治原则，但是过CBCT观察23阻生位置较低，牵引难度较大，移动距离较长，同时考虑病例本人及家属意见，选择拔除15、23、35、45。

③本病例侧面突度轻度，主要为上颌重度拥挤，下颌轻度拥挤，因此拔牙选择第二前磨牙。

（2）目标位设计

①矢状向：下颌前牙内收2mm，以下颌前牙为标准确定上颌前牙矢状向位置，覆殆、覆盖1mm；磨牙近中移动关闭剩余间隙。

②水平向：维持原牙弓宽度。

③垂直向：维持双侧磨牙垂直向位置，上颌前牙压低1mm；下颌前牙压低2mm。

④中线：上颌牙列中线右移2mm，下颌牙列中线对齐上颌牙列中线。

（3）牙移动设计

·第一阶段

①上颌：磨牙向远中竖直，完成后远中移动第一前磨牙，当第一前磨牙远中移动1/2拔牙间隙时尖牙开始远中移动，当尖牙远中移动1mm时开始内收切牙，上颌前牙增加根舌向转矩和压入以辅助前牙的可控性倾斜移动（图7-2-39a～c）。

②下颌：磨牙向远中竖直，完成后远中移动第一前磨牙，当第一前磨牙远中移动1/2拔牙间隙时尖牙开始远中移动，当尖牙远中移动1mm距离时开始排齐并压低切牙，下颌前牙增加根舌向转矩（图7-2-39b）。

·第二阶段

精细调整，调整咬合关系，进一步排齐整平上下颌牙列，实现后牙区的紧咬合（图7-2-39d）。

（4）牵引设计

①治疗第一阶段初始未设计牵引，治疗过程中发现16近中倾斜，14远中倾斜，通过设计长臂牵引钩竖直16、14，牵引使用6.4mm、3.5oz牵引圈（图7-2-40）。②治疗第二阶段设计Ⅱ类牵引，调整上下颌咬合关系，使用7.9mm、3.5oz牵引圈（图7-2-41）。

（5）附件设计

第一阶段，13设计优化控根附件，25设计水平矩形附件，33、43设计优化控根附件，36、37、46、47设计水平矩形附件辅助整体移动（图7-2-42）。

第二阶段，16、26、36、46、17、37、47设计水平矩形附件，24近殆向设计水平矩形附件，25设计优化控根附件，上颌附件帮助实现上

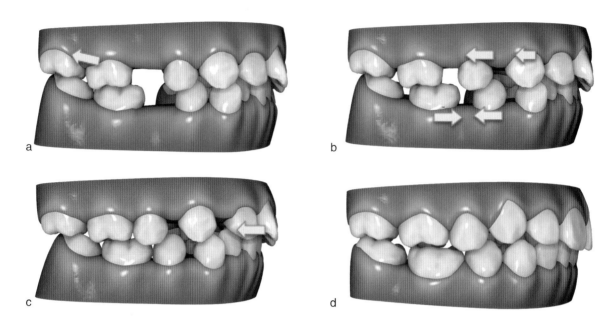

图7-2-39 牙移动设计示意图。（a）磨牙备抗（第一阶段第1步）；（b）当上颌第一前磨牙远中移动1mm时尖牙开始远中移动，此时下颌第一磨牙与第一前磨牙相对移动（第一阶段第12步）；（c）当上颌尖牙远中移动1mm时开始内收切牙（第一阶段第24步）；（d）精细调整，调整咬合关系，进一步排齐整平上下颌牙列，实现后牙区的紧咬合（第二阶段第1步）

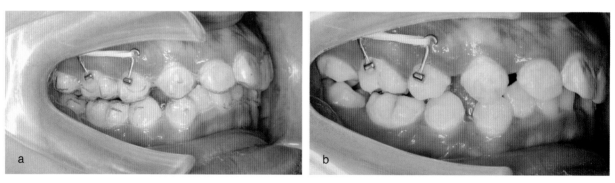

图7-2-40 （a，b）长臂牵引钩设计

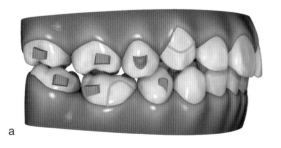
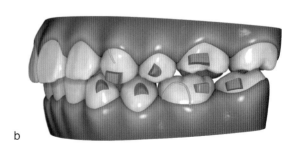

图7-2-41 （a，b）Ⅱ类牵引设计

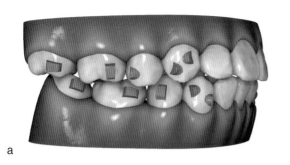

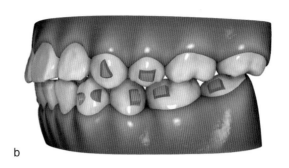

a   b

图7-2-42 （a，b）第一阶段附件设计

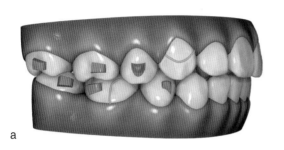

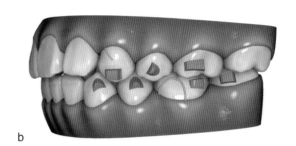

a   b

图7-2-43 （a，b）第二阶段附件设计

颌前牙内收。33设计优化控根附件，44设计优化旋转附件，下颌附件帮助牙齿实现旋转、整体移动，以及后牙的紧咬合（图7-2-43）。

（6）生物力学分析

正畸治疗中后牙远中竖直建立上颌后牙的补偿曲线是重要的功能保障，在隐形矫治技术的拔牙矫治中仍然是关键步骤。类似固定矫治技术中的后倾弯，对抗和避免前牙内收过程中磨牙近中倾斜，透明矫治器在前牙内收中，矫治器深度不断地缩短，本质上内收力同时施加于前后牙，为了对抗反作用力将后牙向远中竖直可以加大后牙的支抗作用。但是后牙远中竖直的力是否会导致前牙唇倾，目前尚无相关研究结果。在此对模拟后牙远中竖直中，反作用力对前牙区的受力情况进行了分析，分别设计第二磨牙的1.5°远中竖

直，以及第一磨牙、第二磨牙同时1.5°远中竖直对前牙区的移动影响。

·力学节点1

以本病例矫治过程中的第1步为例，拔除双侧第二前磨牙，上颌尖牙使用多功能附件，上颌第一前磨牙与第一磨牙使用垂直矩形附件，上颌第二磨牙使用水平矩形附件。对称设计第二磨牙远中倾斜1.5°，不使用牵引，应用有限元分析本病例牙移动设计中的生物力学情况，为治疗的进行提供科学的参考。

①牙齿移动趋势：提示上颌第二磨牙有远中倾斜趋势，第一磨牙有微小的近中倾斜，前牙区无明显移动趋势（图7-2-44）。

②牙齿受力情况：提示上颌第二磨牙为主要受力牙，在牙冠和附件近中受到远中向的力和一

定的伸长向力，压低向力主要作用于牙冠𬌗面的远中。其中，上颌第二磨牙受到微小的远中向力与伸长向力，和明显的远中倾斜力矩，第一磨牙受到微小的近中力和近中倾斜力矩，前牙区受力微弱不足以引起牙移动（图7-2-45）。

③关键牙位受力分析：上颌中切牙受力分析。21牙冠舌侧近切端受唇向力，牙冠唇面未受力；有冠唇向移动、根尖区舌向移动的轻微趋势；牙根各角度未见明显拉应力和压应力。结合受力分析数据，提示双侧第二磨牙同时远中竖直时，中切牙无明显移动趋势（图7-2-46～图7-2-48）。

· **力学节点2**

以本病例矫治过程中的第1步为例，上颌拔除双侧第二前磨牙，其中上颌尖牙使用多功能附件，上颌第一前磨牙与第一磨牙使用垂直矩形附

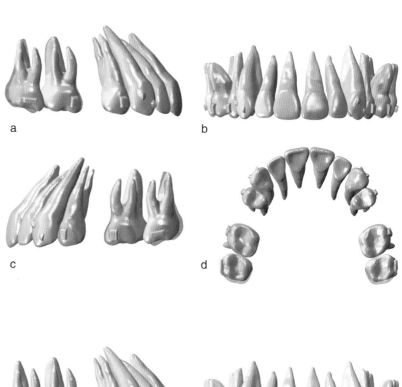

图7-2-44 上颌第1步的牙齿移动趋势图。提示黄色为矫治器戴入前，蓝色为矫治器戴入后（牙齿移动量放大20倍展示）。（a）上颌右侧观；（b）上颌正面观；（c）上颌左侧观；（d）上颌𬌗面观

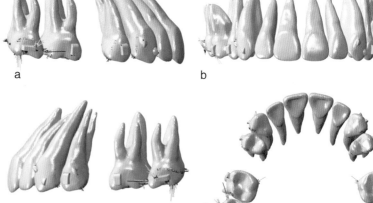

图7-2-45 牙齿受力分析图。箭头所示牙冠的受力和方向。（a）上颌右侧观；（b）上颌正面观；（c）上颌左侧观；（d）上颌𬌗面观；（e～g）力及力矩折线图（近中向力、唇向力、压低向力及力矩为正值，相反为负值）

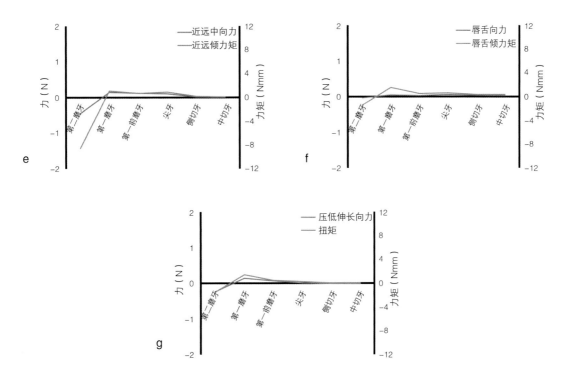

图7-2-45（续）

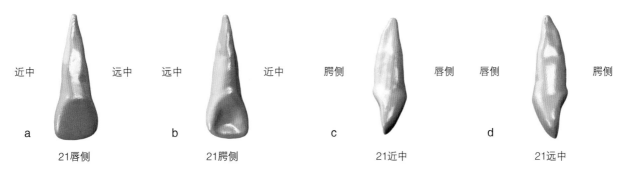

图7-2-46　21的牙齿移动趋势图。提示黄色为矫治器戴入前，蓝色为矫治器戴入后（牙齿移动量放大20倍展示）。（a）21唇侧观；（b）21腭侧观；（c）21近中观；（d）21远中观

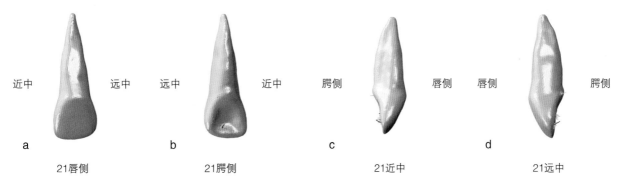

图7-2-47　21的牙冠受力分析图。箭头所示牙冠的受力和方向。（a）21唇侧观；（b）21腭侧观；（c）21近中观；（d）21远中观

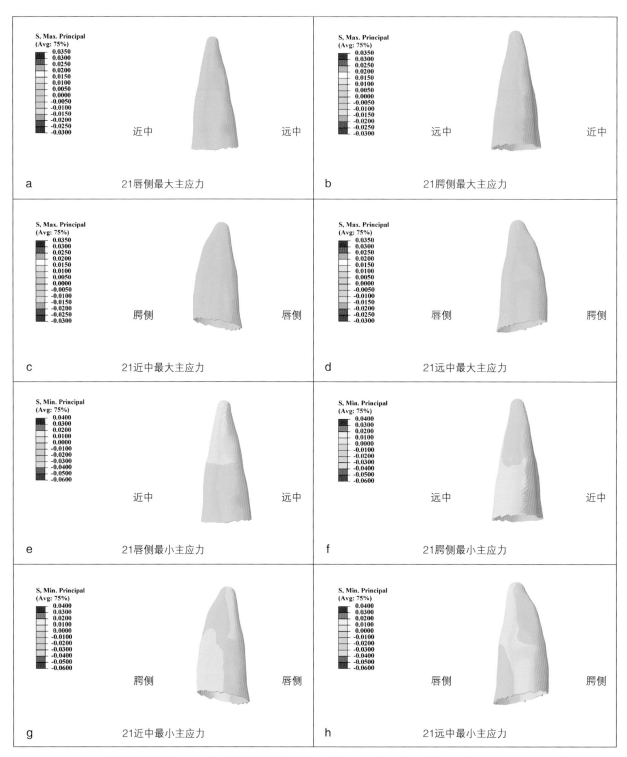

图7-2-48 牙周膜主应力分布图。最大主应力代表拉应力，黄色和红色，颜色越深应力越大；最小主应力代表压应力，蓝色，颜色越深应力越大。（a~d）21牙周膜最大主应力，未见拉应力反应；（e~h）21牙周膜最小主应力，未见拉应力反应

件，上颌第二磨牙使用水平矩形附件。同时对称设计第一磨牙、第二磨牙远中倾斜1.5°，不使用牵引，应用有限元分析本病例牙移动设计中的生物力学情况，为治疗的进行提供科学的参考。

①牙齿移动趋势：提示双侧上颌磨牙均有远中倾斜趋势，第一前磨牙和尖牙有微小颊侧移动趋势，其他前牙无明显移动趋势（图7-2-49）。

②牙齿受力情况：提示后牙区为主要受力区，前牙区受力不明显。其中，上颌磨牙均受到远中向力和显著的远中倾斜力矩，尖牙与第一前磨牙受到微小的近中向力和近中倾斜力矩；此外，第一磨牙受到微小的压低向力而第二磨牙受到伸长向力。切牙3个方向的受力均较为微弱（图7-2-50）。

③关键牙位受力分析：上颌中切牙受力分

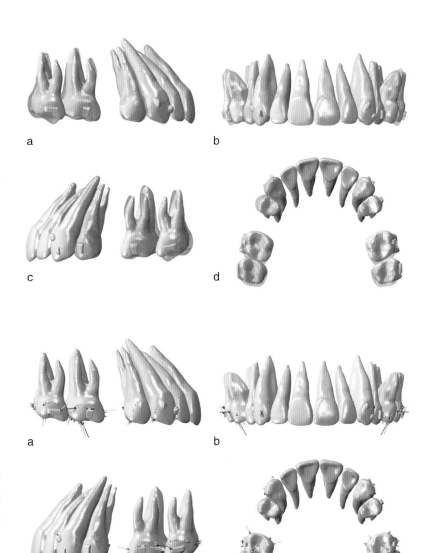

图7-2-49 上颌第1步的牙齿移动趋势图。提示黄色为矫治器戴入前，蓝色为矫治器戴入后（牙齿移动量放大20倍展示）。（a）上颌右侧观；（b）上颌正面观；（c）上颌左侧观；（d）上颌殆面观

图7-2-50 牙齿受力分析图。箭头所示牙冠的受力和方向。（a）上颌右侧观；（b）上颌正面观；（c）上颌左侧观；（d）上颌殆面观；（e~g）力及力矩折线图（近中向力、唇向力、压低向力及力矩为正值，相反为负值）

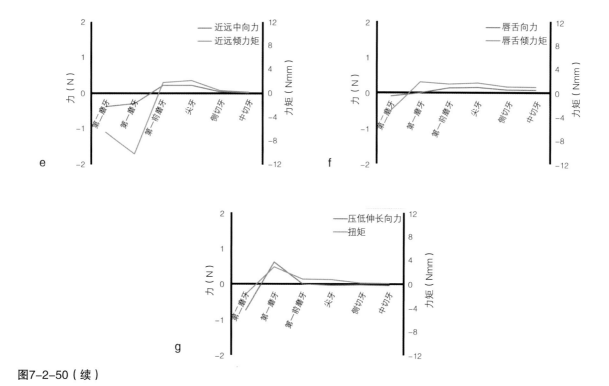

图7-2-50（续）

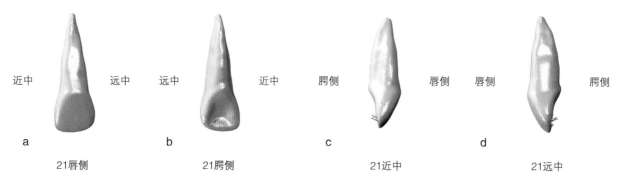

图7-2-51　21的牙齿移动趋势图，有冠唇向移动、根尖区舌向移动的轻微趋势。提示黄色为矫治器戴入前，蓝色为矫治器戴入后（牙齿移动量放大20倍展示）。（a）21唇侧观；（b）21腭侧观；（c）21近中观；（d）21远中观

图7-2-52　21的牙冠受力分析图，21牙冠腭侧近切端受唇向力，牙冠唇面未受力。箭头所示牙冠的受力和方向。（a）21唇侧观；（b）21腭侧观；（c）21近中观；（d）21远中观

析。牙根各角度未见明显拉应力和压应力。结合受力分析数据，提示双侧磨牙同时远中竖直时，中切牙无明显移动趋势（图7-2-51~图7-2-53）。

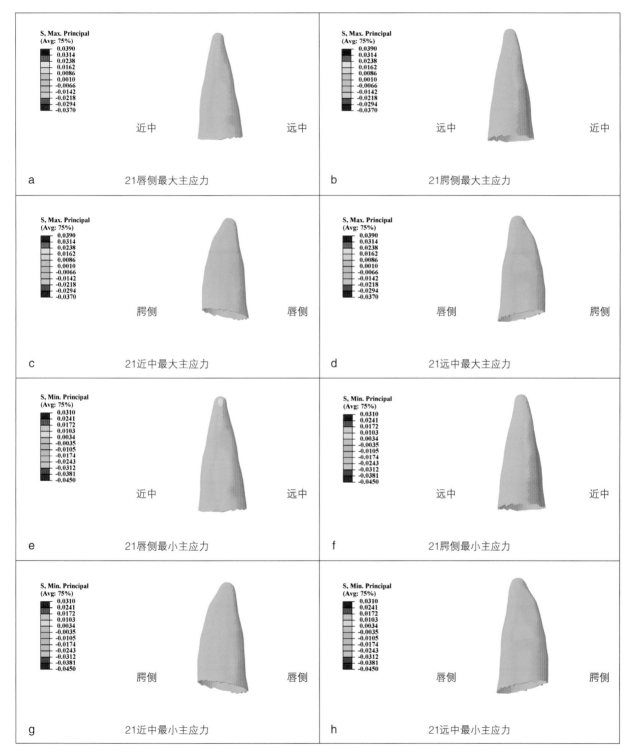

图7-2-53　牙周膜主应力分布图。最大主应力代表拉应力，黄色和红色，颜色越深应力越大；最小主应力代表压应力，蓝色，颜色越深应力越大。（a~d）21牙周膜最大主应力，未见拉应力反应；（e~h）21牙周膜最小主应力，未见拉应力反应

治疗过程

治疗至24步时，牙齿移动基本符合治疗方案，磨牙近中轴倾，尖牙控根尚可，34压低，此时使用悬吊力伸长34，右上后牙使用长臂牵引钩解决后牙牙冠近中轴倾（图7-2-54）。

治疗至第58步时，基本达到预期目标，间隙基本关闭，进行精细调整。调整磨牙冠远中轴向，调整咬合关系，增加上下颌切牙正转矩，调整前牙覆𬌗、覆盖，进一步整平Spee曲线（图7-2-55）。

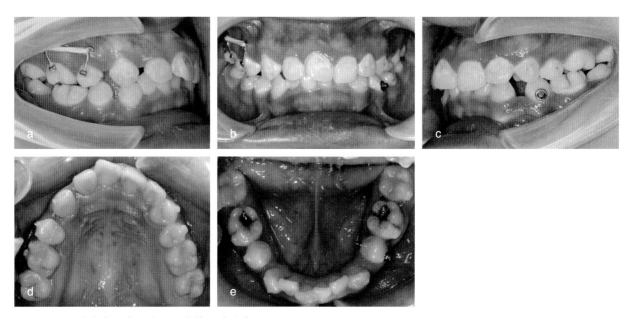

图7-2-54 治疗中照片。（a～e）第24步𬌗像

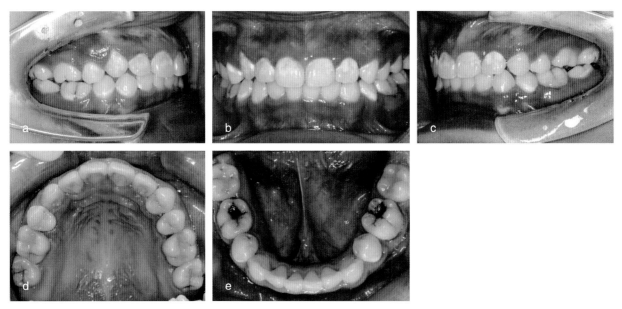

图7-2-55 治疗中照片。（a～e）第58步𬌗像

治疗结果

疗程30个月，最终治疗效果为上下颌牙齿排列整齐，牙根平行排列，磨牙Ⅰ类关系，覆殆、覆盖正常，面型协调（图7-2-56~图7-2-59，表7-2-6）。

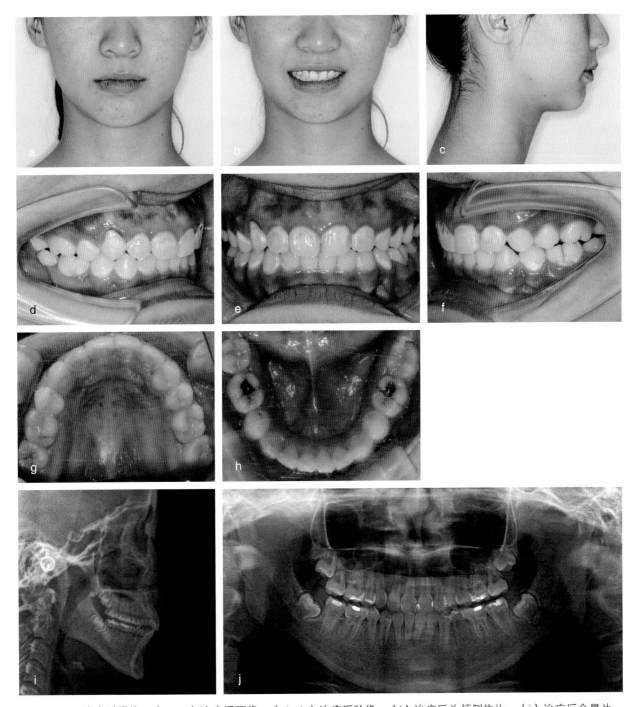

图7-2-56 治疗后照片。（a~c）治疗后面像；（d~h）治疗后殆像；（i）治疗后头颅侧位片；（j）治疗后全景片

表7-2-6 治疗前后头影测量数据

测量项目	标准值	标准差	治疗前测量值	治疗后测量值
SNA(°)	82.8	4.1	78.49	78.34
FH-NA(Maxillary Depth)(°)	91	7.5	91.41	91.14
SNB(°)	80.1	3.9	73.80	74.52
FH-NPo(Facial Angle)(°)	85.4	3.7	87.11	88.15
NA-APo(convexity)(°)	6	4.4	9.05	6.38
FMA(FH-MP)(°)	27.3	6.1	31.08	29.67
MP-SN(°)	30.4	5.6	44.00	42.48
Co-Go(mm)	59	3.2	48.06	50.73
S Vert-Co(mm)	20.2	2.6	9.90	10.49
S-N(Anterior Cranial Base)(mm)	71	3	57.44	58.06
SN/GoMe(%)	100	10	90.43	90.73
Y-Axis(SGn-FH)(°)	64	2.3	63.19	62.25
Po-NB(mm)	4	2	0.72	1.54
ANB(°)	2.7	2	4.69	3.81
Wits(mm)	0	2	0.03	-1.00
ANS-Me/Na-Me(%)	54.4	2.3	55.44	55.25
S-Go/N-Me(%)	63.5	1.5	58.52	59.88
U1-SN(°)	105.7	6.3	101.65	94.44
U1-NA(°)	22.8	5.2	23.17	16.10
U1-NA(mm)	5.1	2.4	5.64	2.84
U1-PP(mm)	28	2.1	28.95	27.98
U6-PP(mm)	22	3	20.77	22.09
IMPA(L1-MP)(°)	96.7	6.4	88.70	91.92
L1-MP(mm)	42	4	38.41	36.63
L1-NB(°)	30.3	5.8	26.50	28.92
L1-NB(mm)	6.7	2.1	6.09	5.43
U1-L1(°)	124	8.2	125.64	131.17
Overjet(mm)	2	1	6.40	2.82
Overbite(mm)	3	2	3.14	1.35
FMIA(L1-FH)(°)	55	2	60.22	58.41
OP-FH(°)	9.3	1	10.27	10.33
N'-SN-Pog'(Facial convexity)(°)	12	4	20.77	17.70
N' Vert-Pog'(mm)	0	2	2.33	2.78
Upper Lip Length(ULL)(mm)	20	2	21.36	20.55
SN-G Vert(mm)	6	3	7.75	7.87
Pog'-G Vert(mm)	0	4	-0.36	1.41
UL-EP(mm)	-1.4	0.9	1.25	-0.17
LL-EP(mm)	0.6	0.9	3.23	1.72

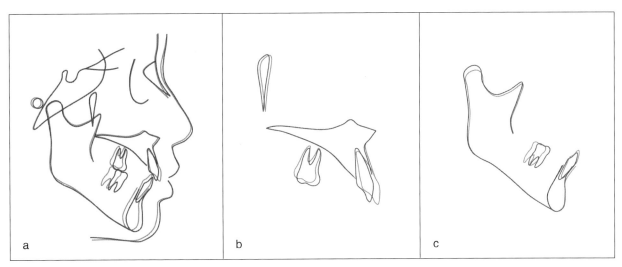

图7-2-57　治疗前后头侧重叠图（治疗前蓝色，治疗后红色）。（a）SN重叠；（b）上颌重叠；（c）下颌重叠

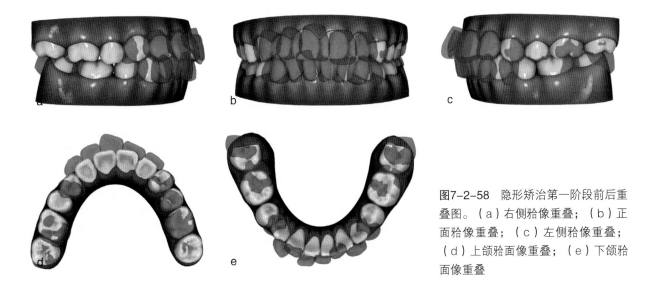

图7-2-58　隐形矫治第一阶段前后重叠图。（a）右侧殆像重叠；（b）正面殆像重叠；（c）左侧殆像重叠；（d）上颌殆面像重叠；（e）下颌殆面像重叠

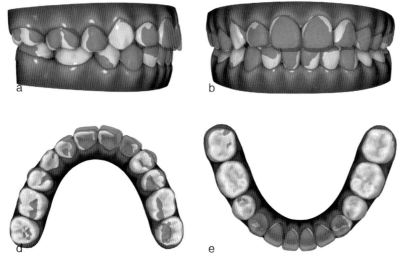

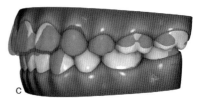

图7-2-59 隐形矫治第二阶段前后重叠图。（a）右侧𬌗像重叠；（b）正面𬌗像重叠；（c）左侧𬌗像重叠；（d）上颌𬌗面像重叠；（e）下颌𬌗面像重叠

病例小结

（1）病例特点

本病例特点为骨性Ⅱ类，高角；安氏Ⅰ类，上颌牙列重度拥挤，下颌牙列轻度拥挤，侧面轻度前突，中线不齐；23阻生，下颌轻度后缩。

（2）鉴别诊断

①双颌前突和上颌前突、下颌后缩，这两类病例均为SNA大于正常值，双颌前突的SNB正常或轻度发育不足，下颌后缩显示SNB小于正常。②上颌前突、下颌后缩的病例ANB＞5°的骨性Ⅱ类，双颌前突的病例ANB一般在正常范围表现为骨性Ⅰ类。③上颌前突、下颌后缩的病例磨牙和尖牙为Ⅱ类关系，双颌前突的病例磨牙多为Ⅰ类关系[1,10]。

（3）治疗方案选择的理由

治疗方案1：拔除15、23、35、45，因为本病例侧貌不需要过多内收前牙，该计划通过拔除第二前磨牙较快获得间隙排齐牙齿，有利于纠正中线，同时磨牙前移有利于改善高角问题，但控根移动较难。治疗方案2：拔除18、28、38、48，该治疗方案保留了健康牙齿，但上颌有严重的拥挤，通过磨牙远中移动创造23排齐的间隙，17、27远中没有足够的骨量；另外，大幅度远中移动磨牙不利于高角病例的矫治。通过CBCT观察23阻生唇侧骨量缺失，牵引萌出后可能有骨开窗、骨开裂需要骨增量手术。为了实现面部的美观和健康，所以选择治疗方案1。

（4）病例陷阱及可能的并发症

①在整体内收前牙时，需要增加上颌前牙的根舌向转矩，同时配合前牙压低，并加强后牙支抗保护，防止出现过山车效应，前牙内收时发生过山车效应，无论在固定矫治技术和隐形矫治技术中都会发生，但是透明矫治器发生过山车效应时，常常容易产生牙根从唇侧骨皮质脱出，造成更大的伤害，因此在用透明矫治器进行拔牙矫治时，每次复诊都必须严格检查前牙的移动趋势，一旦发现产生过山车效应的可能性，就要及时地停止进行纠正。②透明矫治器矫治力作用点位于

牙冠，此时的力量以推力为主，容易产生牙齿不可控倾斜移动[13]，关闭拔牙间隙的过程中，易发生牙齿的过度倾斜和支抗丧失[3]。③前牙区牙槽骨骨板较薄，内收牙齿时如果牙根向唇侧移动接近骨皮质时会导致骨开裂、骨开窗以及牙根吸收等并发症[14]；为了避免牙根吸收或骨开窗，先对上颌前牙进行转矩控制，使牙根舌向移动，在此基础上配合进行上颌前牙的垂直向控制。

（5）生物力学的考量

①拔牙间隙两侧的牙齿，在关闭间隙中要设计抵抗牙齿向拔牙间隙倾斜的力矩，使用合适的附件，帮助抵抗倾斜力量。②上颌前牙内收过程中需要加强根舌向转矩的同时配合压入，但是从力学分析中可见，隐形矫治驱动牙移动时主要产生倾斜为主，临床中需要设计过矫治和分次矫治才能实现美观、功能、健康的正畸目标；下颌前牙内收中需要打开咬合，压入整平下颌的Spee曲线，在压入过程中需要配合内收，同时根据下颌前牙牙根在初始位置的根骨关系设计控制牙根移动的方向，也不能盲目过度地增加根舌向转矩，因为下颌前牙的牙槽骨总厚度基本与牙根的厚度一致，如果设计过多的根舌向转矩，根尖孔将会从舌侧的骨皮质穿出引起牙齿的损伤。

（6）成功治疗的原因

①根据本病例的特点设计最合适的治疗方案，实现健康的治疗目标。②正畸治疗中上下颌前牙转矩和垂直向的控制是矫治成功的关键因素。③本病例对支抗要求不高，防止支抗牙的不可控倾斜是治疗的关键。④拔除第二前磨牙的病例，需要磨牙的近中移动容易引起磨牙近中倾斜，本病例利用14、16长臂牵引钩牵引及Ⅱ类牵引成功地纠正了第一磨牙的近中倾斜与第一前磨牙的远中倾斜。

参考文献

[1] 陈扬熙. 口腔正畸学——基础、技术与临床[M]. 北京: 人民卫生出版社, 2012.

[2] 魏松, 傅民魁. 亚历山大矫治技术减数第一双尖牙矫治对硬组织垂直向的影响[J]. 口腔正畸学, 2002, 9(02):20-23.

[3] 赖文莉. 浅谈无托槽隐形矫治技术减数矫治的临床体会[J]. 中华口腔医学杂志, 2017, 52 (9):534-537.

[4] 金作林. 无托槽隐形矫治技术对于不同错殆畸形的分级诊治[J]. 实用口腔医学杂志, 2021, 37(06):733-738.

[5] 王建凯, 胡铮, 陆珮珺, 等. 附件对隐形矫治器内收上前牙影响的三维有限元分析[J]. 中国实用口腔科杂志, 2022, 15(04):420-424.

[6] van Loenen M, Dermaut LR, Degrieck J, et al. Apical root resorption of upper incisors during the torquing stage of the tip-edge technique[J]. Eur J Orthod, 2007, 29(6):583-588.

[7] Hahn W, Zapf A, Dathe H, et al. Torquing an upper central incisor with aligners-acting forces and biomechanical principles[J]. Eur J Orthod, 2010, 32(6):607-613.

[8] Dasy H, Dasy A, Asatrian G, et al. Effects of variable attachment shapes and aligner material on aligner retention[J]. Angle Orthod, 2015, 85(6):934-940.

[9] Ileri Z, Basciftci FA, Malkoc S, et al. Comparison of the outcomes of the lower incisor extraction, premolar extraction and non-extraction treatments[J]. Eur J Orthod, 2012, 34(6):681-685.

[10] Proffit WR, Fields HW, Sarver DM. Contemporary Orthodontics-E-Book[M]. Philadelphia: Elsevier, 2014.

[11] Vardimon AD, Graber TM, Voss LR, et al.

Determinants controlling iatrogenic external root resorption and repair during and after palatal expansion[J]. Angle Orthod, 1991, 61(2):113-122, discussion 123-114.

[12] 曾红, 王超, 周建萍, 等. 无托槽隐形矫治不同控根附件对磨牙近中移动力学影响的三维有限元分析[J]. 上海口腔医学, 2018, 27(02):139-145.

[13] 安世英, 张继武, 马俐丽, 等. 无托槽隐形矫治技术内收上前牙的三维有限元分析[J]. 临床口腔医学杂志, 2020, 36(10):583-586.

[14] Handelman CS. The anterior alveolus: its importance in limiting orthodontic treatment and its influence on the occurrence of iatrogenic sequelae[J]. Angle Orthod, 1996, 66(2):95-109; discussion 109-110.

第8章

8

II 类错殆畸形的拔牙矫治

EXTRACTION
ORTHODONTIC TREATMENT OF
CLASS II MALOCCLUSION

8.1　概述

Ⅱ类错𬌗畸形的定义

Ⅱ类错𬌗畸形又称为远中错𬌗（Class Ⅱ, distoclusion），指上下颌骨及牙弓的近远中关系不调，下颌及下颌牙弓相对上颌处于远中位置，磨牙为远中关系，即上颌第一磨牙的近中颊尖位于下颌第一磨牙近中颊沟的远中；如果下颌后退1/4颗磨牙或半颗前磨牙的距离，即上下颌第一磨牙的近中颊尖相对时，为轻度远中错𬌗关系。若下颌或下颌牙弓处于更加远中位置，以至于上颌第一磨牙的近中颊尖咬合于下颌第一磨牙与下颌第二前磨牙之间，则为完全远中错𬌗关系[1]。

Ⅱ类1分类（Class Ⅱ division 1）：磨牙为远中错𬌗关系，上颌前牙唇向倾斜，深覆盖。

Ⅱ类1分类，亚类（Class Ⅱ division 1, subdivision）：一侧磨牙为远中错𬌗关系，而另一侧为中性关系，且上颌前牙唇向倾斜，深覆盖。

Ⅱ类2分类（Class Ⅱ division 1）：磨牙为远中错𬌗关系，上颌前牙舌向倾斜。

Ⅱ类2分类，亚类（Class Ⅱ division 2, subdivision）：一侧磨牙为远中错𬌗关系，而另一侧为中性关系，且上颌前牙舌向倾斜。

Ⅱ类1分类可表现为上颌前牙前突、前牙深覆盖、深覆𬌗、开唇露齿等。Ⅱ类2分类的临床症状可能有内倾型深覆𬌗、面下部过短、微笑露龈、颏唇沟较深等。

Ⅱ类错𬌗畸形的病因

遗传因素

错𬌗畸形随着人类的种族演化而发生和发展。在人类进化过程中，咀嚼器官退化、减少，呈现出不平衡现象，肌肉居先、颌骨次之、牙齿再次之，出现牙量、骨量不调。从个体发育角度，多数人存在不同程度的错𬌗畸形，与双亲所具有的遗传特性有关。错𬌗畸形的遗传具有多基因遗传的特点，由遗传因素与环境因素共同起作用。

环境因素

（1）先天因素

从受孕后直到胎儿出生前，可以导致错𬌗畸形发生的发育、母亲的营养、疾病、外伤等原因，都称为先天因素。先天性缺牙、牙齿大小和形态异常、舌形态异常（舌体体积过小）、下颌骨发育不足等均可以造成Ⅱ类错𬌗畸形。

（2）后天因素

指自出生以后，可能导致错𬌗畸形的各种环

境因素，包括全身性因素、颌面局部因素以及功能性异常、口腔不良习惯及外伤等。全身性因素包括某些急性病及慢性病，例如麻疹、水痘等伴有高热的出疹性急性传染病；内分泌功能障碍、垂体及甲状腺功能异常；营养不良、维生素矿物质缺乏等均能妨碍骨骼及牙齿的正常生长发育。颌面局部因素包括乳牙早失，例如上颌第二乳磨牙早失，上颌第一恒磨牙会因其近远中的力平衡失调而向近中倾斜或移位，缺牙间隙被上颌第一恒磨牙部分或全部占据，造成Ⅱ类错𬌗畸形。多数乳磨牙早失，颌骨可因长期得不到足够咀嚼力的生理刺激出现发育不足。恒牙萌出异常，例如上颌第一恒磨牙先于下颌第一恒磨牙萌出，易形成远中错𬌗。恒牙异位萌出同样可造成远中错𬌗，上颌第一恒磨牙异位萌出较多见，上颌第一恒磨牙牙胚位置过于近中或者向近中倾斜时，萌出道会被第二乳磨牙牙根阻挡，发育中的第一恒磨牙牙胚会加速第二乳磨牙牙根的吸收并使其过早脱落，最终上颌第一恒磨牙萌出会在更加近中的位置。功能性异常包括吮吸功能异常、咀嚼功能异常、呼吸功能异常、异常吞咽及其他颌面肌功能异常，例如人工喂养时，因奶瓶位置不正确、奶嘴大小不适及喂养姿势不当等造成下颌前伸不足，出现下颌后缩；翼外肌功能不足导致吮吸异常，也可发生远中错𬌗。因鼻腔疾患（腺样体肥大）使鼻阻塞，口呼吸呈现腺样体面容，下颌后缩。常见的口腔不良习惯有吮指习惯、舌习惯、唇习惯、咬物习惯等，例如咬下唇习惯可使下颌牙弓及下颌骨向前发育受到阻碍，形成下颌后缩；覆盖下唇习惯同理也可导致下颌远中错𬌗[1]。

Ⅱ类错𬌗畸形的诊断

包括病因的诊断、错𬌗畸形分类的诊断、牙列畸形的诊断、骨面型的诊断、口颌系统功能异常的诊断、生长发育的评估及心理状态的评估[2]。

（1）病因的诊断

不同原因所致的错𬌗畸形其矫治方法也不同，对于有明显遗传因素导致的骨性Ⅱ类错𬌗畸形，仅靠掩饰性治疗难以取得很好的效果。环境因素及不良习惯导致的Ⅱ类错𬌗畸形，明确并去除病因，才能取得成功的治疗效果。

（2）错𬌗畸形分类的诊断

安氏错𬌗分类是目前最常用的错𬌗畸形分类方法。

（3）牙列畸形的诊断

包括牙齿的排列及牙弓的形态和对称性。

（4）骨面型的诊断

根据上下颌相对位置关系，以ANB大小从矢状向将骨面型分为3种类型。其中Ⅱ类骨面型为上颌基骨相对于下颌基骨位置靠前，下颌基骨相对于上颌基骨位置靠后，ANB＞5°。

（5）口颌系统功能异常的诊断

评价咀嚼功能、吞咽功能、呼吸功能、语言功能、口周肌功能，及牙周组织健康和颞下颌关节有无异常。

（6）生长发育的评估

可为矫治时机和矫治方法的选择提供参考。确立面部生长型，评估面部生长剩余量。

（7）心理状态的评估

对患者的治疗动机、对治疗效果的期望、审美要求、治疗方案的选择进行分析，系统全面评估心理状态，可促进医患之间的合作以取得医患双方共同满意的效果。

Ⅱ类错𬌗畸形的治疗原则

Ⅱ类1分类病例常见的拔牙模式

（1）对称拔除上下颌共4颗第一前磨牙

在伴有下颌前牙拥挤的Ⅱ类1分类病例，临床上最常用的拔牙模式，为解除拥挤、内收前牙提供最大限度的可利用间隙。

（2）对称拔除双侧上颌第一前磨牙及双侧下颌第二前磨牙

适用于上颌前突、下颌正常的Ⅱ类1分类病例，有利于前牙深覆盖与远中磨牙关系的矫治。

（3）仅拔除双侧上颌第一前磨牙

适用于Ⅱ类1分类年龄较大的病例，拔除双侧上颌第一前磨牙矫治前牙深覆盖、改善牙弓突度，磨牙关系保留完全远中关系。

（4）拔除双侧上颌第一前磨牙及1颗下颌切牙

适用于Ⅱ类1分类年龄较大的病例伴下颌前牙拥挤且牙周状况不佳，拔除双侧上颌第一前磨牙矫治前牙深覆盖、改善面部突度，同时为了改善下颌前牙拥挤和牙周健康的一种折中方法，视Bolton指数大小获得磨牙远中关系[2]。

Ⅱ类2分类病例常见的治疗方法

（1）打开咬合，解除前牙舌倾，将Ⅱ类2分类病例转换为Ⅱ类1分类病例进行矫治。

（2）成人Ⅱ类2分类病例因上颌切牙舌倾、拥挤、磨耗等问题常伴有牙周创伤和颞下颌关节病等问题。因此要特别关注牙周状况，注意颞下颌关节病变的检查诊治。

Ⅱ类错𬌗畸形拔牙病例使用隐形矫治技术的文献回顾

Ⅱ类拔牙病例的隐形矫治，首先要诊断正确，选择最合适的矫治方案。其次要注意隐形矫治技术的特征，包括拔牙位置的选择、支抗控制、前牙的转矩控制、后牙的备抗设计等，同时也可以配合选择隐形矫治技术最擅长的推磨牙向后等策略[3,6-7]。

就隐形矫治技术推磨牙向后的优势，Simon等[4-5]评估发现，无论是否使用附件，推上颌磨牙远中移动是一种非常高效的移动方式。使用附件的矫治效率为88.4%，不使用附件矫治效率为86.9%。在隐形矫治技术的应用中，若下颌前牙直立于基骨中，但有轻微拥挤或唇倾，可考虑拔除14、24及35、45以矫治Ⅱ类磨牙关系[8]。这一方案可以维持切牙前后向位置并排齐下颌切牙或直立唇倾的下颌切牙，使下颌磨牙近中移动改正Ⅱ类磨牙咬合关系以及内收唇倾的上颌切牙。此方案需要良好的上颌后牙支抗，因为若后牙支抗丧失、后牙前移，将会限制上颌前牙的内收，导致治疗后前牙覆盖偏大。Roth[9]认为在内收前牙时，先拉尖牙远中移动可以有效保护后牙支抗，两步法相比于一步法磨牙近中移动量少。因此隐形矫治技术在关闭拔牙间隙时设计了分步移动牙齿，即仅移动某一颗或某几颗牙齿，而其他牙齿不移动作为支抗。最常见的为在拔除第一前磨牙需要最大支抗的蛙跳模式移动设计[10]。该设计中，尖牙先远中移动拔牙间隙1/3然后停止。接着切牙远中移动1/3然后停止。之后尖牙再次远中移动2/3然后停止，接下来是切牙进一步远中移动。这一方式不断重复直至拔牙间隙关闭，切牙完全内收[11]。在治疗错殆畸形有效性方面的研究也表明，隐形矫治技术与固定矫治技术相比同样有效，而且在牙齿的分段移动方面更有优势[12]。若一侧为远中关系，另一侧为中性关系，可考虑拔除远中侧的第一前磨牙。拔牙侧结束时为完全远中关系。非拔牙侧利用邻面去釉或者推磨牙向后获得间隙，排齐牙列，达到或维持中性关系[13]。

上颌前牙唇倾的Ⅱ类1分类病例，当伴有前牙Bolton比偏大时，拔牙模式可以设计为上颌第一前磨牙拔除以及下颌拔除单颗切牙，改善Bolton比，同时利用下颌拔牙间隙排齐牙列，整平下颌Spee曲线，并为内收上颌切牙创造覆盖。相对来说，隐形矫治技术转矩控制是难点，但研究表明，随技术进步，前牙的转矩控制基本上已经能实现设计需求，达到矫治目标[14]。

但也有学者认为，透明矫治器在后牙区近远中向的整体移动、前牙的根舌向转矩仍不能进行良好的控制[15]。特别是在前牙转矩控制方面，在内收前牙时常常导致前牙转矩丢失，同时加上内收时前牙的钟摆效应，容易引起前牙内倾及覆殆加深。因此对于深覆殆深覆盖，前牙舌倾的病例，应慎重进行减数治疗。还有研究显示，拔除上颌双侧第一前磨牙内收前牙的Ⅱ类1分类病例，2年后随访，因鼻部的生长而变成凹面型，因而有些Ⅱ类1分类的青少年病例可以选择推磨牙向后的非拔牙矫治方案[16]。而对于Ⅱ类2分类病例，透明矫治器可以通过粘接相应附件直立并压低舌倾的上下颌前牙。因此对于减数拔牙利用

隐形矫治技术进行正畸的患者要诊断明确，严格选择好拔牙适应证。

拔牙后需要强支抗病例，还可将隐形矫治技术与微种植体支抗结合，以实现对后牙的绝对控制，实现强支抗[17-18]。有以下几种方法：①在上颌第一磨牙、第二磨牙之间颊侧植入微种植体，在第一磨牙颊侧偏远中粘接金属扣，以不锈钢结扎丝将金属扣与微种植体被动结扎，以增强后牙支抗[19]。②在上颌第一磨牙和第二前磨牙之间植入微种植体，上颌尖牙唇侧龈方设计牵引臂（power arm），用链状圈将其与微种植体弹性牵引，牵引尖牙远中整体移动[20]。③在第二前磨牙和第一磨牙之间植入微种植体，在透明矫治器上颌尖牙位置做精密切割牵引钩，将橡皮筋从牵引钩牵引至微种植体，为内收前牙提供支抗[21]。

Ⅱ类错殆畸形的隐形矫治原则

结合透明矫治器的生物力学特性，Ⅱ类错殆畸形的拔牙矫治具体临床治疗要点：①上颌强支抗设计：借助Ⅱ类牵引或者微种植体支抗设计强支抗，后牙进行远中竖直备抗设计，最大限度地内收上颌前牙，协同上下颌咬合关系，最大限度地改善侧貌。②上颌前牙内收过程中转矩控制：根据透明矫治器的生物力学特性，其在上颌前牙内收过程中主要以倾斜移动为主，在设计过程中要进行转矩过矫治设计，以避免上颌前牙内收过程中钟摆效应。③深覆殆矫治：上颌前牙压低需要设计微种植体辅助，下颌前牙压低需要设计分步压低模式，前牙覆殆进行过矫治设计。

8.2　临床病例

　病例8-1

一般情况

女，22岁。

主诉

上颌前突10年余，口腔正畸科就诊要求矫治。

病史

自述上颌前突10年余，牙列不齐要求治疗。否认遗传性家族史，否认系统疾病史，否认特殊药物服用史。

临床检查

（1）口外检查

①正面观：脸型尖圆形，面部不对称，上颌平面偏斜。垂直比例基本协调，唇休息位未见露齿（图8-2-1a，b）。

②侧面观：凸面型，面中部发育尚可，颏部发育不足，鼻唇角约90°，面部软组织双唇在E线之前，唇闭合位颏肌紧张（图8-2-1c）。

（2）口内检查

左右侧尖牙、磨牙远中关系；上下颌拥挤度：上颌2mm，下颌4mm；覆𬜯Ⅰ度，覆盖4mm；31舌倾；上颌牙列中线右偏1mm（图8-2-1d~i）。

（3）牙体检查

36、37、46、47色素沉着，无叩痛，无松动。

（4）牙周检查

牙龈边缘略红肿，无出血，菌斑指数2，牙石Ⅰ度。

（5）关节检查

开口型正常，开口度三横指，双侧颞下颌关节未触及弹响和压痛。

影像学检查

（1）全景片

全口牙列萌出，未见阻生齿，未见明显骨质异常（图8-2-1k）。

（2）头颅侧位片

上颌骨发育正常，下颌骨发育不足，下颌牙唇倾，骨性Ⅱ类关系，高角（图8-2-1j，表8-2-1）。

（3）CBCT

下颌前牙区唇侧骨壁较薄。

（4）颞下颌关节磁共振

双侧颞下颌关节盘髁关系正常。

诊断

（1）骨性问题

骨性Ⅱ类，偏高角，下颌后缩，面部偏斜畸形。

（2）牙性问题

安氏Ⅱ类1分类。

（3）牙体问题

36、37、46、47浅龋。

（4）牙周问题

牙龈炎。

治疗方案

（1）治疗方案1

①治疗目标：正畸-正颌联合治疗，建立直面型，排齐整平牙列，内收上下颌前牙，建立尖牙、磨牙Ⅰ类关系，对齐中线。

②拔牙计划：建议拔除18、28、38、48、15、25、34、44；全口洁治，口内检查龋病并治疗。

③牙齿移动计划：固定矫治器或透明矫治器排齐整平牙列，去代偿创造6~8mm覆盖。

④正颌手术：双颌手术，上颌Le FortⅠ型上抬摆正船平面；下颌骨升支矢状劈开前移，颏成形前移。

⑤术后正畸：精细调整咬合，建立尖牙、磨牙中性关系，正常覆船、覆盖。

⑥治疗流程：健康宣教→知情同意→数据采集→模拟治疗方案→修改方案→定制透明矫治器→进入规范化治疗和复诊程序。

（2）治疗方案2

①治疗目标：正畸掩饰性治疗，改善凸面型，矫治唇闭合不全，排齐整平牙列，内收上下颌前牙，建立尖牙、磨牙Ⅰ类关系，对齐中线。

②拔牙计划：建议拔除14、24、34、44；正畸结束后择期拔除18、28、38、48；全口洁治，口内检查龋齿并治疗。

③牙齿移动计划：隐形矫治技术上颌排齐整平牙列，强支抗内收压低上颌前牙，备微种植体支抗，进行垂直向及水平向控制；下颌排齐整平，强支抗内收压低下颌前牙至Spee曲线整平。上颌牙列中线向左约1mm，调整下颌牙列中线与上颌牙列中线一致；建立尖牙、磨牙Ⅰ类关系。

④治疗流程：健康宣教→知情同意→数据采集→模拟治疗方案→修改方案→定制透明矫治器→进入规范化治疗和复诊程序。

选择治疗方案2，选择依据详见病例小结。

方案设计

本病例拔除14、24、34、44，为前牙内收提供空间，上颌微种植体支抗内收上下颌前牙。隐形矫治设计整个过程大致可以分为两个阶段：第一阶段，强支抗排齐整平内收上下颌前牙，首先尖牙远中移动同时上颌前牙增加根舌向转矩15°，待尖牙部分内收，随即上下颌前牙整体内收，压低下颌前牙设计约5mm。第二阶段，精细调整阶段，上颌推双侧磨牙远中移动1.5mm，进行Ⅱ类牵引，建立尖牙、磨牙Ⅰ类关系，压低下颌前牙约2mm；下颌前牙邻面去釉继续内收压低上下颌前牙约1.5mm；对齐中线，进一步排齐整平牙列。

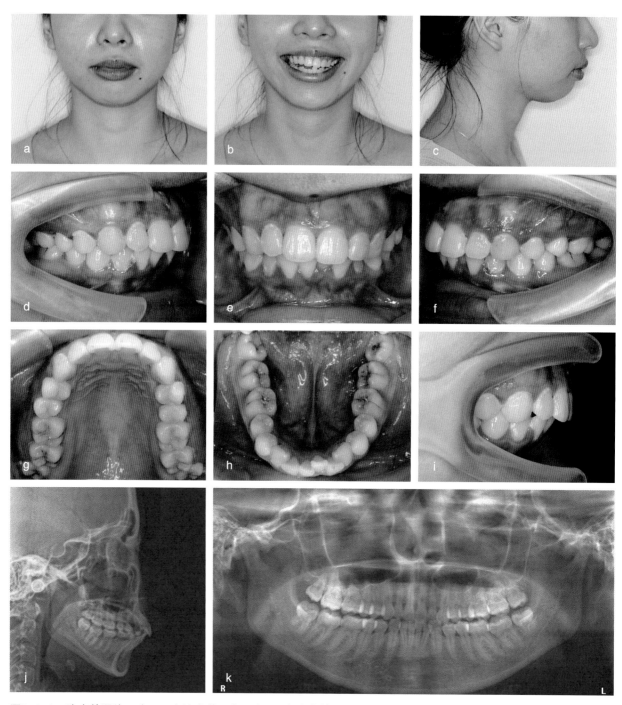

图8-2-1 治疗前照片。（a~c）治疗前面像；（d~i）治疗前𬌗像；（j）治疗前头颅侧位片；（k）治疗前全景片

表8-2-1　治疗前头影测量数据

测量项目	标准值	标准差	测量值
SNA(°)	82.8	4.1	85.0
FH-NA(Maxillary Depth)(°)	91	7.5	93.2
SNB(°)	80.1	3.9	77.1
FH-NPo(Facial Angle)(°)	85.4	3.7	84.1
NA-APo(convexity)(°)	6	4.4	18.6
FMA(FH-MP)(°)	27.3	6.1	34.0
MP-SN(°)	30.4	5.6	42.2
Co-Go(mm)	59	3.2	44.8
S Vert-Co(mm)	20.2	2.6	6.8
S-N(Anterior Cranial Base)(mm)	71	3	66.4
SN/GoMe(%)	100	10	97.7
Y-Axis(SGn-FH)(°)	64	2.3	62.8
Po-NB(mm)	4	2	-2.19
ANB(°)	2.7	2	7.9
Wits(mm)	0	2	4.4
ANS-Me/Na-Me(%)	54.4	2.3	55.3
S-Go/N-Me(%)	63.5	1.5	56.2
U1-SN(°)	105.7	6.3	103.3
U1-NA(°)	22.8	5.2	18.3
U1-NA(mm)	5.1	2.4	3.7
U1-PP(mm)	28	2.1	30.6
U6-PP(mm)	22	3	23.7
IMPA(L1-MP)(°)	96.7	6.4	101.9
L1-MP(mm)	42	4	41.0
L1-NB(°)	30.3	5.8	41.1
L1-NB(mm)	6.7	2.1	9.8
U1-L1(°)	124	8.2	112.7
Overjet(mm)	2	1	5.2
Overbite(mm)	3	2	2.4
FMIA(L1-FH)(°)	55	2	44.2
OP-FH(°)	9.3	1	9.6
N'-SN-Pog'(Facial convexity)(°)	12	4	29.7
N' Vert-Pog'(mm)	0	2	-1.7
Upper Lip Length(ULL)(mm)	20	2	20.9
SN-G Vert(mm)	6	3	8.6
Pog'-G Vert(mm)	0	4	-5.6
UL-EP(mm)	-1.4	0.9	5.1
LL-EP(mm)	0.6	0.9	6.9

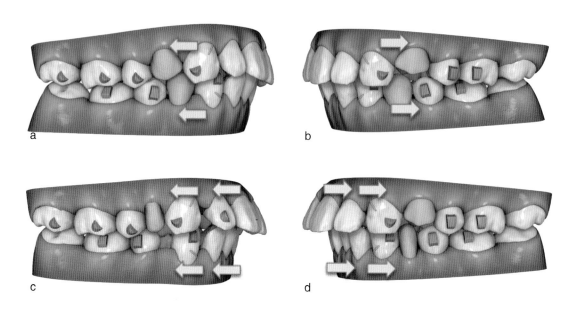

图8-2-2 内收前牙不同阶段受力示意图。（a，b）内收尖牙，前牙增加根舌向转矩；（c，d）前牙整体内收

（1）牙移动及附件设计

整个过程总体分为两个阶段：第一阶段，实现强支抗内收上下颌前牙，关闭拔牙间隙；第二阶段，精细调整，上颌磨牙远中移动，调整咬合关系，进一步排齐整平内收上下颌前牙。第一阶段，15、16、17设计第一前磨牙拔除的最大支抗优化附件，其设计进一步保证了后牙的强支抗，配合微种植体支抗同步使用，有效防止后牙支抗丢失。13设计优化内收附件，右侧上颌先内收尖牙，随后切牙内收。23设计优化控根附件，保证其冠根同步内收；25设计垂直矩形附件辅助扭转移动，26设计垂直矩形附件辅助整体远中移动，35、45设计垂直矩形附件辅助扭转移动，33、36、43、46设计垂直矩形附件辅助整体移动（图8-2-2）。第二阶段第一次精细调整，16设计水平矩形附件，15设计优化控根附件，13设计垂直矩形附件，12设计优化控根附件，22

设计优化支持附件，23设计水平矩形附件，25设计优化控根附件，26设计水平矩形附件，上颌附件帮助实现上颌磨牙远中移动及上颌前牙内收。36设计水平矩形附件，35设计优化旋转附件，33设计优化控根附件，43设计优化旋转附件，44设计优化控根附件，46设计水平矩形附件，下颌附件帮助牙齿实现旋转及整体移动（图8-2-3）。第二阶段第二次精细调整，在第一次精细调整的基础上，增加17、27、37水平矩形附件增强矫治器固位，增加47优化深覆𬌗伸长附件（图8-2-4）。

（2）牵引设计

在本病例的矫治过程中，共设计了两类牵引：一是利用双侧微种植体支抗，上颌尖牙与微种植体之间颌内牵引实现前牙内收；二是上颌尖牙与下颌第一磨牙之间的Ⅱ类颌间牵引。这两种牵引方式均利用了在矫治器上设计精密切割牵引

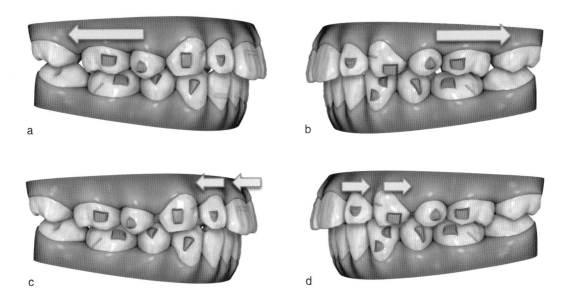

图8-2-3　磨牙远中移动及前牙内收不同阶段受力示意图。（a，b）上颌磨牙远中移动，建立磨牙Ⅰ类关系；（c，d）前牙进一步内收

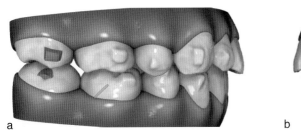
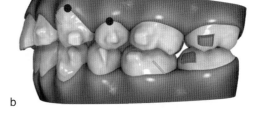

图8-2-4　（a，b）第二阶段第二次精细调整附件设计

钩。此种设计避免其他额外粘接舌侧扣等牵引带来的口内不适感及额外粘接舌侧扣可能掉落而增加复诊。在矫治的第一阶段，主要实现前牙内收，双侧微种植体支抗辅助颌内牵引的设计能有效实现前牙内收，同时防止后牙支抗丢失（图8-2-5）。在矫治的第二阶段精细调整，上颌磨牙远中移动，调整磨牙关系为Ⅰ类咬合关系，设计Ⅱ类牵引（图8-2-6）。利用在矫治器本身设计精密切割牵引钩，所有牙齿受到的牵引力均匀

分布，使得前牙和后牙的受力都较为均匀，不仅保证了矫治器的结构连续，牵引力还与矫治器形成了一体化结构，可以将牵引力有效地分散到矫治器上，传递到相邻的牙齿上，可以让牙齿得到较为均匀的支抗保护。

（3）生物力学分析

①牙齿移动趋势：以矫治过程中第22步为例，拔除上颌第一前磨牙，上颌前牙13-23内收0.2mm，上颌后牙（上颌第二前磨牙、上颌第一

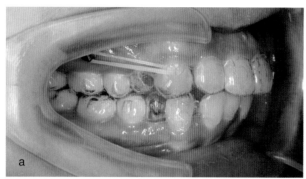
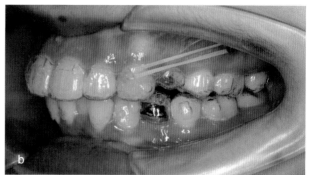
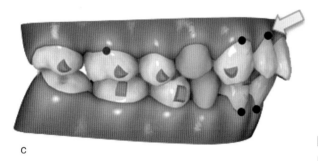

图8-2-5 前牙内收牵引设计。（a，b）双侧颌内牵引口内像；（c）动画方案牵引钩精密切割设计

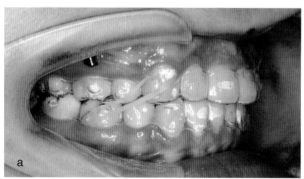
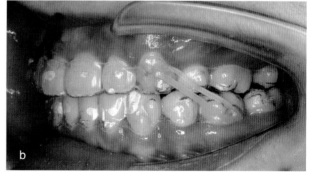
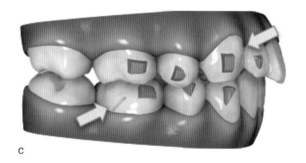

图8-2-6 Ⅱ类牵引设计。（a，b）双侧Ⅱ类牵引口内像；（c）动画方案牵引钩精密切割设计

磨牙和上颌第二磨牙）未设计矢状向移动，13与23设计牵引钩，与上颌微种植体支抗进行颌内牵引（力量为150g）。应用有限元分析本病例拔牙内收过程中前牙未加转矩的生物力学情况，为治疗的进行提供科学的参考。

牙齿移动趋势的重叠中可见上颌13-23腭侧移动同时有伸长趋势，前牙的牙根有向唇侧移动的趋势，而17-15、25-27作为上颌前牙内收支抗牙，尽管未设计矢状向移动，但当前牙内收时，透明矫治器深度变短，反作用力使得后牙支抗牙也有近中倾斜的移动趋势（图8-2-7）。

提示21在第22步上颌内收的过程中，全牙围绕牙颈部为旋转中心，冠舌向移动并有少量伸长，根唇向移动（图8-2-8）；26围绕牙颈部牙冠近中移动，牙根远中移动的趋势（图8-2-9）。

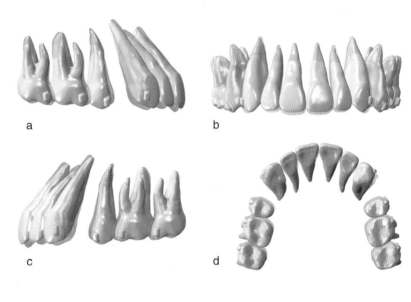

图8-2-7　上颌第22步前牙内收0.2mm，后牙作为支抗牙没有设计矢状向牙齿移动，微种植体支抗颌内牵引过程中的整体移动趋势图。提示黄色为矫治器戴入前，蓝色为矫治器戴入后（牙齿移动量放大20倍展示）。（a）上颌右侧观；（b）上颌正面观；（c）上颌左侧观；（d）上颌殆面观

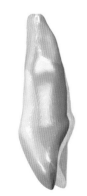
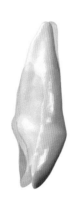
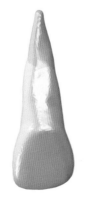
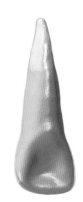

图8-2-8　上颌单颗牙21的牙齿移动趋势图。提示黄色为矫治器戴入前，蓝色为矫治器戴入后（牙齿移动量放大20倍展示）。（a）21远中观；（b）21近中观；（c）21唇侧观；（d）21腭侧观

②牙齿受力情况：从上颌前牙内收结合微种植体支抗进行颌内牵引（力量为150g），强支抗关闭上颌第一前磨牙的方案设计中，上颌前牙内收受力牙主要是上颌尖牙、上颌侧切牙和上颌中切牙，唇面切端受到腭向力和力矩，牙齿有腭侧倾斜移动和牙齿伸长的趋势，而作为主要的支抗牙，上颌后牙区（主要是上颌第二前磨牙、第一磨牙和第二磨牙）远中面受到近中向力和力矩，其大小较为均匀；上颌后牙牙齿有向近中倾斜移动的趋势（图8-2-10）。

③牙周膜主应力分布：此时，上颌12-22内收过程中牙周膜受力明显。以21牙周膜受力为

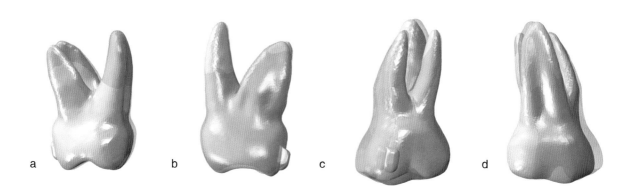

图8-2-9　上颌单颗牙26的牙齿移动趋势图。提示黄色为矫治器戴入前，蓝色为矫治器戴入后（牙齿移动量放大20倍展示）。（a）26远中观；（b）26近中观；（c）26颊侧观；（d）26腭侧观

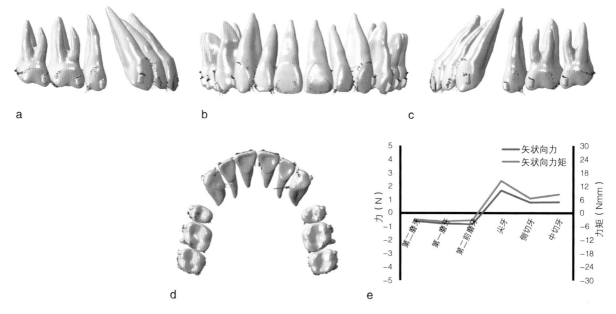

图8-2-10　上颌第22步前牙内收0.2mm，后牙作为支抗牙没有设计矢状向牙移动，微种植体支抗颌内牵引过程中的上颌牙列受力分析图。箭头所示牙冠的受力和方向。（a）上颌右侧观；（b）上颌正面观；（c）上颌左侧观；（d）上颌𬌗面观；（e）力及力矩折线图（腭侧向力及力矩为正值，相反为负值）

例，牙周膜受力分为最大主应力和最小主应力。21牙周膜拉应力主要集中在唇侧根颈部及腭侧根尖部，压应力主要集中在唇侧根尖部和腭侧根颈部。压应力和拉应力来源于透明矫治器对21的内收力量。21受到了围绕牙颈部腭向旋转以及沿牙长轴伸长的移动趋势。牙齿出现倾斜移动（图8-2-11）。

此时，上颌后牙尽管没有设计矢状向移动，但是牙周膜受力明显。以26牙周膜受力为例，26牙周膜拉应力主要集中在远中根颈部及近中根尖部，无明显的压应力集中。拉应力来源于作为支抗对抗21的内收力量。拉应力作用下26受到了围绕牙颈部旋转移动趋势，牙齿可出现近中倾斜移动（图8-2-12）。

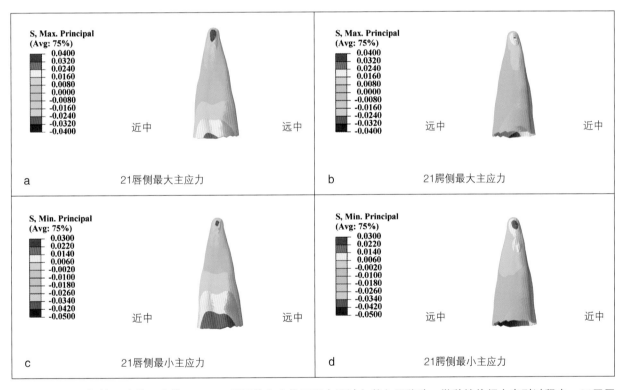

图8-2-11 上颌第22步前牙内收0.2mm，后牙作为支抗牙没有设计矢状向牙移动，微种植体颌内牵引过程中，21牙周膜主应力分布图。最大主应力代表拉应力，黄色和红色，颜色越深应力越大；最小主应力代表压应力，蓝色，颜色越深应力越大。（a，b）21牙周膜最大主应力；（c，d）21牙周膜最小主应力

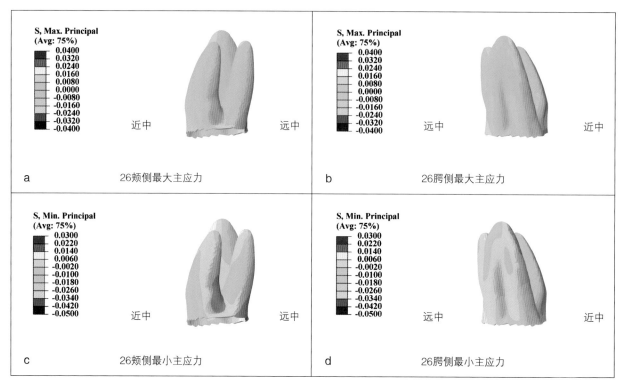

图8-2-12 上颌第22步前牙内收0.2mm，后牙作为支抗牙没有设计矢状向牙移动，微种植体颌内牵引过程中，26牙周膜主应力分布图。最大主应力代表拉应力，黄色和红色，颜色越深应力越大；最小主应力代表压应力，蓝色，颜色越深应力越大。（a，b）26牙周膜最大主应力；（c，d）26牙周膜最小主应力

治疗过程

整个过程分为第一阶段治疗及两次精细调整过程。第一阶段上颌67步矫治器，下颌45步矫治器（图8-2-13～图8-2-15）；第一次精细调整上颌31步矫治器，下颌20步矫治器（图8-2-16，图8-2-17）；第二次精细调整上下颌均为26步矫治器（图8-2-18）。

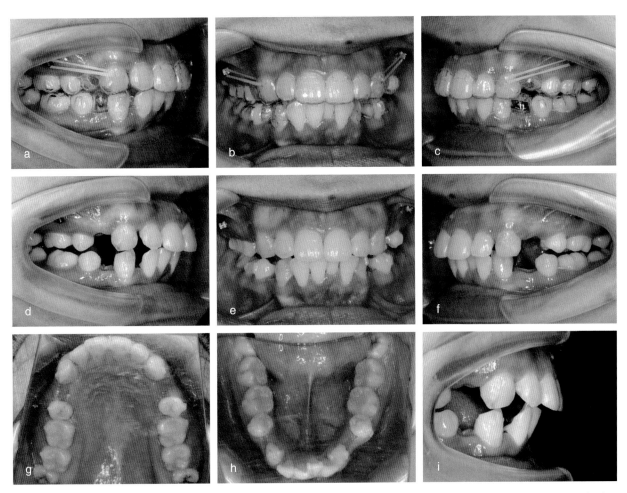

图8-2-13　第一阶段治疗第10步。（a~i）拔除4颗第一前磨牙后，首先尖牙远中移动，微种植体支抗辅助颌内牵引强支抗内收上下颌前牙

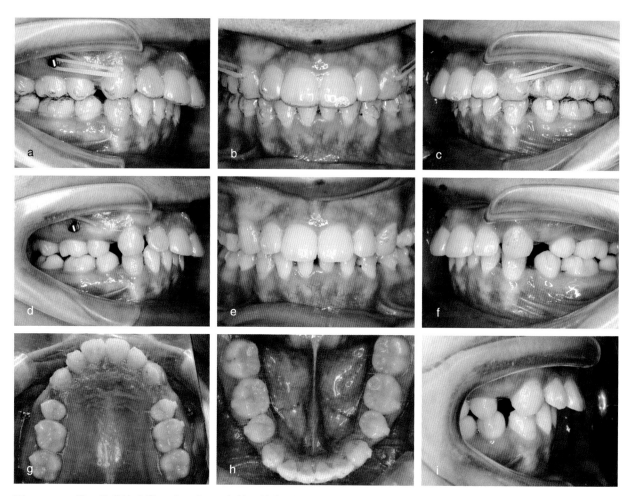

图8-2-14　第一阶段治疗第38步。（a~i）第一前磨牙间隙缩小，舌倾的31已纳入牙弓

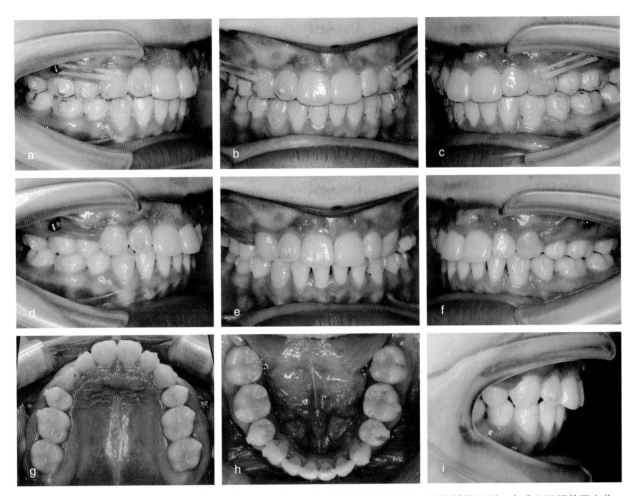

图8-2-15 第一阶段治疗第64步，第一阶段完成。（a~i）拔牙间隙基本关闭，排齐整平牙列，完成上下颌前牙内收

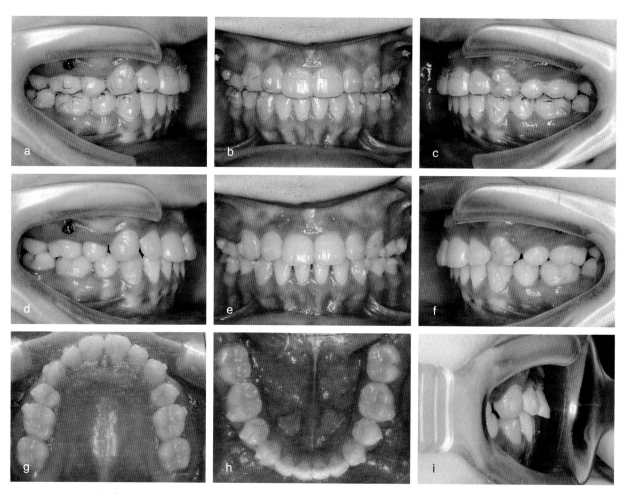

图8-2-16 第一次精细调整第20步。（a～i）双侧上颌磨牙远中移动到位，建立磨牙Ⅰ类关系，13、15、23、25之间见间隙，进一步压低上下颌前牙

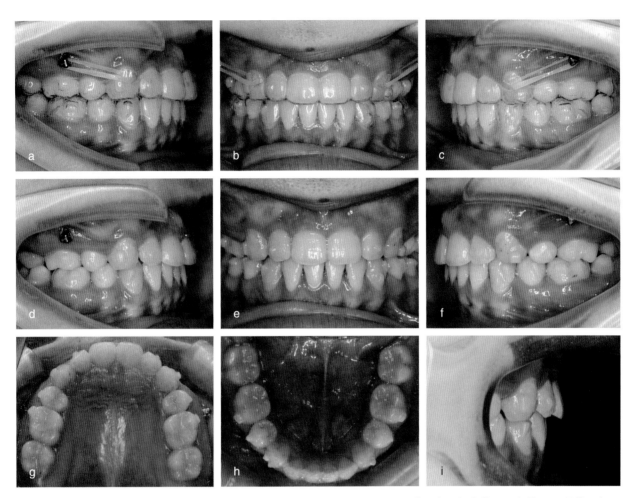

图8-2-17 第一次精细调整完成。（a~i）双侧尖牙、磨牙建立Ⅰ类关系，进一步压低内收上下颌前牙，调整下颌牙列中线与上颌牙列中线一致

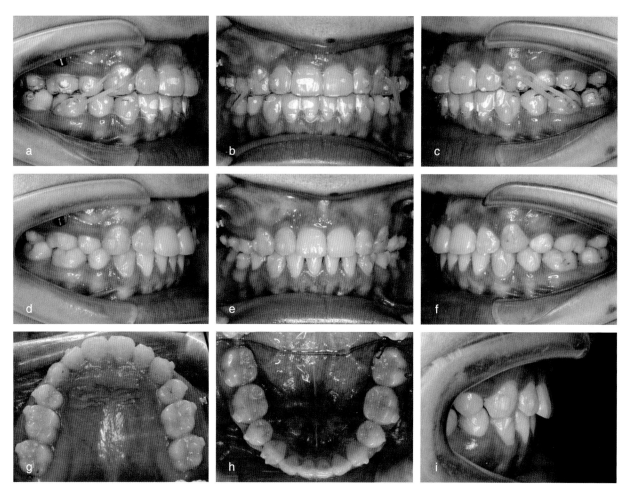

图8-2-18　第二次精细调整第8步。（a~i）上颌关闭散隙，维持上颌牙列中线，进一步排齐上颌；下颌左侧扩弓以压低32-42，整平牙列，进一步调整下颌牙列中线与上颌牙列中线一致

治疗结果

治疗结束效果为尖牙、磨牙中性关系，上下 颌牙齿排列整齐，覆殆、覆盖正常，面型得到良好改善（图8-2-19～图8-2-23，表8-2-2）。

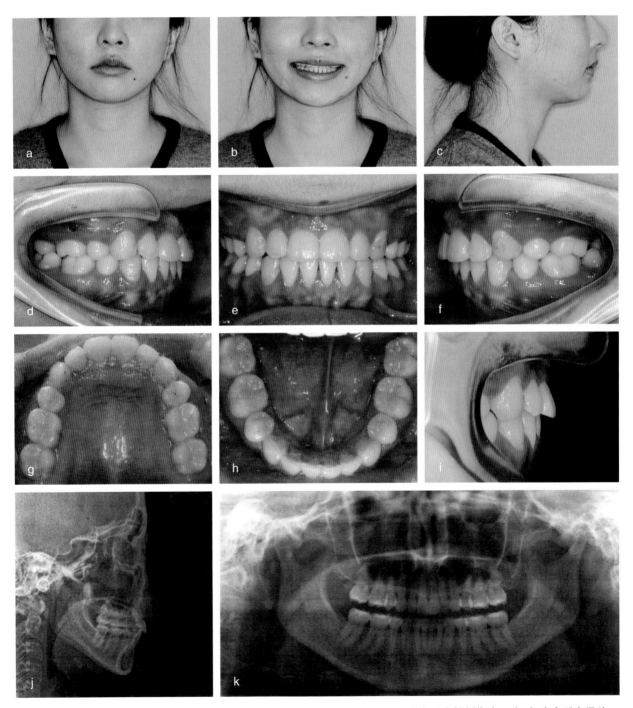

图8-2-19 治疗后照片。（a~c）治疗后面像；（d~i）治疗后殆像；（j）治疗后头颅侧位片；（k）治疗后全景片

表8-2-2 治疗前后头影测量数据

测量项目	标准值	标准差	治疗前测量值	治疗后测量值
SNA(°)	82.8	4.1	85.0	83.8
FH-NA(Maxillary Depth)(°)	91	7.5	93.2	91.4
SNB(°)	80.1	3.9	77.1	77.3
FH-NPo(Facial Angle)(°)	85.4	3.7	84.1	84.7
NA-APo(convexity)(°)	6	4.4	18.6	13.9
FMA(FH-MP)(°)	27.3	6.1	34.0	31.9
MP-SN(°)	30.4	5.6	42.2	39.5
Co-Go(mm)	59	3.2	44.8	48.0
S Vert-Co(mm)	20.2	2.6	6.8	7.4
S-N(Anterior Cranial Base)(mm)	71	3	66.4	66.9
SN/GoMe(%)	100	10	97.7	98.3
Y-Axis(SGn-FH)(°)	64	2.3	62.8	62.0
Po-NB(mm)	4	2	-2.19	-0.5
ANB(°)	2.7	2	7.9	6.4
Wits(mm)	0	2	4.4	5.0
ANS-Me/Na-Me(%)	54.4	2.3	55.3	55.4
S-Go/N-Me(%)	63.5	1.5	56.2	58.5
U1-SN(°)	105.7	6.3	103.3	102.3
U1-NA(°)	22.8	5.2	18.3	18.5
U1-NA(mm)	5.1	2.4	3.7	1.0
U1-PP(mm)	28	2.1	30.6	27.8
U6-PP(mm)	22	3	23.7	23.2
IMPA(L1-MP)(°)	96.7	6.4	101.9	86.9
L1-MP(mm)	42	4	41.0	39.5
L1-NB(°)	30.3	5.8	41.1	23.6
L1-NB(mm)	6.7	2.1	9.8	3.8
U1-L1(°)	124	8.2	112.7	131.4
Overjet(mm)	2	1	5.2	4.1
Overbite(mm)	3	2	2.4	2.5
FMIA(L1-FH)(°)	55	2	44.2	61.3
OP-FH(°)	9.3	1	9.6	6.9
N'-SN-Pog'(Facial convexity)(°)	12	4	29.7	25.6
N' Vert-Pog'(mm)	0	2	-1.7	-1.8
Upper Lip Length(ULL)(mm)	20	2	20.9	20.2
SN-G Vert(mm)	6	3	8.6	6.5
Pog'-G Vert(mm)	0	4	-5.6	-5.7
UL-EP(mm)	-1.4	0.9	5.1	-1.4
LL-EP(mm)	0.6	0.9	6.9	-0.6

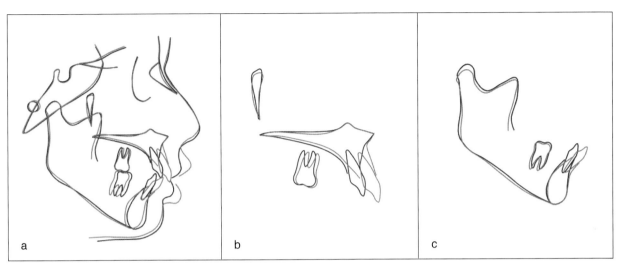

图8-2-20　治疗前后头侧重叠图（治疗前蓝色，治疗后红色）。（a）SN重叠；（b）上颌重叠；（c）下颌重叠

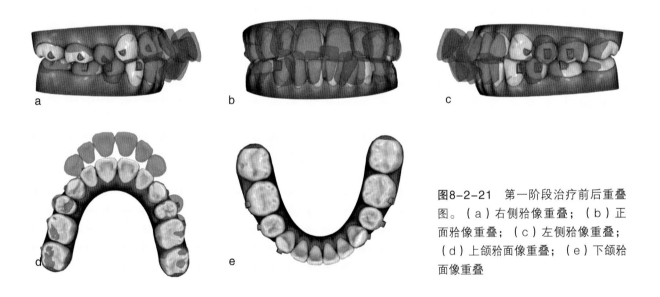

图8-2-21　第一阶段治疗前后重叠图。（a）右侧𬌗像重叠；（b）正面𬌗像重叠；（c）左侧𬌗像重叠；（d）上颌𬌗面像重叠；（e）下颌𬌗面像重叠

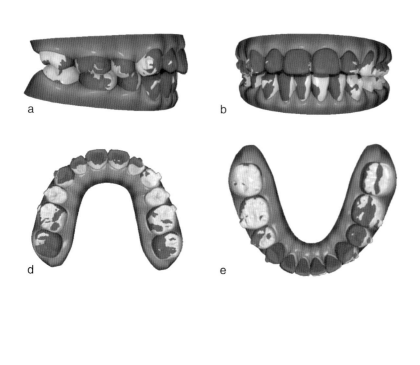

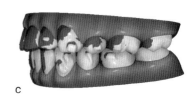

图8-2-22 第一次精细调整前后重叠图。(a)右侧𬌗像重叠;(b)正面𬌗像重叠;(c)左侧𬌗像重叠;(d)上颌𬌗面像重叠;(e)下颌𬌗面像重叠

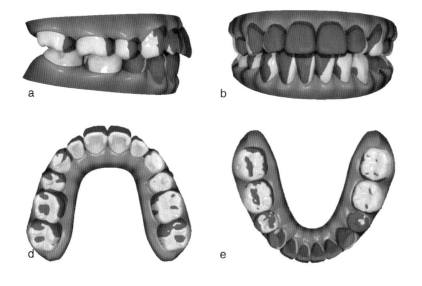

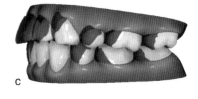

图8-2-23 第二次精细调整前后重叠图。(a)右侧𬌗像重叠;(b)正面𬌗像重叠;(c)左侧𬌗像重叠;(d)上颌𬌗面像重叠;(e)下颌𬌗面像重叠

病例小结

(1)病例特点

本病例是一个成年年轻女性,对美观要求较高,属于典型的骨性下颌后缩,前牙区牙槽骨较薄,行拔牙矫治内收前牙转矩和垂直向的控制是矫治的关键。因此我们常规拔除14、24、34、44,在内收上下颌前牙之前,先加入上颌前牙15°的根舌向转矩控制,防止在前牙内收过程中造成骨开窗、骨开裂,形成前牙牙根暴露。在牙齿移动设计方面,采用在上颌第二前磨牙及第

一磨牙之间植入微种植体，强支抗辅助前牙分步内收，尖牙远中移动拔牙间隙的1/3，然后前牙整体内收，内收时压低前牙，防止前牙覆殆加深。第一阶段治疗结束后，凸面型明显改善，拔牙间隙已经关闭，牙齿咬合关系略偏远中，下颌前牙区出现"黑三角"，下颌牙列中线略偏右1mm，覆殆深。因此，进行精细调整，设计双侧上颌磨牙远中移动至Ⅰ类关系，上颌前牙进一步内收，下颌切牙区邻面去釉设计0.2mm压低下颌前牙，调整覆殆关系，调整下颌牙列中线与上颌牙列中线一致。第一次精细调整结束后，上颌前牙略有散隙，下颌前牙"黑三角"现象解除，中线仍不齐，磨牙关系为Ⅰ类，覆殆减小。进行第二次精细调整，上颌关闭散隙，维持上颌牙列中线，进一步排齐上颌；下颌左侧扩弓以压低31、32、41、42整平牙列，调整下颌牙列中线与上颌牙列中线一致。矫治结束后，侧貌明显改善，微笑时牙齿暴露量减小，覆殆、覆盖正常，上下颌牙列中线一致，矫治效果比较理想。

（2）鉴别诊断

结合病例的临床表现及各类检查，诊断此类错殆畸形并不困难，但需要注意鉴别错殆畸形是牙性还是骨性，并结合错殆畸形产生的机制分析骨性畸形主要体现在上颌异常、下颌异常或是上下颌均异常。上颌异常，即上颌前突，可以表现为基骨（SNA增大）或牙齿（U1-SN增大，切牙唇倾）的异常。下颌异常，即下颌后缩，可以表现为下颌形态较小或形态正常而位置靠后。上下颌均异常，即上颌前突伴下颌后缩，以及颌骨向后下旋转生长等。

（3）治疗方案选择的理由

本病例为Ⅱ类骨性错殆，对骨性错殆治疗的

可选择方法也有正畸-正颌联合治疗，需要在治疗方案中体现并分析优缺点，充分了解不同的治疗方法所获的治疗目标。本病例主要的治疗目标为改善前突，下颌后缩问题使用矫治中下颌骨的逆时针旋转进行掩饰，因此选择拔除4颗第一前磨牙，是伴有下颌前牙拥挤的Ⅱ类1分类病例临床上最常用的拔牙方式，为解除前牙拥挤、内收前牙提供最大限度的可利用间隙。对于本病例来讲，其下颌前牙拥挤，且面型较为前突，因此需要较大的内收量，而拔除4颗第一前磨牙可以得到更多的前牙内收效果。若拔除14、24、31，后下颌推磨牙，最终远中移动磨牙建立完全远中关系，首先要将4颗第三磨牙拔除，推磨牙远中移动，磨牙远中移动量较多对下颌骨发育不足的病例骨量有限，远中移动量有限，难以实现对面型的改善。因此选择治疗方案2作为其治疗方案。

（4）病例陷阱及可能的并发症

隐形矫治技术拔牙病例前牙转矩的控制非常关键。透明矫治器对转矩的控制不如固定矫治器，拔牙病例内收前牙时，容易出现牙齿倾斜移动产生的过山车效应，表现为前牙舌倾，覆殆加深，尖牙远中倾斜，后牙近中倾斜，前磨牙区开殆。在前牙内收时要提前在设计中考虑到转矩问题，可以在上颌前牙预设10°～20°的根舌向转矩，下颌前牙的根舌向转矩设计需要根据其牙根初始根骨角度进行确定。本病例上下颌前牙牙根都靠近唇侧骨皮质，因此前牙需要控根内收，设计上颌前牙根舌向转矩。可能的并发症为下颌前牙邻面龋及食物嵌塞。精细调整阶段邻面去釉下颌前牙压低内收，邻面去釉对釉质磨损，可能会导致下颌前牙患龋率上升，因此如果在青少年时期使用需要谨慎，并同时进行防龋处理；此外，由于正畸结束后牙齿邻面的接触关系改变，可能会有短时间的食物嵌塞现象，随着时间的磨耗，食物嵌塞现象可能会缓解。

（5）生物力学的考量

对于Ⅱ类1分类拔牙隐形矫治病例，上颌最大强支抗内收上颌前牙：通过对上颌前牙整体内收，后牙作为支抗牙未设计矢状向牙移动过程中隐形矫治生物力学分析发现，上颌前牙牙周膜拉应力主要集中在唇侧根颈部及腭侧根尖部，压应力主要集中在腭侧根颈部和唇侧根尖部。上颌前牙受到了围绕牙颈部腭侧旋转内收并伸长的移动趋势，牙齿出现腭倾和伸长移动，类似钟摆效应。作为支抗牙的上颌后牙牙周膜受力也明显，拉应力集中在远中根颈部及近中根尖部，压应力主要集中在近中根颈部，上颌后牙受到了围绕牙颈部近中倾斜移动趋势。基于以上生物力学考量：在上颌拔除第一前磨牙强支抗内收的隐形矫治过程中，要通过隐形方案的补偿设计对抗上颌前牙腭倾和伸长、后牙近中倾斜。本病例主要通过在上颌前牙内收过程中增加上颌微种植体颌内牵引支抗以增加后牙支抗，上颌前牙转矩和上

颌后牙备抗补偿设计。此外，由于上颌前牙内收发生牙冠腭倾，牙根唇向移动，在临床复诊过程中要密切注意上颌前牙牙根，避免发生牙根骨开窗和骨开裂。

（6）成功治疗的原因

在矢状向控制方面，拔牙病例前牙内收时由于矫治器包裹在牙冠多方向施力，力量与前牙抗力中心形成的距离会导致牙齿在移动中进行转动和伸长，这些不良的力学力量或者是反作用力需要在矫治器设计中进行预制抵抗不良的牙移动。本病例在前牙内收前，上颌前牙预设15°的根舌向转矩控制，因此前牙控根效果较好，另外后牙双侧植入微种植体实行颌内牵引，对后牙区支抗有良好的控制。在垂直向控制方面，在内收前牙时，避免了前牙内收的钟摆效应，在内收同时压低上下颌前牙保持𬌗平面的平直，治疗结束时，前牙覆𬌗控制良好。在水平向控制方面，保持水平向宽度不变。因此正确的诊断和合理的设计，在矢状向、垂直向、水平向三维有效的控制，可以避免透明矫治器的劣势，实现拔牙病例精美的治疗效果。

 病例8-2

一般情况

女，33岁。

主诉

嘴突20年余。

病史

自述牙不齐，嘴突20年余求诊。否认遗传性家族史，否认系统疾病史，否认特殊药物服用史。

临床检查

（1）口外检查

①正面观：脸型椭圆形，面部基本对称，下颌角基本对称。垂直比例基本协调，唇休息位露

齿约1mm，上唇长度25mm（图8-2-24a，b）。

②侧面观：凸面型，下颌骨后缩，鼻唇角偏小，面部软组织双唇在E线之前，唇休息位闭合不全（图8-2-24c）。

（2）口内检查

左右侧尖牙、磨牙远中关系；下颌轻度拥挤，拥挤度2mm；覆殆正常，覆盖3mm（图8-2-24d~i）。

（3）牙体检查

18、28、38龋坏。

（4）牙周检查

牙龈色粉、质韧，无出血、红肿。

（5）关节检查

开口型正常，开口度三横指，双侧颞下颌关节未触及弹响和压痛。

影像学检查

（1）全景片

48阻生，双侧髁突对称，未见明显骨质异常，牙根未见吸收（图8-2-24k）。

（2）头颅侧位片

下颌骨发育不足，上下颌前牙唇倾，骨性Ⅱ类关系，均角偏高角（图8-2-24j，表8-2-3）。

（3）CBCT

上下颌前牙区根部骨质较薄。

（4）颞下颌关节磁共振

双侧颞下颌关节盘髁关系正常。

诊断

（1）骨性问题

骨性Ⅱ类，上颌前突。

（2）牙性问题

安氏Ⅱ类1分类。48阻生。

（3）牙体问题

18、28、38龋病。

治疗方案

（1）治疗方案1

①治疗目标：正畸-正颌联合治疗，矫治凸面型建立直面型，矫治牙前突，排齐整平牙列，建立尖牙、磨牙Ⅰ类关系，对齐中线。

②拔牙计划：建议拔除18、28、38、48；15、25、34、44。

③术前正畸：内收上下颌前牙，上颌中度，下颌强支抗，加大覆盖为正颌手术创造条件。

④正颌手术：上颌Le FortⅠ型上抬后退，下颌矢状劈开术前移，颏成形。

⑤术后正畸：精细调整，建立磨牙和尖牙中性关系，正常覆殆、覆盖。

⑥治疗流程：健康宣教→知情同意→数据采集→模拟治疗方案→修改方案→定制透明矫治器→进入规范化治疗和复诊程序。

（2）治疗方案2

①治疗目标：正畸掩饰性治疗，改善凸面型和牙前突，排齐整平牙列，内收上下颌前牙，建立尖牙、磨牙Ⅰ类关系，对齐中线。

②拔牙计划：拔除14、24、34、44。

③牙齿移动计划：隐形矫治技术上颌维持后牙宽度，16、26 TPA加强支抗，备微种植体强支抗内收压低上颌前牙，排齐牙齿，关闭间隙；下颌逆时针旋转和Ⅱ类牵引改善磨牙关系。维持上颌牙列中线不变，调整下颌牙列中线与上颌牙列中线一致。

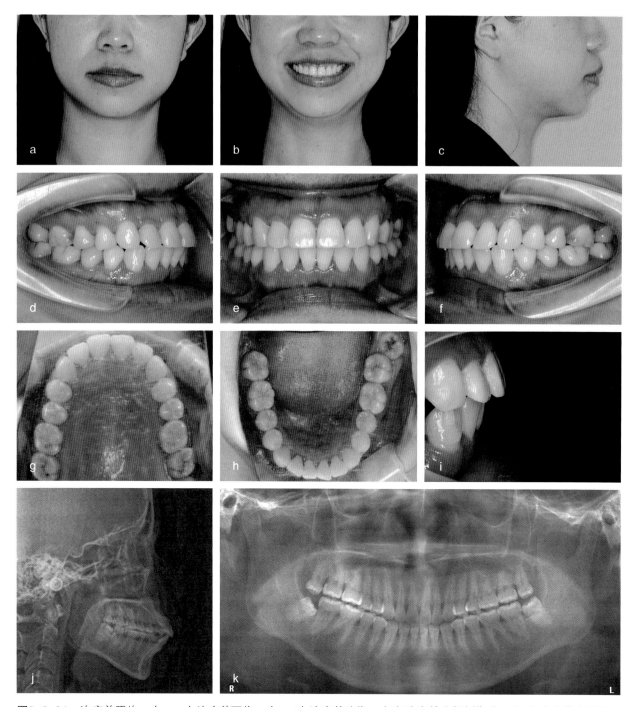

图8-2-24 治疗前照片。（a~c）治疗前面像；（d~i）治疗前殆像；（j）治疗前头颅侧位片；（k）治疗前全景片

表8-2-3　治疗前头影测量数据

测量项目	标准值	标准差	测量值
SNA(°)	82.8	4.1	91.5
FH-NA(Maxillary Depth)(°)	91	7.5	101.1
SNB(°)	80.1	3.9	79.2
FH-NPo(Facial Angle)(°)	85.4	3.7	87.9
NA-APo(convexity)(°)	6	4.4	30.7
FMA(FH-MP)(°)	27.3	6.1	32
MP-SN(°)	30.4	5.6	38.1
Co-Go(mm)	59	3.2	65.1
S Vert-Co(mm)	20.2	2.6	8.5
S-N(Anterior Cranial Base)(mm)	71	3	62.7
SN/GoMe(%)	100	10	129.6
Y-Axis(SGn-FH)(°)	64	2.3	71.8
Po-NB(mm)	4	2	-1.6
ANB(°)	2.7	2	12.4
Wits(mm)	0	2	6.2
ANS-Me/Na-Me(%)	54.4	2.3	53.0
S-Go/N-Me(%)	63.5	1.5	63.7
U1-SN(°)	105.7	6.3	110.6
U1-NA(°)	22.8	5.2	19.1
U1-NA(mm)	5.1	2.4	-0.3
U1-PP(mm)	28	2.1	27.6
U6-PP(mm)	22	3	21.2
IMPA(L1-MP)(°)	96.7	6.4	107.0
L1-MP(mm)	42	4	42.7
L1-NB(°)	30.3	5.8	44.7
L1-NB(mm)	6.7	2.1	13.6
U1-L1(°)	124	8.2	103.9
Overjet(mm)	2	1	4.2
Overbite(mm)	3	2	1.0
FMIA(L1-FH)(°)	55	2	44.1
OP-FH(°)	9.3	1	17.0
N'-SN-Pog'(Facial convexity)(°)	12	4	17.5
N' Vert-Pog'(mm)	0	2	3.3
Upper Lip Length(ULL)(mm)	20	2	22.0
SN-G Vert(mm)	6	3	7.3
Pog'-G Vert(mm)	0	4	4.3
UL-EP(mm)	-1.4	0.9	3.1
LL-EP(mm)	0.6	0.9	4.1

④支抗设计：下颌维持后牙宽度，强支抗内收压低下颌前牙。

⑤治疗流程：健康宣教→知情同意→数据采集→模拟治疗方案→修改方案→定制透明矫治器→进入规范化治疗和复诊程序。

选择治疗方案2，选择依据详见病例小结。

方案设计

本病例拔除14、24、34、44，为前牙内收、改善面型提供空间。隐形矫治技术设计的移动过程大致可以分为两个阶段：第一阶段，双侧上颌第二前磨牙与第一磨牙之间辅助微种植体支抗，加入颌内牵引，另外16、26 TPA强支抗内收，压低下颌前牙约4mm，下颌前牙内收同时下颌磨牙近中移动约2mm，建立尖牙、磨牙Ⅰ类关系。第二阶段，精细调整阶段，去除TPA，进一步排齐整平牙列，进一步压低下颌前牙约1.5mm，加入Ⅱ类牵引，维持上颌牙列中线，调整下颌牙列中线与上颌牙列中线一致。

（1）牙移动及附件设计

第一阶段，15、17、25、27设计第一前磨牙拔除最大支抗优化附件，其设计与微种植体支抗和TPA配合进一步保证了后牙的强支抗，有效防止后牙支抗丢失。13、23设计优化内收附件。36、46设计垂直矩形附件辅助近中整体移动，35、45设计优化控根附件，33设计优化控根附件，43设计垂直矩形附件辅助整体移动（图8-2-25）。第二阶段第一次精细调整，16设计水平矩形附件，15设计优化深覆𬌗附件，13、12、11、21、22、23设计优化控根附件，25设计优化深覆𬌗伸长附件，26设计水平矩形附件，27设计多平面控制附件。36、37设计水平矩形

附件，33、35设计优化控根附件，45设计优化深覆𬌗附件，46设计多平面控制附件（图8-2-26）。第二阶段第二次精细调整，在第一次精细调整的基础上，增加17水平矩形附件增强矫治器固位，增加47优化伸长附件（图8-2-27）。

（2）牵引设计

在本病例的矫治过程中，共设计了两种牵引。在第一阶段内收前牙，关闭拔牙间隙的过程中，在双侧第二前磨牙及第一磨牙之间植入微种植体，13、23与微种植体之间建立上颌颌内牵引，同时双侧第一磨牙设置TPA加强支抗，确保16、26的绝对支抗，不发生近中移动（图8-2-28）。在精细调整阶段，设计13、23精密切割牵引钩，36、46设计开窗，粘接舌侧扣，建立颌间Ⅱ类牵引（图8-2-29）。Ⅱ类牵引使下颌第一磨牙承受垂直向上和水平向前的分力，从而第一磨牙有升高及前移趋势；上颌尖牙承受水平向后及垂直向下的分力，尖牙有伸出及后移趋势，Ⅱ类牵引的施加使Ⅱ类错𬌗畸形病例实现上下颌支抗调节作用及进一步调整上下颌的相对关系成为Ⅰ类中性关系。相较于在透明矫治器上设计牵引钩，直接设计下颌磨牙开窗、颊侧粘接舌侧扣，作用力直接作用于下颌第一磨牙，更有利于单颗牙的受力，而不是整个矫治器。

（3）生物力学分析

①牙齿移动趋势：以矫治过程中第30步为例设计上颌前牙整体内收0.2mm，前牙根腭向转矩约1.5°，上颌第二前磨牙、第一磨牙、第二磨牙未设计矢状向移动，上颌第一磨牙设计TPA加强支抗，13与23设计牵引钩，与上颌微种植体支抗进行颌内牵引（力量为150g）。应用有限元分析本病例拔牙内收前牙加转矩设计中的生物力

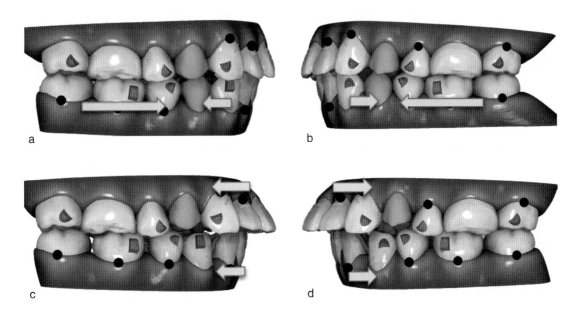

图8-2-25 第一阶段矫治内收前牙不同阶段受力示意图。（a，b）下颌后牙近中移动、尖牙远中移动、前牙增加根舌向转矩；（c，d）上下颌前牙整体内收

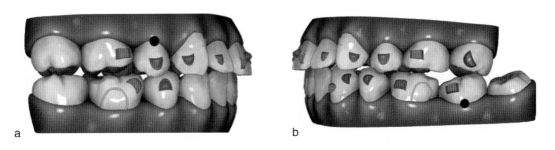

图8-2-26 （a，b）第二阶段第一次精细调整附件设计

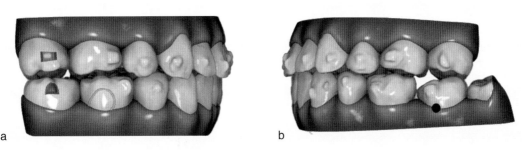

图8-2-27 （a，b）第二阶段第二次精细调整附件设计

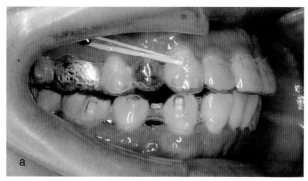
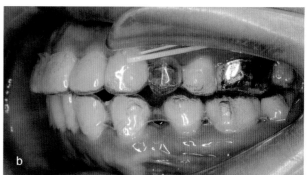

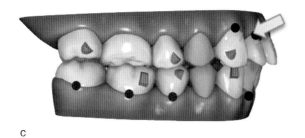

图8-2-28　前牙内收牵引设计。（a，b）双侧颌内牵引口内像；（c）动画方案牵引钩精密切割设计

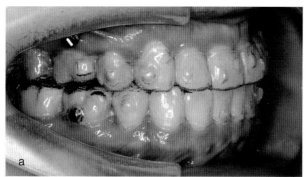
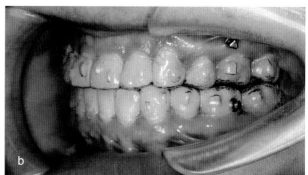

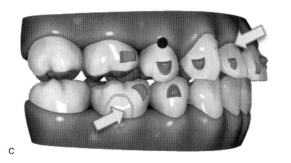

图8-2-29　Ⅱ类牵引设计。（a，b）双侧Ⅱ类牵引口内像；（c）动画方案牵引钩精密切割设计

学情况，为治疗的进行提供科学参考。

　　牙齿移动趋势的重叠中可见上颌13-23腭侧移动同时有伸长趋势，前牙的牙根有向唇侧移动的趋势，而17-15、25-27作为上颌前牙内收支抗牙，16与26设计TPA加强支抗，未设计矢状向移动，移动趋势基本与设计一致，未观察到明显的倾斜移动的趋势（图8-2-30）。

　　提示21在第30步上颌前牙设计内收0.2mm，前牙根腭向转矩约1.5°，16与26设计TPA，微种

植体颌内牵引支抗过程中，全牙围绕牙颈部为旋转中心，冠舌向移动并有少量伸长，根唇向移动（图8-2-31）；26牙冠无明显近远中倾斜移动趋势，可见在隐形矫治拔除第一前磨牙强支抗内收病例中使用TPA可避免后牙区发生牙冠倾斜移动（图8-2-32）。

　　②牙齿受力情况：上颌牙列受力来源于透明矫治器缩短和转矩控制，因矫治器直接作用于13-23唇侧，增加上颌前牙根腭向转矩1.5°过程

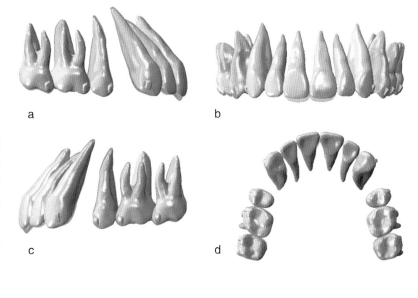

图8-2-30　上颌第30步，上颌前牙设计内收0.2mm，前牙根腭向转矩约1.5°，16与26设计TPA，微种植体支抗颌内牵引的整体移动趋势图。提示黄色为矫治器戴入前，蓝色为矫治器戴入后（牙齿移动量放大20倍展示）。（a）上颌右侧观；（b）上颌正面观；（c）上颌左侧观；（d）上颌殆面观

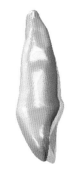
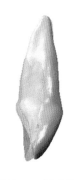
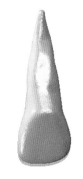
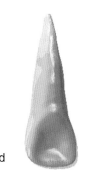

图8-2-31　上颌单颗牙21的牙齿移动趋势图。提示黄色为矫治器戴入前，蓝色为矫治器戴入后（牙齿移动量放大20倍展示）。（a）21远中观；（b）21近中观；（c）21唇侧观；（d）21腭侧观

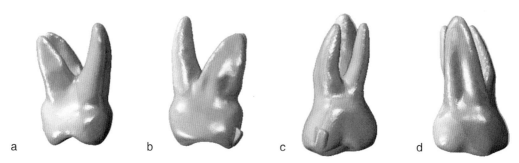

图8-2-32　上颌单颗牙26的牙齿移动趋势图。提示黄色为矫治器戴入前，蓝色为矫治器戴入后（牙齿移动量放大20倍展示）。（a）26远中观；（b）26近中观；（c）26颊侧观；（d）26腭侧观

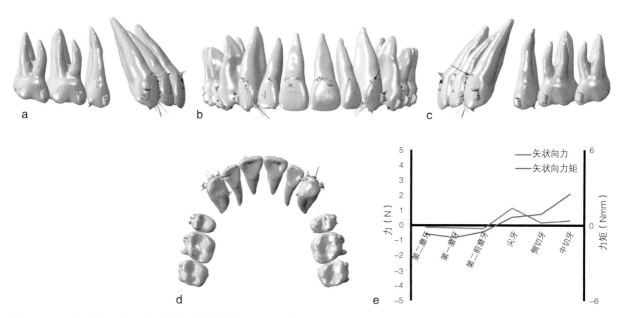

图8-2-33　上颌第30步，上颌前牙设计内收0.2mm，前牙根腭向转矩约1.5°，16与26设计TPA，微种植体颌内牵引的过程中的上颌牙列受力分析图。箭头所示牙冠的受力和方向。（a）上颌右侧观；（b）上颌正面观；（c）上颌左侧观；（d）上颌𬌗面观；（e）力及力矩折线图（腭侧向力及力矩为正值，相反为负值）

中，上颌前牙内收受力牙主要是上颌尖牙、上颌侧切牙和上颌中切牙，上颌尖牙唇面切端与颈部受到腭向力和力矩，上颌侧切牙与中切牙唇面颈部受到腭向力和力矩，力量逐渐减少。牙齿有腭侧倾斜移动和牙齿伸长的趋势，但相对于上颌前牙内收未设计根腭向转矩病例（详见病例8-1）

其趋势明显减少。而作为主要的支抗牙，上颌后牙（上颌第二前磨牙、上颌第一磨牙和上颌第二磨牙）在微种植体颌内牵引支抗和TPA联合作用使得上颌后牙区受力比较均匀，受到微小的近中向力和力矩（图8-2-33）。

③牙周膜主应力分布：此时，上颌12-22内

收同时增加根腭向转矩过程中牙周膜受力明显。以21牙周膜受力为例，牙周膜受力分为最大主应力和最小主应力。21牙周膜拉应力主要集中在唇侧根颈部及舌侧根尖部，压应力主要集中在腭侧根颈部。压应力和拉应力来源于透明矫治器对21的内收力量和转矩控制力量。通过根腭向转矩设计可产生一定对抗牙齿倾斜移动的力量，但是21仍然受到了围绕牙颈部腭向旋转以及沿牙长轴伸长的移动趋势，牙齿出现倾斜移动（图8-2-34）。

此时，拔牙病例前牙内收过程中。在治疗中微种植体颌内牵引支抗和上颌第一磨牙TPA联合使用，对支抗力量进行组合保护，从图中的应力分析可以看到，没有发现拉应力和压应力在牙根上的集中，牙根受力均匀分布，拉应力和压应力均匀分布在牙根的周围，可见在隐形矫治中联合使用微种植体颌内牵引支抗和TPA对后牙的应力保护作用是明显的（图8-2-35）。

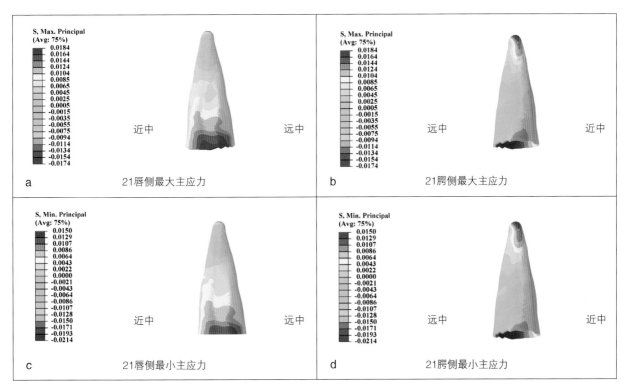

图8-2-34 上颌第30步，上颌前牙设计内收0.2mm，前牙根腭向转矩约1.5°，16与26设计TPA，微种植体颌内牵引的过程中，21牙周膜主应力分布图。最大主应力代表拉应力，黄色和红色，颜色越深应力越大；最小主应力代表压应力，蓝色，颜色越深应力越大。（a，b）21牙周膜最大主应力；（c，d）21牙周膜最小主应力

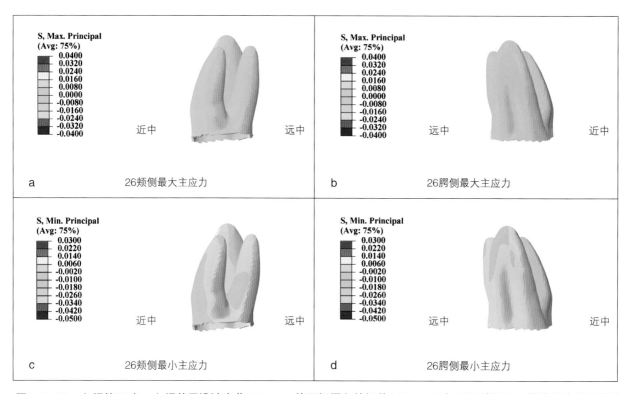

图8-2-35　上颌第30步，上颌前牙设计内收0.2mm，前牙根腭向转矩约1.5°，16与26设计TPA，微种植体颌内牵引的过程中，26牙周膜主应力分布图。最大主应力代表拉应力，黄色和红色，颜色越深应力越大；最小主应力代表压应力，蓝色，颜色越深应力越大。（a，b）26牙周膜最大主应力；（c，d）26牙周膜最小主应力

治疗过程

　　整个过程分为第一阶段治疗及两次精细调整过程。第一阶段上颌57步矫治器，下颌43步矫治器（图8-2-36～图8-2-41）；第一次精细调整上下颌均为19步矫治器（图8-2-42，图8-2-43）；第二次精细调整上颌16步矫治器，下颌18步矫治器（图8-2-44）。

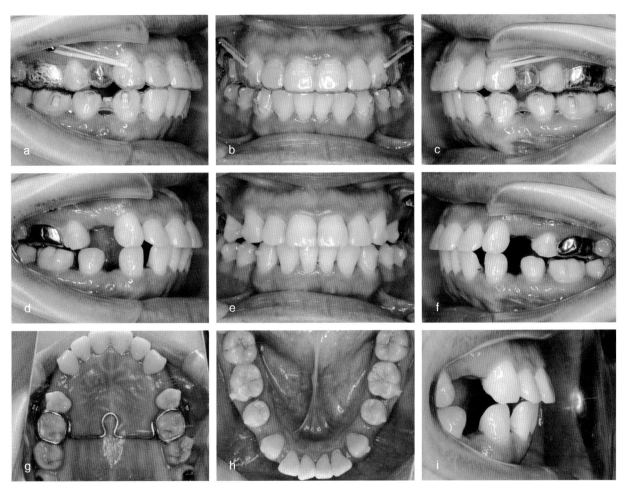

图8-2-36　第一阶段第11步。（a~i）实现一定程度下颌第二磨牙近中移动及尖牙远中移动，上颌前牙实现一定根舌向转矩

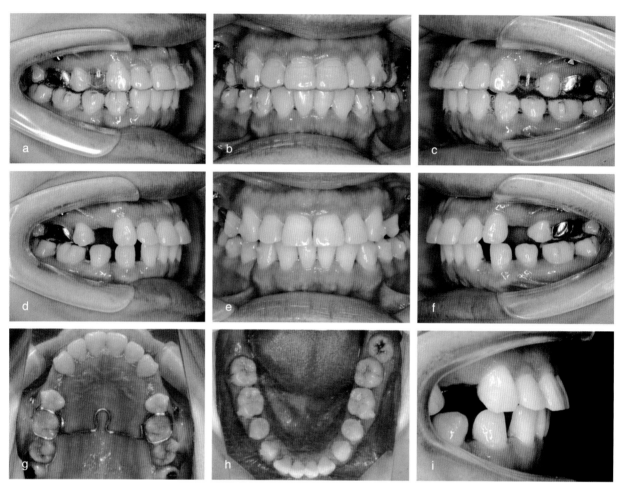

图8-2-37　第一阶段第20步。（a~i）下颌拔牙间隙进一步关闭，下颌第一磨牙开始近中移动，下颌前牙整体压低内收

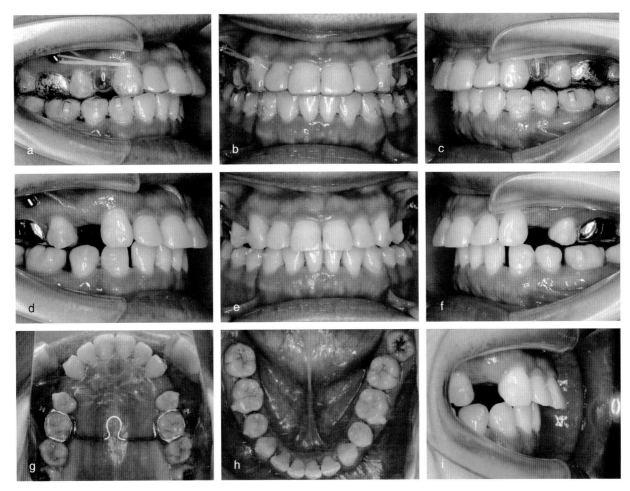

图8-2-38 第一阶段第30步。（a~i）下颌拔牙间隙基本关闭，下颌磨牙继续近中移动，下颌前牙进一步内收，上颌前牙开始内收

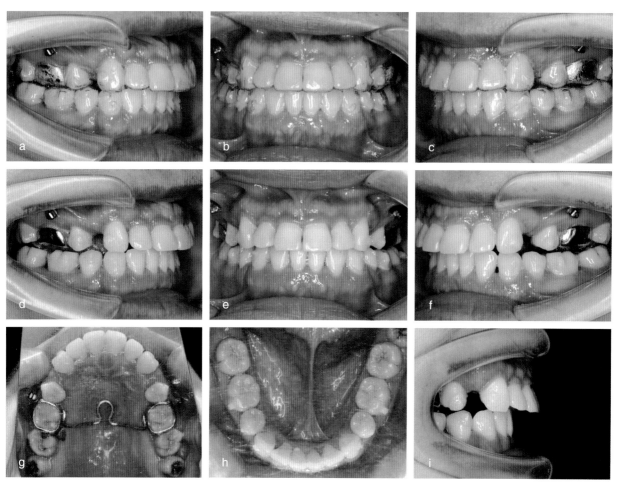

图8-2-39　第一阶段第40步。（a~i）下颌后牙前移及前牙内收基本到位，上颌继续内收关闭拔牙间隙

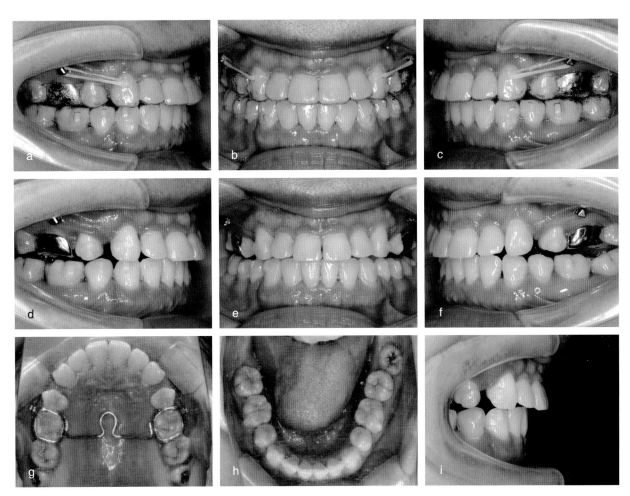

图8-2-40 第一阶段第49步。（a～i）继续内收上颌前牙

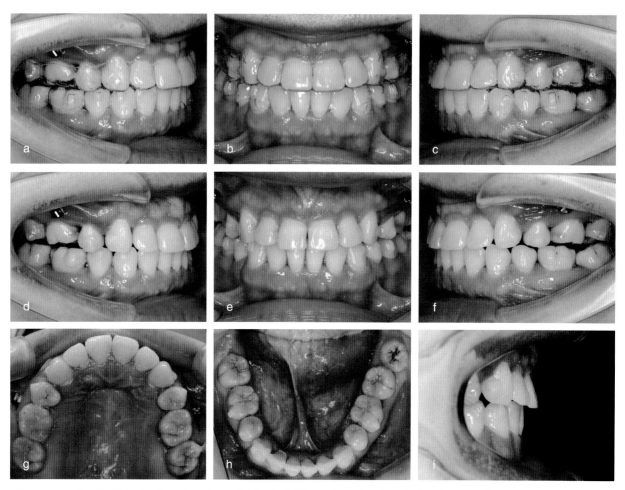

图8-2-41 第一阶段完成，第57步。（a~i）拔牙间隙关闭，磨牙关系由远中尖对尖关系调整为基本Ⅰ类关系，但37略向近中倾斜，建议拔除38

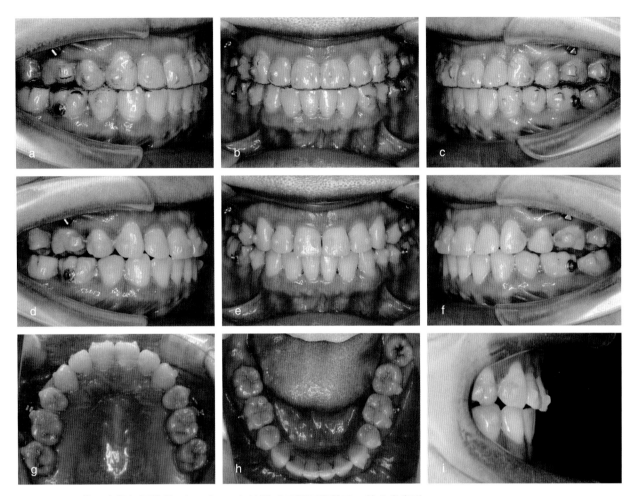

图8-2-42　第一次精细调整第9步。（a~i）蛙跳式压低下颌前牙，挂Ⅱ类牵引

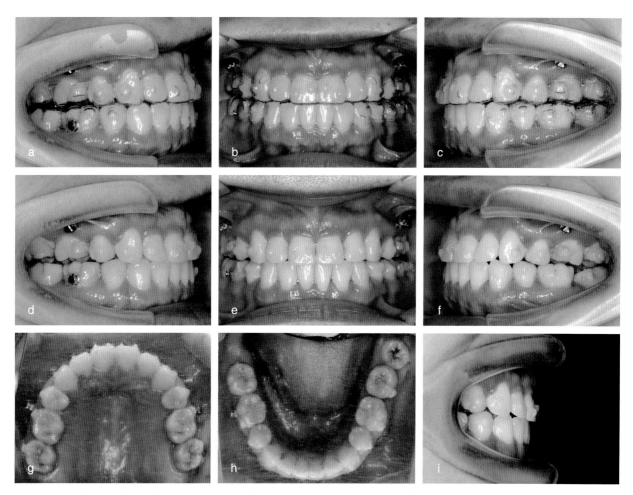

图8-2-43 第一次精细调整结束。（a~i）调整下颌牙列中线与上颌牙列中线一致，压低下颌前牙后实现咬合跳跃，改善后牙咬合

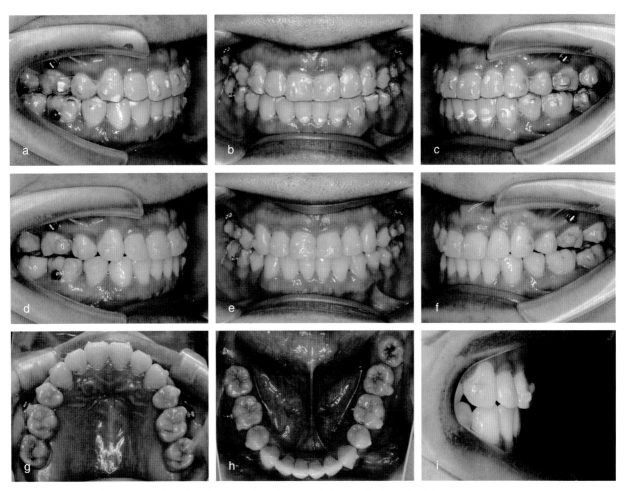

图8-2-44 第二次精细调整第11步。（a~i）进一步压低下颌前牙，排齐整平牙列

治疗结果

治疗结束效果为尖牙、磨牙中性关系，上下颌牙齿排列整齐，覆𬌗、覆盖正常，面型得到良好改善，37由于38的直立萌出干扰略向近中倾斜，建议38拔除后竖直37，但患者拒绝治疗，选择结束治疗（图8-2-45～图8-2-49，表8-2-4）。

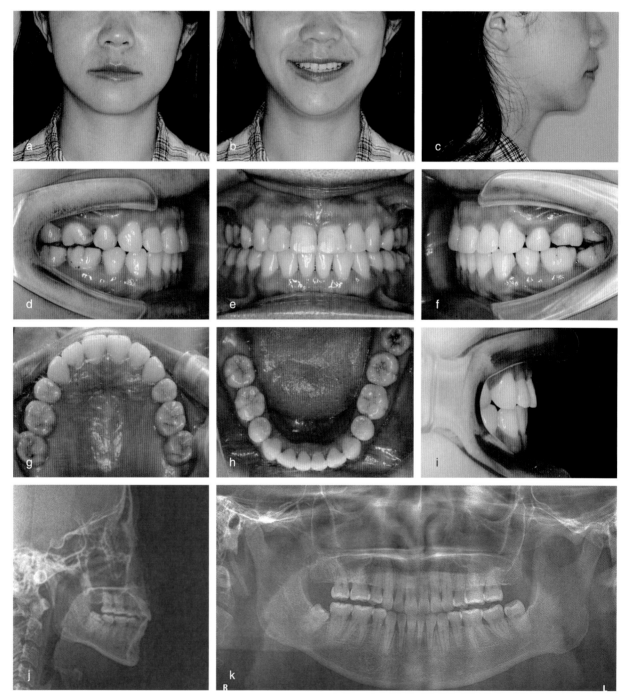

图8-2-45　治疗后照片。（a～c）治疗后面像；（d～i）治疗后𬌗像；（j）治疗后头颅侧位片；（k）治疗后全景片

表8-2-4 治疗前后头影测量数据

测量项目	标准值	标准差	治疗前测量值	治疗后测量值
SNA(°)	82.8	4.1	91.5	87.1
FH-NA(Maxillary Depth)(°)	91	7.5	101.1	96.1
SNB(°)	80.1	3.9	79.2	79.1
FH-NPo(Facial Angle)(°)	85.4	3.7	87.9	87.4
NA-APo(convexity)(°)	6	4.4	30.7	20.5
FMA(FH-MP)(°)	27.3	6.1	32	27.9
MP-SN(°)	30.4	5.6	38.1	33.0
Co-Go(mm)	59	3.2	65.1	60.7
S Vert-Co(mm)	20.2	2.6	8.5	11.5
S-N(Anterior Cranial Base)(mm)	71	3	62.7	61.5
SN/GoMe(%)	100	10	129.6	127.0
Y-Axis(SGn-FH)(°)	64	2.3	71.8	70.7
Po-NB(mm)	4	2	-1.6	-1.4
ANB(°)	2.7	2	12.4	8.0
Wits(mm)	0	2	6.2	-0.5
ANS-Me/Na-Me(%)	54.4	2.3	53.0	54.6
S-Go/N-Me(%)	63.5	1.5	63.7	64.4
U1-SN(°)	105.7	6.3	110.6	102.1
U1-NA(°)	22.8	5.2	19.1	15.0
U1-NA(mm)	5.1	2.4	-0.3	-1.7
U1-PP(mm)	28	2.1	27.6	27.0
U6-PP(mm)	22	3	21.2	20.7
IMPA(L1-MP)(°)	96.7	6.4	107.0	93.4
L1-MP(mm)	42	4	42.7	38.0
L1-NB(°)	30.3	5.8	44.7	28.6
L1-NB(mm)	6.7	2.1	13.6	6.5
U1-L1(°)	124	8.2	103.9	128.4
Overjet(mm)	2	1	4.2	2.7
Overbite(mm)	3	2	1.0	0.7
FMIA(L1-FH)(°)	55	2	44.1	59.6
OP-FH(°)	9.3	1	17.0	9.4
N'-SN-Pog'(Facial convexity)(°)	12	4	17.5	15.1
N' Vert-Pog'(mm)	0	2	3.3	3.2
Upper Lip Length(ULL)(mm)	20	2	22.0	23.8
SN-G Vert(mm)	6	3	7.3	5.6
Pog'-G Vert(mm)	0	4	4.3	3.6
UL-EP(mm)	-1.4	0.9	3.1	1.0
LL-EP(mm)	0.6	0.9	4.1	1.7

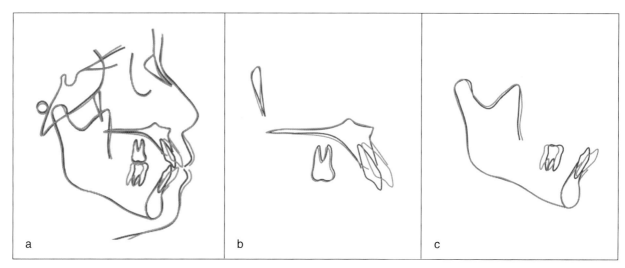

图8-2-46　治疗前后头侧重叠图（治疗前蓝色，治疗后红色）。（a）SN重叠；（b）上颌重叠；（c）下颌重叠

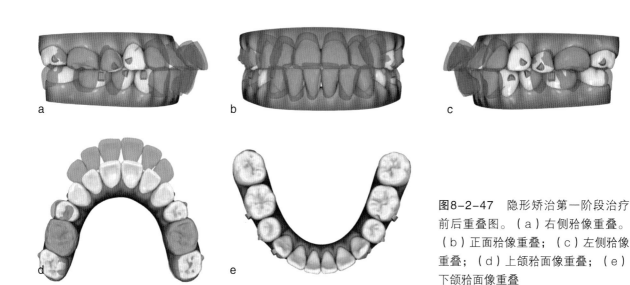

图8-2-47　隐形矫治第一阶段治疗前后重叠图。（a）右侧殆像重叠。（b）正面殆像重叠；（c）左侧殆像重叠；（d）上颌殆面像重叠；（e）下颌殆面像重叠

病例小结

（1）病例特点

本病例是成年女性，骨性上颌前突，同样对于本病例在拔牙内收时前牙转矩控制及后牙的支抗控制尤为重要。在前牙内收前，11、12、21、22预设15°的根舌向转矩控制，避免前牙内收过程中出现前牙伸长、覆殆加深以及转矩丧失、前牙腭倾的情况出现。为加强矫治器对前牙转矩控制，在前牙的唇侧龈缘和腭侧切缘处设计转矩嵴，产生的力偶类似于固定矫治中的转矩力。在牙移动设计方面，采用在上颌第二前磨牙及第一磨牙之间植入微种植体，同时16、26之间辅助增加TPA，微种植体和TPA双重支抗保护可确保后牙支抗，上颌后牙不发生近中移动，保证最大限度利用拔牙间隙内收前牙，实现改善面型的美观和健康效果。因此在第一阶段治疗结束后，上下颌拔牙间隙均已关闭，矢状向有较好的前牙内收效果，软组织侧貌发生良好改善，磨牙

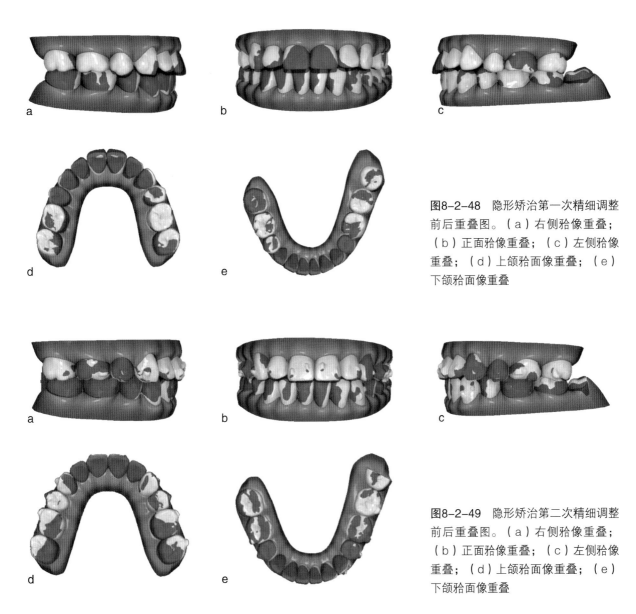

图8-2-48　隐形矫治第一次精细调整前后重叠图。（a）右侧𬌗像重叠；（b）正面𬌗像重叠；（c）左侧𬌗像重叠；（d）上颌𬌗面像重叠；（e）下颌𬌗面像重叠

图8-2-49　隐形矫治第二次精细调整前后重叠图。（a）右侧𬌗像重叠；（b）正面𬌗像重叠；（c）左侧𬌗像重叠；（d）上颌𬌗面像重叠；（e）下颌𬌗面像重叠

关系尚未达到完全Ⅰ类关系，后牙咬合不紧密，下颌牙列中线右偏1mm，37发生近中倾斜，建议拔除38进行下一步精细调整。若患者拒绝拔除38进行下一步的精细调整，则已告知其37可能无法竖直到正常位置。在精细调整阶段，15、45间咬合干扰，因此压低15，且蛙跳式压低下颌前牙以设计咬合跳跃改善后牙咬合，保持上颌牙列中线，调整下颌牙列中线与上颌牙列中线一致。经过两次精细调整，尖牙、磨牙关系均达到Ⅰ类咬合关系，上下颌牙列中线一致，覆𬌗、覆盖正常，侧貌明显改善。

（2）鉴别诊断

结合病例的临床表现及各类检查，诊断此类错𬌗畸形。首先需要注意鉴别骨性Ⅱ类错𬌗畸形，其次鉴别骨性Ⅱ类错𬌗中上颌前突、下颌后缩或上颌前突伴下颌后缩。以ANB大小从矢状向将骨面型分为3种类型。Ⅰ类骨面型：上下颌骨的相对关系正常，ANB在0°～5°之间；Ⅱ类骨面型：上颌相对于下颌位置靠前，或下颌相对于上颌的位置靠后，ANB > 5°；Ⅲ类骨面型：下颌相对于上颌的位置靠前，或上颌相对于下颌的位置靠后，ANB < 0°。对于骨面型异常的病例，应当进一步分析上颌和下颌相对于颅底位置，确定造成矢状向不调的原因。Ⅱ类骨面型又分为3种类型，要鉴别上颌前突、下颌后缩及上颌前突伴下颌后缩。

（3）治疗方案选择的理由

本病例为骨性错𬌗畸形，对骨性错𬌗畸形病例治疗的根本方法为正畸-正颌联合治疗，告知患者疗程、费用、风险、并发症等情况，以及手术与非手术优势和劣势的分析后，选择单纯正畸治疗。拔除4颗第一前磨牙，或者拔除上颌2颗第一前磨牙、下颌2颗第二前磨牙是Ⅱ类1分类常规的拔牙方法，本病例前牙内收量相对较大，上颌磨牙强支抗控制能实现，下颌磨牙小幅度近中移动可建立Ⅰ类咬合关系，拔除4颗第一前磨牙能更好地实现面型改善的治疗效果。

（4）病例陷阱及可能的并发症

拔牙矫治前牙在内收过程中转矩可能丢失，力学分析也显示颈部的受力比根尖部大，牙移动的趋势有牙冠腭倾、牙根可能唇向移动的趋势，需对前牙转矩过矫治，本病例上颌前牙增加15°的根腭向转矩。关闭间隙过程中，均会产生过山车效应，前牙覆𬌗加深，矫治过程中注意监控及时调整。在37近中移动过程中38直立萌出影响37的竖直，精细调整过程中建议拔除38，但未被采纳，导致37无法实现完全直立。研究结果显示，透明矫治器在磨牙近中移动中常规发生近中倾斜，后牙需要设计足够的远中倾斜角度，消除其

远中的抵抗可以最大限度地实现竖直。

（5）生物力学的考量

病例8-1通过对上颌前牙内收未加根腭向转矩内收过程中隐形矫治生物力学分析发现：上颌前牙受到了围绕牙颈部旋转以及沿牙长轴伸长的移动趋势，牙齿出现腭倾和伸长移动；在本病例中通过设计前牙根腭向转矩，力学分析颊侧根颈部牙周膜应力有一定量的减少，可一定程度上实现对牙根控制移动，但是前牙仍然有腭侧倾斜移动和牙齿伸长的趋势，临床复诊过程中需要密切关注，必要时需要增加其他的辅助手段（如前牙区微种植体支抗）进行控根。作为支抗牙的上颌后牙使用微种植体颌内牵引支抗联合TPA加强后牙支抗，力学分析显示没有发现拉应力和压应力在牙根上的集中，牙根受力均匀分布，拉应力和压应力均匀分布在牙根的周围，无明显的近中倾斜移动趋势。

（6）成功治疗的原因

在矢状向控制方面，本病例在前牙内收时，上颌前牙预设15°的根舌向转矩控制，另外上颌后牙利用微种植体和TPA双重加强支抗，保证上颌后牙没有近中移动，实现上颌前牙有效内收。在垂直向控制方面，在前牙内收时，避免了前牙内收的钟摆效应，但后牙近中倾斜移动，导致了局部小开𬌗，调整方法为前牙持续设计压低，覆𬌗良好控制，纠正了钟摆效应。在水平向控制方面，保持水平向宽度不变，通过后牙颊向倾斜调整后牙覆𬌗、覆盖。最终侧貌良好改善，建立了正常覆𬌗、覆盖，尖牙和磨牙Ⅰ类关系，牙尖交错稳定咬合。

病例8-3

一般情况

女，13岁。

主诉

牙不齐2年余。

病史

自述牙不齐2年余求诊。否认遗传性家族史，否认系统疾病史，否认特殊药物服用史。

临床检查

（1）口外检查

①正面观：脸型方圆形，面部不对称，左侧下颌角偏高，颏部偏左。垂直比例基本协调，唇休息位不露齿（图8-2-50a，b）。

②侧面观：直面型，面中部颏部发育尚可，鼻唇角正常，面部软组织双唇基本在E线上，唇休息位闭合（图8-2-50c）。

（2）口内检查

左右侧尖牙中性关系，磨牙远中尖对尖关系；上颌拥挤度10mm，15、25腭侧萌出，下颌Spee曲线深3mm，拥挤度2mm；覆𬌗、覆盖正常（图8-2-50d~i）。

（3）牙体检查

未见明显异常。

（4）牙周检查

牙龈色粉、质韧，无出血，菌斑指数2。

（5）关节检查

开口型正常，开口度三横指，双侧颞下颌关节未触及弹响和压痛。

影像学检查

（1）全景片

18、28、38、48未萌，未见明显骨质异常（图8-2-50k）。

（2）头颅侧位片

上下颌骨发育正常，低角，下颌前牙舌倾，颏部发育良好（图8-2-50j，表8-2-5）。

（3）CBCT

上下颌前牙区骨量较好。

（4）颞下颌关节磁共振

双侧颞下颌关节盘髁关系正常。

诊断

（1）骨性问题

骨性Ⅰ类。

（2）牙性问题

安氏Ⅱ类。牙列重度拥挤，15、25舌向错位。18、28、38、48埋伏。

治疗方案

（1）治疗方案1

①治疗目标：保持面型，排齐整平牙列，正畸结束后建立Ⅰ类尖牙、完全Ⅱ类磨牙咬合关系，整平Spee曲线，建立正常覆𬌗、覆盖关系，对齐中线。

②拔牙计划：拔除15、25，择期拔除38、48。

③牙齿移动计划：隐形矫治技术上颌排齐整平牙列，内收以调整上颌牙列中线，右侧磨牙近中移动以关闭拔牙间隙；下颌双侧磨牙远中移动创造间隙，排齐压低下颌前牙，整平下颌Spee曲线。

④正畸结束后建立Ⅰ类尖牙、完全Ⅱ类磨牙咬合关系，调整上颌牙列中线向右1mm，调整下颌牙列中线与上颌牙列中线一致。

⑤治疗流程：健康宣教→知情同意→数据采集→模拟治疗方案→修改方案→定制透明矫治器→进入规范化治疗和复诊程序。

（2）治疗方案2

①治疗目标：保持面型，排齐整平牙列，正畸结束后建立尖牙、磨牙Ⅰ类咬合关系，整平Spee曲线，建立正常覆𬌗、覆盖关系，对齐中线。

②拔牙计划：拔除18、28、38、48（备）。

③牙齿移动计划：隐形矫治技术上颌双侧磨牙远中移动创造间隙，建立Ⅰ类磨牙关系，上颌第二前磨牙纳入牙弓，排齐整平牙列，内收上颌前牙以调整上颌牙列中线；若远中移动磨牙不能创造足够间隙排齐15、25，则转变为拔牙矫治。隐形矫治技术下颌前牙邻面去釉以排齐压低下颌前牙整平Spee曲线。

⑤正畸结束后建立尖牙、磨牙Ⅰ类咬合关系，调整上颌牙列中线向右1mm，调整下颌牙列中线与上颌牙列中线一致。

⑥治疗流程：健康宣教→知情同意→数据采集→模拟治疗方案→修改方案→定制透明矫治器→进入规范化治疗和复诊程序。

选择治疗方案1，选择依据详见病例小结。

方案设计

本病例优先拔除15、25。隐形矫治技术设计移动过程大致可以分为两个阶段：第一阶段，上颌16和17近中移动约2mm，上颌16、17及26、27之间植入微种植体，14远中移动约2.3mm，24远中移动约1mm，内收前牙以关闭拔牙间隙；下颌36、37远中移动约2mm，46、47远中移动约3mm，前牙压低约1.5mm内收以整平Spee曲线。第二阶段，第一次精细调整，上下颌进一步排齐，上颌前牙压低0.5mm；下颌分步压低1.5mm以改善覆𬌗，改善后牙咬合。第二次精细调整继续关闭散隙，下颌前牙压低1mm，调齐中线。

（1）牙移动及附件设计

整个矫治过程总体分为两个阶段：第一阶段，上颌双侧磨牙近中移动，第一前磨牙远中移动，少量内收上颌前牙，关闭拔牙间隙；下颌磨牙远中移动，内收下颌前牙，建立Ⅰ类尖牙关系、完全Ⅱ类磨牙关系。第二阶段，精细调整阶段，压低下颌前牙，整平Spee曲线排齐牙列，调整下颌牙列中线与上颌牙列中线一致。第一阶段，16设计水平矩形附件，12、13、14设计优化控根附件，23设计矩形附件，24设计优化旋转附件，26设计水平矩形附件；下颌35设计优化深覆𬌗附件，34设计优化控根附件，33设计垂直矩形附件；43设计垂直矩形附件，44、45设计优化控根附件（图8-2-51，图8-2-52）。第二阶段第一次精细调整，13增加优化深覆𬌗附件，27增加水平矩形附件，47增加水平矩形附件（图8-2-53）。第二次精细调整，更改26优化多平面控制附件为水平矩形附件，增加33水平矩形附件（图8-2-54）。

（2）牵引设计

在本病例的矫治过程中，共设计了两种牵引。一是利用双侧上颌微种植体支抗，本病例微种植体支抗放置于上颌第一磨牙与第二磨牙之间，上颌尖牙精密切割牵引钩与微种植体之间上

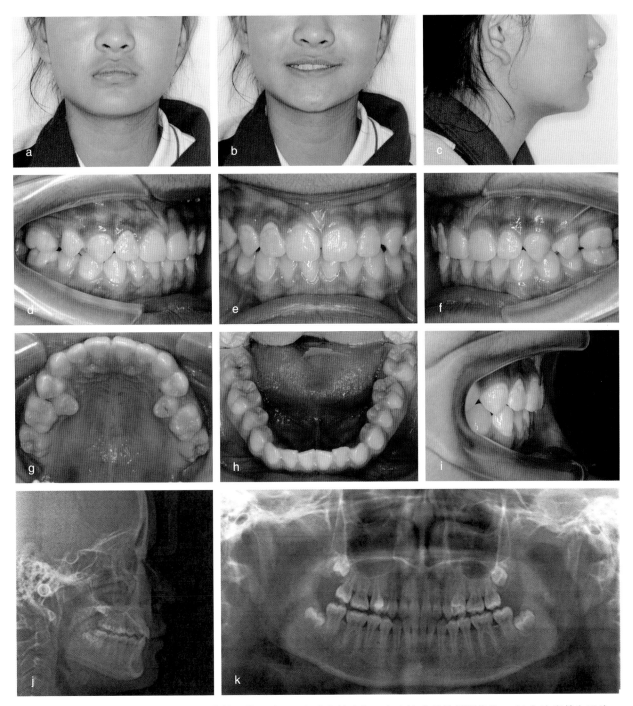

图8-2-50 治疗前照片。（a~c）治疗前面像；（d~i）治疗前殆像；（j）治疗前头颅侧位片；（k）治疗前全景片

表8-2-5 治疗前头影测量数据

测量项目	标准值	标准差	测量值
SNA(°)	82.8	4.1	79.3
FH-NA(Maxillary Depth)(°)	91	7.5	89.6
SNB(°)	80.1	3.9	78.7
FH-NPo(Facial Angle)(°)	85.4	3.7	90.5
NA-APo(convexity)(°)	6	4.4	−1.8
FMA(FH-MP)(°)	27.3	6.1	15.8
MP-SN(°)	30.4	5.6	26.2
Co-Go(mm)	59	3.2	54.9
S Vert-Co(mm)	20.2	2.6	10.9
S-N(Anterior Cranial Base)(mm)	71	3	60.5
SN/GoMe(%)	100	10	93.5
Y-Axis(SGn-FH)(°)	64	2.3	56.9
Po-NB(mm)	4	2	2.5
ANB(°)	2.7	2	0.7
Wits(mm)	0	2	−0.9
ANS-Me/Na-Me(%)	54.4	2.3	52.8
S-Go/N-Me(%)	63.5	1.5	70.2
U1-SN(°)	105.7	6.3	105.7
U1-NA(°)	22.8	5.2	26.4
U1-NA(mm)	5.1	2.4	4.2
U1-PP(mm)	28	2.1	23.6
U6-PP(mm)	22	3	20.8
IMPA(L1-MP)(°)	96.7	6.4	93.4
L1-MP(mm)	42	4	32.3
L1-NB(°)	30.3	5.8	18.2
L1-NB(mm)	6.7	2.1	1.7
U1-L1(°)	124	8.2	134.7
Overjet(mm)	2	1	3.4
Overbite(mm)	3	2	0.9
FMIA(L1-FH)(°)	55	2	70.8
OP-FH(°)	9.3	1	3.7
N'-SN-Pog'(Facial convexity)(°)	12	4	13.5
N' Vert-Pog'(mm)	0	2	9.5
Upper Lip Length(ULL)(mm)	20	2	18.7
SN-G Vert(mm)	6	3	5.8
Pog'-G Vert(mm)	0	4	5.0
UL-EP(mm)	−1.4	0.9	−1.3
LL-EP(mm)	0.6	0.9	−1.0

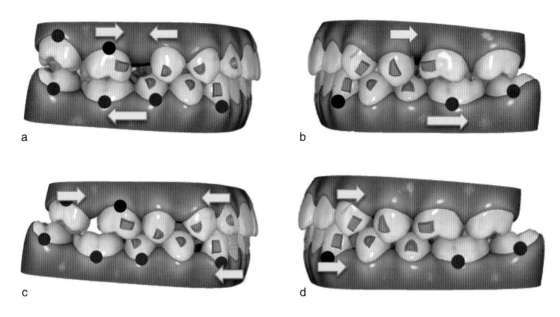

图8-2-51 内收前牙不同阶段受力示意图。（a，b）内收尖牙；（c，d）前牙内收

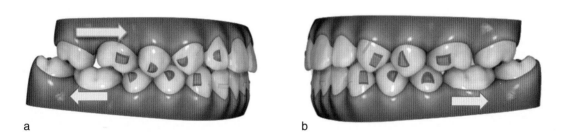

图8-2-52 上颌磨牙近中移动及下颌磨牙远中移动受力示意图。（a，b）右上磨牙近中移动，左侧下颌磨牙远中移动约2mm，右侧下颌磨牙远中移动约3mm建立完全Ⅱ类咬合关系

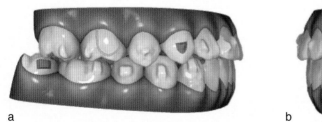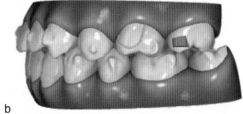

图8-2-53 （a，b）第一次精细调整附件设计

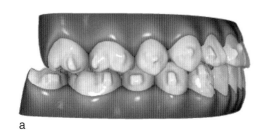 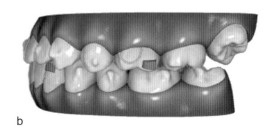

图8-2-54 （a，b）第二次精细调整附件设计

颌颌内牵引强支抗实现前牙内收（牵引力量为150g）（图8-2-55）。二是上颌第一磨牙与下颌尖牙之间的Ⅲ类颌间牵引辅助下颌牙列远中移动（牵引力量为150g）（图8-2-56）。在矫治的第一阶段，上颌右侧主要通过磨牙前移及前牙内收关闭拔牙间隙，同时下颌磨牙远中移动及下颌前牙内收调整建立咬合关系；上颌左侧由于间隙很小，主要通过下颌磨牙远中移动调整并建立咬合关系。在矫治的第二阶段精细调整，下颌前牙继续压低，下颌后牙少量远中移动，进行最后的咬合关系调整。

（3）生物力学分析

①牙齿移动趋势：以矫治过程中第26步中度支抗关闭15间隙为例，设计第一前磨牙远中移动0.2mm，第一磨牙近中移动0.2mm，第一磨牙上辅助远中倾斜附件帮助控制近中倾斜，应用有限元分析本病例中度支抗关闭拔牙间隙牙移动设计中的生物力学情况，为治疗的进行提供科学的参考。

上颌中度支抗关闭拔牙间隙，14与24远中移动过程中可见牙冠远中倾斜移动趋势、牙根近中移动趋势；第一磨牙在矫治器作用下发生近中倾斜移动，但是16与26近中移动过程中由于16与

17、26与27之间矫治器长度增加，其产生反作用力使得支抗牙17与27有远中倾斜的趋势。另外，13-23设计为非移动牙，但是在第一前磨牙远中移动的反作用力使得这些非移动牙也有少量唇侧移动趋势（图8-2-57）。

提示21在第26步，中等支抗关闭拔牙间隙，24围绕抗力中心牙冠远中移动，牙根近中移动趋势（图8-2-58）；26围绕牙根分叉区牙冠近中移动，牙根有微小远中移动趋势（图8-2-59）。

②牙齿受力情况：从上颌牙列牙齿受力情况图可见中度支抗设计关闭第二前磨牙间隙的方案设计中，受力牙主要是上颌第一前磨牙和第一磨牙，上颌第一前磨牙近中面受到远中向力和力矩，牙齿有远中倾斜移动趋势，而作为主要的支抗牙，上颌前牙区（主要是上颌尖牙和上颌侧切牙）远中面受到近中向力和力矩，力量向前逐渐降低；上颌第一磨牙远中面受到近中向力和力矩，可造成上颌磨牙的近中倾斜，而作为主要的支抗牙上颌第二磨牙近中面受到远中向力和力矩，牙齿有向远中倾斜移动趋势（图8-2-60）。

③牙周膜主应力分布：此时，第一前磨牙受

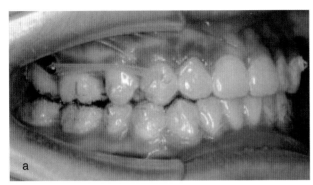
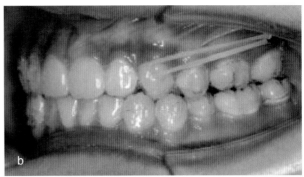
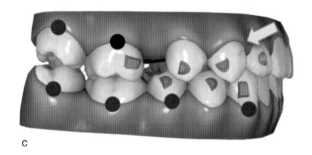

图8-2-55 前牙内收牵引设计。（a，b）双侧颌内牵引口内像；（c）动画方案牵引钩精密切割设计

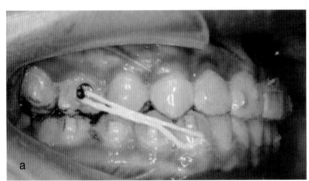
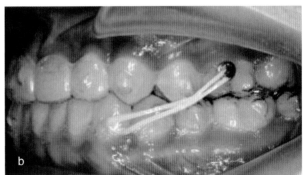
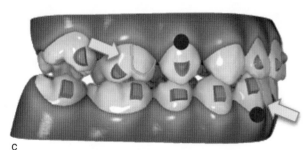

图8-2-56 Ⅲ类牵引设计。（a，b）双侧Ⅲ类牵引口内像；（c）重启动画方案牵引钩精密切割设计

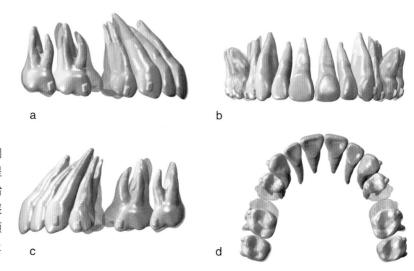

图8-2-57 第26步，中等支抗关闭拔牙间隙的上颌牙列移动趋势图。提示黄色为矫治器戴入前，蓝色为矫治器戴入后（牙齿移动量放大20倍展示）。（a）上颌右侧观；（b）上颌正面观；（c）上颌左侧观；（d）上颌殆面观

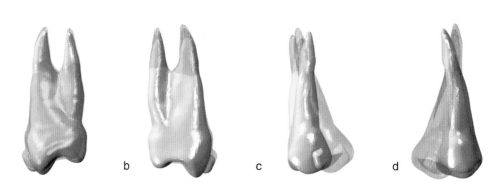

图8-2-58 24的牙齿移动趋势图。提示黄色为矫治器戴入前，蓝色为矫治器戴入后（牙齿移动量放大20倍展示）。（a）24远中观；（b）24近中观；（c）24颊侧观；（d）24腭侧观

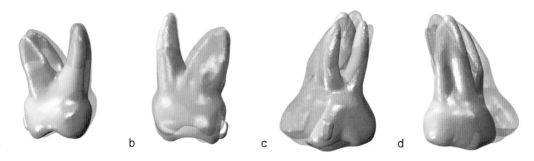

图8-2-59 26的牙齿移动趋势图。提示黄色为矫治器戴入前，蓝色为矫治器戴入后（牙齿移动量放大20倍展示）。（a）26远中观；（b）26近中观；（c）26颊侧观；（d）26腭侧观

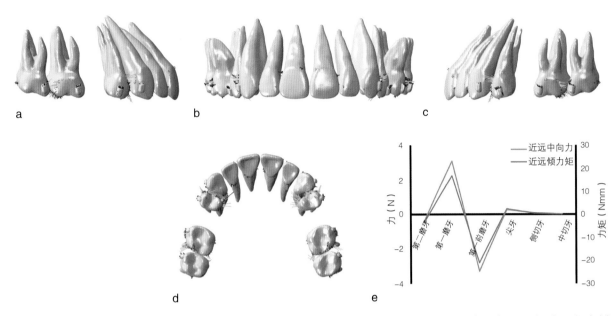

图8-2-60 第26步，中等支抗关闭拔牙间隙的上颌牙列受力分析图。箭头所示牙冠的受力和方向。（a）上颌右侧观；（b）上颌正面观；（c）上颌左侧观；（d）上颌殆面观；（e）力及力矩折线图（近中向力及力矩为正值，相反为负值）

力明显，以24牙周膜受力为例，24牙周膜拉应力主要集中在近中根颈部及远中根尖部，压应力主要集中在远中根颈部和近中根尖部，可见在牙移动方案设计中24被设计为整体移动，当矫治器的力量加载后，24的移动趋势为向远中的倾斜移动，这是值得临床注意的问题（图8-2-61）。

此时，中度支抗第一磨牙近中移动过程中，上颌后牙牙周膜受力也明显。以26牙周膜受力为

例，上颌26牙周膜拉应力主要集中在远中根颈部及近中根尖部，压应力主要集中在近中牙颈部，远中根尖部有微小的压应力，26的移动趋势也是以近中倾斜为主，在临床复诊中需要严密观察磨牙的近中移动是否发生了倾斜，如果发现近中倾斜，需要及时使用片段弓或牵引或重启进行及时调整，以免引起后牙殆平面的紊乱导致其他的并发症（图8-2-62）。

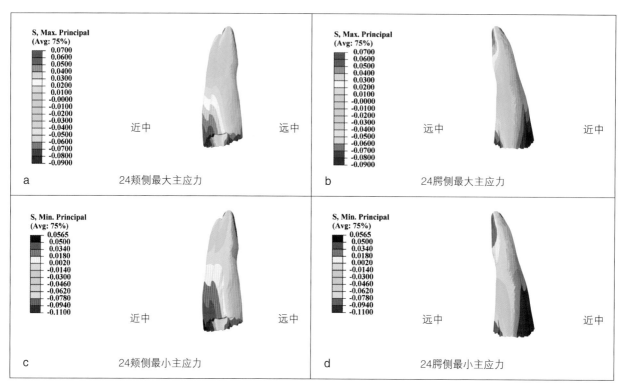

图8-2-61 第26步，中等支抗关闭拔牙间隙，24牙周膜主应力分布图。最大主应力代表拉应力，黄色和红色，颜色越深应力越大；最小主应力代表压应力，蓝色，颜色越深应力越大。（a，b）24牙周膜最大主应力；（c，d）24牙周膜最小主应力

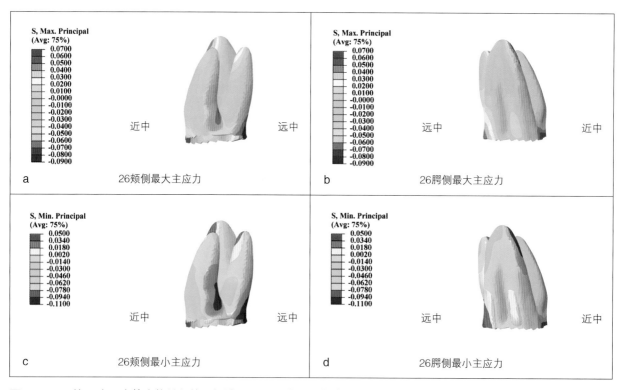

图8-2-62 第26步，中等支抗关闭拔牙间隙，26牙周膜主应力分布图。最大主应力代表拉应力，黄色和红色，颜色越深应力越大；最小主应力代表压应力，蓝色，颜色越深应力越大。（a，b）26牙周膜最大主应力；（c，d）26牙周膜最小主应力

治疗过程

共一次矫治（牙套不贴合。中途重启生产牙套）及二次精细调整过程。第一阶段矫治上下颌均为59步矫治器（图8-2-63）；戴至30步重启上下颌均为38步矫治器（图8-2-64～图8-2-67）；第一次精细调整上颌12步矫治器，下颌24步矫治器（图8-2-68～图8-2-70）；第二次精细调整上下颌均为13步矫治器。

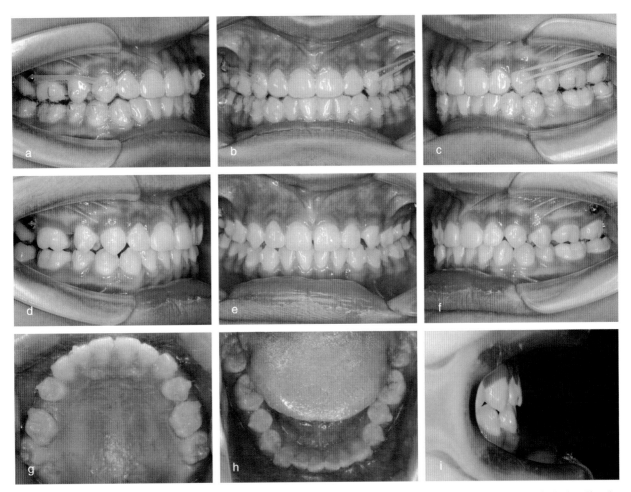

图8-2-63　第一阶段治疗第12步。（a～i）37、47远中移动后，近中间隙出现，14远中移动、16近中移动，拔牙间隙减小

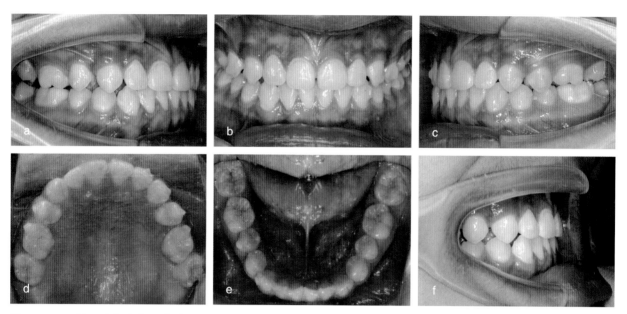

图8-2-64　第一阶段治疗30步矫治器不贴合重启。（a~f）上颌拔牙间隙基本关闭，牙列中线不齐，磨牙关系未到位，Spee曲线尚未整平

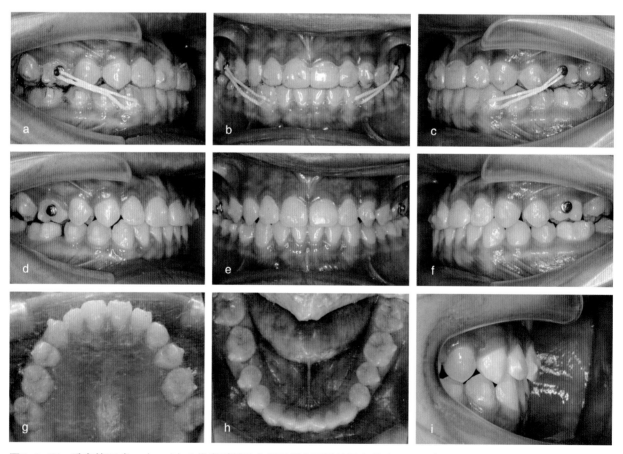

图8-2-65　重启第20步。（a~i）Ⅲ类牵引辅助右侧下颌磨牙继续远中移动，46近中可见间隙

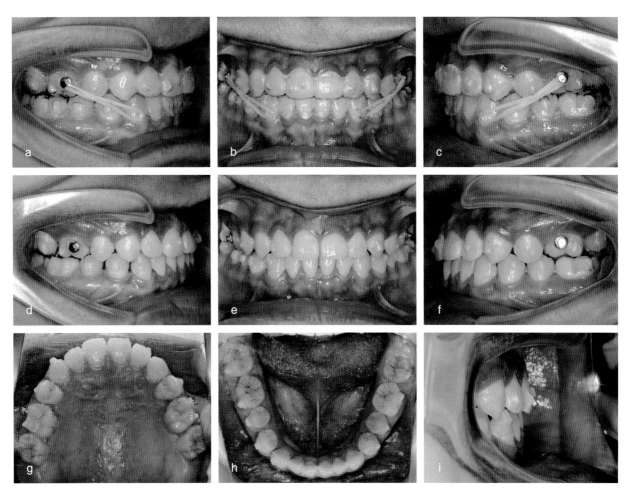

图8-2-66 重启后第30步。（a～i）45远中移动到位，远中间隙关闭，45近中可见间隙，前牙覆殆变小，下颌前牙已实现部分压低内收

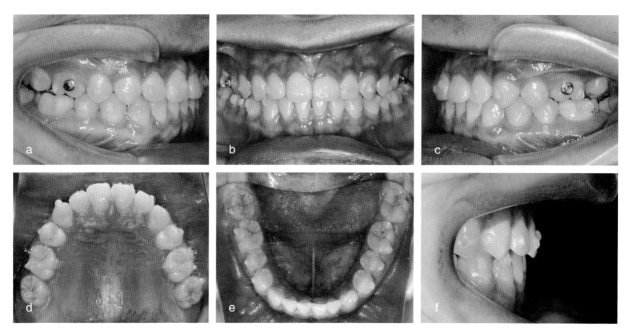

图8-2-67　重启结束后照片。（a~f）磨牙完全远中关系，尖凹嵌合，牙列排齐整平，中线还未齐

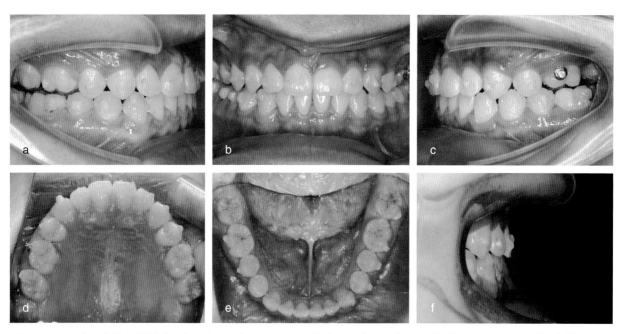

图8-2-68　第一次精细调整第9步。（a~f）建立尖牙Ⅰ类关系，磨牙已经实现完全远中关系，牙列排齐整平，调整中线

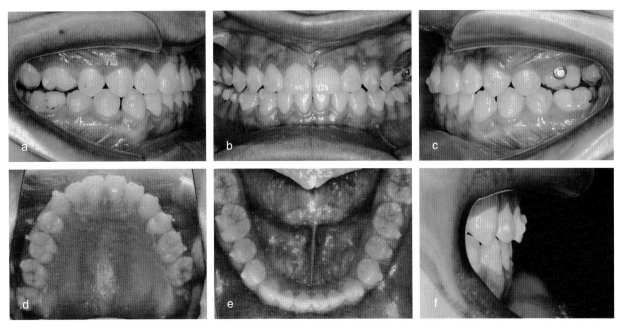

图8-2-69　第一次精细调整第18步。（a~f）建立尖牙Ⅰ类，磨牙完全远中关系，牙列排齐整平，调整中线

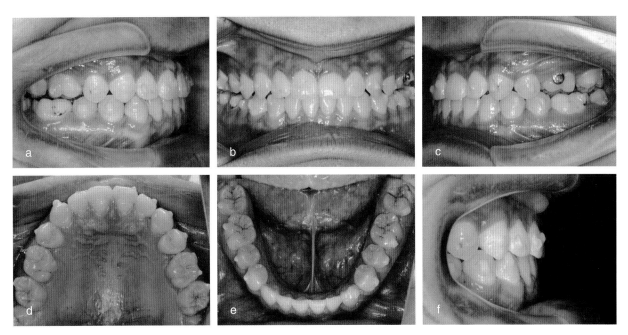

图8-2-70　第一次精细调整结束。（a~f）建立尖牙Ⅰ类，磨牙完全远中关系，牙列排齐整平，调整中线，收紧间隙

治疗结果

结束治疗效果为磨牙完全远中关系，尖牙中性关系，上下颌牙齿排列整齐，覆𬌗、覆盖正常，磨牙舌尖咬合紧密正常，颊尖咬合稍欠紧密，待后期自行调整（图8-2-71~图8-2-76，表8-2-6）。

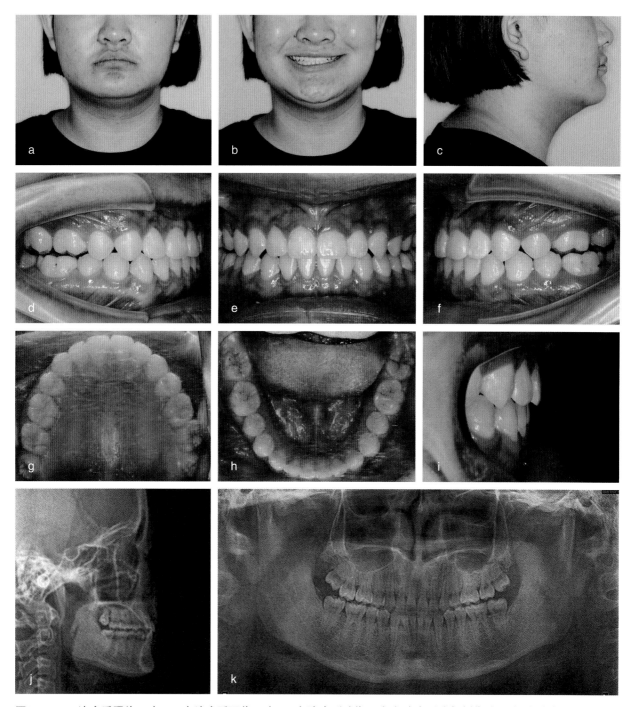

图8-2-71　治疗后照片。（a~c）治疗后面像；（d~i）治疗后𬌗像；（j）治疗后头颅侧位片；（k）治疗后全景片

表8-2-6 治疗前后头影测量数据

测量项目	标准值	标准差	治疗前测量值	治疗后测量值
SNA(°)	82.8	4.1	79.3	79.9
FH-NA(Maxillary Depth)(°)	91	7.5	89.6	92.7
SNB(°)	80.1	3.9	78.7	81.5
FH-NPo(Facial Angle)(°)	85.4	3.7	90.5	96.0
NA-APo(convexity)(°)	6	4.4	−1.8	−7.3
FMA(FH-MP)(°)	27.3	6.1	15.8	10.5
MP-SN(°)	30.4	5.6	26.2	23.3
Co-Go(mm)	59	3.2	54.9	57.5
S Vert-Co(mm)	20.2	2.6	10.9	11.3
S-N(Anterior Cranial Base)(mm)	71	3	60.5	58.3
SN/GoMe(%)	100	10	93.5	89.4
Y-Axis(SGn-FH)(°)	64	2.3	56.9	52.8
Po-NB(mm)	4	2	2.5	2.7
ANB(°)	2.7	2	0.7	−1.6
Wits(mm)	0	2	−0.9	−4.0
ANS-Me/Na-Me(%)	54.4	2.3	52.8	52.4
S-Go/N-Me(%)	63.5	1.5	70.2	72.5
U1-SN(°)	105.7	6.3	105.7	108.8
U1-NA(°)	22.8	5.2	26.4	27.9
U1-NA(mm)	5.1	2.4	4.2	4.9
U1-PP(mm)	28	2.1	23.6	21.7
U6-PP(mm)	22	3	20.8	20.7
IMPA(L1-MP)(°)	96.7	6.4	93.4	89.1
L1-MP(mm)	42	4	32.3	31.6
L1-NB(°)	30.3	5.8	18.2	13.9
L1-NB(mm)	6.7	2.1	1.7	0.2
U1-L1(°)	124	8.2	134.7	139.8
Overjet(mm)	2	1	3.4	2.8
Overbite(mm)	3	2	0.9	0.6
FMIA(L1-FH)(°)	55	2	70.8	80.4
OP-FH(°)	9.3	1	3.7	0.4
N'-SN-Pog'(Facial convexity)(°)	12	4	13.5	5.9
N' Vert-Pog'(mm)	0	2	9.5	19.1
Upper Lip Length(ULL)(mm)	20	2	18.7	15.3
SN-G Vert(mm)	6	3	5.8	8.5
Pog'-G Vert(mm)	0	4	5.0	15.6
UL-EP(mm)	−1.4	0.9	−1.3	−3.8
LL-EP(mm)	0.6	0.9	−1.0	−2.5

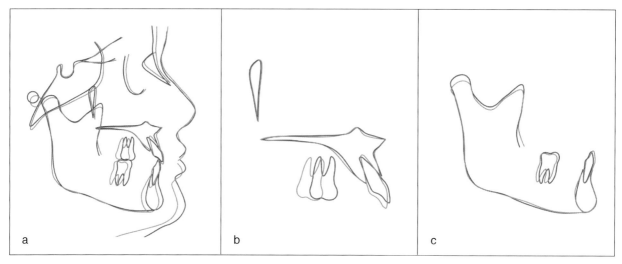

图8-2-72 治疗前后头侧重叠图（治疗前蓝色，治疗后红色）。（a）SN重叠；（b）上颌重叠；（c）下颌重叠

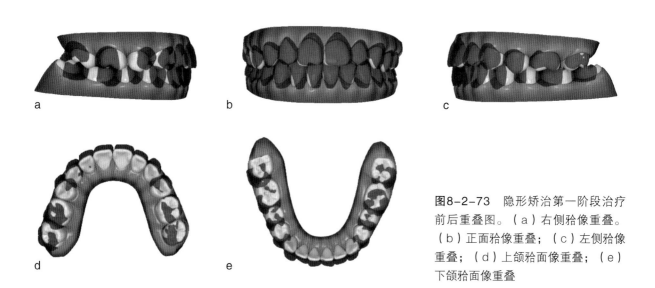

图8-2-73 隐形矫治第一阶段治疗前后重叠图。（a）右侧殆像重叠。（b）正面殆像重叠；（c）左侧殆像重叠；（d）上颌殆面像重叠；（e）下颌殆面像重叠

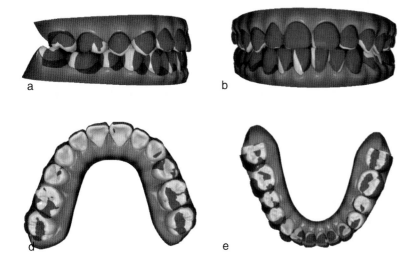

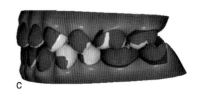

图8-2-74　隐形矫治第一阶段精细调整前后重叠图。（a）右侧殆像重叠。（b）正面殆像重叠；（c）左侧殆像重叠；（d）上颌殆面像重叠；（e）下颌殆面像重叠

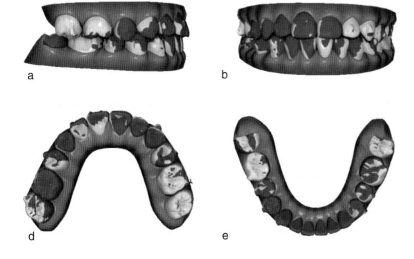

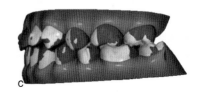

图8-2-75　隐形矫治第二阶段精细调整前后重叠图。（a）右侧殆像重叠。（b）正面殆像重叠；（c）左侧殆像重叠；（d）上颌殆面像重叠；（e）下颌殆面像重叠

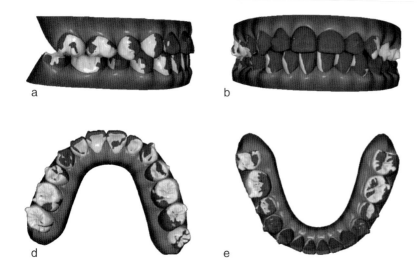

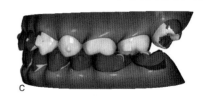

图8-2-76 隐形矫治第三阶段精细调整前后重叠图。（a）右侧𬌗像重叠。（b）正面𬌗像重叠；（c）左侧𬌗像重叠；（d）上颌𬌗面像重叠；（e）下颌𬌗面像重叠

病例小结

（1）病例特点

本病例是一个青春发育后期的女孩，面部软组织侧貌直面型，颏部发育良好，下颌牙列排列较为整齐，未见明显拥挤，上颌15、25腭侧萌出严重拥挤，尖牙Ⅰ类关系，磨牙远中关系。对于本病例整个牙列除15、25腭侧萌出外，没有其他严重错𬌗畸形问题，且软组织侧貌发育良好。治疗方案拔除腭侧萌出的15、25，并在上颌第一磨牙与第二磨牙之间植入微种植体，上颌第一磨牙、第二磨牙近中移动，第一前磨牙及上颌前牙少量内收，同时下颌推磨牙远中移动，建立完全Ⅱ类磨牙关系，压低下颌前牙整平Spee曲线，内收压低下颌前牙。第一阶段治疗结束后，上颌拔牙间隙基本关闭，略有散隙，尖牙及磨牙关系未完全调整到位，下颌Spee曲线尚未调整到理想水平，覆𬌗略深，开始精细调整阶段。下颌磨牙继续远中移动，压低下颌前牙，调整Spee曲线，排齐整平，调整上下颌相对位置，关闭上颌牙齿散隙，调整下颌牙列中线与上颌牙列中线一致。本病例为非常规拔牙模式，拔除两颗腭侧萌出的牙齿能有效简化治疗过程，待上颌第三磨牙萌出后可以建立咬合关系，达到较好的诊治效果。

（2）鉴别诊断

结合病例的临床表现及各类检查，诊断本病例为骨性Ⅰ类，安氏Ⅱ类错𬌗畸形，15、25腭侧错位。需要与骨性错𬌗相鉴别，从头影测量数值来看，SNA、SNB均在正常范围之内，ANB也在正常范围之内，因此本病例上下颌相对位置正常，此类错𬌗属于骨性Ⅰ类错𬌗畸形。同时，本病例要仔细核对牙位，特别右侧上颌牙弓内完全

没有15的间隙，要注意与多生牙相鉴别。

（3）治疗方案选择的理由

本病例中上下颌轻度拥挤，而病例也是一位低角病例，磨牙关系接近完全远中关系，下颌磨牙进行近中移动的难度较大，而完全Ⅱ类咬合关系也可以达到较为理想的尖窝关系，故采用拔除上颌第二前磨牙、下颌不拔牙的矫治方案。本病例在矫治过程中采用Ⅲ类颌间牵引，从矫治前面型、口内检查及头影测量分析得到本病例是骨性Ⅰ类、安氏Ⅱ类的低角患者，造成磨牙远中关系的原因主要是由于上颌牙齿的拥挤，牙量与骨量不调，从面型来看病例颏部发育较好，但处于生长发育后期，因此下颌骨还有继续向前发育的空间，从矫治后头影测量可以证实，ANB由正值变为负值，下颌骨较矫治前生长。因此，对于本病例而言，采用Ⅲ类牵引，主要是为了支抗控制，协助下颌后牙远中移动，构建完全远中的尖窝咬合关系，另一方面有效控制患者下颌的过度发育。

（4）病例陷阱及可能的并发症

在设计拔除第二前磨牙的病例中，设计牙齿分步移动，前牙内收2/3与后牙近中移动1/3交替或同步进行，优化牙齿移动步骤。由于戴上透明矫治器后，在移动个别牙时软件设计了交互支抗，因此在关闭间隙中虽然软件里仅可见前牙移动，但是实际临床中后牙会发生倾斜或移动。因此，此类病例更容易出现磨牙的前移和前牙转矩的丢失。复诊监控尤为重要。可能的并发症为重新排齐牙列及调整咬合关系后，牙齿邻接面接触状态改变，可能出现食物嵌塞现象，注意牙周维护及清洁。

（5）生物力学的考量

拔除第二磨牙，中度支抗关闭拔牙间隙生物力学分析发现：上颌前磨牙远中移动和磨牙近中移动关闭拔牙间隙过程中上颌前牙区受到的力量较少，上颌第一前磨牙拉应力主要集中在近中根颈部及远中根尖部，压应力主要集中在远中根颈部和近中根尖部，上颌第一前磨牙受到了围绕牙颈部旋转的移动趋势，牙齿出现远中倾斜移动。上颌第一磨牙拉应力主要集中在远中根颈部及近中根尖部，压应力主要集中在近中牙颈部，形成围绕根分叉旋转的近中移动趋势，牙齿出现较明显的倾斜移动趋势。在本病例中，对磨牙进行远中竖直辅助附件对抗牙的倾斜移动趋势，第一前磨牙也进行牙根控制设计，在治疗过程严密复诊检查，未出现明显倾斜，维持殆平面的稳定。根据本病例的分析了解隐形矫治牙齿移动的特点，在临床中加以控制可以帮助实现理想的治疗目标。

（6）成功治疗的原因

在方案选择上，本病例经过多方面考虑，避免可能失败的很多因素，例如磨牙远中移动量及第三磨牙存在等问题，选择了较为简单、高效、成功率高的矫治方法，拔除腭侧倾斜的15、25，建立完全远中的磨牙关系。在矢状向控制方面，早期借助微种植体的颌内牵引加强内收上颌前牙支抗；同时借助Ⅲ类颌间牵引加强下颌磨牙远中移动的支抗控制，最终建立磨牙完全远中关系。在垂直向控制方面，上颌前牙整体内收，未出现覆殆加深现象，下颌前牙压低，调整下颌Spee曲线。水平向控制方面，基本维持水平向宽度不变。最终实现良好的矫治效果。

病例8-4

一般情况

女，14岁。

主诉

牙列不齐5年余。

病史

自述牙列不齐5年余求诊。否认遗传性家族史，否认系统疾病史，否认特殊药物服用史，否认颜部外伤史，否认矫治史。

临床检查

（1）口外检查

①正面观：脸型尖圆形，面部基本对称。垂直比例基本协调，唇休息位不露齿（图8-2-77a，b）。

②侧面观：面中部颏部发育尚可，鼻唇角正常，面部软组织双唇在E线之后，唇休息位闭合，颏唇沟较深（图8-2-77c）。

（2）口内检查

左右侧尖牙、磨牙均为远中关系；上下颌中度拥挤，上颌5mm，下颌3mm；浅覆𬌗浅覆盖；24、34反𬌗；12缺失，22腭侧萌出，23唇倾，前牙对刃（图8-2-77d～i）。

（3）牙体检查

36、41、42、46龋坏。

（4）牙周检查

牙周状况差，牙龈边缘红色，探诊无出血，菌斑指数2，21、23间见牙槽突裂。

（5）关节检查

开口型正常，开口度三横指，双侧颞下颌关节未触及弹响和压痛。

影像学检查

（1）全景片

12无牙胚，见28、38牙胚，未见明显骨质异常（图8-2-77k）。

（2）头颅侧位片

上下颌骨发育好，颏部发育良好，上下颌牙轴轻度舌倾（图8-2-77j，表8-2-7）。

（3）CBCT

下颌前牙区唇侧骨壁较薄。

（4）颞下颌关节磁共振

双侧颞下颌关节盘髁关系正常。

诊断

（1）骨性问题

骨性Ⅲ类。

（2）牙性问题

安氏Ⅱ类2分类，后牙反𬌗。

（3）牙体问题

12缺失，22锥形牙，36、41、42、46龋齿。

（4）牙周问题

牙龈炎，左侧牙槽突裂。

治疗方案

（1）治疗方案1

①治疗目标：排齐整平牙列，建立尖牙、磨牙Ⅰ类关系，唇倾上下颌前牙，建立正常覆𬌗、覆盖关系，对齐中线。

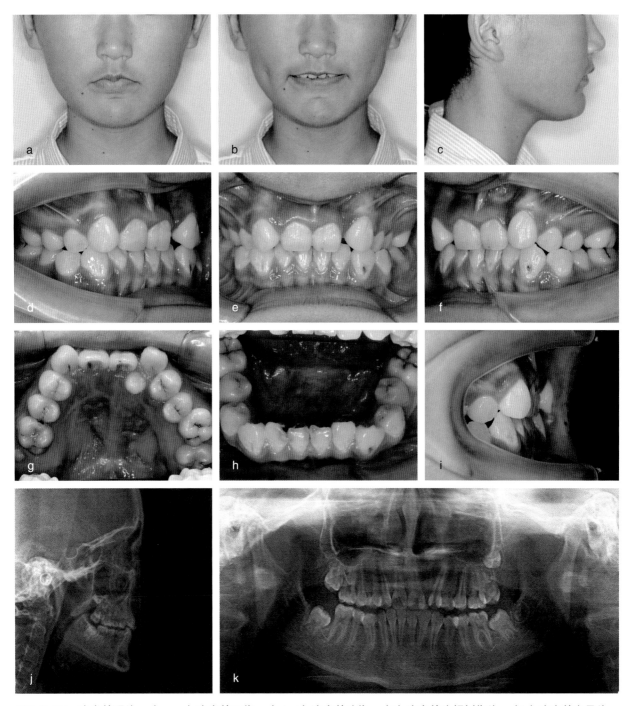

图8-2-77　治疗前照片。（a~c）治疗前面像；（d~i）治疗前殆像；（j）治疗前头颅侧位片；（k）治疗前全景片

表8-2-7 治疗前头影测量数据

测量项目	标准值	标准差	测量值
SNA(°)	82.8	4.1	69.7
FH-NA(Maxillary Depth)(°)	91	7.5	82.6
SNB(°)	80.1	3.9	71.3
FH-NPo(Facial Angle)(°)	85.4	3.7	86.2
NA-APo(convexity)(°)	6	4.4	-7.7
FMA(FH-MP)(°)	27.3	6.1	23.4
MP-SN(°)	30.4	5.6	36.2
Co-Go(mm)	59	3.2	51.3
S Vert-Co(mm)	20.2	2.6	11.0
S-N(Anterior Cranial Base)(mm)	71	3	60.7
SN/GoMe(%)	100	10	100.0
Y-Axis(SGn-FH)(°)	64	2.3	62.0
Po-NB(mm)	4	2	3.6
ANB(°)	2.7	2	-1.6
Wits(mm)	0	2	-1.0
ANS-Me/Na-Me(%)	54.4	2.3	54.2
S-Go/N-Me(%)	63.5	1.5	62.8
U1-SN(°)	105.7	6.3	89.3
U1-NA(°)	22.8	5.2	23.8
U1-NA(mm)	5.1	2.4	3.1
U1-PP(mm)	28	2.1	23.8
U6-PP(mm)	22	3	22.3
IMPA(L1-MP)(°)	96.7	6.4	80.5
L1-MP(mm)	42	4	34.4
L1-NB(°)	30.3	5.8	8.1
L1-NB(mm)	6.7	2.1	-1.0
U1-L1(°)	124	8.2	153.9
Overjet(mm)	2	1	2.1
Overbite(mm)	3	2	1.1
FMIA(L1-FH)(°)	55	2	76.1
OP-FH(°)	9.3	1	5.4
N'-SN-Pog'(Facial convexity)(°)	12	4	11.3
N' Vert-Pog'(mm)	0	2	3.2
Upper Lip Length(ULL)(mm)	20	2	17.7
SN-G Vert(mm)	6	3	2.2
Pog'-G Vert(mm)	0	4	-1.0
UL-EP(mm)	-1.4	0.9	-2.8
LL-EP(mm)	0.6	0.9	-5.5

②正畸前龋齿治疗。

③拔牙计划：21、23间上颌牙槽突裂植骨，14、24、35、45拔除。

④牙齿移动计划：唇倾压入上颌前牙，释放下颌的生长发育，同期唇肌功能训练。固定矫治，关闭拔牙间隙，排齐整平牙列，建立Ⅰ类磨牙关系，建立正常覆𬌗、覆盖，对齐中线，预留12与22间隙。

⑤全程牙周随访。

⑥正畸结束后成年再行12种植修复、22美学修复。

⑦治疗流程：健康宣教→知情同意→数据采集→模拟治疗方案→修改方案→定制透明矫治器→进入规范化治疗和复诊程序。

（2）治疗方案2

①治疗目标：排齐整平牙列，建立完全Ⅱ类磨牙关系，唇倾上下颌前牙，建立正常覆𬌗、覆盖关系，对齐中线。

②正畸前肌肉功能训练，龋齿治疗。

③拔牙计划：21、23间上颌牙槽突裂植骨，同期拔除22，同时下唇肌肉松解。

④牙齿移动计划：隐形矫治技术，上颌11、21增加冠唇向转矩，内收尖牙，排齐整平牙列；下颌磨牙远中移动，压低下颌前牙整平Spee曲线以排齐整平下颌牙列，协同上下颌咬合关系，建立磨牙完全Ⅱ类咬合关系。

⑤全程牙周随访。

⑥成年后再行13与23牙冠改形美学修复。

⑦治疗流程：健康宣教→知情同意→数据采集→模拟治疗方案→修改方案→定制透明矫治器→进入规范化治疗和复诊程序。

选择治疗方案2，选择依据详见病例小结。

方案设计

本病例正畸前肌功能训练后，拔除22。整个正畸过程可分为3个阶段：第一阶段，进行口周肌肉的肌功能训练，改善口周肌肉附着紧张状态，减少肌肉对牙齿向内侧的挤压力，帮助正畸的正常进行，去除可能复发的干扰因素。第二阶段，透明矫治器设计，上颌11、21增加唇向转矩10°唇倾11、21，内收尖牙，排齐整平上颌牙列；下颌双侧磨牙远中移动2mm，匹配上颌弓形，建立尖牙、磨牙完全远中关系。第三阶段，精细调整，进一步排齐整平牙列，调整下颌牙列中线与上颌牙列中线一致。

（1）牙移动及附件设计

整个牙齿矫治过程总体分为两个阶段：第一阶段，下颌双侧磨牙远中移动，唇倾11、21，排齐整平牙列，建立尖牙、磨牙完全远中关系；第二阶段，精细调整，压低下颌前牙，排齐整平牙列，调整下颌牙列中线与上颌牙列中线一致。第一阶段，16设计椭圆形附件增强固位，14、15设计优化控根附件，11设计优化控根附件，21设计优化伸长附件，23、24、25设计优化控根附件，26设计椭圆形附件（图8-2-78）。第二阶段，精细调整阶段，17设计优化多平面附件，16设计水平矩形附件，11设计优化伸长附件，21设计优化控根附件，22设计优化伸长附件，24设计优化附件，25设计优化控根附件，26、27设计水平矩形附件，36设计优化伸长附件，35设计优化深覆𬌗伸长附件，33、34设计优化控根附件，43设计优化控根附件，44、45设计优化旋转附件，46设计水平矩形附件（图8-2-79）。

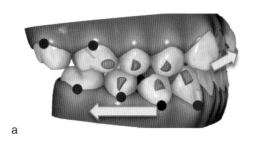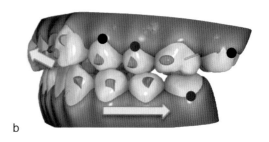

a　　　　　　　　　　　　　　　　b

图8-2-78　内收前牙不同阶段受力示意图。（a，b）内收尖牙，前牙增加根舌向转矩

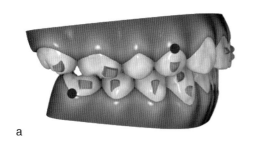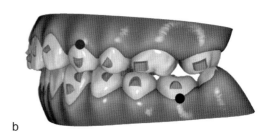

a　　　　　　　　　　　　　　　　b

图8-2-79　（a，b）精细调整附件设计

（2）牵引设计

在本病例的矫治过程中，设计了Ⅲ类牵引，从病例的面型、口内检查及头影测量分析可知，病例诊断为骨性Ⅲ类、安氏Ⅱ类，造成其磨牙远中关系的原因主要为上颌牙齿先天缺失和拥挤，牙量大于骨量，上颌发育相对不足。在隐形矫治第一阶段后期，施加Ⅲ类牵引支抗控制，辅助下颌牙齿远中移动，且力量均匀分散作用于整个下颌牙列，让牙齿得到均匀的支抗保护。与上颌骨相比，下颌骨骨质密度较高，推下颌磨牙远中移动时可能需要更多的支抗控制，应用透明矫治器结合Ⅲ类颌间牵引，利用颌间支抗可以有效地完成下颌磨牙远中移动。将Ⅲ类牵引远中放置于上颌第一磨牙颊侧舌侧扣，则力的作用点直接作用于上颌第一磨牙，避免牵引力向整个矫治器的应

力分散，除能防止矫治器脱套外，这种方式的作用力使上颌第一磨牙受到垂直向下及水平向前的分力更大。在本病例中，Ⅲ类牵引的施加主要是为了帮助下颌牙齿远中移动形成有效的支抗保护及垂直向控制。在Ⅲ类颌间牵引的使用下，垂直向下颌发生轻微顺时针旋转，软组织外貌有所改善，面下1/3高度变大，下唇突度减小，通过下颌𬌗平面的顺时针旋转，利用垂直高度的增加代偿了矢状向的上下颌骨不调（图8-2-80）。

（3）生物力学分析

①牙齿移动趋势：以矫治过程中的第17步为例，11与21设计牙冠唇倾10°，13-17、23-27未设计矢状向移动，16与26开窗直接粘接舌侧扣，33与43设计牵引钩，进行Ⅲ类牵引（力量100g），应用有限元分析本病例中切牙唇倾牙

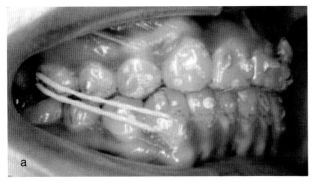
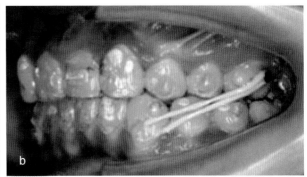
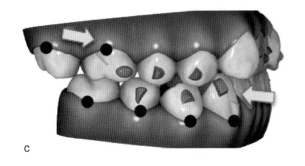

图8-2-80　Ⅲ类牵引设计。（a，b）双侧Ⅲ类牵引口内像；（c）动画方案牵引钩精密切割设计

移动设计中的生物力学情况，为治疗的进行提供科学的参考（图8-2-81）。

上颌中切牙唇倾时，牙移动设计为上颌中切牙冠唇侧倾斜，上颌后牙作为支抗牙。牙移动图可见上颌中切牙的牙根移动为舌侧移动趋势，上颌后牙有远中移动和颊侧微小移动趋势（图8-2-81）。

②牙齿受力情况：上颌牙列受力来源于透明矫治器长度增加，因矫治器直接作用于11与21腭侧，增加上颌中切牙唇倾10°过程中，受力牙是上颌中切牙，其腭侧切端受到唇向力和力矩，牙齿有唇侧倾斜移动和牙齿压低的趋势。而作为主要的支抗牙，其他上颌牙列（上颌尖牙、上颌前磨牙和上颌磨牙）在Ⅲ类牵引作用下使得受力比较均匀，受到微小的远中向力和力矩（图8-2-82）。

提示21在第17步中切牙唇倾10°，配合Ⅲ类牵引过程中，全牙围绕牙颈部为旋转中心，冠唇向移动并有少量压低，根腭向移动（图8-2-83）；26牙冠无明显近远中倾斜移动趋势，可见在中切牙唇倾10°，配合Ⅲ类牵引可避免后牙区发生牙冠倾斜移动（图8-2-84）。

③牙周膜主应力分布：此时，上颌中切牙唇倾时，中切牙受力明显，以21牙周膜受力为例，21牙周膜拉应力主要集中在唇侧根尖部及腭侧根颈部，压应力主要集中在唇侧根颈部和腭侧根尖部，牙齿出现围绕牙根的唇向旋转运动，从而实现上颌中切牙唇倾的治疗目的（图8-2-85）。

此时，中切牙唇倾配合Ⅲ类牵引，对支抗力量进行保护，以26牙周膜受力为例，没有发现拉应力和压应力在牙根上的集中，牙根受力均匀分布，可见在隐形矫治中中切牙唇倾配合Ⅲ类牵引可对后牙的应力具有保护作用（图8-2-86）。

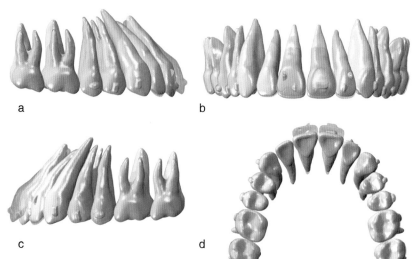

图8-2-81 第17步，中切牙唇倾10°配合Ⅲ类牵引的上颌牙列移动趋势图。提示黄色为矫治器戴入前，蓝色为矫治器戴入后（牙齿移动量放大20倍展示）。（a）上颌右侧观；（b）上颌正面观；（c）上颌左侧观；（d）上颌𬌗面观

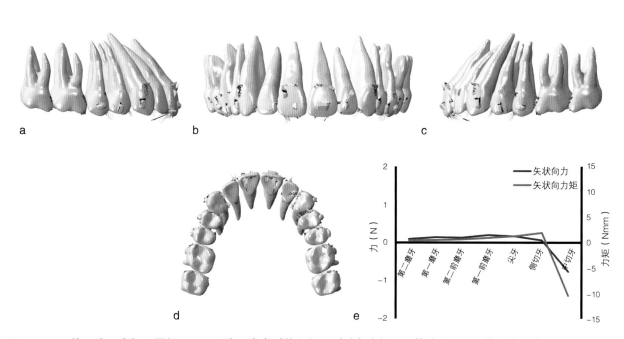

图8-2-82 第17步，中切牙唇倾10°，配合Ⅲ类牵引的上颌牙列受力分析图。箭头所示牙冠的受力和方向。（a）上颌右侧观；（b）上颌正面观；（c）上颌左侧观；（d）上颌𬌗面观；（e）力及力矩折线图（腭侧向力及力矩为正值，相反为负值）

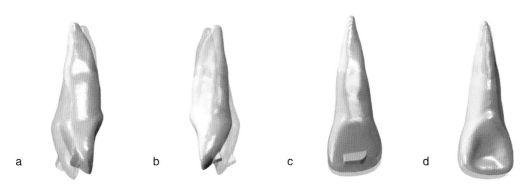

图8-2-83 21的牙齿移动趋势图。提示黄色为矫治器戴入前，蓝色为矫治器戴入后（牙齿移动量放大20倍展示）。
（a）21远中观；（b）21近中观；（c）21唇侧观；（d）21腭侧观

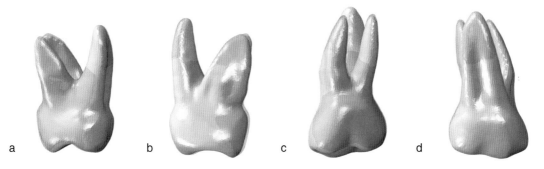

图8-2-84 26的牙齿移动趋势图。提示黄色为矫治器戴入前，蓝色为矫治器戴入后（牙齿移动量放大20倍展示）。
（a）26远中观；（b）26近中观；（c）26唇侧观；（d）26腭侧观

治疗过程

　　整个过程分为矫治前肌功能训练、第一阶段正畸矫治及精细调整过程。第一阶段正畸矫治阶段上颌49步矫治器，下颌47步矫治器；精细调整阶段上下颌均为13步矫治器（图8-2-87～图8-2-91）。

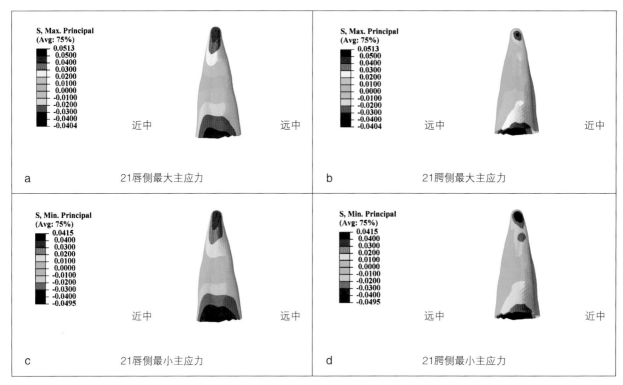

图8-2-85 第17步，中切牙唇倾10°，配合Ⅲ类牵引时，21牙周膜主应力分布图。最大主应力代表拉应力，黄色和红色，颜色越深应力越大；最小主应力代表压应力，蓝色，颜色越深应力越大。（a，b）21牙周膜最大主应力；（c，d）21牙周膜最小主应力

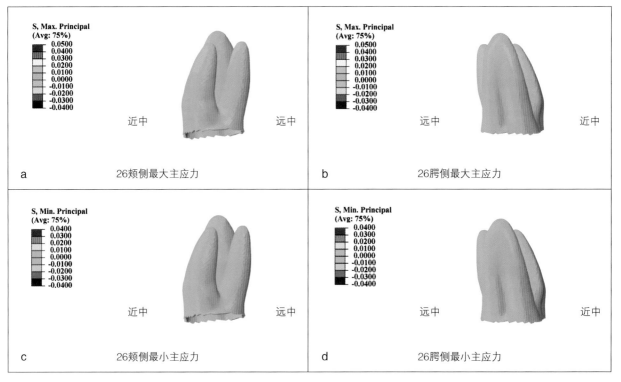

图8-2-86 第17步，中切牙唇倾10°，配合Ⅲ类牵引时，26牙周膜主应力分布图。最大主应力代表拉应力，黄色和红色，颜色越深应力越大；最小主应力代表压应力，蓝色，颜色越深应力越大。（a，b）26牙周膜最大主应力；（c，d）26牙周膜最小主应力

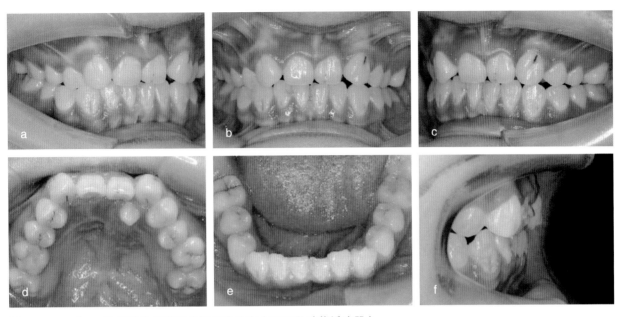

图8-2-87 （a~f）正畸治疗前肌功能训练结束（MRC肌功能矫治器）

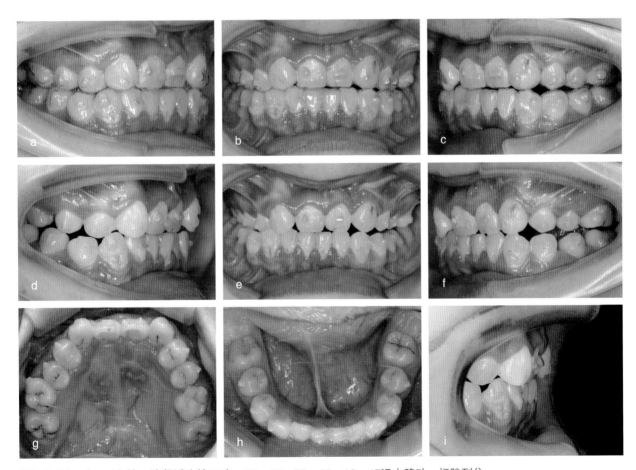

图8-2-88 （a~i）第一阶段矫治第15步。35、45、36、46、16、17远中移动，间隙到位

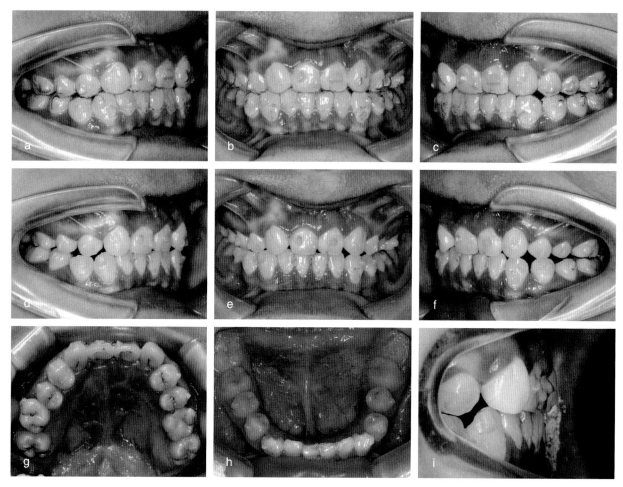

图8-2-89 第一阶段矫治第24步。（a~i）34、44远中移动，11、21唇倾，16、17远中移动到位

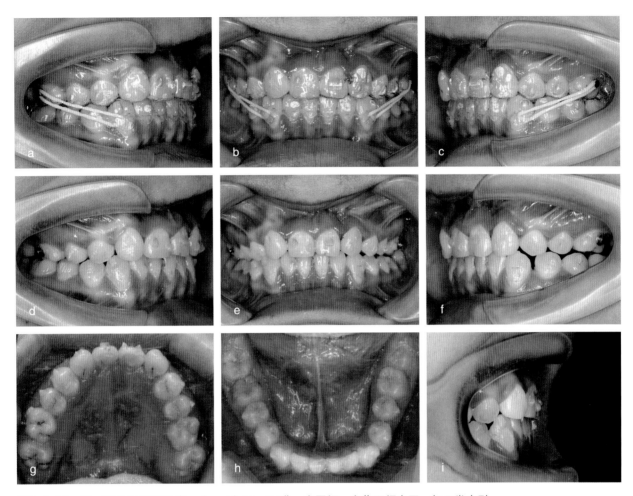

图8-2-90 第一阶段治疗第33步。（a~i）11、21进一步唇倾，内收下颌尖牙，加III类牵引

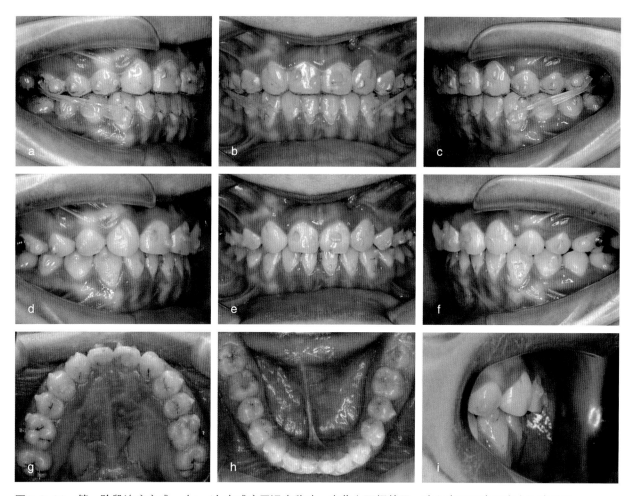

图8-2-91 第一阶段治疗完成。（a~i）完成磨牙远中移动，内收上下颌前牙，建立尖牙及磨牙完全远中关系

治疗结果

精细调整完成后结果。治疗效果实现为尖牙、磨牙完全远中关系，上下颌牙齿排列整齐，覆𬌗、覆盖正常，面型得到良好改善（图8-2-92~图8-2-95，表8-2-8）。

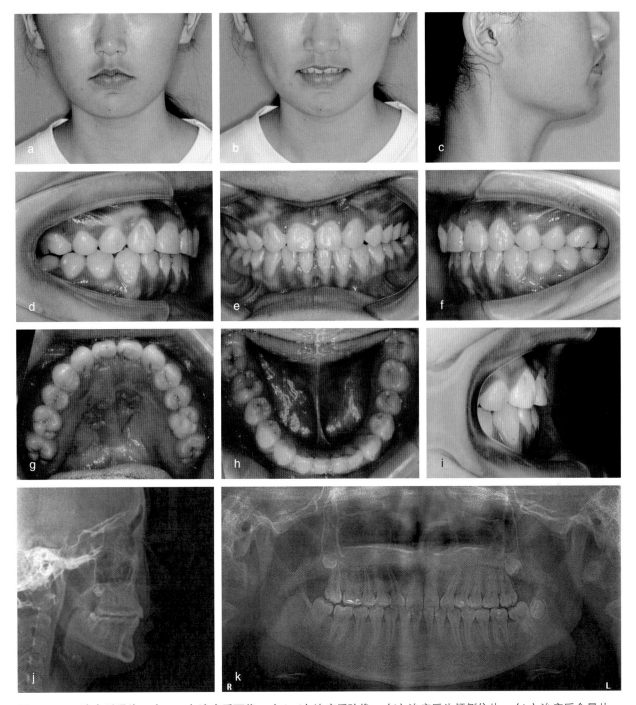

图8-2-92 治疗后照片。（a~c）治疗后面像；（d~i）治疗后殆像；（j）治疗后头颅侧位片；（k）治疗后全景片

表8-2-8 治疗前后头影测量数据

测量项目	标准值	标准差	治疗前测量值	治疗后测量值
SNA(°)	82.8	4.1	69.7	72.6
FH-NA(Maxillary Depth)(°)	91	7.5	82.6	85.9
SNB(°)	80.1	3.9	71.3	71.3
FH-NPo(Facial Angle)(°)	85.4	3.7	86.2	86.4
NA-APo(convexity)(°)	6	4.4	−7.7	−0.9
FMA(FH-MP)(°)	27.3	6.1	23.4	24.3
MP-SN(°)	30.4	5.6	36.2	37.6
Co-Go(mm)	59	3.2	51.3	53.1
S Vert-Co(mm)	20.2	2.6	11.0	11.5
S-N(Anterior Cranial Base)(mm)	71	3	60.7	60.2
SN/GoMe(%)	100	10	100.0	99.0
Y-Axis(SGn-FH)(°)	64	2.3	62.0	62.3
Po-NB(mm)	4	2	3.6	3.3
ANB(°)	2.7	2	−1.6	1.3
Wits(mm)	0	2	−1.0	2.6
ANS-Me/Na-Me(%)	54.4	2.3	54.2	54.7
S-Go/N-Me(%)	63.5	1.5	62.8	63.2
U1-SN(°)	105.7	6.3	89.3	105.8
U1-NA(°)	22.8	5.2	23.8	33.16
U1-NA(mm)	5.1	2.4	3.1	5.0
U1-PP(mm)	28	2.1	23.8	25.1
U6-PP(mm)	22	3	22.3	24.4
IMPA(L1-MP)(°)	96.7	6.4	80.5	91.0
L1-MP(mm)	42	4	34.4	37.4
L1-NB(°)	30.3	5.8	8.1	19.8
L1-NB(mm)	6.7	2.1	−1.0	2.7
U1-L1(°)	124	8.2	153.9	125.7
Overjet(mm)	2	1	2.1	3.3
Overbite(mm)	3	2	1.1	1.4
FMIA(L1-FH)(°)	55	2	76.1	64.8
OP-FH(°)	9.3	1	5.4	2.0
N'-SN-Pog'(Facial convexity)(°)	12	4	11.3	12.4
N' Vert-Pog'(mm)	0	2	3.2	1.5
Upper Lip Length(ULL)(mm)	20	2	17.7	17.9
SN-G Vert(mm)	6	3	2.2	3.6
Pog'-G Vert(mm)	0	4	−1.0	−1.3
UL-EP(mm)	−1.4	0.9	−2.8	−1.6
LL-EP(mm)	0.6	0.9	−5.5	−2.5

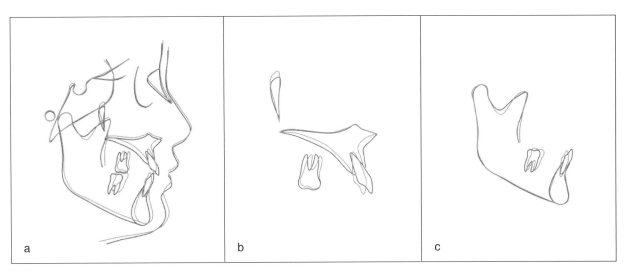

图8-2-93　治疗前后头侧重叠图（治疗前蓝色，治疗后红色）。（a）SN重叠；（b）上颌重叠；（c）下颌重叠

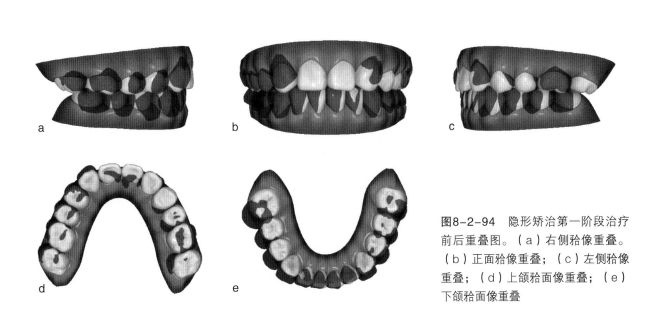

图8-2-94　隐形矫治第一阶段治疗前后重叠图。（a）右侧殆像重叠。（b）正面殆像重叠；（c）左侧殆像重叠；（d）上颌殆面像重叠；（e）下颌殆面像重叠

病例小结

（1）病例特点

本病例是一个青春发育晚期的女孩，面部软组织检查，唇部周围肌肉紧张，侧貌凹面型，12先天缺失，22舌侧萌出，后牙反殆。对于本病例，首先选择口周肌功能训练，佩戴MRC肌功能矫治器，解决唇部口周肌肉紧张的问题，减少肌肉对牙齿向内侧的挤压力，经肌功能训练后，可见唇部周围肌肉放松，前牙舌倾度减小，闭锁殆状态缓解。在第一阶段矫治过程中，拔除22，由于尖牙、磨牙关系均为远中关系，调节双侧尖牙、磨牙关系为完全远中关系较为合理，且咬

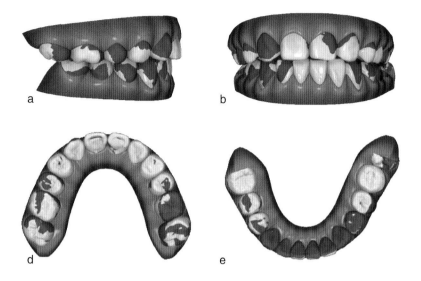

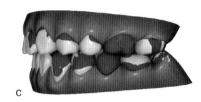

图8-2-95　隐形矫治精细调整前后重叠图。（a）右侧𬌗像重叠；（b）正面𬌗像重叠；（c）左侧𬌗像重叠；（d）上颌𬌗面像重叠；（e）下颌𬌗面像重叠

合关系调整较好。因此在上颌增加11、21冠唇向转矩，排齐整平牙列；在下颌左侧磨牙远中移动创造间隙，排齐整平牙列，匹配上颌弓形，调整下颌牙列中线与上颌牙列中线一致，同时施加颌间Ⅲ类牵引，辅助下颌磨牙远中移动及垂直向控制，改善骨性Ⅲ类凹面型。第一阶段治疗结束后，上下颌牙弓匹配，尖牙、磨牙关系为完全Ⅱ类关系，中线对齐，覆盖正常、覆𬌗深，开始进行精细调整过程，压低下颌前牙，进一步排齐整平牙列，改善覆𬌗。最终软组织侧貌改善，下颌轻微顺时针旋转，软组织颏前点趋于正常，对骨性Ⅲ类的凹面型侧貌有所改善。

（2）鉴别诊断

结合病例的临床表现及各类检查，诊断本病例为骨性Ⅲ类、安氏Ⅱ类2分类错𬌗畸形。要与骨性Ⅰ类相鉴别，病例面型为凹面型，从头影测量数值显示，SNA、SNB均小于正常值，ANB

小于0，上颌相对于下颌位置后缩，上颌发育不足，此类错𬌗安氏分类虽为安氏Ⅱ类，但其骨性分类仍属于骨性Ⅲ类错𬌗畸形。

（3）治疗方案选择的理由

本病例为骨性Ⅲ类、安氏Ⅱ类2分类，处于生长发育晚期，根据口内情况，将其调整为完全远中关系更有利于咬合关系的建立。推下颌磨牙向后，建立完全远中磨牙关系，同时压低下颌前牙，整平Spee曲线，调整下颌牙列中线；上颌切牙唇倾，内收上颌前牙，排齐整平上颌牙列，这种方法较其他方法更为高效。拔除22同时进行21、23间上颌牙槽突裂植骨，2周后可进行牙齿移动。

（4）病例陷阱及可能的并发症

CBCT显示下颌前牙唇侧牙槽骨薄且下颌前牙舌倾，需要预防矫治过程中可能形成唇侧骨开窗、骨开裂现象，在下颌前牙压低、整平Spee

曲线过程中，需增加下颌前牙根舌向转矩，将下颌前牙处于唇舌侧骨皮质之间进行压低。同时牙周状况较差，可能有牙龈炎发生，注意口腔清洁及维护。

（5）生物力学的考量

上颌中切牙唇倾配合Ⅲ类牵引的生物力学分析发现：受力牙上颌中切牙拉应力主要集中在唇侧根尖部及腭侧根颈部，压应力主要集中在唇侧根颈部和腭侧根尖部，上颌中切牙受到了围绕根尖部向唇侧旋转的移动趋势，以达到唇倾的治疗目的，上颌中切牙唇倾产生的反作用力均匀地分散至其后牙位，其他牙不存在较大的牙周膜应力集中，无明显的牙齿倾斜移动趋势。在本病例中结合生物力学分析结果，上颌前牙唇倾配

合Ⅲ类牵引可很好地对上颌后牙进行应力保护，同时Ⅲ类牵引可对下颌磨牙远中移动进行支抗保护。

（6）成功治疗的原因

本病例治疗过程中首先解除了牙弓外侧压力，去除造成错殆畸形发生的内外受力不平衡的因素，其次在病例治疗方案选择方面，用比较简单、高效的方法建立咬合关系，在矢状向控制上，未进行大幅度的牙齿移动，建立尖窝相对的磨牙关系；垂直向控制良好，有效压低下颌前牙整平Spee曲线；下颌磨牙远中移动后，匹配上颌弓形，调整后牙覆殆、覆盖关系。另外在下颌前牙压低过程中加以适当的根舌向转矩控制，避免了牙周损伤。

参考文献

[1] 赵志河. 口腔正畸学[M]. 7版. 北京: 人民卫生出版社, 2020.

[2] 王林, 沈刚. 口腔医学 口腔正畸科分册[M]. 北京: 人民卫生出版社, 2019.

[3] Lione R, Franchi L, Laganà G, et al. Effects of cervical headgear and pendulum appliance on vertical dimension in growing subjects: a retrospective controlled clinical trial[J]. Eur J Orthod, 2015, 37(3):338-344.

[4] Simon, M, Keilig L, Schwarze J, et al. Treatment outcome and efficacy of an aligner technique--regarding incisor torque, premolar derotation and molar distalization[J]. BMC Oral Health, 2014, 14(1):68.

[5] Ravera S, Castroflorio T, Garino F, et al. Maxillary molar distalization with aligners in adult patients:a multicenter retrospective study[J]. Prog Orthod, 2016, 17(1):12.

[6] Simon M, Keilig L, Schwarze J, et al. Forces and moments generated by removable thermoplastic aligners:incisor torque, premolar derotation, and molar distalization[J]. Am J Orthod Dentofacial Orthop, 2014, 145(6):728-736.

[7] Rossini G, Parrini S, Castroflorio T, et al. Efficacy of clear aligners in controlling orthodontic tooth movement:a systematic review[J]. Angle Orthod, 2015, 85(5):881-889.

[8] Weltman B, Vig K, Fields H, et al. Root resorption associated with orthodontic tooth movement:a systematic review[J]. Am J Orthod, 2010, 137(4):462-476.

[9] Roth RH. Treatment mechanics for the straight wire appliance[J]. Orthod Curr Princip Tech, 1985 (1):665-716.

[10] Honn M, Goz G. A premolar extraction case using the Invisalign system[J]. J Orofac Orthop, 2006, 67 (5):385-394.

[11] Tai S. Clear aligner technique[M]. Berlin: Quintessence, 2018.

[12] Ke Y, Zhu Y, Zhu M. A comparison of treatment effectiveness between clear aligner and fixed appliance therapies[J]. BMC Oral Health, 2019, 19(1):19–24.

[13] 赖文莉. 安氏Ⅱ类拔牙病例的隐形矫治策略[J]. 口腔医学, 2019, 39(11):967–973.

[14] Tepedino M, Paoloni V, Cozza P, et al. Movement of anterior teeth using clear aligners: a three-dimensional, retrospective evaluation[J]. Progress in Orthod, 2018, 19(1):9.

[15] 潘晓岗. 透明矫治器的减数正畸治疗[J]. 口腔医学, 2019, 39(11):978–981.

[16] Boyd RL. Complex orthodontic treatment using a new protocol for the Invisalign appliance[J]. J Clin Orthod, 2007, 41(9):525–547.

[17] Baldwin DK, King G, Ramsay DS, et al. Activation time and material stiffness of sequential removable orthodontic appliances. Part 3: premolar extraction patients[J]. Am J Orthod Dentofacial Orthop, 2008, 133(6):837–845.

[18] 田杰, 周凯, 潘裕炯, 等. 无托槽隐形矫治器拔除四个前磨牙矫治拥挤一例报告[J]. 中华口腔正畸学杂志, 2010, 17(1):55–58.

[19] 关心, 常大桐, 闫燕, 等. 无托槽隐形矫治技术减数矫治双颌前突的临床疗效分析[J]. 中华口腔医学杂志, 2017, 52(9):549–553.

[20] 李丽岩. 无托槽隐形矫治与固定矫治技术在拔牙病例中的联合应用[J]. 中国美容医学杂志, 2013, 22(13):1416–1421.

[21] Schupp W, Haubrich J, 白玉兴, 等. 无托槽隐形矫治技术[M]. 谢贤聚, 王红梅译. 沈阳: 辽宁科学技术出版社, 2017.

9

第9章

Ⅲ类错𬌗畸形的正畸-正颌联合矫治

ORTHODONTIC TREATMENT
COMBINED WITH ORTHOGNATHIC
SURGERY OF SKELETAL CLASS III
MALOCCLUSION

9.1 概述

骨性Ⅲ类错𬌗畸形的定义

骨性Ⅲ类错𬌗畸形是临床复杂的颅颌面畸形，白种人患病率为1%~5%，各个国家和地区报道的骨性Ⅲ类错𬌗畸形发病率不尽相同。有研究报道美国骨性Ⅲ类错𬌗畸形患病率为1%，在我国骨性Ⅲ类错𬌗畸形的患病率约为3.69%[1-2]。严重的骨性Ⅲ类错𬌗畸形对面部外貌、咀嚼和发音功能造成阻碍，并且影响心理健康。骨性Ⅲ类错𬌗畸形临床表现为面部"新月形"侧貌，前牙或全牙列反𬌗，随着面部生长发育的过程逐渐加重。

骨性Ⅲ类错𬌗畸形的病因

遗传因素

近50%的前牙反𬌗的血缘亲属中有类似错𬌗畸形存在，有明显的家族倾向。

环境因素

（1）先天因素

先天性唇腭裂是常见的前牙反𬌗的病因，其他疾病例如先天性梅毒、先天性巨舌症等。

（2）后天因素

垂体功能和骨骺融合异常可导致颌骨发育畸形；混合牙列期发生的局部障碍、乳牙早失和乳牙滞留等；口腔不良习惯，儿童生长发育过程中不良习惯（例如伸舌或咬上唇等）也可导致颌骨发育异常形成Ⅲ类错𬌗。

骨性Ⅲ类错𬌗畸形的诊断及鉴别诊断

骨性Ⅲ类错𬌗畸形的诊断

骨性Ⅲ类错𬌗的诊断标准包括：①第一磨牙呈近中关系；②在息止𬌗位下颌不能后退至切刃位置或能后退至切刃但是ANB仍然小于0；③ANB<0，侧貌为明显凹面型；④不同程度的颌骨形态和位置异常；⑤上颌前牙唇倾和下颌前牙舌倾，即明显牙代偿。

骨性Ⅲ类错𬌗畸形的鉴别诊断

骨性Ⅲ类错𬌗通常需要和牙性Ⅲ类错𬌗、功能性Ⅲ类错𬌗进行鉴别诊断。安氏分类将磨牙关系近中关系归为Ⅲ类错𬌗，根据病因机制不同可以分为牙性Ⅲ类错𬌗、功能性Ⅲ类错𬌗和骨性Ⅲ类错𬌗。

（1）牙性Ⅲ类错𬌗

由于牙齿萌出或替换障碍，牙齿位置异常导致前牙反𬌗，是单纯的前牙反𬌗，上下颌骨的形态和结构基本正常，错殆仅是由牙和牙槽错位而形成，常表现为上颌切牙较直立或腭倾、下颌切牙较直立或唇倾，磨牙关系多因下颌磨牙近中移动而表现近中磨牙关系，下颌平面角小，面型接近直面型。

（2）功能性Ⅲ类错殆

假性Ⅲ类错殆，咬合干扰和早接触是诱发功能性前牙反殆的主要原因，下颌骨常有功能性移位，即正中殆位或最大牙尖交错位时前牙反殆，在正中关系位时下颌可以后退至前牙切刃关系，一般没有家族史，第一磨牙关系为开始近中关系，下颌后退时可以达到中性关系。

（3）骨性Ⅲ类错殆

颌骨发育不均衡，表现为上颌骨发育不足伴下颌骨发育正常，上颌骨发育正常伴下颌骨发育过度，或上颌发育不足伴下颌发育过度等多种情况，通常有遗传性家族史，在临床检查时下颌前牙不能退回至切刃的位置。

骨性Ⅲ类错殆畸形的治疗方式

正颌手术最早出现于1849年，Simon采用前磨牙区楔形去骨及前牙区根尖下截骨纠正前突的下颌骨[3]。双侧下颌支矢状劈开截骨术的提出取代了大多数其他类型的下颌截骨手术，成为下颌骨常用术式之一。上颌Le FortⅠ型、Ⅱ型、Ⅲ型截骨术式的发明和使用，拓宽了正颌外科的手术范围，使得部分因上颌骨发育不足导致的骨性Ⅲ类错殆畸形得到更全面的治疗。其他正颌术式还有上颌前部截骨术和下颌支矢状劈开截骨术（bilateral sagittal split ramus osteotomy, BSSRO）。

单纯外科手术本身存在局限性，手术截断移动的颌骨可能受到代偿性异常牙齿位置的干扰，不能实现彻底调整颌骨畸形达到正常位置的目标；手术建立的新的颌骨关系可能受面部软组织的牵拉作用，稳定性难以保证。因此需要口腔正畸医生在术前解除干扰手术的牙齿代偿，在正颌手术后保持稳定的颌骨位置，术后精细调整牙齿位置。严重的骨性错殆畸形的治疗路径为：术前正畸矫治→正颌外科手术→术后正畸矫治等联合治疗过程，最终达到预期的治疗效果。

正颌手术治疗于20世纪60年代迅速地发展，Bailey首创下颌支矢状截骨术，现代正颌外科将口腔正畸与外科手术相结合[4]，我国在20世纪70年代对骨性Ⅲ类错殆采用口腔正畸和正颌外科联合治疗[5]，近年的进展在外科手术矫治的同时需要术前和术后正畸治疗的配合，以达到高水平的临床治疗效果。因此正颌外科有别于单纯的整形颌骨，牙颌面畸形的正颌外科治疗，由口腔正畸医生与口腔颌面外科医生联合完成。

正颌外科的适应证是严重的骨性牙颌面畸形的成年患者，畸形常表现在牙齿、牙弓间的形态和关系异常，牙弓和颌骨、颌骨间和颌骨与颅骨间的形态、关系异常。而这些异常导致面部软组织的正/侧貌畸形和牙齿牙列畸形。牙颌面畸形的异常，除却非常直观地表现为颜面外貌畸形外，另一方面重要的异常是对于口颌系统生理功能的影响。牙颌面畸形导致形态异常的同时，必然影响口颌系统的生理功能。以往研究发现骨性Ⅲ类错殆的咀嚼效率比正常者减少约40%[6]。在吞咽、下颌运动、口颌肌的肌电和发音等方面，也存在功能异常，近年发现牙颌面畸形中颞下颌关节紊乱综合征的患病率高，因此在牙颌面畸形的正颌外科治疗中，口颌系统异常功能的恢复是重要的治疗目的之一。

严重骨性Ⅲ类错𬌗术前、术后正畸的适应证及临床治疗

对骨性Ⅲ类错𬌗，非手术正畸掩饰性治疗方法是设计上颌前牙唇向移动、下颌前牙舌向内倾以建立覆盖关系，正畸–正颌联合治疗的方法是术前正畸去代偿，即内收上颌前牙、唇向竖直下颌前牙，使前牙反覆盖增大，为正颌手术纠正颌骨畸形提供移动的空间，再通过术后正畸确立最终的𬌗关系，术前、术后正畸治疗所使用的材料及技术与非手术正畸治疗无差别。两者间的主要差别在于治疗方案设计。

术前正畸的目的是把牙齿直立在基骨弓上，去除咬合早接触和牙代偿；排齐整平牙列；协调上、下颌牙弓宽度。牙代偿是指颌骨在发育过程中大小和位置逐渐失调，机体为了维持咬合功能，常表现为牙齿代偿性移动，形成上颌前牙唇倾、下颌前牙舌倾，上颌后牙颊向倾斜，下颌后牙舌向倾斜。因此对于骨性Ⅲ类错𬌗畸形，将上颌前牙内收并直立，下颌前牙唇向竖直即去代偿，创造足够的反覆盖，成为术前正畸的主要目的之一。正颌手术前可出现比原来更严重的前牙反覆盖关系，只有充分去除了牙代偿，使上下颌前牙直立于上下颌牙槽骨正中位置，才能使颌骨定位达到理想位置的同时，获得正常的咬合关系和颜面美观[6-10]。

排齐牙列

骨性Ⅲ类错𬌗畸形下颌前牙轻中度拥挤通常

不需要拔牙，设计牙移动方案时将舌倾的下颌前牙唇倾竖直可以获得间隙，解除拥挤。如果下颌前牙牙根唇侧骨质菲薄，阻碍舌倾下颌前牙的唇向去代偿移动，则需要在治疗过程中辅以骨增量手术。骨性Ⅲ类错𬌗常见上颌牙列拥挤，如果选择隐形矫治技术首选利用其推磨牙向远中的优势进行上颌牙列去代偿治疗。如果上颌牙列轻度拥挤，建议选择拔除第三磨牙通过远中移动后牙创造间隙内收和排齐前牙。如果上颌牙列中度或重度拥挤，可考虑拔除双侧上颌第二磨牙获得更多的间隙，然后远中移动上颌第一磨牙，获得大量间隙解除上颌牙列拥挤同时内收上颌前牙达到正常唇倾度，这种方案的前提是双侧上颌第三磨牙的牙胚或牙发育良好，能够替代第二磨牙，在治疗结束时可以保持全口28颗牙的咬合关系，维持牙弓长度。如果以上条件都不满足，则术前正畸的拔牙模式可以选择拔除上颌第一前磨牙，实现上颌牙列去代偿和前牙内收。

下颌的拔牙模式有两种，一种方法是骨性Ⅲ类错𬌗常见下颌发育过度，即骨量已经大于牙量，为了与上颌牙列匹配，可以选择拔除第二前磨牙，在治疗中将第一磨牙和第二磨牙近中移动关闭间隙，但是要警惕拔牙间隙关闭困难，在关闭下颌牙列拔牙间隙时可能阻碍竖直前牙的去代偿。另一种方法是下颌非拔牙，其缺点在于正颌术后建立了正常的覆𬌗、覆盖后，下颌第二磨牙与上颌的对颌牙齿失去接触，可能导致下颌第二磨牙无咬合功能。所以，对于骨性Ⅲ类错𬌗，术前正畸较佳的治疗方案，尽量避免拔除前磨牙，以获得最佳咬合功能和面型美观的治疗目标。隐形矫治技术的优势是擅长实现磨牙远中移动，较易在牙弓后段获得间隙，有利于上颌牙列整体内

收实现去代偿，即使是拔除第二磨牙的设计，相较拔除前磨牙的设计在关闭拔牙间隙过程的时间更短，这也与骨性Ⅲ类错殆的最优拔牙模式是契合的。

整平牙列

骨性Ⅲ类错殆整平牙列的方法大致可以分为两类：

（1）对于平均生长型骨性Ⅲ类错殆，纵殆曲线平坦，整平牙列通常在术前正畸中完成，同时需要注意垂直向控制，避免不必要的伸长机制对垂直骨面型的不利影响。多数骨性Ⅲ类错殆常伴有中重度的上颌前牙唇倾代偿的情况，上颌补偿曲线曲度大，设计牙移动方案时，通过推磨牙向远中或者拔除前磨牙获得间隙，内收前牙以解决牙列整平的问题；部分骨性Ⅲ类错殆Spee曲线呈反向状态，导致牙弓内存在开殆倾向，设计牙移动方案时需要设置伸长下颌前牙或压低磨牙整平殆曲线。

（2）对于存在明显颌骨垂直向发育异常伴纵殆曲线异常，例如严重高角即长面综合征或骨性开殆，上颌补偿曲线陡峭，主要原因在于后牙槽的垂直向发育过度，术前正畸较难整平上颌的纵殆曲线，可以通过颌骨分块手术上抬后牙槽的方法，纠正殆曲线矫治开殆和长面型。设计牙移动方案时需要将前后牙段分别排齐和整平，形成台阶，利于正颌手术中进行后牙区上抬同时整平纵和曲线。

协调上下颌牙弓宽度

应用固定矫治器进行术前正畸治疗，需要反复多次制取石膏模型进行测量和拼对使上下颌牙弓宽度协调，而隐形矫治技术则是利用数字化虚拟排牙技术精确地对上下颌牙弓宽度进行可视并且直观的设计，有利于术后目标位的预测和精确实现。

观测上下颌牙弓的宽度需明晰其失调的机制，牙弓宽度有3个测量指标：牙列宽度、牙槽骨宽度和基骨宽度。分析这些指标可以鉴别牙性和骨性后牙宽度不调，对治疗中协调上下颌牙弓的宽度具有指导意义。同时还需诊断宽度失调的部位，即为前牙段还是后牙段宽度失调，以指导和确定术前正畸需要协调的部位。

（1）牙性宽度不调，即牙槽骨和基骨弓的宽度基本协调，由于牙弓宽度在很大程度上受到后牙颊舌向倾斜度的影响，所以横殆曲线实际上是由上下颌后牙的颊舌向倾斜度所决定的。故协调牙弓宽度的第一步是要整平横殆曲线，使上下颌后牙直立于基骨。骨性Ⅲ类错殆由于上颌后牙颊倾和下颌后牙舌倾，当上下颌前牙达到正常覆殆、覆盖，呈现上颌后牙段牙弓宽度过大，因此需要增加上颌后牙的冠舌向转矩和下颌后牙的冠唇向转矩，直立后牙协调牙弓形态；如果前牙段牙弓宽度过窄，则需要唇颊向拓展上颌尖牙和弓形来协调，在术前正畸中，如果要调整上颌牙弓的后牙区，需将上下颌牙列放置在正常覆殆、覆盖关系的状态进行评估，针对后牙区宽度的实际情况设计，多数情况上颌牙弓的后牙区是需要进行牙弓缩小的矫正，辅助在正颌手术后正好实现上下颌后牙区正常的覆殆、覆盖。对于骨性Ⅲ类伴偏殆，在偏斜侧通常存在上颌后牙颊倾、下颌后牙舌倾，对侧则相反的情况，且代偿程度较偏斜侧轻。在设计术前正畸的牙移动方案时，在偏斜侧尽量建立后牙反殆而在对侧加大覆盖以协调牙弓宽度，为手术时矫正颌骨偏斜提供水平向移动空间。

（2）骨性宽度不调，常见于骨性Ⅲ类错𬌗合并上颌牙弓狭窄，即上颌骨水平向发育不足，首先应分析牙弓宽度得出差距量，如果差距量在3~5mm范围内，可以设计上颌Le Fort Ⅰ型分块手术，在手术中直接扩大牙弓；如相差距量＞5mm，需要先行手术辅助快速腭扩展（SARME）扩大牙弓宽度以匹配下颌牙弓宽度。

术前正畸治疗和去除牙代偿

在牙颌面畸形常见一部分结构发生适应性的形态改变，称为适应性的补偿，即代偿。这种补偿作用可表现在牙齿、牙弓的形态或颌骨的大小和位置等不同方面的改变。例如骨性Ⅲ类牙颌面畸形，在上颌发育不足下颌前突时，牙𬌗关系多呈现为前牙反𬌗，同时伴有上颌切牙唇向倾斜、下颌切牙舌向倾斜。这种牙的倾斜是对严重骨骼畸形的补偿，能减少反覆盖和反𬌗的程度，其生理意义在于减小畸形对下颌运动或咀嚼功能的影响，起到补偿作用。这种以牙齿位置、牙倾斜对于颌骨畸形造成的不良影响进行补偿的方式。由于牙位和牙轴的改变对局部牙周组织常造成影响，如导致局部牙槽骨变薄吸收。为此，术前正畸治疗的特点是用正畸方法去除牙代偿，在正颌手术完成时能达到正常的咬合关系。因此，术前正畸治疗具有重要意义。对骨性Ⅲ类错𬌗而言，术前正畸的本质是要去除代偿创造反覆盖，反覆盖的大小根据颌骨移动的幅度来确定，即反覆盖的大小正好能够使上下颌骨的关系在术后调整到正常的直面型，实现矫治目标。

术前隐形矫治方案的常规设计步骤包括：牙移动设计、牵引设计、附件设计和支抗设计等方面。牙移动以去除牙齿代偿、解除牙列拥挤、协调上下颌牙弓宽度为主，例如上颌做磨牙远中移动、内收前牙、竖直下颌前牙、竖直舌倾的磨牙。做Ⅱ类牵引或在上颌做颌内牵引防止磨牙远中移动过程中发生不必要的前牙唇倾。磨牙和前磨牙设置矩形或控根附件增加矫治器对牙移动的有效控制。支抗设计使用微种植体支抗联合上颌颌内牵引内收上颌牙列，在前牙增加根舌向转矩使前牙排齐过程中牙根始终直立在牙槽骨中，磨牙增加根舌向转矩有利于协调牙弓宽度，保持牙齿直立。

正颌手术的术式和颌位的固定

正颌外科手术常见术式有上颌Le Fort Ⅰ型整体或分块截骨、上颌骨前部截骨和下颌支矢状截骨术等（图9-1-1~图9-1-3）。最常用的是双侧下颌支矢状劈开截骨术（BSSRO），该术式的优点不仅在于能够改善下颌发育过度或不足，其截骨的远近心骨段有更大的接触面积，更容易进行坚强内固定，促进骨断端更快愈合。术后可以立即活动，术后口腔卫生较易护理，利于术后恢复饮食。

正颌手术后的颌间和颌内固定，是稳定颌位关系和保证手术成功的重要步骤。颌骨切断移位后可用钛板坚强内固定（图9-1-4），也需要用良好的颌间固定装置来保证术后颌间关系的稳定[11-15]。

术后正畸治疗

骨性Ⅲ类错𬌗畸形经过术前正畸和外科手术治疗后，仍然不能获得良好的𬌗关系，此时尽管

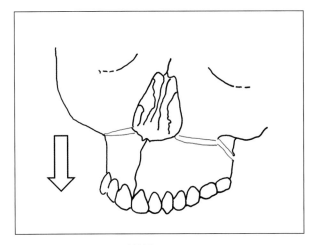

图9-1-1　Le Fort I 型截骨

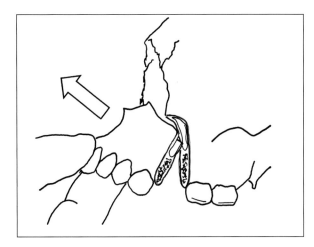

图9-1-2　上颌骨前部截骨

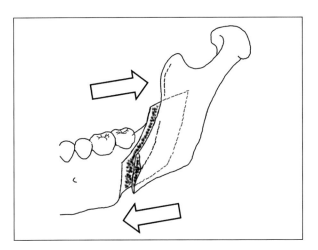

图9-1-3　下颌支矢状截骨术

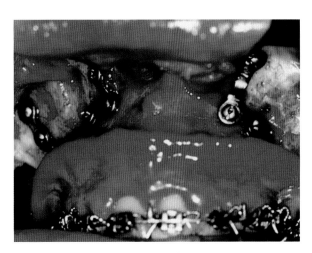

图9-1-4　上颌骨钛板坚强内固定

Ⅲ类骨性畸形得到矫正，但殆关系尚存在一定程度的紊乱，常表现为上下颌前牙或局部后牙间的开殆、个别牙齿或牙弓的错位等。术后正畸的原则是术后第4周开始矫治，重新获取口扫数据，启动新的矫治方案设计。

术后隐形矫治方案的常规设计步骤：隐形矫治和固定矫治的不同在于固定矫治在术后使用细弓丝对咬合做精细调整，而隐形矫治的治疗方案需要进行咬合评价，若双侧无平衡的接触关系可以在软件中进行后牙咬合点和咬合强度的平衡调整，去除咬合障碍。建立磨牙 I 类关系，关闭牙列间隙，矫正牙列不齐，调整前牙转矩覆殆、覆盖，实现治疗目标。术后通常需要做 Ⅲ 类牵引，目的在于维持和稳定术后上下颌骨的位置，防止复发。附件设计通常与术前相同。支抗设计使用微种植体支抗联合牵引维持磨牙关系和前牙覆殆、覆盖关系，在关闭牙列剩余间隙时依靠转矩设计保护牙根的理想位置。

隐形矫治技术在正畸–正颌联合治疗中应用的有效性

相比固定矫治技术，应用隐形矫治技术进行正畸–正颌联合治疗骨性Ⅲ类错𬌗，近年有病例报道可以获得和固定矫治技术同等理想的治疗效果，以轻度牙列拥挤的非拔牙病例为主[16-19]。笔者认为采用隐形矫治技术进行正畸–正颌联合治疗骨性Ⅲ类错𬌗畸形具有独特的优势，例如在术前正畸阶段，利用隐形矫治技术擅长远中移动磨牙的特点使上颌牙在较短时间实现远中移动，在磨牙位置移动到治疗设计的目标位即可实施手术，术后面型得到改善有利于后续治疗顺利进行，疗程也缩短。需要注意的是设计隐形治疗方案应精准判断治疗结束时磨牙终末咬合关系，术前正畸要求第一磨牙和第二磨牙应移动到位，而关闭牙列剩余间隙，前牙唇倾度调整，完善覆𬌗、覆盖关系则在术后正畸阶段完成。

骨性Ⅲ类错𬌗畸形正畸–正颌联合治疗的风险控制

由于接受正畸–正颌联合治疗的是成年人，因此应当充分评估牙周组织的健康状况，选择适宜的矫治技术，治疗中使用持续而轻微的矫治力和合理的牙移动设计，矫治力过大不利于牙槽骨改建，会导致牙齿过度松动。术前正畸去代偿阶段应当增加上颌前牙和下颌后牙根舌向转矩，保护支抗，使牙根始终竖直在牙槽骨内[20-21]。

术前正畸会显示原有错𬌗畸形在去除代偿机制之后的严重程度。术前正畸做去代偿之后，前牙反覆盖进一步增大，因此咬合关系和侧貌会暂时比去代偿前更差，故在治疗前医生应与患者充分沟通，让骨性Ⅲ类错𬌗患者充分了解术前正畸以后，如果中途放弃手术，已经去代偿治疗获得的牙移动，颌骨和牙列畸形将不能变更为非手术正畸掩饰性治疗，所以在治疗前需要患者充分了解治疗效果和知情同意。应用隐形矫治技术进行术前、术后正畸还需要患者具备配合治疗措施的良好依从性，例如在治疗中坚持佩戴牵引橡皮筋等自主操作，这对治疗效果有直接影响，应详细告知患者。正畸–正颌联合治疗中正颌手术的费用、全麻的风险和术后可能发生的并发症，正畸医生应当会同外科医生做详细告知，和患者进行充分沟通并知情同意。正颌术后通常发生较大幅度的脸型变化，患者已经在近10多年的生活中习惯了凹面型，对于正颌术后大幅度地将脸型调整为直面型，需要一定的心理接受时间，正畸医生会同外科医生也应做详细告知、充分沟通，必要时提醒患者要有心理准备和调适。

9.2　临床病例

 病例9-1

一般情况

女，23岁。

主诉

"地包天"10年余，要求矫治。

病史

患者自述牙不齐，"地包天"10年余。否认遗传性家族史，否认系统疾病史，否认特殊药物服用史。

临床检查

（1）口外检查

①正面观：面部不对称，下颌左偏，面下1/3高度增大（图9-2-1a，b）。

②侧面观：凹面型，鼻唇角为钝角，下颌前突，双唇在审美平面之后（图9-2-1c）。

（2）口内检查

恒牙列17-11、21-27、31-38、41-48，右侧第一磨牙完全近中关系，左侧第一磨牙远中关系。前牙对刃殆，前牙开殆0.5mm，下颌牙列中线左偏。上颌牙列拥挤度2mm，下颌无拥挤

（图9-2-1d~i）。

（3）牙体检查

38、48阻生。

（4）牙周检查

牙龈色粉、质韧，无红肿。

（5）关节检查

开口型正常，开口度三横指，右侧颞下颌关节偶可扪及弹响。

影像学检查

（1）全景片

18、28、38、48阻生，髁突颈略长，未见明显骨质异常（图9-2-1k）。

（2）头颅侧位片

骨性Ⅲ类关系，下颌骨发育过度，颏部发育过度，上颌前牙唇倾（图9-2-1j，表9-2-1）。

（3）CBCT

下颌前牙区唇侧骨皮质较薄。

（4）颞下颌关节磁共振

右侧颞下颌关节可复性盘前移位。

诊断

（1）骨性问题

骨性Ⅲ类错殆，下颌发育过度，面部不对

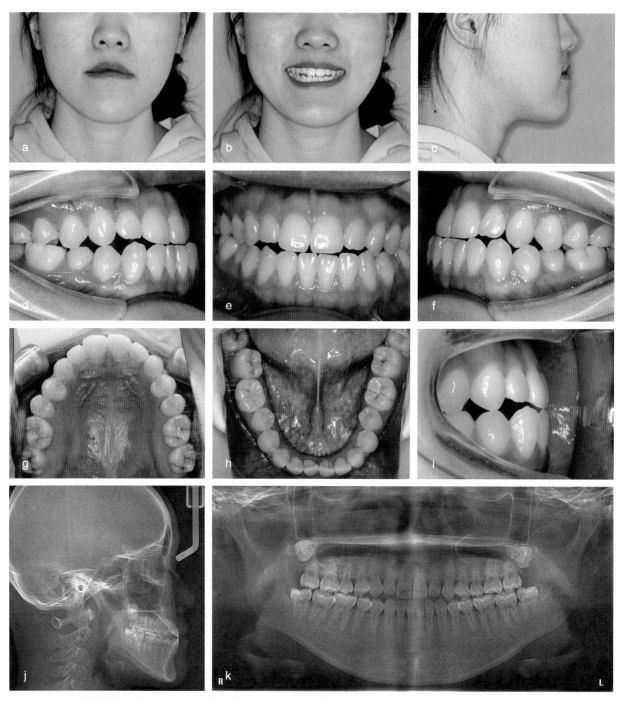

图9-2-1 治疗前照片。（a~c）治疗前面像；（d~i）治疗前殆像；（j）治疗前头颅侧位片；（k）治疗前全景片

表9-2-1　治疗前头影测量数据

测量项目	标准值	标准差	测量值
SNA(°)	82.8	4.1	84.9
FH–NA(Maxillary Depth)(°)	91	7.5	88.6
SNB(°)	80.1	3.9	87.1
FH–NPo(Facial Angle)(°)	85.4	3.7	91.7
NA–APo(convexity)(°)	6	4.4	−6.5
FMA(FH–MP)(°)	27.3	6.1	31.2
MP–SN(°)	30.4	5.6	31.4
Co–Go(mm)	59	3.2	55.6
S Vert–Co(mm)	20.2	2.6	11.5
S–N(Anterior Cranial Base)(mm)	71	3	60.7
SN/GoMe(%)	100	10	89.0
Y–Axis(SGn–FH)(°)	64	2.3	64.9
Po–NB(mm)	4	2	2.0
ANB(°)	2.7	2	−2.1
Wits(mm)	0	2	−10.0
ANS–Me/Na–Me(%)	54.4	2.3	57.8
S–Go/N–Me(%)	63.5	1.5	64.7
U1–SN(°)	105.7	6.3	115.2
U1–NA(°)	22.8	5.2	30.3
U1–NA(mm)	5.1	2.4	8.2
U1–PP(mm)	28	2.1	26.6
U6–PP(mm)	22	3	19.5
IMPA(L1–MP)(°)	96.7	6.4	79.3
L1–MP(mm)	42	4	39.6
L1–NB(°)	30.3	5.8	21.5
L1–NB(mm)	6.7	2.1	4.9
U1–L1(°)	124	8.2	130.4
Overjet(mm)	2	1	0.3
Overbite(mm)	3	2	−0.5
FMIA(L1–FH)(°)	55	2	69.3
OP–FH(°)	9.3	1	11.0
N'–SN–Pog'(Facial convexity)(°)	12	4	3.6
N' Vert–Pog'(mm)	0	2	7.5
Upper Lip Length(ULL)(mm)	20	2	19.5
SN–G Vert(mm)	6	3	8.4
Pog'–G Vert(mm)	0	4	11.9
UL–EP(mm)	−1.4	0.9	−4.1
LL–EP(mm)	0.6	0.9	−1.5

称，下颌骨左偏。

（2）牙性问题

安氏Ⅲ类错𬌗，前后牙反𬌗，前牙开𬌗，上颌轻度拥挤。18、28、38、48阻生。

（3）牙周问题

下颌前牙区唇侧骨皮质薄。

（4）关节问题

颞下颌关节病，右侧关节弹响，右侧关节可复性盘前移位。

（5）软组织问题

侧貌凹面型，面部不对称，微笑露齿不足、口角不对称。

治疗方案

（1）治疗方案1

①治疗目标：改善凹面型，纠正前后牙反𬌗，建立尖牙、磨牙中性关系，对齐牙列中线。

②术前正畸：拔除18、28、38、48，排齐整平去代偿，推上颌磨牙远中移动创造间隙内收前牙，下颌前牙向唇侧竖直，创造4mm反覆盖。

③双颌手术：上颌Le Fort I 型截骨摆正，下颌BSSRO后退摆正，颏成形（备）。

④术后正畸：精细调整咬合，达到磨牙和尖牙 I 类关系，正常覆𬌗、覆盖。

⑤治疗流程：牙周会诊→定期洁治→健康宣教→知情同意→数据采集→模拟治疗方案→修改方案→定制透明矫治器→进入规范化治疗和复诊程序。

（2）治疗方案2

①治疗目标：改善凹面型，纠正前后牙反𬌗，建立尖牙、磨牙中性关系，对齐牙列中线。

②术前正畸：拔除14、24、35、45、18、

28、38、48，排齐整平上下颌𬌗平面，上颌中度支抗关闭间隙，下颌弱支抗关闭间隙，创造4mm反覆盖。

③双颌手术：上颌Le Fort I 型截骨摆正，下颌BSSRO后退摆正，颏成形（备）。

④术后正畸：精细调整咬合，达到磨牙和尖牙 I 类关系，正常覆𬌗、覆盖。

⑤治疗流程：牙周会诊→定期洁治→健康宣教→知情同意→数据采集→模拟治疗方案→修改方案→定制透明矫治器→进入规范化治疗和复诊程序。

选择治疗方案1，选择依据详见病例小结。

方案设计

根据口扫数据，拔除18、28、38、48。上颌双侧磨牙远中移动3mm，提供间隙内收上颌切牙，内收时保持切牙唇倾度作为控制转矩需要的过矫治，排齐整平上颌牙列，保持牙列中线不变；磨牙远中移动的方式使用紧凑型磨牙远中移动，即第一磨牙、第二前磨牙、第一前磨牙和尖牙每颗牙的远中出现约1mm间隙时开始移动，前牙内收方式先尖牙远中移动1mm，再前牙同时内收。下颌切牙原地直立去代偿，下颌中切牙增加12°～14°根舌向转矩，产生间隙压低下颌前牙，压低方式为先压低切牙，再压低尖牙。术前保持牙列中线，匹配上下颌牙弓形态；使用咬合跳跃改变颌位，模拟正颌手术移动范围，建立中性关系，对齐上下颌牙列中线（图9-2-2）。

在正颌术后1个月时评估面型及咬合情况，认为可以继续使用术前正畸的矫治器则不需要重启方案，最终完成治疗。

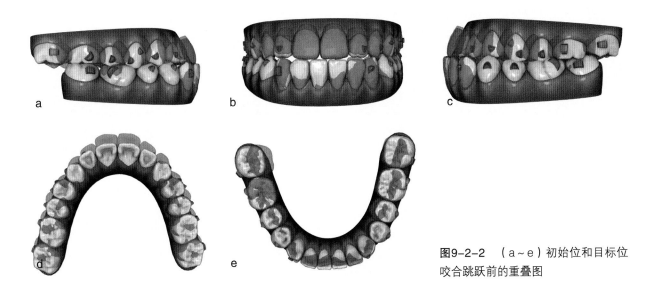

图9-2-2 （a～e）初始位和目标位咬合跳跃前的重叠图

（1）牙移动及附件设计

单纯依靠矫治器与牙齿的相互作用不足以有效地移动牙齿，需要添加适合附件加强矫治器的控制牙移动能力。本病例上下颌牙列排列较整齐，选择在动画方案的第2步显示所有附件。附件设计：所有第二磨牙添加水平矩形附件，第一磨牙使用固位较好的矩形附件或大体积的远中移动优化附件，加强透明矫治器末端的固位和矫治力，有利于术前、术后正畸做颌间弹性牵引；根据软件自动设置，上颌前磨牙放置的是远中移动优化附件，下颌前磨牙放置的是远中竖直、伸长整平Spee曲线的附件；尖牙附件无特殊要求，使用根据软件中自动匹配的附件（图9-2-2）。

本病例上颌磨牙远中移动的设计是紧凑型磨牙远中移动，即第一磨牙、第二前磨牙、第一前磨牙和尖牙每颗牙的远中出现约1mm间隙时就开始移动（图9-2-3）。紧凑型远中移动的动画方案使透明矫治器能够覆盖牙冠殆面、颊舌面

的同时，部分覆盖到近远中面，增加透明矫治器的加力面。每一步动画上同时移动的后牙数量从开始1颗磨牙、2颗磨牙逐渐增加同时移动4颗后牙，等磨牙移动到位后逐渐减少为3颗牙、2颗牙同时移动等。在临床操作方面，每一步动画上同时远中移动的后牙数量决定了透明矫治器的矫治力以及其需要的支抗。

本病例下颌双侧后牙段设计无远中移动，增加冠唇向转矩使下颌牙弓形态匹配上颌。由于下颌基骨充足，双侧后牙同时颊向倾斜移动是容易实现的。下颌中切牙增加12°～14°根舌向转矩、其余前牙增加6°～7°根舌向转矩。采用伸长前磨牙和压低前牙同时进行的方式整平下颌牙列（图9-2-2）。

在上颌13、23和下颌46、36透明矫治器做精密切割牵引钩，配合Ⅱ类牵引，以下颌牙列为支抗辅助上颌牙列磨牙远中移动和前牙内收。同时增强下颌前牙根舌向转矩的竖直（图9-2-3）。

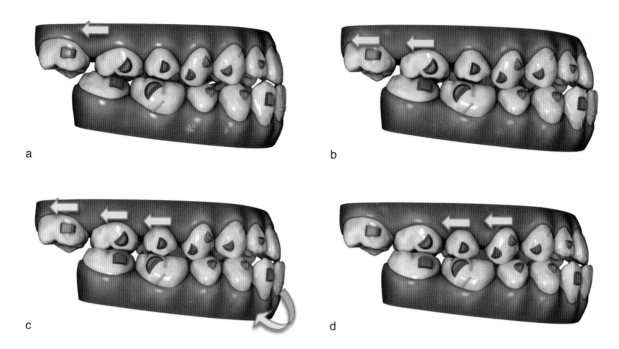

图9-2-3　上颌磨牙远中移动配合Ⅱ类颌间牵引的牙移动示意图，上颌尖牙、下颌第一磨牙矫治器上均配合Ⅱ类颌间牵引。（a）远中移动上颌第二磨牙；（b）远中移动上颌第二磨牙和第一磨牙；（c）远中移动上颌第二磨牙、第一磨牙和第二前磨牙，下颌前牙根舌向转矩；（d）远中移动上颌第二前磨牙、第一前磨牙

（2）牵引设计

为提升上颌磨牙远中移动的矫治效率，紧凑型远中移动方式需要较大的矫治力，并且需要同等大小力值的支抗。本病例在术前正畸过程中，上颌尖牙、下颌第一磨牙的透明矫治器上开倾斜槽形成牵引钩，做Ⅱ类颌间牵引，牵引力值大小为100g或128g。对整个牙颌系统做受力分析，Ⅱ类牵引上颌骨不发生移动，上颌牙列受到远中向的水平向分力，是磨牙远中移动过程中需要的支抗；下颌骨和牙列受到近中向的牵引力，在本病例中下颌牙列不拥挤，排齐整平时矫治器本身的长度不增加，牙弓深度也不增加，磨牙也没有施加远中的推力，下颌前牙不容易唇倾。

比较Ⅱ类牵引在术前正畸与术后正畸的不同，在牵引力值相同的情况下，术前正畸中牵引合力的水平向分力较小，水平向分力的力值是牙移动所需要的矫治力；垂直向分力较大，垂直向分力可能导致透明矫治器脱位，需要放置附件辅助固位（图9-2-4）。此外，Ⅱ类牵引的垂直向分力还可能导致𬌗平面顺时针旋转，这类牙颌变化出现在正颌手术病例的术前正畸中影响较小。

（3）矫治器形态设计

透明矫治器目标位的审核包括初始牙列和跳跃前终末牙列的重叠、跳跃后的咬合关系。骨性Ⅲ类错𬌗咬合跳跃前的重叠图，要考查牙移动矢状向、水平向和垂直向3个方面。

①矢状向：需要检查上下颌前牙切缘内收距

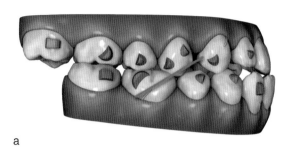
a

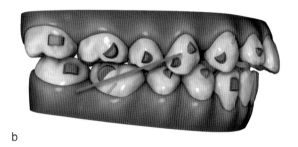
b

图9-2-4　Ⅱ类颌间牵引示意图。（a）术前正畸；（b）术后正畸

离、前牙转矩变化量、反覆盖数值。

②水平向：需要检查牙弓形态和中线，弓形问题包括上下颌牙弓扩大或缩小的量是否匹配、调整上颌后牙颊倾和下颌后牙舌倾，需要注意的是单侧或双侧后牙颊舌向倾斜度；牙列中线问题包括上颌牙列中线是否对齐上颌骨中轴面、下颌牙列中线是否对齐颏中线、中线变化量。

③垂直向：检查上下颌𬌗平面的整平，注意压低上颌第二磨牙恢复上颌后牙区的补偿曲线。如图9-2-2所示，跳跃前的前牙覆盖显示正颌手术可移动颌骨的范围，本病例术前创造4mm前牙反覆盖，水平向检查时下颌左侧后牙颊向竖直比右侧明显，后牙颊舌向的直立有利于正颌术中下颌骨向右侧摆正，治疗前牙列中线与上下颌骨基骨中轴面是协调的，术前正畸不需要调整牙列中线。

对于前牙内收阶段，本病例采用的矫治器形态是尖牙远中移动0.9~1mm后保持尖牙近中间隙，6颗前牙同时移动关闭间隙。该设计的目的是为了透明矫治器能够覆盖牙冠𬌗面、颊舌面的同时，部分覆盖到近远中面、侧切牙远中面，增加透明矫治器的加力面，加强对尖牙轴倾度控制

力，也不产生切牙之间额外的间隙而影响美观。但是，上颌前牙同时内收所需要的矫治力和支抗较大，本病例中应用下颌牙列作为支抗，全程使用Ⅱ类牵引。术后正畸时根据磨牙关系，牙列中线的位置做相应的颌间牵引和中线牵引。

（4）生物力学分析

上颌尖牙使用优化控根附件，下颌尖牙使用垂直矩形附件，第二磨牙使用水平矩形附件，其余后牙使用垂直矩形附件。选择治疗中第15步、第20步、第35步矫治器应用有限元分析本病例牙移动设计中的生物力学情况，为临床提供科学参考。

上颌第二磨牙、第一磨牙和第二前磨牙同时远中移动0.2mm，下颌无设计量，配合Ⅱ类颌间牵引创造覆盖为正颌手术提供条件。

上颌第二前磨牙和第一前磨牙同时远中移动，下颌前牙添加正转矩1.5°，配合Ⅱ类颌间牵引。

上颌前牙同时内收0.2mm，下颌无设计量，配合Ⅱ类颌间牵引。在透明矫治器的双侧上颌尖牙和下颌第一磨牙切割牵引钩，Ⅱ类颌间牵引力大小为100g。

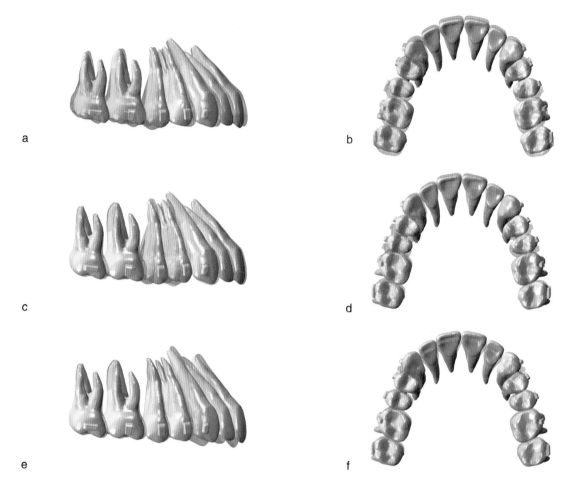

图9-2-5　第15步、第20步、第35步矫治器的上颌牙齿移动趋势图。提示黄色为矫治器戴入前，蓝色为矫治器戴入后（牙齿移动量放大20倍展示）。（a，b）远中移动第二磨牙、第一磨牙和第二前磨牙0.2mm；（c，d）远中移动第二前磨牙和第一前磨牙0.2mm；（e，f）内收上颌前牙0.2mm

· 上颌牙生物力学分析

①牙齿移动趋势：在透明矫治器上设置Ⅱ类颌间牵引，3个步骤的上颌牙齿移动趋势图。

第二磨牙、第一磨牙、第二前磨牙远中移动时，牙冠有向远中和向颊侧移动的趋势，所有前牙有唇倾移动的趋势（图9-2-5a，b）。

第二前磨牙、第一前磨牙远中移动时，矫治牙有明显向远中倾斜移动的趋势，同时已经远中移动到位的磨牙出现近中倾斜趋势，所有前牙唇倾趋势减小（图9-2-5c，d）。

前牙内收时，前牙有伸长、舌向、远中倾斜的移动趋势（图9-2-5e，f）。由此显示，后牙远中移动时后牙的移动方式是倾斜移动，此时前牙受到反向力和力矩而唇倾，并且远中移动的牙齿数量越少、前牙的唇倾趋势越小；前牙内收时，出现切牙向舌向偏远中的倾斜移动伴覆𬌗加深。

②牙齿受力情况：在透明矫治器上设置Ⅱ类

颌间牵引，3个步骤的上颌牙齿受力分析图。

当远中移动第二磨牙、第一磨牙和第二前磨牙时，3颗矫治牙主要受到远中向的力（0.7～0.9N），受力区集中在牙冠近中的颊舌面，次要受力方向向颊侧；切牙受到唇向的力（图9-2-6a，b）。

当远中移动第二前磨牙和第一前磨牙时，两颗前磨牙主要受到远中向的力（1.5～1.7N），受力区集中在牙冠近中的颊舌面；磨牙受到近中

向力（0.07～0.3N）；前牙仍受到唇向的力（图9-2-6c，d）。

前牙整体内收时，所有前牙受到舌向力（0.1～0.4N），受力区集中在切牙唇面和尖牙唇面的近中，尖牙受到远中向力（1.1N）和伸长向力（0.8N）；后牙受到近中向力（0.2～0.4N），后牙其余方向的力均较小（图9-2-6e，f）。

由此证明，各个牙位受到的力和力矩主要来

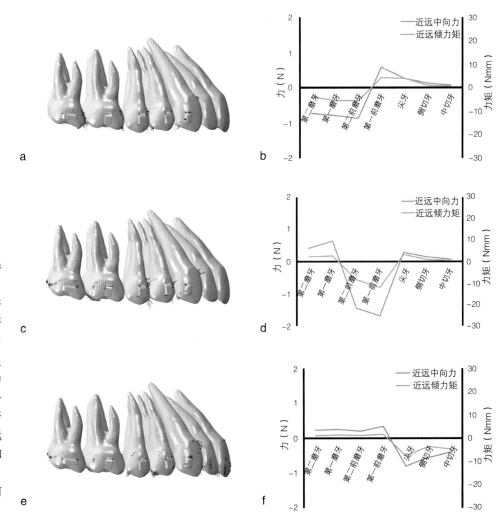

图9-2-6　第15步、第20步、第35步矫治器的上颌牙齿受力分析图。箭头所示牙冠的受力和方向。折线图中近中向力及力矩为正值，相反为负值。（a，b）远中移动第二磨牙、第一磨牙和第二前磨牙0.2mm；（c，d）远中移动第二前磨牙和第一前磨牙0.2mm；（e，f）内收上颌前牙0.2mm

自矫治器形变产生的力，矫治牙发生倾斜移动，第二磨牙或中切牙作为非矫治牙时受到的力和力矩微小，Ⅱ类牵引起了保护支抗的作用。

③牙周膜主应力分布

选择上颌第一磨牙牙周膜为研究对象：牙周膜最大主应力分布图可显示牙周膜的拉应力区域，最小主应力分布图可显示牙周膜的压应力区域。

磨牙远中移动时26牙周膜的拉应力集中在近中牙颈部和远中根尖（图9-2-7a~d），压应力集中在远中牙颈部（图9-2-8a~d）。

26远中移动完成后，前磨牙远中移动时，26牙周膜的拉应力集中在远中牙颈部（图9-2-7e~h），压应力接近零而均匀（图9-2-8e~h）。

前牙内收时，26牙周膜的拉应力分散在远中面颈1/2和近中面根1/2（图9-2-7i~l），压应力分散在近中面颈1/2和远中面根1/2（图9-2-8i~l）。

由此说明，在Ⅱ类牵引下，26作为矫治牙，发生向远中的倾斜移动；在前磨牙远中移动和前牙内收时，26作为非矫治牙，牙周膜的应力微小而均匀分布。

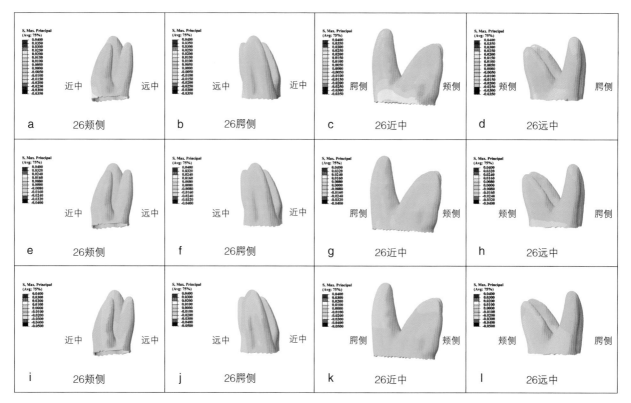

图9-2-7　26牙周膜主应力分布图。最大主应力代表拉应力，黄色和红色，颜色越深应力越大。（a~d）第15步远中移动第二磨牙、第一磨牙和第二前磨牙0.2mm，26受到的拉应力主要分布在牙根近中的颈部；（e~h）第20步远中移动第二前磨牙和第一前磨牙0.2mm，26牙周膜应力分布比较小，在牙根远中颈部有拉应力集中；（i~l）第35步内收上颌前牙0.2mm，26在前牙内收中拉应力主要分散在牙根的远中。提示在26移动到位后，前磨牙远中移动和前牙内收中，26在牙根远中颈部受拉力，有近中倾斜的趋势

选择上颌第一前磨牙牙周膜为研究对象：第二磨牙、第一磨牙和第二前磨牙远中移动时，24牙周膜的拉应力集中在远中牙颈部和近中根尖部（图9-2-9a～d），压应力小而均匀（图9-2-10a～d）。

前磨牙远中移动时，24牙周膜的拉应力明显集中在近中牙颈部和远中根尖部（图9-2-9e～h），压应力集中在远中牙颈部和近中根尖部（图9-2-10e～h）。

前牙内收时，24牙周膜的拉应力分散在远中面颈1/2和近中面根1/2（图9-2-9i～l），压应力小而均匀（图9-2-10i～l）。

由此说明，24作为矫治牙，发生向远中的倾斜移动，拉应力和压应力的阈值明显大于第一磨牙；前牙内收时，24作为非矫治牙，牙周膜的应力小而均匀分布。

·下颌中切牙生物力学分析

透明矫治器的双侧上颌尖牙和下颌第一磨牙设计切割牵引钩，Ⅱ类颌间牵引力大小为100g，3种不同的矫治器设计应用有限元分析本病例牙移动设计中的生物力学情况，为临床提供科学参考。

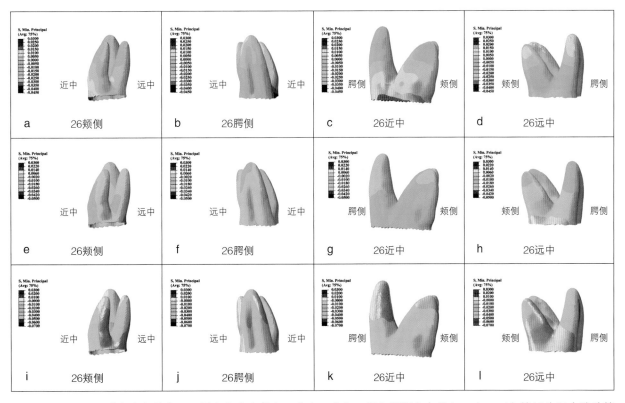

图9-2-8　26牙周膜主应力分布图。最小主应力代表压应力，蓝色，颜色越深应力越大。（a～d）第15步远中移动第二磨牙、第一磨牙和第二前磨牙0.2mm，26受到的压应力主要分布在牙根远中的颈部，应力比较小；（e～h）第20步远中移动第二前磨牙和第一前磨牙0.2mm，26牙周膜压应力分布比较小，在牙根近中颈部有拉应力集中；（i～l）第35步内收上颌前牙0.2mm，26在前牙内收中未见压应力反应

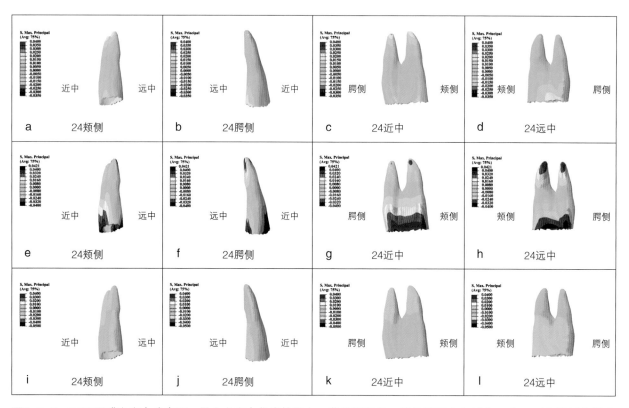

图9-2-9 24牙周膜主应力分布图。最大主应力代表拉应力，黄色和红色，颜色越深应力越大。（a~d）第15步远中移动第二磨牙、第一磨牙和第二前磨牙0.2mm，24的拉应力分布在远中牙颈部和近中根尖部，应力比较小；（e~h）第20步远中移动第二前磨牙和第一前磨牙0.2mm，24的拉应力分布明显集中在近中牙颈部和远中根尖部；（i~l）第35步内收上颌前牙0.2mm，24的拉应力分布在远中颈部和近中根尖区，应力比较小

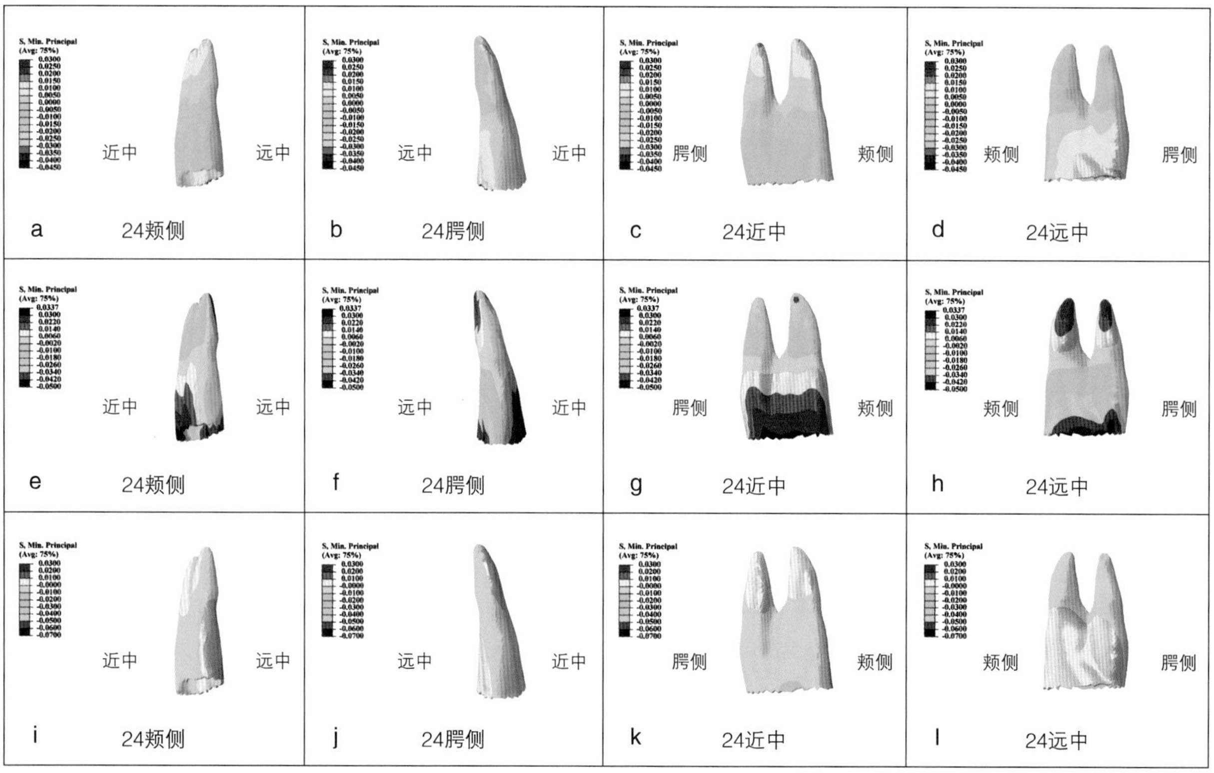

图9-2-10 24牙周膜主应力分布图。最小主应力代表压应力，蓝色，颜色越深应力越大。（a~d）第15步远中移动第二磨牙、第一磨牙和第二前磨牙0.2mm，24的压应力均匀分布；（e~h）第20步远中移动第二前磨牙和第一前磨牙0.2mm，24的压应力分布在远中牙颈部和近中根尖部；（i~l）第35步内收上颌前牙0.2mm，24的压应力均匀分布

下颌矫治器无设计量，下颌颌位治疗前，即为术前正畸的咬合关系。

下颌矫治器无设计量，下颌颌位处于术后位，模拟术后正畸的咬合关系。

下颌前牙添加正转矩1.5°，下颌颌位处于治疗前。

矫治器无设计量、Ⅱ类牵引下，牙齿移动趋势图显示41有冠唇向、根舌向的移动趋势（图9-2-11）；受力分析图显示41受力区分散在舌面，术后颌位的矢状向分力更大（图9-2-12）；牙周膜拉应力集中在41舌侧牙颈部和唇侧根尖部（图9-2-13a~f），压应力在唇侧牙颈部和舌侧根尖部（图9-2-13g~l）。当矫治器下颌前牙添加1.5°正转矩时，41作为矫治牙，受力区集中唇面颈部和舌面切缘，移动趋势和牙周膜应力分布图更为显著，牙周膜拉应力集中在舌侧牙颈部和唇侧根尖部（图9-2-13e，f），压应力分散在唇面颈1/2和舌面根1/2（图

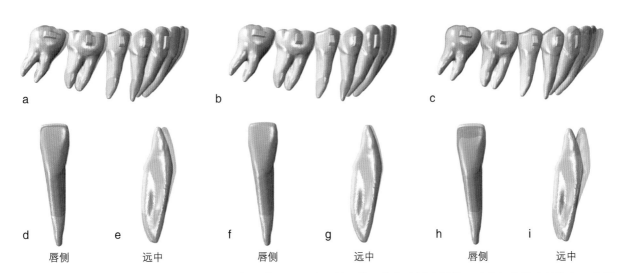

图9-2-11　Ⅱ类牵引时的牙齿移动趋势图。提示黄色为矫治器戴入前，蓝色为矫治器戴入后（牙齿移动量放大20倍展示）。（a，d，e）治疗前颌位；（b，f，g）术后颌位；（c，h，i）治疗前颌位下颌前牙正转矩1.5°

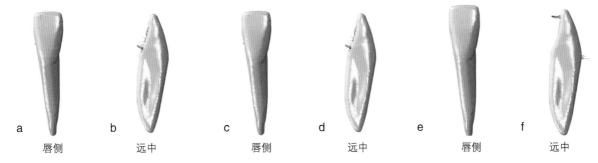

图9-2-12　Ⅱ类牵引时的41牙齿受力分析图。箭头所示牙冠的受力和方向。（a，b）治疗前颌位；（c，d）术后颌位；（e，f）治疗前颌位下颌前牙正转矩1.5°

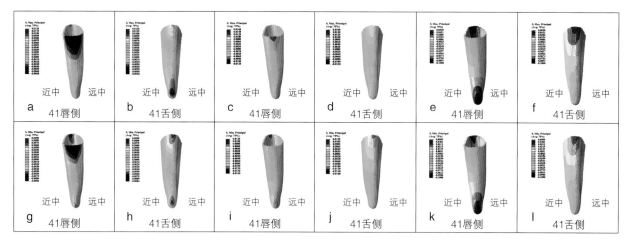

图9-2-13　Ⅱ类牵引时41牙周膜主应力分布图。最大主应力代表拉应力，黄色和红色，颜色越深应力越大；最小主应力代表压应力，蓝色，颜色越深应力越大。（a，b）治疗前颌位41最大主应力；（c，d）术后颌位41最大主应力；（e，f）治疗前颌位下颌前牙正转矩1.5°41最大主应力；（g，h）治疗前颌位41最小主应力；（i，j）术后颌位41最小主应力；（k，l）治疗前颌位下颌前牙正转矩1.5°41最小主应力

9-2-13k，l）。

由此显示，下颌前牙未设计移动下，术前或术后正畸中的Ⅱ类牵引都可以少量增加下颌切牙的唇倾度；下颌前牙设计正转矩时，下颌切牙发生明显的唇向倾斜移动。

治疗过程

上颌55步透明矫治器，下颌19步透明矫治器。治疗第2步粘接全口附件，全天Ⅱ类颌间牵引，牵引橡皮圈型号为7.9mm、100g。术前正畸1年，下颌主动矫治透明矫治器已戴完，上颌双侧磨牙和第二前磨牙完成远中移动，上颌间隙分布在第一前磨牙和尖牙的近远中。进入正颌手术阶段，进行正颌手术的三维模型数据采集，为模型外科做准备后不再更换新的透明矫治器。此时可以根据双侧第二磨牙、第一磨牙确定正颌手术术后的上下颌咬合关系。正颌手术的术中咬合关系确定依据为上下颌模型之间多颗后牙有咬合

接触，避免前牙开𬌗，双侧后牙覆盖正常且中线对齐，建立中性偏远中约1mm的磨牙关系作为下颌位置的过矫治。本病例正颌手术设计在全麻下行双颌手术，上颌骨前移2mm、右侧尖牙上抬2mm摆正𬌗平面、上颌牙列中线对齐面中线，下颌骨旋转后退（图9-2-14）。

正颌术后，解剖式𬌗板固定于上颌牙列1个月，采用颌间垂直牵引稳定下颌位置。术后4周拆除𬌗板，即刻佩戴术前最后1步透明矫治器，即开始术后正畸，骨性Ⅲ类错𬌗进行术后常规Ⅲ类牵引。术后8周可以开始用咬胶更换矫治器，进入术后正畸需要评估矫治方案是否进行阶段重启。本病例评估发现咬合跳跃以后的磨牙关系，前牙覆𬌗、覆盖、中线以及散在间隙的分布与软件中预测的一致，决定不做重启，继续佩戴原有矫治器，由于术后上下颌骨关系稳定，仅在夜间佩戴Ⅲ类颌间牵引，磨牙关系始终保持中性关系是术后正畸的关键（图9-2-15）。

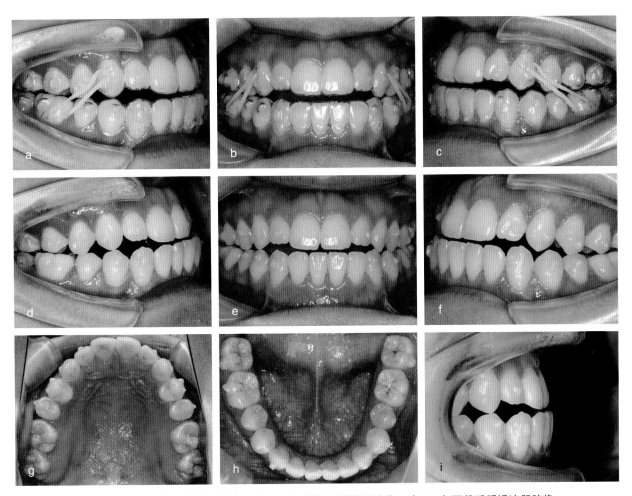

图9-2-14　术前正畸照片（第12步矫治器）。（a~c）戴透明矫治器殆像；（d~i）不戴透明矫治器殆像

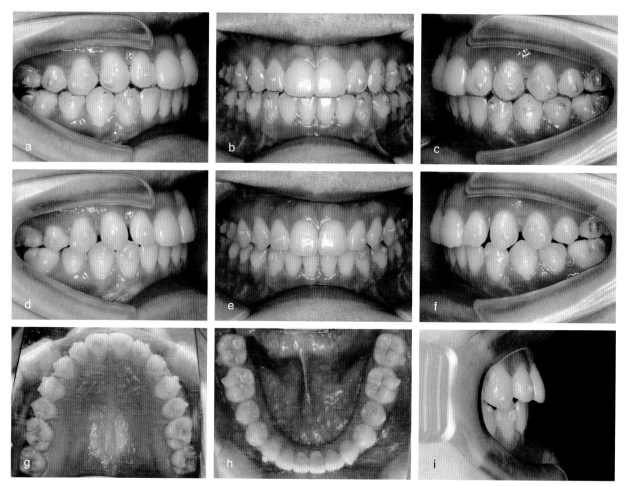

图9-2-15　术后正畸照片（正颌术后，第38步矫治器）。（a~c）戴透明矫治器殆像；（d~i）不戴透明矫治器殆像

治疗结果

最终治疗效果为磨牙和尖牙达到中性关系，上下颌牙齿排列整齐，覆殆、覆盖正常，微笑和面型明显改善（图9-2-16～图9-2-18，表9-2-2）。

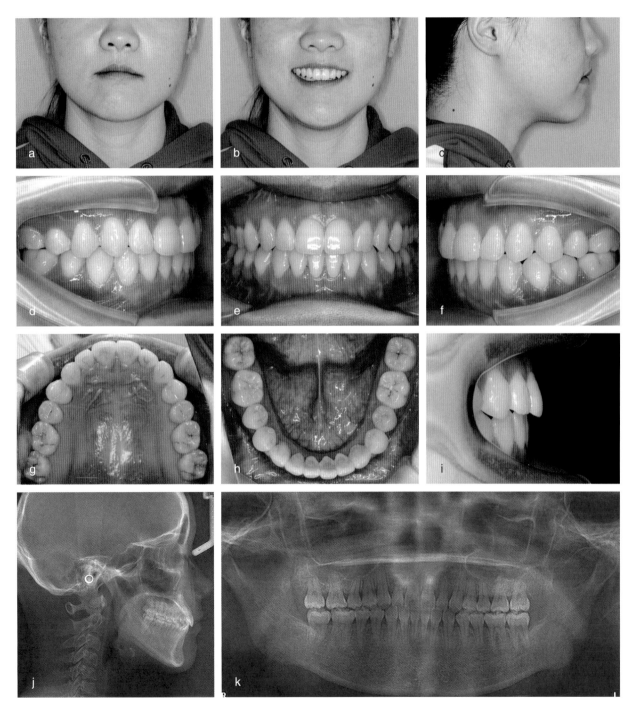

图9-2-16 治疗后照片。（a～c）治疗后面像；（d～i）治疗后殆像；（j）治疗后头颅侧位片；（k）治疗后全景片

表9-2-2　治疗前后头影测量数据

测量项目	标准值	标准差	治疗前测量值	治疗后测量值
SNA(°)	82.8	4.1	84.9	86.1
FH-NA(Maxillary Depth)(°)	91	7.5	88.6	88.9
SNB(°)	80.1	3.9	87.1	84.4
FH-NPo(Facial Angle)(°)	85.4	3.7	91.7	88.5
NA-APo(convexity)(°)	6	4.4	−6.5	0.7
FMA(FH-MP)(°)	27.3	6.1	31.2	29.6
MP-SN(°)	30.4	5.6	31.4	28.6
Co-Go(mm)	59	3.2	55.6	60.4
S Vert-Co(mm)	20.2	2.6	11.5	12.6
S-N(Anterior Cranial Base)(mm)	71	3	60.7	61.6
SN/GoMe(%)	100	10	89.0	101.7
Y-Axis(SGn-FH)(°)	64	2.3	64.9	65.8
Po-NB(mm)	4	2	2.0	2.4
ANB(°)	2.7	2	−2.1	1.7
Wits(mm)	0	2	−10.0	−5.1
ANS-Me/Na-Me(%)	54.4	2.3	57.8	60.9
S-Go/N-Me(%)	63.5	1.5	64.7	69.3
U1-SN(°)	105.7	6.3	115.2	105.3
U1-NA(°)	22.8	5.2	30.3	19.2
U1-NA(mm)	5.1	2.4	8.2	6.1
U1-PP(mm)	28	2.1	26.6	31.9
U6-PP(mm)	22	3	19.5	22.7
IMPA(L1-MP)(°)	96.7	6.4	79.3	85.6
L1-MP(mm)	42	4	39.6	40.9
L1-NB(°)	30.3	5.8	21.5	22.2
L1-NB(mm)	6.7	2.1	4.9	4.7
U1-L1(°)	124	8.2	130.4	136.9
Overjet(mm)	2	1	0.3	4.0
Overbite(mm)	3	2	−0.5	2.5
FMIA(L1-FH)(°)	55	2	69.3	65.0
OP-FH(°)	9.3	1	11.0	12.1
N'-SN-Pog'(Facial convexity)(°)	12	4	3.6	9.0
N' Vert-Pog'(mm)	0	2	7.5	2.9
Upper Lip Length(ULL)(mm)	20	2	19.5	19.3
SN-G Vert(mm)	6	3	8.4	9.1
Pog'-G Vert(mm)	0	4	11.9	7.9
UL-EP(mm)	−1.4	0.9	−4.1	−3.1
LL-EP(mm)	0.6	0.9	−1.5	−1.2

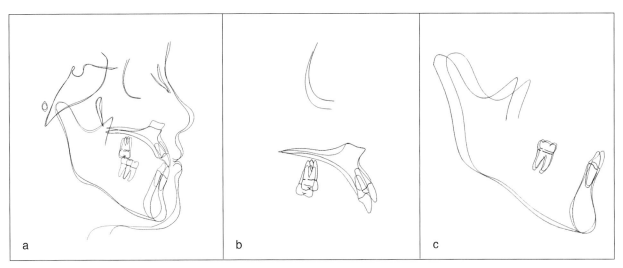

图9-2-17 治疗前后头影重叠图（治疗前黑色，治疗后红色）。（a）SN重叠；（b）上颌重叠；（c）下颌重叠

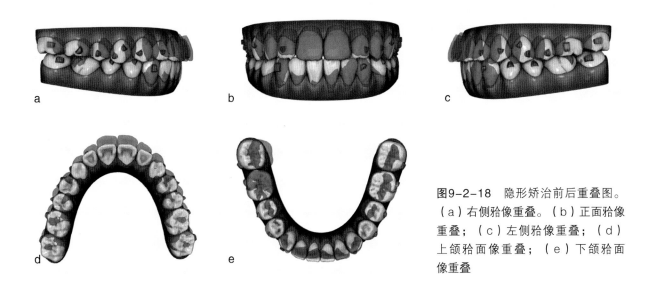

图9-2-18 隐形矫治前后重叠图。（a）右侧拾像重叠。（b）正面拾像重叠；（c）左侧拾像重叠；（d）上颌拾面像重叠；（e）下颌拾面像重叠

病例小结

（1）病例特点

本病例是常见的骨性Ⅲ类错殆，上颌前牙唇倾，牙代偿程度不严重，上颌牙列轻度拥挤，牙周情况基本正常。上颌磨牙远中移动3～4mm创造间隙，下颌治疗周期较短，佩戴透明矫治器以后下颌全牙列作为整体支抗，完成上颌磨牙的较大幅度远中移动，避免拔除前磨牙，最大限度地恢复口腔颌面的美观和健康。

（2）鉴别诊断

本病例的上颌发育不足与上颌正常者鉴别，上颌发育不足分为矢状向和垂直向不足，矢状向不足表现为临床检查时鼻旁软组织凹陷、微笑时上颌切牙明显位于G线后方和头影测量数据中上颌位置后缩或上颌深度不足；垂直向不足表现为上颌露齿不足，本病例下颌在休息位时上唇缘低于上颌切牙切缘，正面微笑露齿暴露切牙牙冠2/3，同时上颌殆平面与眶平面不平行。正常殆上唇放松状态上颌切牙切缘暴露1～2mm，微笑时暴露0～2mm牙龈，大笑时暴露牙龈不超过4mm。

偏突颌的中线不齐与牙列拥挤引起的中线不齐者鉴别，本病例下颌骨偏斜程度与下颌牙列中线不齐程度一致，并非左右侧不对称的拥挤引起切牙移位而出现牙弓内的中线偏移。

（3）治疗方案选择的理由

上颌牙列轻度拥挤、上颌前牙唇倾的解决方案有拔除前磨牙或推磨牙远中移动。通过间隙分析上颌需要6～7mm间隙，考虑上颌第二磨牙远中的上颌基骨深度充足，仅上颌第一磨牙牙根突入上颌窦，磨牙有近中倾斜，全牙列远中移动时后牙倾斜移动大于整体移动的距离，上颌切牙

唇倾度代偿程度不严重，因此决定非拔前磨牙正畸，术后凹面型得到矫正的同时，建立了磨牙和尖牙中性关系，全口天然牙也得到保全。

（4）病例陷阱及可能的并发症

首先是面型的重建过程中，治疗前要对治疗目标位的直面型做专业的解释，让患者明确知道治疗后的面型变化，由于凹面型已经跟随了患者10多年，通过手术在短期内将面型做大幅度地调整，有些患者在心理上可能会有一定程度难以接受，而且长期的凹面型的视觉会影响患者对直面型的评价，有些患者在手术后会认为自己变成了"龅牙"，这些都是在手术治疗前需要对患者进行心理疏导和明确的告知。

本病例的矫治过程中需要关注下颌前牙的牙根和牙槽骨的健康，在治疗过程中每次复诊都需要仔细地检查牙根在牙槽骨中的位置，如果发现牙根根形暴露、牙龈萎缩增加，需要及时调整治疗方案，加大根舌向的转矩或者转牙周科进行骨增量的治疗；在关注牙槽骨和牙根的关系时，要注意不能忽略舌侧牙槽骨和牙根的关系，本病例的设计在下颌前牙原地根舌向转矩的角度比较大，需要更多关注舌侧牙槽骨和牙根之间的关系，如果发现舌侧根形暴露明显，要及时地停止更换透明矫治器，修正牙移动方案，停止根舌向转矩的实施。

治疗中的支抗设计也是需要关注的，上颌后牙远中移动和前牙内收需要设计约4mm的磨牙远中移动，方案的支抗设计，首先是全程Ⅱ类牵引，利用下颌牙列作为上颌磨牙远中移动的支抗，但是如果发现上颌磨牙远中移动量和设计量不一致，透明矫治器脱套及上颌前牙唇侧倾斜度加大，提示支抗不足，需要植入微种植体来进行

支抗保护。

（5）生物力学的考量

在上颌紧凑型磨牙远中移动过程中，后牙牙周膜应力分布在近中牙槽嵴顶处为压应力，远中牙槽嵴顶处为拉应力，应力大小从牙槽嵴顶向根尖方向逐渐减小，牙齿出现倾斜移动；在磨牙远中移动、前磨牙远中移动、前牙内收各个阶段，未设计移动的非矫治牙始终受反向的力矩，发生前牙唇向倾斜、磨牙近中移动。所以，本病例术前正畸过程中需要全程Ⅱ类牵引加强上颌远中移动矫治力。在下颌前牙去代偿的过程中，Ⅱ类牵引和矫治器本身都可实现下颌前牙的冠唇向转矩，需要更加关注唇舌侧牙槽骨和牙根之间的关

系。在术后正畸过程中，上颌后牙的远中移动和下颌牙列的排齐整平已经完成，上颌前牙以倾斜移动方式继续内收，手术后需要及时评估磨牙关系和前牙覆盖的变化，减少Ⅱ类牵引的时间。

（6）成功治疗的原因

骨性Ⅲ类错殆伴有上颌轻度拥挤且牙周健康，隐形矫治技术中的数字化排牙显示术前正畸易匹配上下颌牙弓，因为下颌的矫治周期短，所以术前正畸期间以下颌牙弓作为支抗，配合Ⅱ类颌间牵引，实现上颌磨牙远中移动，为上颌提供矫治力的同时，有利于下颌前牙去代偿，加大前牙的反覆盖程度，为正颌手术创造了空间，完成治疗。

 病例9-2

一般情况

男，20岁。

主诉

"地包天"5年余，要求矫治。

病史

患者自述前牙咬合"地包天"5年余。否认口腔相关治疗史，否认遗传性家族史。平时体健。

临床检查

（1）口外检查

侧貌直面型，正面观面部不对称，下颌右偏，口角平面与眶平面平行，正面上颌殆平面倾

斜（尖牙区左高右低，相差1~2mm），面部软组织鼻唇角正常，双唇在审美平面之后，下颌前突（图9-2-19a~c）。

（2）口内检查

恒牙列17-11、21-27、31-37、41-47，右侧第一磨牙开始近中关系，左侧第一磨牙完全近中关系；上下颌牙列轻度拥挤；前牙覆殆1mm，覆盖-4mm。下颌牙列中线右偏4mm（图9-2-19d~i）。

（3）牙体检查

37点隙裂沟龋。

（4）牙周检查

口腔卫生较差，牙龈红肿。

（5）关节检查

开口度、开口型正常，关节区无压痛，开闭口时未触及弹响和杂音。

影像学检查

（1）全景片

18、28、38、48阻生，左侧髁突略长，未见明显骨质异常（图9-2-19k）。

（2）头颅侧位片

骨性Ⅲ类关系，上颌骨矢状向发育在正常范围，下颌骨发育过度，上颌切牙唇倾，下颌切牙舌倾（图9-2-19j，表9-2-3）。

（3）CBCT

前牙区牙槽骨的唇侧骨皮质未见异常。

（4）颞下颌关节磁共振

双侧髁突形态不对称，左侧髁突低密度影占位，边界清楚。双侧关节盘内移位。

诊断

（1）骨性问题

偏突颌畸形，骨性Ⅲ类错𬌗，下颌发育过度，垂直生长型。

（2）牙性问题

安氏Ⅲ类错𬌗，前牙反𬌗，上下颌牙列中线不齐，轻度牙列拥挤。18、28、38、48阻生。

（3）关节问题

左侧颞下颌关节内紊乱，双侧关节盘内移位。

（4）软组织问题

软组织面型不对称，颏部右偏。

治疗方案

（1）治疗方案1

①治疗目标：改善下颌前突，建立中性的尖牙、磨牙关系，对齐牙列中线。

②牙周基础治疗：控制牙龈炎症。

③术前正畸：拔除18、28、38、48，上颌远中移动磨牙创造间隙，内收上颌前牙去代偿，匹配上下颌牙弓形态，上下颌排齐整平，保持中线，创造6mm反覆盖。

④正颌手术：下颌BSSRO使下颌后退摆正，颏成形前移。

⑤术后正畸：精细调整咬合，达到尖牙、磨牙Ⅰ类关系，正常覆𬌗、覆盖。

⑥治疗流程：牙周会诊→定期洁治→健康宣教→知情同意→数据采集→模拟治疗方案→修改方案→定制透明矫治器→进入规范化治疗和复诊程序。

（2）治疗方案2

①治疗目标：改善前牙反𬌗，建立中性尖牙关系，对齐牙列中线。

②牙周基础治疗：控制牙龈炎症。

③正畸掩饰性治疗：拔除18、28、34、38、48，排齐整平上颌牙列，中线向右侧调整1mm，下颌双侧磨牙远中移动至右侧磨牙中性关系、左侧磨牙完全近中关系，34拔牙间隙调整下颌牙列中线对齐上颌，下颌前牙内收、关闭所有间隙，纠正前牙反𬌗。右上后牙颊向倾斜、下颌舌向移动改善后牙反𬌗。

④治疗流程：牙周会诊→骨增量手术（备）→定期洁治→健康宣教→知情同意→数据采集→模拟治疗方案→修改方案→定制透明矫治器→进入规范化治疗和复诊程序。

选择治疗方案1，选择依据详见病例小结。

方案设计

本病例第一阶段术前正畸原则：排齐整平牙齿，去除牙代偿整平𬌗曲线，匹配上下颌牙弓宽

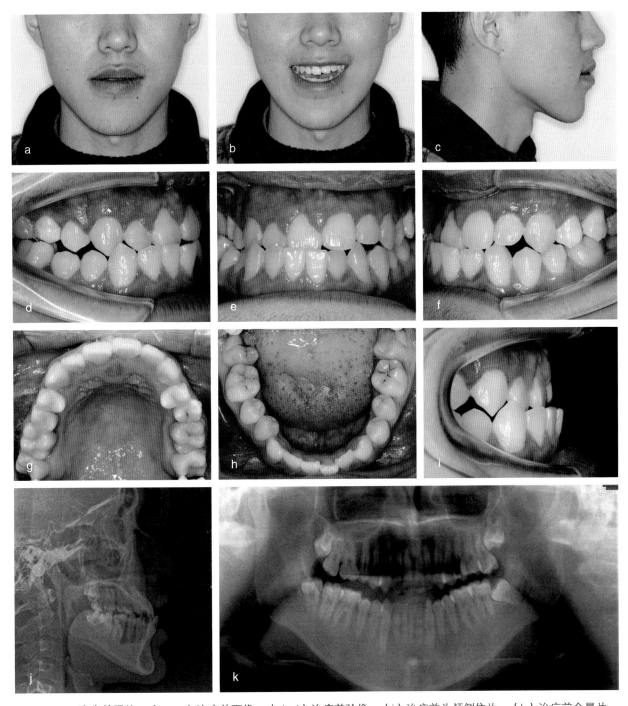

图9-2-19 治疗前照片。（a～c）治疗前面像；（d～i）治疗前殆像；（j）治疗前头颅侧位片；（k）治疗前全景片

表9-2-3 治疗前头影测量数据

测量项目	标准值	标准差	测量值
SNA(°)	82.8	4.1	82.2
FH-NA(Maxillary Depth)(°)	91	7.5	90.4
SNB(°)	80.1	3.9	83.8
FH-NPo(Facial Angle)(°)	85.4	3.7	92.4
NA-APo(convexity)(°)	6	4.4	-3.7
FMA(FH-MP)(°)	27.3	6.1	31.2
MP-SN(°)	30.4	5.6	39.4
Co-Go(mm)	59	3.2	63.3
S Vert-Co(mm)	20.2	2.6	8.9
S-N(Anterior Cranial Base)(mm)	71	3	64.3
SN/GoMe(%)	100	10	87.0
Y-Axis(SGn-FH)(°)	64	2.3	61.6
Po-NB(mm)	4	2	0.9
ANB(°)	2.7	2	-1.5
Wits(mm)	0	2	-11.0
ANS-Me/Na-Me(%)	54.4	2.3	57.9
S-Go/N-Me(%)	63.5	1.5	63.7
U1-SN(°)	105.7	6.3	109.3
U1-NA(°)	22.8	5.2	27.1
U1-NA(mm)	5.1	2.4	6.9
U1-PP(mm)	28	2.1	31.6
U6-PP(mm)	22	3	24.3
IMPA(L1-MP)(°)	96.7	6.4	84.4
L1-MP(mm)	42	4	46.4
L1-NB(°)	30.3	5.8	27.6
L1-NB(mm)	6.7	2.1	7.7
U1-L1(°)	124	8.2	126.7
Overjet(mm)	2	1	-2.9
Overbite(mm)	3	2	1.1
FMIA(L1-FH)(°)	55	2	64.3
OP-FH(°)	9.3	1	9.6
N'-SN-Pog'(Facial convexity)(°)	12	4	12.1
N' Vert-Pog'(mm)	0	2	10.7
Upper Lip Length(ULL)(mm)	20	2	19.8
SN-G Vert(mm)	6	3	6.3
Pog'-G Vert(mm)	0	4	5.8
UL-EP(mm)	-1.4	0.9	-3.5
LL-EP(mm)	0.6	0.9	-1.2

度。本病例牙代偿畸形表现为上颌切牙唇倾，上颌牙弓不对称。正颌手术前需创造前牙6mm反覆盖，选择拔除18、28，上颌双侧磨牙远中移动3.5mm，提供间隙内收上颌切牙，水平向设计需保持牙列中线，右侧磨牙舌向移动1.5mm，左侧磨牙颊向移动1～2mm，纠正不对称牙弓，为下颌骨手术水平向移动创造空间；下颌牙列轻度拥挤，拔除38、48，下颌切牙原位排齐，保持牙列中线，下颌前牙压低2mm、前磨牙伸长

2～3mm整平Spee曲线；使用咬合跳跃模拟正颌手术后颌位，建立磨牙中性关系，对齐上下颌牙列中线（图9-2-20）。

在正颌术后1个月评估面型及咬合情况，可继续佩戴剩余的透明矫治器。第二阶段方案为双侧后牙伸长建立重咬合，上颌23伸长0.8mm，保持牙列中线；下颌左侧磨牙远中移动1.6mm至中性关系，同时下颌牙列中线左移对齐上颌，为最终精细调整（图9-2-21）。

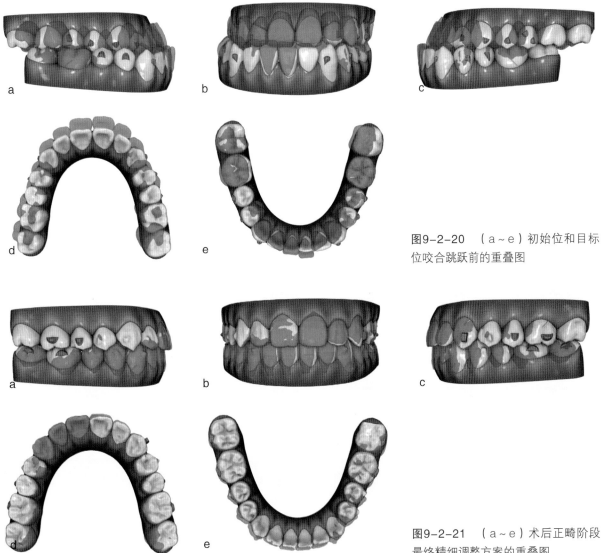

图9-2-20　（a～e）初始位和目标位咬合跳跃前的重叠图

图9-2-21　（a～e）术后正畸阶段最终精细调整方案的重叠图

（1）牙移动及附件设计

本病例设计在动画方案的第2步开始放置全部附件。本病例在术前正畸的初始方案中磨牙没有放置附件，前磨牙和尖牙放置远中移动优化附件；下颌前磨牙、尖牙的附件主要用于下颌前牙压低和扭转（图9-2-20）。第二阶段矫治方案中，上颌第一磨牙和下颌所有磨牙增加半圆形附件加强透明矫治器的固位（图9-2-21）。在不同的牙移动方式中，依靠透明矫治器压低牙齿较易实现，但伸长牙齿较难，必须添加附件来加强透明矫治器伸长牙齿的矫治力。

上颌使用紧凑型磨牙远中移动的模式，即第一磨牙、两颗前磨牙和尖牙每颗牙的远中出现约1mm间隙时就开始移动。治疗难点在于水平向问题：上颌磨牙远中移动时双侧磨牙均向左侧移动去代偿，改善弓形的对称性，如图9-2-22所示，上颌牙列后牙区根据上颌骨中轴面向左侧摆正。双侧第二磨牙远中移动并向左移动、双侧第二磨牙和第一磨牙远中移动并向左移动的各阶段的受力分析，以上颌其余牙齿作为支抗，矫治器末端的水平向控制力是较弱的，临床上可以使用磨牙的交互牵引增强矫治的效率。

下颌整平Spee曲线的牙移动设计是前牙压低、前磨牙伸长和/或磨牙压低同时进行。对矫治器施加于牙列的力进行分析，在下颌前牙压低、前磨牙不伸长时，前磨牙的矫治器在反作用力下会脱套，需放置伸长附件增加矫治器固位；前牙压低、前磨牙伸长同时移动时，前磨牙放置伸长附件，符合矫治器的力学原理（图9-2-23）。

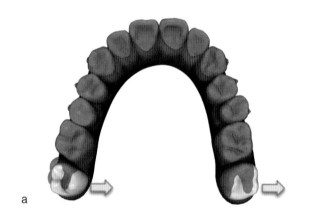
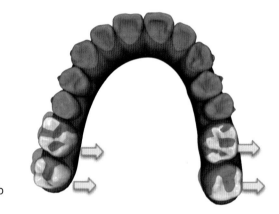

图9-2-22　上颌磨牙远中移动同时水平向移动不同阶段的示意图。（a）双侧第二磨牙远中移动并左移；（b）双侧第二磨牙和第一磨牙远中移动并左移

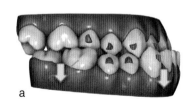
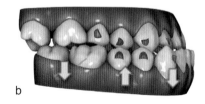
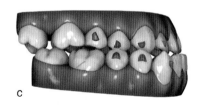

图9-2-23　下颌Spee曲线不同阶段的牙移动示意图。（a）磨牙压低、前牙压低同时；（b）磨牙压低、前磨牙伸长、前牙压低同时；（c）𬌗平面整平

（2）牵引设计

本病例第一阶段矫治器的牵引设计，上颌磨牙远中移动时未使用牵引。原因是上颌前牙同时进行根唇向转矩的移动辅助上颌前牙直立，因为上颌前牙区唇侧的牙槽骨骨量充足，磨牙远中移动的矫治力产生的反作用力可以表达上颌切牙的根唇向转矩。水平向方面利用矫治器本身即可改善牙弓对称性，后牙区未做颌间交互牵引。

第二阶段矫治器，为解决左侧单侧磨牙Ⅲ类关系、下颌牙列中线右偏的问题，设计在23与43之间做前牙斜行牵引，牵引力大小100g（图9-2-24a）；左侧第一磨牙和尖牙矫治器牵引钩上做Ⅲ类颌间牵引，牵引力大小100g（图9-2-24b）。根据牙弓后牙段和前牙段的旋转中心位置，在长时间单侧Ⅲ类牵引和前牙斜行牵引的力系统，水平向分力提供了下颌左侧磨牙远中移动以及中线对齐的矫治力，上颌牙列整体作为支抗；垂直向分力能够使正面观的前牙拾平面发生顺时针旋转、左侧上颌磨牙伸长，这也是精细调整阶段希望实现的牙移动方向，垂直向分力能够辅助磨牙伸长至重咬合、23伸长改善微笑时露齿的对称性。

（3）矫治器形态设计

审核矫治器的目标位包括初始牙列和跳跃前终末牙列的重叠、跳跃后的咬合关系，包括矢状向、水平向和垂直向3个方面。术前正畸矫治器终末位置的设计如图9-2-20所示。

①矢状向：需要检查，单下颌手术后过矫治覆盖2~3mm。

②水平向：上颌基骨骨量与牙量相比略不足，咬合跳跃前上颌后牙段双侧向左侧移动、牙弓形态调整为对称同时匹配下颌、上下颌牙列中线维持初始状态。

③垂直向：上颌露齿问题依靠术前正畸和术后正畸解决，治疗前左上颌前牙暴露不足，设计扩弓和伸长左侧尖牙调整笑线的对称性；整平下颌Spee曲线无法利用上颌平导，可以设计压低前牙和伸长前磨牙。

（4）生物力学分析

·上颌磨牙远中移动同时水平向移动的生物力学分析

上颌侧切牙使用优化控根附件，其余尖牙、前磨牙使用垂直矩形附件，磨牙不使用附件。选择第23步矫治器应用有限元分析本病例牙移动设

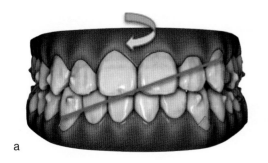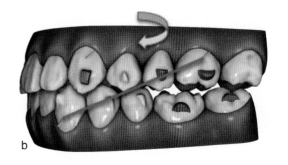

图9-2-24 颌间牵引调整左侧磨牙近中关系、中线不齐的牙移动示意图。（a）前牙斜行牵引，上颌前牙段旋转方向；（b）左侧Ⅲ类颌间牵引，上颌后牙段旋转方向

计中的生物力学情况，为临床提供科学参考，矫治器设计量为17、16、27、26远中移动并左移0.2mm。

上颌牙列的移动趋势图显示，矫治器戴入后磨牙向远中倾斜移动，第一磨牙向左倾斜移动的趋势，双侧第二磨牙水平向移动不明显（图9-2-25a，b）。以26、27为例，26、27发生远中向倾斜移动，26比27移动趋势大，26有颊向倾斜和伸长趋势（图9-2-25c~h）。由此提示

上颌一侧磨牙同时远中移动并水平向移动0.2mm时，第一磨牙的水平向移动是颊向的倾斜移动，第二磨牙的水平向移动是难以实现的。在磨牙水平向移动的对侧第一前磨牙、第二前磨牙区有向颊侧移动的趋势，可能的原因是反作用力造成对侧对抗的牙齿有反向移动的趋势。

27受力区集中在牙冠颊舌面的近中（图9-2-26a~c），27拉应力位于近中牙颈部和腭根远中面的根尖部、压应力位于远中牙颈部和腭

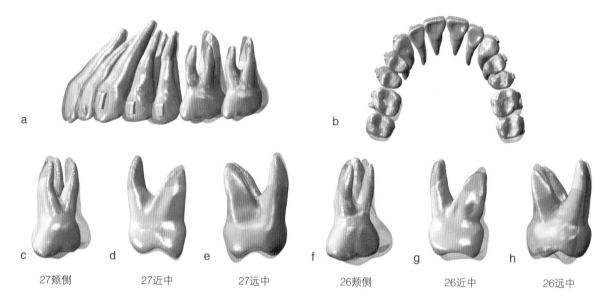

c 27颊侧　　d 27近中　　e 27远中　　f 26颊侧　　g 26近中　　h 26远中

图9-2-25　27、26远中移动并左移0.2mm的牙齿移动趋势图。提示黄色为矫治器戴入前，蓝色为矫治器戴入后（牙齿移动量放大20倍展示）。（a）上颌左侧观；（b）上颌𬌗面观；（c）27颊侧观；（d）27近中观；（e）27远中观；（f）26颊侧观；（g）26近中观；（h）26远中观

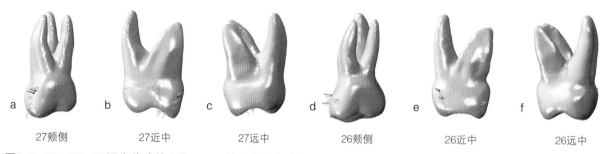

a 27颊侧　　b 27近中　　c 27远中　　d 26颊侧　　e 26近中　　f 26远中

图9-2-26　27、26远中移动并左移0.2mm的牙齿受力分析图。箭头所示牙冠的受力和方向。（a）27颊侧观；（b）27近中观；（c）27远中观；（d）26颊侧观；（e）26近中观；（f）26远中观

根近中面的根尖部（图9-2-27a~d，图9-2-28a~d）；26受力区集中在牙冠的近中面（图9-2-26d~f），拉应力位于近中牙颈部、腭根远中面的根尖部和腭侧牙颈部，压应力位于远中牙颈部和根分叉的颊侧（图9-2-27e~h，图9-2-28e~h）。

由此显示，上颌磨牙同时远中移动并水平向移动0.2mm时第一磨牙与第二磨牙比较，两者都发生向远中的倾斜移动，第一磨牙颊腭侧牙颈部、根分叉区存在应力集中区，出现水平向移动，第二磨牙颊侧的牙颈部应力微小分布、较均匀。

· 整平下颌Spee曲线的生物力学分析

下颌尖牙使用优化控根附件，第二磨牙使用

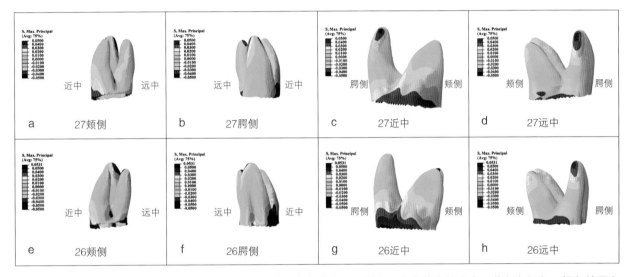

图9-2-27　27、26远中移动并左移0.2mm的牙周膜主应力分布图。最大主应力代表拉应力，黄色和红色，颜色越深应力越大。（a~d）27牙周膜最大主应力；（e~h）26牙周膜最大主应力

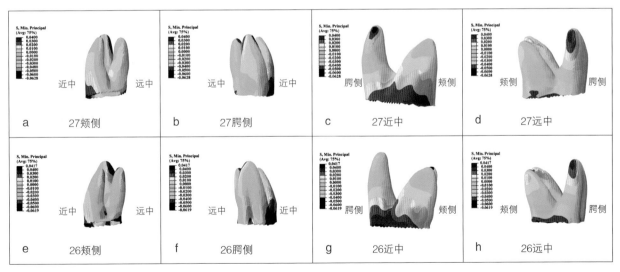

图9-2-28　27、26远中移动并左移0.2mm的牙周膜主应力分布图。最小主应力代表压应力，蓝色，颜色越深应力越大。（a~d）27牙周膜最小主应力；（e~h）26牙周膜最小主应力

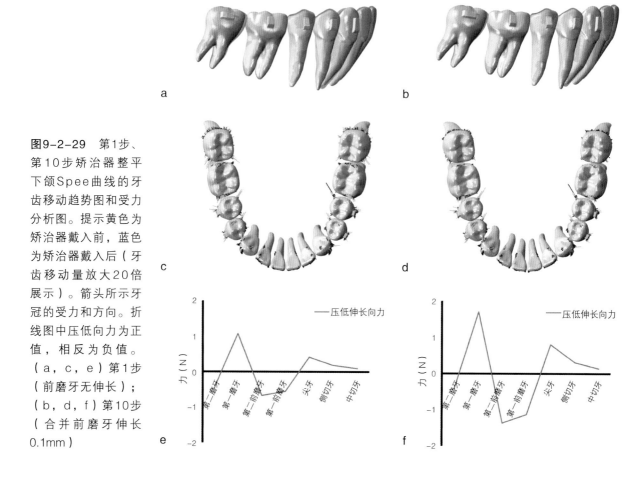

图9-2-29 第1步、第10步矫治器整平下颌Spee曲线的牙齿移动趋势图和受力分析图。提示黄色为矫治器戴入前，蓝色为矫治器戴入后（牙齿移动量放大20倍展示）。箭头所示牙冠的受力和方向。折线图中压低向力为正值，相反为负值。（a，c，e）第1步（前磨牙无伸长）；（b，d，f）第10步（合并前磨牙伸长0.1mm）

水平矩形附件，其余后牙使用垂直矩形附件。选择第1步、第10步矫治器应用有限元分析本病例牙移动设计中的生物力学情况，为临床提供科学参考，矫治器设计量分别为：第一磨牙和前牙压低0.1mm；第一磨牙和前牙压低0.1mm合并前磨牙伸长0.1mm。

整平下颌Spee曲线时，第一磨牙和前牙压低0.1mm的同时，无论是否合并前磨牙伸长0.1mm，两者的移动趋势相似，都有前磨牙和第二磨牙伸长的力及移动趋势、第一磨牙和前牙压低的力和移动趋势；合并前磨牙伸长时，第一磨牙、前磨牙、尖牙受到的力更大（图9-2-29）。由此显示，Spee曲线整平时前磨牙设计矩形附件作为支抗，会发生伸长；前磨牙作为矫治牙，被设计伸长，可增加第一磨牙和尖牙的压低向力。

选择41为研究对象：下颌第一磨牙和前牙压低0.1mm，41有向唇侧、压低的移动趋势，

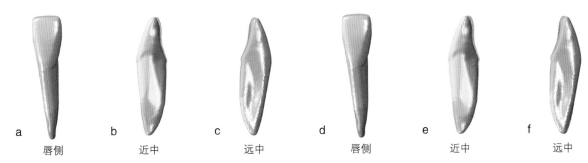

| a | b | c | d | e | f |
| 唇侧 | 近中 | 远中 | 唇侧 | 近中 | 远中 |

图9-2-30 第1步、第10步矫治器整平下颌Spee曲线的41牙齿移动趋势图。提示黄色为矫治器戴入前，蓝色为矫治器戴入后（牙齿移动量放大20倍展示）。（a~c）第1步（前磨牙无伸长）；（d~f）第10步（合并前磨牙伸长0.1mm）

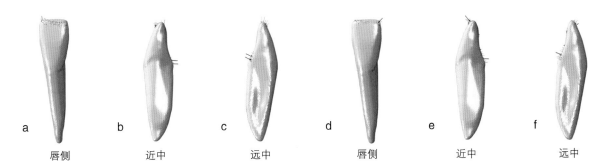

| a | b | c | d | e | f |
| 唇侧 | 近中 | 远中 | 唇侧 | 近中 | 远中 |

图9-2-31 第1步、第10步矫治器整平下颌Spee曲线的41牙齿受力分析图。箭头所示牙冠的受力和方向。（a~c）第1步（前磨牙无伸长）；（d~f）第10步（合并前磨牙伸长0.1mm）

受力区集中在唇面切缘和舌隆突（图9-2-30，图9-2-31），牙周膜拉应力分布小而均匀（图9-2-32a~c），压应力分散在牙根唇面的颈1/2和牙根舌面的根1/2（图9-2-32g~i）；下颌第一磨牙和前牙压低0.1mm合并前磨牙伸长0.1mm时，41的移动趋势和受力分布与前者相似，牙周膜拉应力分布小而均匀（图9-2-32d~f），压应力分散在牙根唇面的颈1/2和牙根舌面的根1/2（图9-2-32j~l）。由此显示，无论是否设计前磨牙伸长，整平Spee曲线时中切牙压低的方向不一定和牙长轴一致，中切牙会发生唇向倾斜，牙周膜应力分布较均匀。

· 前牙区斜行牵引的生物力学分析

选择术后正畸的第35步矫治器应用有限元分析本病例牙移动设计中的生物力学情况，为治疗的进行提供科学参考。上下颌矫治器均无设计量，23和43矫治器上放置切割牵引钩，做前牙斜行牵引，牵引力大小为100g。如图9-2-33所

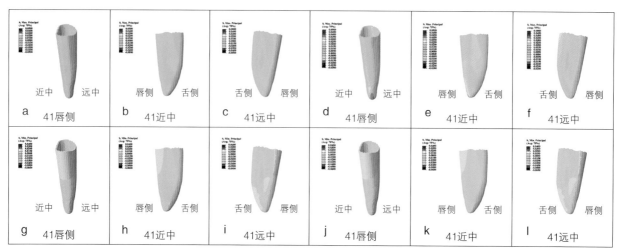

图9-2-32 第1步、第10步矫治器整平下颌Spee曲线41牙周膜主应力分布图。最大主应力代表拉应力，黄色和红色，颜色越深应力越大；最小主应力代表压应力，蓝色，颜色越深应力越大。（a~c）第1步（前磨牙无伸长）41牙周膜最大主应力；（d~f）第10步（合并前磨牙伸长0.1mm）41牙周膜最大主应力；（g~i）第1步（前磨牙无伸长）41牙周膜最小主应力；（j~l）第10步（合并前磨牙伸长0.1mm）41牙周膜最小主应力

示，上颌牙列16–11、21–26有向右倾斜移动的趋势，下颌牙列31–36、41–46有向左倾斜移动的趋势，上下颌第二磨牙没有向一侧倾斜的趋势；22–23和42–43有伸长的趋势，上下颌第一磨牙未见伸长。由此显示，前牙区斜行牵引的水平向分力可调整上下颌牙列中线，但是会伴随切牙牙长轴近远中向的倾斜；值得注意的是，临床中牵引力的垂直向分力会伸长尖牙和相邻侧切牙，改变前牙拾平面正面观的倾斜度，产生拾平面的倾斜。

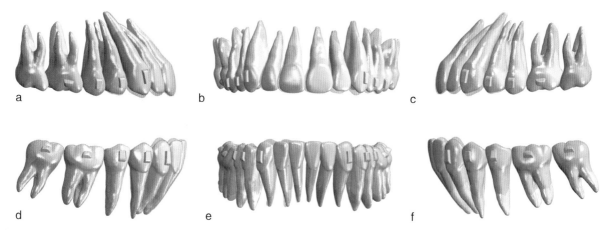

图9-2-33 23与43前牙斜行牵引的牙齿移动趋势图。提示黄色为矫治器戴入前，蓝色为矫治器戴入后（牙齿移动量放大20倍展示）。（a）上颌右侧观；（b）上颌正面观；（c）上颌左侧观；（d）下颌右侧观；（e）下颌正面观；（f）下颌左侧观

治疗过程

（1）术前正畸

上颌48步透明矫治器，下颌16步透明矫治器。治疗第1个月粘接全口附件。术前正畸9个月时，上颌第二磨牙完成移动，准备进入正颌手术时期（图9-2-34）。当进行正颌手术的模型外科设计开始，不再更换新矫治器。

（2）正颌手术

下颌骨旋转后退对齐牙列中线，同期做颏成形前移术。手术殆板固定于上颌牙列，术后1个月内使用颌间牵引稳定下颌位置。术后4周拆除上颌殆板，即刻佩戴术前最后1步的透明矫治器。

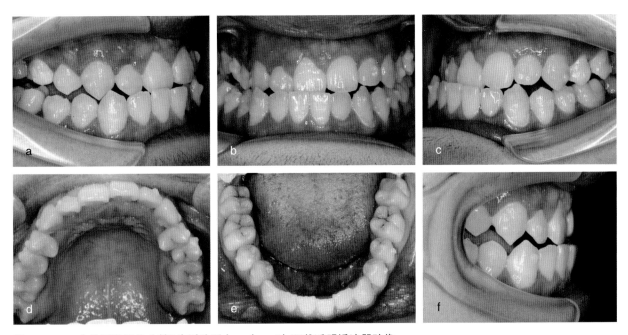

图9-2-34　术前正畸照片（第8步矫治器）。（a~f）不戴透明矫治器殆像

（3）术后正畸

术后8周患者可以恢复使用咬胶，检查时发现面部肿胀消退过程中，出现下颌骨位置少量复发，前牙覆盖减小、下颌牙列中线右偏，继续佩戴已有矫治器Ⅲ类牵引，夜间23与43矫治器之间做斜行牵引，橡皮圈型号7.9mm、100g（图9-2-35）。

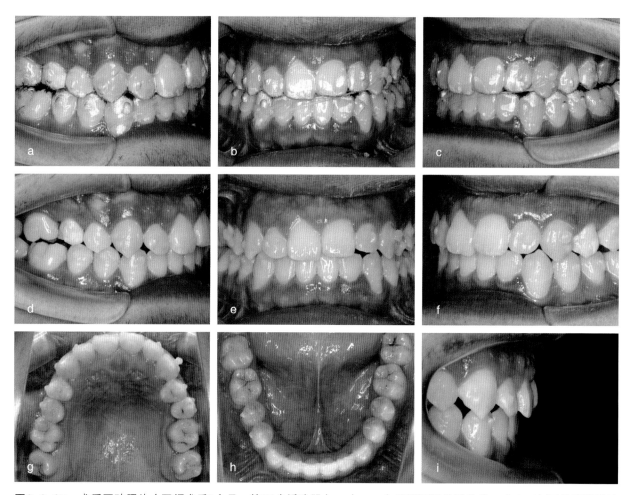

图9-2-35 术后正畸照片（正颌术后3个月，第35步矫治器）。（a~c）戴透明矫治器殆像；（d~i）不戴透明矫治器殆像

（4）第二阶段精细调整

第一阶段矫治结束，第二阶段制作上颌23步透明矫治器、下颌36步透明矫治器。粘接新的附件，在左侧矫治器牵引钩上设计Ⅲ类颌间牵引，23与43之间做颌间前牙斜行牵引，橡皮圈型号均为7.9mm、100g（图9-2-36）。

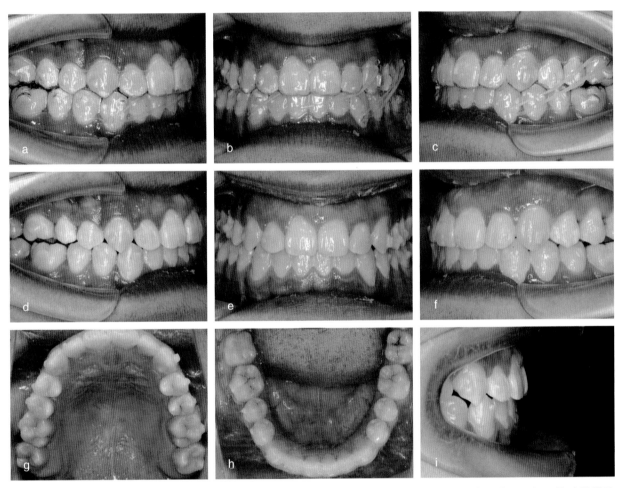

图9-2-36 最终精细调整照片（术后正畸第20步矫治器）。（a~c）戴透明矫治器殆像；（d~i）不戴透明矫治器殆像

治疗结果

最终治疗效果为磨牙和尖牙中性关系，上下颌牙齿排列整齐，前牙覆𬌗、覆盖正常，右侧后牙浅覆𬌗，面型改善（图9-2-37～图9-2-39，表9-2-4）。

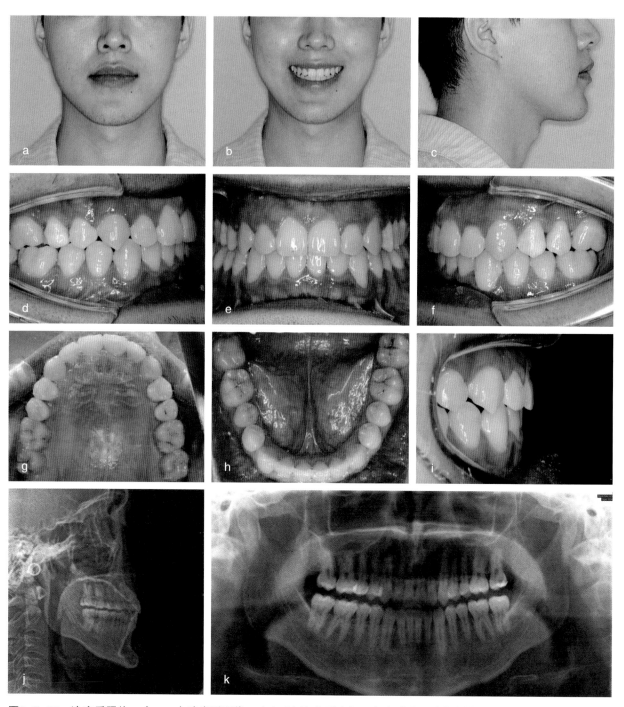

图9-2-37 治疗后照片。（a~c）治疗后面像；（d~i）治疗后𬌗像；（j）治疗后头颅侧位片；（k）治疗后全景片

表9-2-4 治疗前后头影测量数据

测量项目	标准值	标准差	治疗前测量值	治疗后测量值
SNA(°)	82.8	4.1	82.2	82.8
FH-NA(Maxillary Depth)(°)	91	7.5	90.4	91.2
SNB(°)	80.1	3.9	83.8	80.3
FH-NPo(Facial Angle)(°)	85.4	3.7	92.4	91.0
NA-APo(convexity)(°)	6	4.4	-3.7	0.2
FMA(FH-MP)(°)	27.3	6.1	31.2	29.4
MP-SN(°)	30.4	5.6	39.4	37.8
Co-Go(mm)	59	3.2	63.3	60.7
S Vert-Co(mm)	20.2	2.6	8.9	8.9
S-N(Anterior Cranial Base)(mm)	71	3	64.3	64.5
SN/GoMe(%)	100	10	87.0	83.5
Y-Axis(SGn-FH)(°)	64	2.3	61.6	62.0
Po-NB(mm)	4	2	0.9	5.1
ANB(°)	2.7	2	-1.5	2.5
Wits(mm)	0	2	-11.0	-3.2
ANS-Me/Na-Me(%)	54.4	2.3	57.9	57.2
S-Go/N-Me(%)	63.5	1.5	63.7	62.7
U1-SN(°)	105.7	6.3	109.3	105.5
U1-NA(°)	22.8	5.2	27.1	22.7
U1-NA(mm)	5.1	2.4	6.9	4.7
U1-PP(mm)	28	2.1	31.6	31.6
U6-PP(mm)	22	3	24.3	25.2
IMPA(L1-MP)(°)	96.7	6.4	84.4	84.3
L1-MP(mm)	42	4	46.4	44.0
L1-NB(°)	30.3	5.8	27.6	22.5
L1-NB(mm)	6.7	2.1	7.7	5.6
U1-L1(°)	124	8.2	126.7	132.2
Overjet(mm)	2	1	-2.9	3.1
Overbite(mm)	3	2	1.1	1.6
FMIA(L1-FH)(°)	55	2	64.3	66.1
OP-FH(°)	9.3	1	9.6	8.8
N'-SN-Pog'(Facial convexity)(°)	12	4	12.1	16.6
N' Vert-Pog'(mm)	0	2	10.7	8.9
Upper Lip Length(ULL)(mm)	20	2	19.8	23.0
SN-G Vert(mm)	6	3	6.3	6.1
Pog'-G Vert(mm)	0	4	5.8	2.6
UL-EP(mm)	-1.4	0.9	-3.5	-2.2
LL-EP(mm)	0.6	0.9	-1.2	-1.6

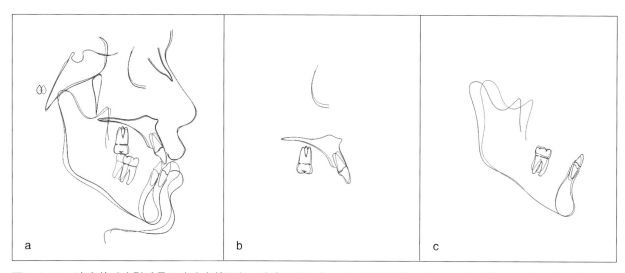

图9-2-38 治疗前后头影重叠图（治疗前黑色，治疗后红色）。（a）SN重叠；（b）上颌重叠；（c）下颌重叠

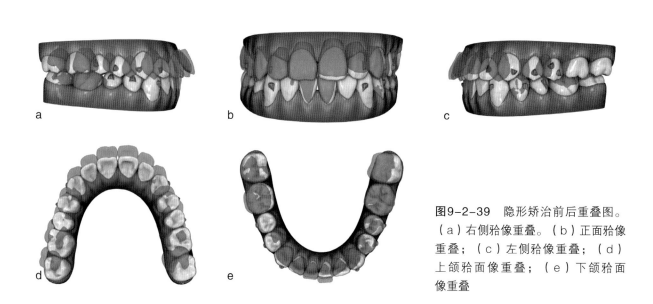

图9-2-39 隐形矫治前后重叠图。（a）右侧殆像重叠。（b）正面殆像重叠；（c）左侧殆像重叠；（d）上颌殆面像重叠；（e）下颌殆面像重叠

病例小结

（1）病例特点

本病例是常见的骨性Ⅲ类错殆伴偏颌畸形，主要为下颌发育过度且左侧较右侧明显，存在上颌水平向发育不足。上下颌前牙唇倾度代偿不严重，牙列中线明显不齐，上颌牙弓狭窄，牙列轻度拥挤。下颌采用常见的压低前牙、伸长前磨牙的方式排齐整平；上颌采用磨牙远中移动、牙性扩弓创造间隙，前牙牙根唇向竖直，单侧前牙伸长改善露齿不足，治疗后未能纠正上颌基骨宽度的不足，右侧后牙为浅覆盖。

（2）鉴别诊断

本病例上颌矢状向发育基本正常，需要与上颌发育不足相鉴别，上颌矢状向发育不足表现为鼻旁软组织凹陷、微笑时上颌切牙明显位于G线后方和头影测量数据中上颌位置后缩或上颌深度不足。

本病例上颌牙弓狭窄是骨性问题，需要与牙性牙弓狭窄相鉴别，可以通过CBCT测量后牙的颊舌向倾斜度与基骨的角度关系，后牙颊倾代偿程度越明显者，说明基骨水平向问题越严重。也可以通过诊断性排牙判断，测量上下颌牙弓宽度匹配后，测量牙弓宽度、基骨宽度在尖牙、前磨牙和磨牙区的差异来判断，如果基骨宽度不足提示存在骨性问题。

（3）治疗方案选择的理由

下颌牙列轻度拥挤且前牙唇侧牙槽骨厚度正常，排齐整平去代偿是容易实现的。上颌牙列中度拥挤的解决方案有拔除前磨牙减数正畸或磨牙远中移动提供间隙。综合考虑上颌第二磨牙远中的上颌基骨深度足够、避免上颌减数前磨牙矫治后，可能引起牙弓深度尤其是宽度进一步减小，

而且本病例上颌切牙唇倾度代偿程度不严重，因此，选择磨牙远中移动创造间隙进行上颌牙列排齐和前牙去代偿竖直。如果采用正畸掩饰性治疗，偏突颌畸形容易出现面部美学陷阱，包括因为下颌前牙内收、下唇内收后颏部显露更为前突、下颌轮廓不对称更为暴露、凹面畸形更为严重；微笑时，因为下颌骨的水平向偏斜，左右侧颊廊间隙不对称，上唇软组织中线与上颌牙列中线不一致；骨性Ⅲ类错殆微笑时常容易显露下颌前牙，掩饰性治疗后下颌前牙代偿性地向左侧或右侧倾斜，微笑时下颌牙列中线暴露。医生应做详细告知，与本人和家属充分沟通，本病例选择正畸−正颌联合治疗。

（4）病例陷阱及可能的并发症

上颌如果选择拔除前磨牙、关闭间隙，会出现上颌牙弓严重狭窄，加重上颌露齿不足，则需要增加上颌扩弓手术或Le Fort Ⅰ型截骨手术。如果采用正畸掩饰性治疗，拔除第三磨牙和左下一颗前磨牙，治疗后上颌第二前磨牙与下颌第一磨牙发生咬合关系，相应的基骨宽度上颌仍然小于下颌，右侧后牙反殆不能纠正；治疗前头影测量数据中Wits为−11.0mm，提示矢状向下颌牙槽基骨明显突于上颌，治疗后下颌前牙舌倾程度大。

上颌磨牙远中移动过程中，关注前磨牙、前牙牙根唇侧牙槽骨的改建，复诊时仔细地检查牙根在牙槽骨中的位置，如果出现牙根根形暴露、牙龈萎缩增加，需要及时调整治疗方案，转牙周病科进行骨增量的治疗。

（5）生物力学的考量

上颌采用磨牙远中移动、牙性扩弓创造间隙，采用紧凑型磨牙远中移动方式，生物力学分析参考本章病例9−1。磨牙、前磨牙作为矫治

牙，远中移动时会发生远中向、颊向倾斜移动，同时前牙出现唇向倾斜移动，因此矫治器的目标位在设计时需要根据上颌前牙唇侧牙槽骨的厚度，适当增加根唇向转矩去代偿；纠正上颌牙弓的对称性时，利用磨牙远中移动时容易实现颊向扩弓的特点，左侧后牙容易实现，右侧后牙则需要设计冠舌向的转矩，还应注意上颌横𬌗曲线左右侧的对称性，才能创造下颌骨手术摆正的空间。透明矫治器对上颌第二磨牙水平向移动的控制较差，术前正畸时上颌第二磨牙无对颌牙，可以在术后正畸期间配合第二磨牙做交互牵引，辅助建立正常的后牙覆盖。

关于中线问题，治疗前上下颌牙列中线与上下颌骨中轴面基本一致，因此术前正畸的矫治器目标位只需要维持初始的中线位置。术后正畸的中线不齐问题，如果是前牙自身的拥挤度不对称或轴倾度不正引起的，通过透明矫治器配合前牙斜行牵引容易纠正；此外，调整中线需要切牙向左或向右整体移动，透明矫治器难以实现，则必须增加控根附件以实现整体移动；还有需要关注的是中线纠正的斜行牵引可能引起前牙区𬌗平面的倾斜，在临床复诊中密切关注，如果发现这个现象需要及时调整牵引。

（6）成功治疗的原因

对于骨性Ⅲ类错𬌗伴偏颌畸形，首先明确诊断是非常关键的，因为偏颌畸形可以主要表现为垂直向或水平向的不对称，也可以是三维方向上复杂的颌骨偏斜。本病例主要表现为下颌发育过度且水平向偏斜、上颌骨偏斜不明显、上颌中度牙列拥挤、下颌轻度牙列拥挤，通过正畸治疗改善上颌露齿的对称性，在正畸牙代偿限度之内，最大限度地增加上颌牙弓的深度和宽度，匹配上下颌牙弓形态。术前正畸完成后再次评估面型和咬合关系，临床上通过病例自身摆正下颌骨位置，去评价微笑露齿的程度、上颌前牙前后向位置和笑线的对称性。术后正畸期间左侧下颌磨牙远中移动1～2mm，配合颌间牵引，对齐上下颌牙列中线，建立了紧密的尖窝交错关系。

 病例9-3

一般情况

女，19岁。

主诉

下巴前突5年余，要求矫治。

病史

患者自述下巴前突5年余。否认遗传性家族史，否认系统疾病史，否认特殊药物服用史。

临床检查

（1）口外检查

①正面观：面部不对称，下颌右偏（图9-2-40a，b）。

②侧面观：凹面型，鼻唇角为钝角，下唇在审美平面之前，下颌前突（图9-2-40c）。

（2）口内检查

恒牙列17-11、21-27、31-38、41-48，

双侧第一磨牙近中关系；上颌轻度牙列拥挤；覆沿1mm，覆盖−1mm（图9-2-40d～i）。

（3）牙体检查

18、28、38、48阻生。

（4）牙周检查

口腔卫生状态不佳，牙龈红肿。

（5）关节检查

开口型正常，开口度三横指，双侧颞下颌关节未触及弹响。

影像学检查

（1）全景片

18、28、38、48阻生，髁突颈略长，未见明显骨质异常（图9-2-40k）。

（2）头颅侧位片

骨性Ⅲ类关系，上颌骨发育不足，下颌骨发育过度，上颌前牙唇倾（图9-2-40j，表9-2-5）。

（3）CBCT

下颌前牙区唇侧牙槽骨壁薄。

（4）颞下颌关节磁共振

双侧颞下颌关节盘髁关系正常。

诊断

（1）骨性问题

骨性Ⅲ类错沿，面部不对称，上颌发育不足，下颌发育过度，双牙槽前突。

（2）牙性问题

安氏Ⅲ类错沿，双侧尖牙区开沿，上颌轻度牙列拥挤。18、28、38、48阻生。

（3）牙周问题

牙周炎，下颌前牙唇侧牙槽骨薄，牙龈萎缩。

（4）软组织问题

侧貌凹面型，面部不对称，闭唇紧张。

治疗方案

（1）治疗方案1

①治疗目标：改善凹面型伴双牙槽前突，建立尖牙、磨牙中性关系。

②牙周基础治疗：下颌前牙唇侧骨增量手术。

③术前正畸：拔除17、27、38、48；双侧上颌后牙区微种植体支抗辅助磨牙远中移动，排齐整平，创造4mm反覆盖。

④双颌手术：上颌Le FortⅠ型截骨前移摆正，下颌BSSRO后退摆正，颏成形（备）。

⑤术后正畸：精细调整，达到尖牙、磨牙Ⅰ类关系，正常覆沿、覆盖。

⑥治疗流程：牙周会诊→骨增量手术→定期洁治→健康宣教→知情同意→数据采集→模拟治疗方案→修改方案→定制透明矫治器→进入规范化治疗和复诊程序。

（2）治疗方案2

①治疗目标：改善凹面型伴双牙槽前突，建立尖牙、磨牙中性关系。

②术前正畸：拔除14、24、35、45、18、28、38、48，排齐整平上下颌沿平面，上颌设计强支抗，内收前牙关闭间隙，下颌1/3间隙内收前牙，2/3间隙后牙近中移动关闭，创造4mm反覆盖。

③双颌手术：上颌Le FortⅠ型截骨摆正，下颌BSSRO后退摆正，颏成形（备）。

④术后正畸：精细调整咬合，达到尖牙、磨牙Ⅰ类关系，正常覆沿、覆盖。

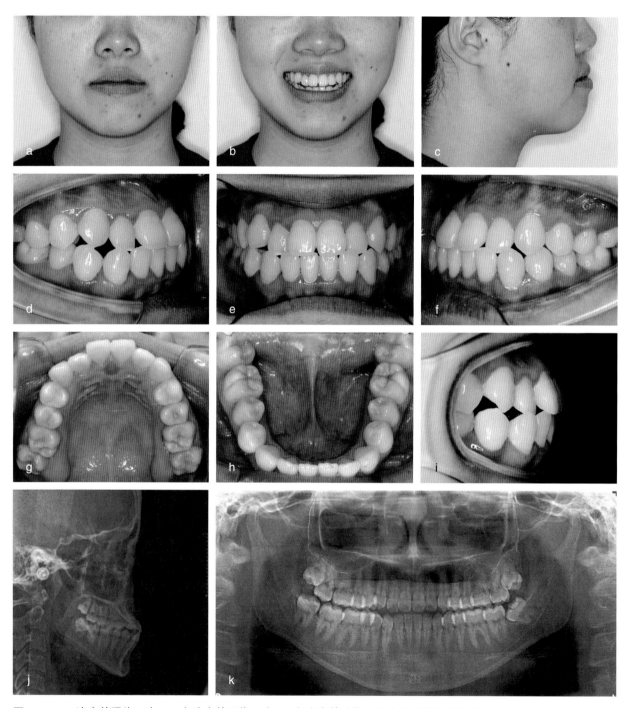

图9-2-40　治疗前照片。（a~c）治疗前面像；（d~i）治疗前𬌗像；（j）治疗前头颅侧位片；（k）治疗前全景片

表9-2-5 治疗前头影测量数据

测量项目	标准值	标准差	测量值
SNA(°)	82.8	4.1	94.0
FH-NA(Maxillary Depth)(°)	91	7.5	93.6
SNB(°)	80.1	3.9	94.1
FH-NPo(Facial Angle)(°)	85.4	3.7	93.2
NA-APo(convexity)(°)	6	4.4	0.7
FMA(FH-MP)(°)	27.3	6.1	29.9
MP-SN(°)	30.4	5.6	26.7
Co-Go(mm)	59	3.2	56.0
S Vert-Co(mm)	20.2	2.6	4.8
S-N(Anterior Cranial Base)(mm)	71	3	58.8
SN/GoMe(%)	100	10	90.1
Y-Axis(SGn-FH)(°)	64	2.3	58.7
Po-NB(mm)	4	2	-0.8
ANB(°)	2.7	2	-0.1
Wits(mm)	0	2	-3.0
ANS-Me/Na-Me(%)	54.4	2.3	60.5
S-Go/N-Me(%)	63.5	1.5	70.6
U1-SN(°)	105.7	6.3	133.7
U1-NA(°)	22.8	5.2	39.7
U1-NA(mm)	5.1	2.4	8.4
U1-PP(mm)	28	2.1	26.9
U6-PP(mm)	22	3	24.1
IMPA(L1-MP)(°)	96.7	6.4	84.5
L1-MP(mm)	42	4	38.7
L1-NB(°)	30.3	5.8	24.4
L1-NB(mm)	6.7	2.1	6.7
U1-L1(°)	124	8.2	116.1
Overjet(mm)	2	1	1.6
Overbite(mm)	3	2	0.7
FMIA(L1-FH)(°)	55	2	69.4
OP-FH(°)	9.3	1	2.2
N'-SN-Pog'(Facial convexity)(°)	12	4	-0.3
N' Vert-Pog'(mm)	0	2	13.8
Upper Lip Length(ULL)(mm)	20	2	15.8
SN-G Vert(mm)	6	3	14.1
Pog'-G Vert(mm)	0	4	23.9
UL-EP(mm)	-1.4	0.9	-1.9
LL-EP(mm)	0.6	0.9	3.9

⑤治疗流程：牙周会诊→定期洁治→健康宣教→知情同意→数据采集→模拟治疗方案→修改方案→定制透明矫治器→进入规范化治疗和复诊程序。

选择治疗方案1，选择依据详见病例小结。

方案设计

第一阶段术前正畸，通过术前正畸排齐整平牙列做去代偿，匹配上下颌牙弓。治疗前，本病例牙代偿畸形表现为严重的上颌切牙唇倾而下颌切牙唇倾度基本正常，上颌轻度牙列不齐；上颌尖牙、前磨牙和下颌前牙区牙根根形明显；根据面型和头影测量分析，正畸和正颌外科医生会诊确定手术前创造前牙4mm反覆盖。上颌选择拔除17、27，双侧磨牙远中移动为4.5mm，中切牙内收时增加12°～13°根舌向转矩，牙列中线向左调整1mm。下颌牙列术前6个月拔除38、48，下颌切牙原地直立排齐，术前保持牙列的中线；使用咬合跳跃模拟正颌手术后的上下颌骨位置，建立中性关系，对齐上下颌牙列中线（图9-2-41）。

第二阶段术后正畸，本病例在正颌术后第4周时评估面型及咬合情况，进行最终的精细调整方案为上颌前牙内收关闭少量散隙，伸长尖牙1～1.5mm，上下颌后牙直立建立紧密咬合，下颌牙列中线对齐上颌牙列中线。最后达到全牙列紧密咬合，尖牙、磨牙Ⅰ类关系，正常覆𬌗、覆盖（图9-2-42）。

（1）牙移动及附件设计

本病例上下颌牙列轻度不齐，选择在动画方案的第2步开始设计全部附件。术前正畸，上颌第一磨牙使用固位的椭圆形附件，加强透明矫治器末端的固位，根据软件默认设置，上颌前磨牙和尖牙放置远中移动附件；下颌前磨牙、尖牙附件主要用于下颌前牙压低和去扭转；双侧下颌磨牙设计基本不动，不放置附件（图9-2-41）。术后正畸，上颌中切牙近远中控根附件、对齐牙列中线；下颌后牙放置矩形附件或伸长附件，加强转矩表达和咬合的紧密接触（图9-2-42）。

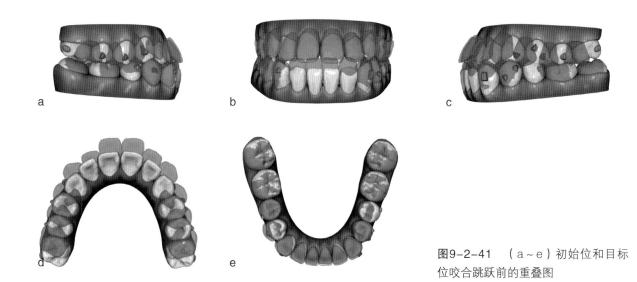

图9-2-41 （a～e）初始位和目标位咬合跳跃前的重叠图

上颌磨牙远中移动动画方案为紧凑型磨牙远中移动，即第一磨牙、第二前磨牙、第一前磨牙和尖牙每颗牙的远中出现0.9~1mm间隙时就开始移动。紧凑型远中移动方案使透明矫治器能够覆盖牙冠面积更大，增加透明矫治器的加力面，

牙移动的实现精度更高。根据软件默认步距做自动分步，磨牙远中移动总距离较大，中间每一步同时远中移动的牙齿数量较多，通过微种植体支抗与上颌尖牙位置上牵引钩之间给予牙移动需要的力（图9-2-43）。

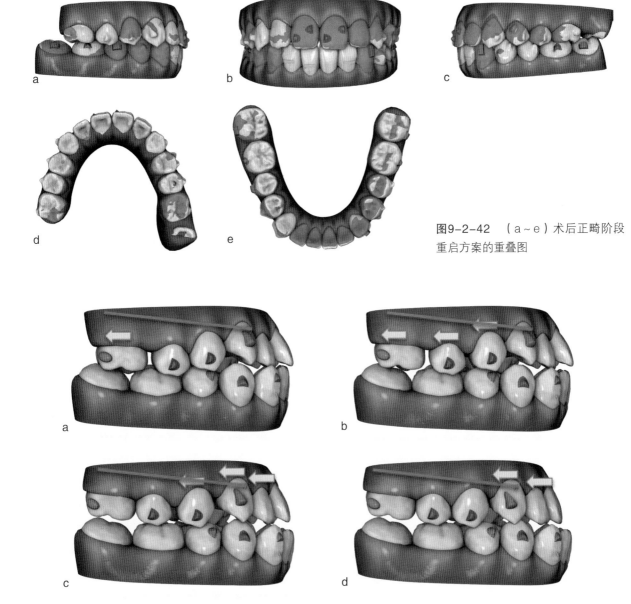

图9-2-42　（a~e）术后正畸阶段重启方案的重叠图

图9-2-43　上颌磨牙远中移动配合微种植体牵引不同阶段牙移动示意图，上颌尖牙矫治器与微种植体配合128g牵引力。（a）远中移动上颌第一磨牙；（b）远中移动上颌第一磨牙、第二前磨牙和第一前磨牙；（c）远中移动上颌第一前磨牙和内收前牙；（d）内收前牙

（2）牵引设计

在磨牙远中移动过程中，为提升矫治效率，后牙紧凑型远中移动需要较大矫治力，对支抗的要求也相对较高。本病例第一阶段术前正畸过程中，在上颌尖牙矫治器上精密切割牵引钩，做矫治器与微种植体支抗的牵引，牵引力值为单侧128g（图9-2-43）。对整个牙列系统做受力分析，上颌微种植体支抗的牵引力方向是向后、向上，通过上颌牙列旋转中心的下方。牵引力的水平向分力较大，是磨牙远中移动过程中需要的矫治力；垂直向分力较小，牵引施力点在透明矫治器的尖牙区，可以同时控制前牙的压入。第二阶段术后正畸时尖牙、磨牙关系均为正常，上下颌牙列支抗需求一致，所以未设计牵引。

（3）矫治器形态设计

审核矫治器目标位包括初始牙列和术前终末牙列的重叠、跳跃后的咬合关系，要考虑矢状向、水平向和垂直向3个方面。对于本病例的术前正畸如图9-2-41所示。

①矢状向：检查上下颌前牙切缘内收后，反覆盖达到4mm。

②水平向：检查保持下颌弓形，下颌个别前磨牙排齐，上颌牙列远中移动后，内收竖直减小双侧尖牙和第一前磨牙唇倾度，上颌弓形能够匹配下颌，改善该区域基骨骨量不足引起的牙根根形突出。

③垂直向：整平牙列采用的是下颌前牙压低整平。

步距设计方面，术前正畸上颌紧凑型磨牙远中移动的同时后牙压低，第一磨牙压低距离为1~1.5mm，切牙内收4mm，由于上颌尖牙区透明矫治器和颊侧的微种植体之间有支抗牵引，在

保证了磨牙远中移动和前牙内收的同时，也保护了上颌𬌗平面不发生倾斜，上颌前牙不发生过度的伸长；另外，下颌前牙在术前正畸中也做了压低的过矫治，保证了手术后上下颌正常关系，前牙有正常覆𬌗、覆盖时不会发生𬌗创伤。

（4）生物力学分析

上颌尖牙和前磨牙使用垂直矩形附件，第一磨牙使用固位附件。选择治疗中第6步、第12步、第25步矫治器应用有限元分析本病例牙移动设计中的生物力学情况，为治疗提供科学参考。

上颌远中移动第一磨牙和第二前磨牙远中移动0.2mm。

上颌远中移动第一磨牙、第二前磨牙和第一前磨牙同时远中移动0.2mm。

上颌远中移动第一前磨牙和内收前牙0.2mm。均在透明矫治器的双侧上颌尖牙切割牵引钩，第一磨牙远中放置微种植体，颌内牵引力大小为128g。

①上颌牙齿移动趋势：上颌使用紧凑型磨牙远中移动，与微种植体做128g颌内牵引下，3个步骤的上颌牙齿移动趋势图。

透明矫治器远中移动第一磨牙、第二前磨牙时，矫治牙的牙移动方式为倾斜移动，牙冠有明显向远中倾斜移动的趋势，所有前牙有微小的唇倾趋势（图9-2-44a，b）。

远中移动第一磨牙、第二前磨牙和第一前磨牙时，矫治牙有明显向远中倾斜移动的趋势，全部前牙的唇倾趋势增大（图9-2-44c，d）。

第一前磨牙与前牙内收时，前牙有牙冠向舌向、向远中倾斜伴伸长的趋势，同时已经远中移动到位的后牙有明显的近中倾斜趋势（图9-2-44e，f）。

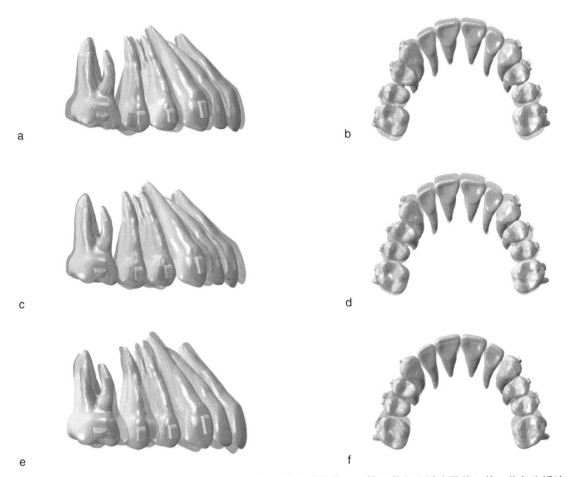

图9-2-44　第6步、第12步、第25步矫治器的上颌牙齿移动趋势图。提示黄色为矫治器戴入前，蓝色为矫治器戴入后（牙齿移动量放大20倍展示）。尖牙矫治器与微种植体做颌内牵引，牵引力大小为128g。（a，b）远中移动第一磨牙和第二前磨牙0.2mm；（c，d）远中移动第一磨牙、第二前磨牙和第一前磨牙0.2mm；（e，f）远中移动第一前磨牙、内收上颌前牙0.2mm

②上颌牙受力情况：矫治器与微种植体做128g颌内牵引下，3个步骤的上颌牙齿受力分析图显示，当矫治器陆续远中移动第一磨牙、前磨牙时，在128g颌内牵引力下，发生远中移动的后牙受力区集中在近中颊尖近中面、腭尖近中面和近中龈方外展隙；非矫治牙受到相反方向的力矩，且尖牙、侧切牙、中切牙远中向的力逐渐减小（图9-2-45a～d）。当第一前磨牙与前牙整体内收时，尖牙受力区在近中龈方外展隙，切牙受力区在唇面和切缘，同时非矫治器牙受到相反方向的力和力矩（图9-2-45e，f）。提示微种植体作为支抗，128g颌内牵引能够提供远中移动2颗后牙或3颗后牙的矫治力，中切牙受到的反向力和力矩微小；但是，第一前磨牙和前牙同时内收，会出现后牙近中移动的趋势，可能是支抗不足引起的反应。

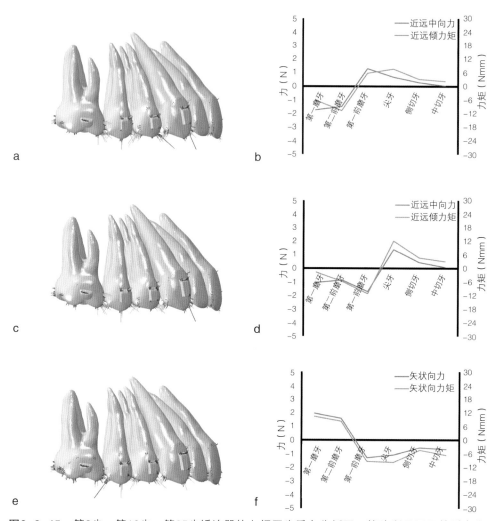

图9-2-45 第6步、第12步、第25步矫治器的上颌牙齿受力分析图。箭头所示牙冠的受力和方向。尖牙矫治器与微种植体做颌内牵引，牵引力大小为128g。折线图中近中向力或矢状向向前力及力矩为正值，相反为负值。（a，b）远中移动第一磨牙和第二前磨牙0.2mm；（c，d）远中移动第一磨牙、第二前磨牙和第一前磨牙0.2mm；（e，f）远中移动第一前磨牙、内收上颌前牙0.2mm

③上颌牙周膜主应力分布：矫治器与微种植体做128g颌内牵引下，以上颌第一磨牙牙周膜的应力分布图为例，最大主应力分布图可显示牙周膜的拉应力，最小主应力分布图可显示牙周膜的压应力区域。

第6步第一磨牙和第二前磨牙远中移动时，

26牙周膜的拉应力集中在近中面的牙颈部（图9-2-46a～d），压应力集中在远中牙颈部和腭根近中根尖部（图9-2-47a～d）。

第12步第一磨牙、第二前磨牙和第一前磨牙远中移动时，26牙周膜的拉应力分散在牙根的近中面颈1/2（图9-2-46e～h），压应力接近零而均匀（图9-2-47e~h）。

第25步第一前磨牙与前牙内收时，26牙周膜的拉应力集中在远中牙颈部和所有根的近中根尖部（图9-2-46i~l），压应力集中在近中牙颈部（图9-2-47i~l）。

由此显示，微种植体做128g颌内牵引下，26作为矫治牙，发生向远中的倾斜移动；第一前磨牙和前牙内收时26牙周膜的应力较小，发生向

近中的倾斜移动。

矫治器与微种植体做128g颌内牵引下，以上颌中切牙牙周膜的应力分布图为例。

第一磨牙和第二前磨牙远中移动时，21牙周膜的拉应力集中在腭侧牙颈部和唇侧根尖部（图9-2-48a~d），压应力集中在唇侧牙颈部和腭侧根尖部（图9-2-49a~d）。

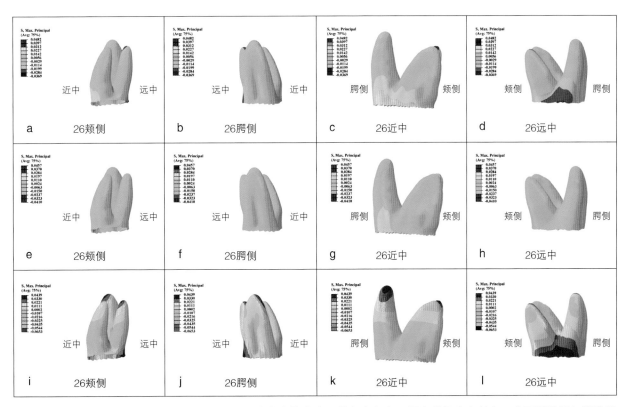

图9-2-46　26牙周膜主应力分布图。最大主应力代表拉应力，黄色和红色，颜色越深应力越大。尖牙矫治器与微种植体做颌内牵引，牵引力大小为128g。（a~d）第6步远中移动第一磨牙和第二前磨牙0.2mm；（e~h）第12步远中移动第一磨牙、第二前磨牙和第一前磨牙0.2mm；（i~l）第25步远中移动第一前磨牙、内收上颌前牙0.2mm

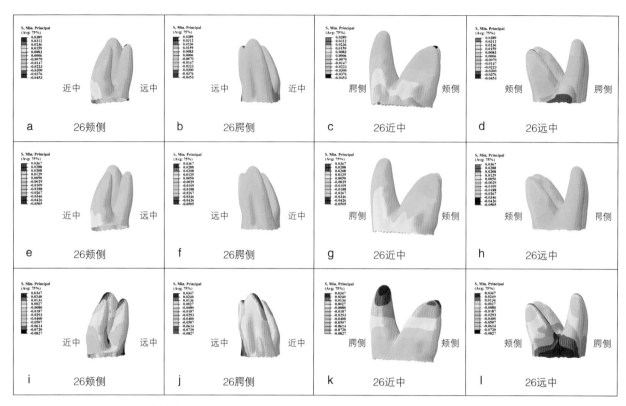

图9-2-47 26牙周膜主应力分布图。最小主应力代表压应力，蓝色，颜色越深应力越大。尖牙矫治器与微种植体做颌内牵引，牵引力大小为128g。（a~d）第6步远中移动第一磨牙和第二前磨牙0.2mm；（e~h）第12步远中移动第一磨牙、第二前磨牙和第一前磨牙0.2mm；（i~l）第25步远中移动第一前磨牙、内收上颌前牙0.2mm

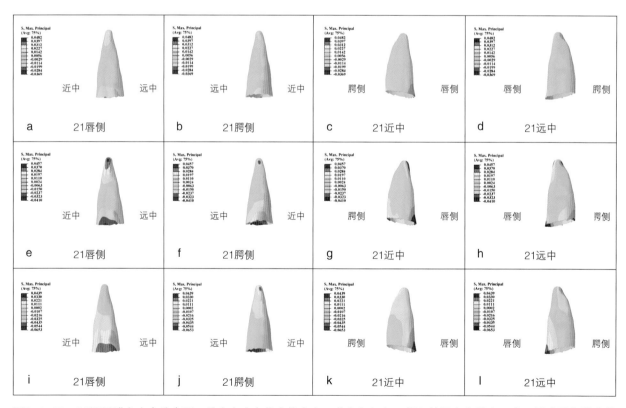

图9-2-48 21牙周膜主应力分布图。最大主应力代表拉应力，黄色和红色，颜色越深应力越大。尖牙矫治器与微种植体做颌内牵引，牵引力大小为128g。（a~d）第6步远中移动第一磨牙和第二前磨牙0.2mm；（e~h）第12步远中移动第一磨牙、第二前磨牙和第一前磨牙0.2mm；（i~l）第25步远中移动第一前磨牙、内收上颌前牙0.2mm

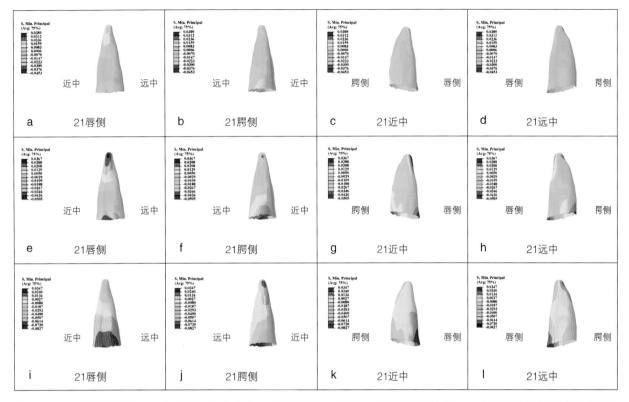

图9-2-49　21牙周膜主应力分布图。最小主应力代表压应力，蓝色，颜色越深应力越大。尖牙矫治器与微种植体做颌内牵引，牵引力大小为128g。（a~d）第6步远中移动第一磨牙和第二前磨牙0.2mm；（e~h）第12步远中移动第一磨牙、第二前磨牙和第一前磨牙0.2mm；（i~l）第25步远中移动第一前磨牙、内收上颌前牙0.2mm

第一磨牙、第二前磨牙和第一前磨牙远中移动时，21牙周膜的拉应力和压应力与前者的应力分布图趋势相似、数值增大（图9-2-48e~h，图9-2-49e~h）。

前牙内收时，21牙周膜的拉应力集中在唇侧牙颈部和腭侧根尖部（图9-2-48i~l），压应力集中在腭侧牙颈部和唇侧根尖部，压应力微小（图9-2-49i~l）。

由此显示，矫治器尖牙牵引钩与微种植体牵引力下，两颗后牙在远中移动时21唇向倾斜移动的牙周膜应力小，3颗后牙在远中移动时21唇向倾斜移动的牙周膜应力增大，前牙在内收时21发生冠舌向、根唇向的倾斜移动。

治疗过程

（1）术前正畸

上颌36步透明矫治器，下颌16步透明矫治器。透明矫治器佩戴第1个月拔除17、27，粘接全口附件。第4步矫治器，上颌后牙区颊侧植入微种植体，于上颌尖牙矫治器上做弹性牵引，牵引橡皮圈型号4.6mm、128g。第8步矫治器，下颌前牙区唇侧做骨增量手术。术前正畸1年的咬合关系如图9-2-50所示，术前正畸16个月完成。

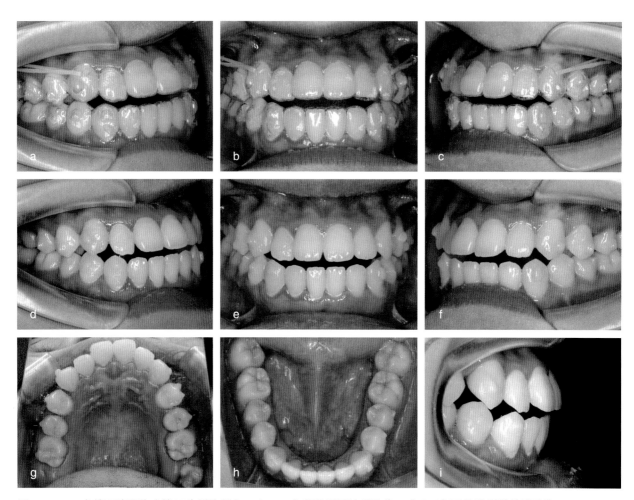

图9-2-50　术前正畸照片（第25步矫治器）。（a~c）戴透明矫治器骀像；（d~i）不戴透明矫治器骀像

（2）正颌手术

本病例制取硬石膏模型，拼对术后咬合关系的依据包括：上下颌模型之间有3处以上咬合接触，双侧后牙覆盖正常且中线对齐，前牙覆殆正常，前牙覆盖3mm作为下颌位置的过矫治；将术后的咬合关系扫描，配准到正颌外科的三维模型外科中进行手术模拟。在全麻下行双颌手术，上颌骨前移3mm并顺时针旋转5°，下颌骨旋转后退。

（3）术后正畸

正颌术后，手术殆板在上颌牙列固定1个月，进行颌间垂直牵引稳定下颌位置。术后1个月拆除上颌殆板。术后2个月，面部肿胀基本消退，开口度恢复，咬合关系如图9-2-51所示，做口扫进行阶段调整。

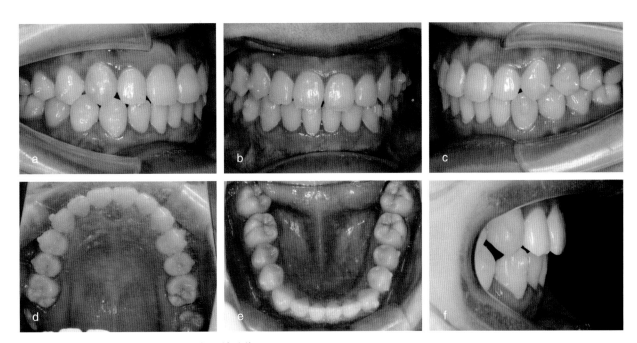

图9-2-51 术后正畸照片。（a~f）初始殆像

（4）术后正畸精细调整咬合

上下颌20步透明矫治器。粘接全口新的附件后佩戴矫治器，术后正畸不需要牵引（图9-2-52）。

治疗结果

最终治疗效果为磨牙中性关系，尖牙中性关系，上下颌牙齿排列整齐，覆𬌗、覆盖正常，面型显著改善（图9-2-53～图9-2-55，表9-2-6）。

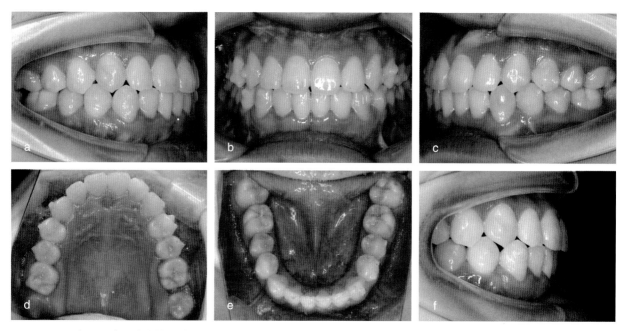

图9-2-52　术后正畸照片（第10步矫治器）。（a～f）不戴透明矫治器𬌗像

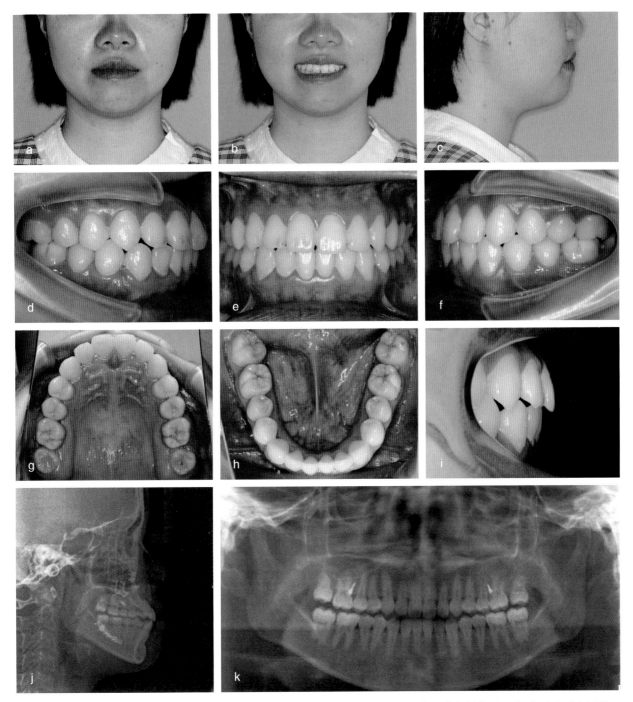

图9-2-53　治疗后照片。（a~c）治疗后面像；（d~i）治疗后殆像；（j）治疗后头颅侧位片；（k）治疗后全景片

表9-2-6 治疗前后头影测量数据

测量项目	标准值	标准差	治疗前测量值	治疗后测量值
SNA(°)	82.8	4.1	94.0	96.4
FH–NA(Maxillary Depth)(°)	91	7.5	93.6	97.3
SNB(°)	80.1	3.9	94.1	93.5
FH–NPo(Facial Angle)(°)	85.4	3.7	93.2	94.8
NA–APo(convexity)(°)	6	4.4	0.7	5.3
FMA(FH–MP)(°)	27.3	6.1	29.9	27.0
MP–SN(°)	30.4	5.6	26.7	25.1
Co–Go(mm)	59	3.2	56.0	51.3
S Vert–Co(mm)	20.2	2.6	4.8	3.7
S–N(Anterior Cranial Base)(mm)	71	3	58.8	57.9
SN/GoMe(%)	100	10	90.1	84.6
Y–Axis(SGn–FH)(°)	64	2.3	58.7	58.5
Po–NB(mm)	4	2	−0.8	0.6
ANB(°)	2.7	2	−0.1	2.9
Wits(mm)	0	2	−3.0	−3.1
ANS–Me/Na–Me(%)	54.4	2.3	60.5	60.4
S–Go/N–Me(%)	63.5	1.5	70.6	70.6
U1–SN(°)	105.7	6.3	133.7	118.0
U1–NA(°)	22.8	5.2	39.7	21.6
U1–NA(mm)	5.1	2.4	8.4	4.7
U1–PP(mm)	28	2.1	26.9	27.0
U6–PP(mm)	22	3	24.1	22.2
IMPA(L1–MP)(°)	96.7	6.4	84.5	84.6
L1–MP(mm)	42	4	38.7	36.2
L1–NB(°)	30.3	5.8	24.4	24.0
L1–NB(mm)	6.7	2.1	6.7	5.7
U1–L1(°)	124	8.2	116.1	131.5
Overjet(mm)	2	1	1.6	2.5
Overbite(mm)	3	2	0.7	0.3
FMIA(L1–FH)(°)	55	2	69.4	70.4
OP–FH(°)	9.3	1	2.2	6.1
N'–SN–Pog'(Facial convexity)(°)	12	4	−0.3	2.6
N' Vert–Pog'(mm)	0	2	13.8	17.2
Upper Lip Length(ULL)(mm)	20	2	15.8	18.7
SN–G Vert(mm)	6	3	14.1	15.1
Pog'–G Vert(mm)	0	4	23.9	25.0
UL–EP(mm)	−1.4	0.9	−1.9	−0.7
LL–EP(mm)	0.6	0.9	3.9	1.6

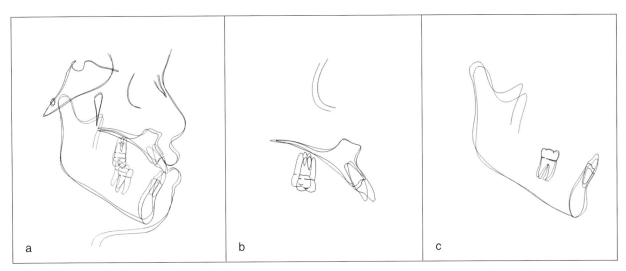

图9-2-54　治疗前后头影重叠图（治疗前蓝色，治疗后红色）。（a）SN重叠；（b）上颌重叠；（c）下颌重叠

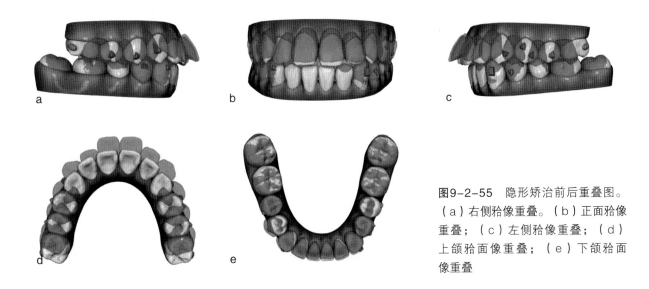

图9-2-55　隐形矫治前后重叠图。（a）右侧𬌗像重叠。（b）正面𬌗像重叠；（c）左侧𬌗像重叠；（d）上颌𬌗面像重叠；（e）下颌𬌗面像重叠

病例小结

（1）病例特点

本病例是骨性Ⅲ类错𬌗，上颌牙代偿严重，上颌牙槽骨和上颌牙列前突，上颌牙列轻度拥挤，牙周健康状况不佳。上颌基骨不足，下颌前牙区唇侧牙槽骨薄。上颌通过术前正畸磨牙远中移动，改善上颌前牙唇倾。通过上颌全牙列远中移动改善尖牙牙根与基骨宽度的不足，术前保持下颌牙弓宽度，上颌匹配下颌牙弓形态。下颌前牙区唇侧骨增量手术后，唇倾排齐下颌前牙去代偿更为安全和高效。微种植体支抗辅助上颌磨牙远中移动。

（2）鉴别诊断

本病例软组织侧貌的双唇前突应当与骨性Ⅰ类错𬌗的双颌前突鉴别，双颌前突通常表现为上下颌前牙、牙槽骨前突，开唇露齿，双唇明显前突伴闭唇困难，下颌骨发育正常或发育不足。本病例在Ⅲ类颌骨关系的基础上，上颌前牙严重唇倾，U1-SN达到130°以上，下颌前牙轻度舌倾，这种骨性Ⅲ类错𬌗伴双牙槽前突与双颌前突的治疗方案是迥异的。

（3）治疗方案选择的理由

骨性Ⅲ类错𬌗正畸-正颌联合治疗，通常有3种方案。治疗方案1：拔除14、24和下颌第三磨牙，术前正畸排齐整平，上颌强支抗关闭间隙加大前牙反覆盖，双颌手术和颏成形，术后正畸；治疗方案2：拔除14、24、35、45和下颌第三磨牙，术前正畸排齐整平，上颌强支抗、下颌轻度支抗，关闭间隙加大前牙反覆盖，双颌手术和术后正畸；治疗方案3：拔除17、27和下颌第三磨牙，18、28纳入矫治，术前正畸上颌磨牙远中移动提供间隙内收前牙，双颌手术和术后正畸。

如果选择上下颌同时拔除前磨牙的方案是可行的，但是下颌后牙大幅度近中移动需要更长的治疗周期或者联合固定矫治技术。本病例选择治疗方案3，是充分考虑上颌第二磨牙拔除后的上颌基骨深度足够、全牙列远中移动时后牙倾斜移动大于整体移动的距离、上颌第三磨牙发育正常，因此选择保留前磨牙，上颌第三磨牙代替第二磨牙，术后双唇前突、下颌前突改善的同时，能够建立最大面积的牙尖交错关系，尖牙、磨牙中性关系。

（4）病例陷阱及可能的并发症

上颌前牙需要内收的角度较大，牙槽突腭侧硬牙槽骨较厚，阻碍此类严重前突患者上颌前牙的大量内收，间隙关闭较困难，需要在正颌手术时对上颌骨进行分块。

上颌第三磨牙建立咬合关系的周期较长。

（5）生物力学的考量

上颌磨牙远中移动设计量4~5mm、上颌前牙唇倾度大且唇侧牙槽骨薄，提示需要植入微种植体作为加强支抗，当两颗后牙远中移动时使用约100g牵引力，当3颗后牙远中移动时使用128g牵引力，如果出现上颌磨牙远中移动量和设计量不一致、透明矫治器脱套或上颌前牙唇倾度增大，提示支抗不足。本病例在后牙远中移动过程中有前牙唇倾度轻微增加的情况，间隙充足、前牙内收后恢复到正常前牙唇倾度，应关注上颌前牙的牙根和牙槽骨的健康。下颌前牙设计压低过矫治，避免上颌前牙内收至对刃𬌗时的咬合创伤，下颌前牙压低会伴发牙根唇向移动，因此如果唇侧牙槽骨缺损可以辅助下颌前牙区唇侧做牙槽骨增量手术。

（6）成功治疗的原因

对于骨性Ⅲ类错𬌗伴上颌牙槽骨和上颌牙弓

前突，下颌发育过度且牙列基本整齐，上下颌前牙区牙槽骨薄，软组织面中部凹陷并且侧貌双颌前突，这类病例术前正畸的难度较大。术前正畸选择保留前磨牙，使用微种植体支抗，上颌磨牙远中移动后使上颌牙弓宽度与下颌匹配，提供足够间隙内收上颌前牙，减小切牙唇倾度，正颌手术使上颌骨发生一定程度的顺时针旋转和下颌后退，正颌术后鼻–唇–颏关系协调，上颌第三磨牙代替第二磨牙，建立最大面积的牙尖交错关系。

病例9-4

一般情况

女，19岁。

主诉

"地包天"9年余，要求矫治。

病史

9年前发现"地包天"，进行性加重，要求矫治面型和咬合，就诊于我院口腔颌面外科后，转入口腔正畸科。6年前左侧颞下颌关节曾有弹响，未经治疗，症状消失。否认口腔相关治疗史，否认面部外伤史，否认遗传性家族史。

临床检查

（1）口外检查

①正面观：面部不对称，面中部平坦，下颌左偏，口角平面、殆平面倾斜（右低左高），微笑露齿不足（图9-2-56a，b）。

②侧面观：凹面型，鼻唇角80°，上唇后缩，下颌前突（图9-2-56c）。

（2）口内检查

恒牙列17-11、21-27、31-37、41-47，双侧尖牙及磨牙均为近中关系，前牙反殆，覆殆正常。下颌牙列中线左偏，下颌前牙呈代偿性向右倾斜。上颌殆平面倾斜，殆平面倾斜程度在尖牙区右低左高（相差3mm），牙弓形态不对称，右侧呈方圆形、左侧呈卵圆形，下颌牙弓呈卵圆形。上颌牙列拥挤度为6mm，下颌牙列拥挤度为4mm。下颌Spee曲线右侧2mm，左侧4mm（图9-2-56d～i）。

（3）牙体检查

27点隙裂沟龋。

（4）牙周检查

全口色素，双侧上颌后牙区牙龈红肿。

（5）关节检查

开口度、开口型正常，关节区无压痛，开闭口时未触及弹响和杂音。

影像学检查

（1）全景片

18、28、38、48阻生，右侧髁突略长，未见明显骨质异常（图9-2-56k）。

（2）头颅侧位片

骨性Ⅲ类关系，上颌骨矢状向发育不足，下颌骨发育过度，上颌切牙唇倾度正常，下颌切牙舌倾（图9-2-56j，表9-2-7）。

（3）CBCT

前牙区牙槽骨的唇侧骨皮质未见异常。

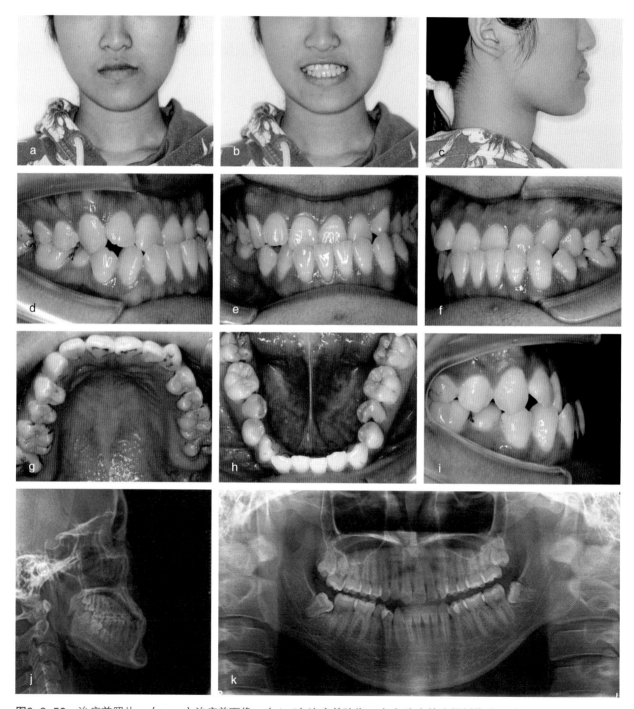

图9-2-56 治疗前照片。（a~c）治疗前面像；（d~i）治疗前殆像；（j）治疗前头颅侧位片；（k）治疗前全景片

表9-2-7　治疗前头影测量数据

测量项目	标准值	标准差	测量值
SNA(°)	82.8	4.1	83.0
FH–NA(Maxillary Depth)(°)	91	7.5	87.8
SNB(°)	80.1	3.9	86.7
FH–NPo(Facial Angle)(°)	85.4	3.7	92.3
NA–APo(convexity)(°)	6	4.4	−9.0
FMA(FH–MP)(°)	27.3	6.1	29.3
MP–SN(°)	30.4	5.6	34.1
Co–Go(mm)	59	3.2	51.9
S Vert–Co(mm)	20.2	2.6	4.9
S–N(Anterior Cranial Base)(mm)	71	3	62.4
SN/GoMe(%)	100	10	82.5
Y–Axis(SGn–FH)(°)	64	2.3	58.8
Po–NB(mm)	4	2	1.5
ANB(°)	2.7	2	−3.7
Wits(mm)	0	2	−11.7
ANS–Me/Na–Me(%)	54.4	2.3	55.8
S–Go/N–Me(%)	63.5	1.5	61.8
U1–SN(°)	105.7	6.3	108.9
U1–NA(°)	22.8	5.2	25.9
U1–NA(mm)	5.1	2.4	6.4
U1–PP(mm)	28	2.1	25.1
U6–PP(mm)	22	3	20.4
IMPA(L1–MP)(°)	96.7	6.4	79.8
L1–MP(mm)	42	4	38.1
L1–NB(°)	30.3	5.8	20.7
L1–NB(mm)	6.7	2.1	4.0
U1–L1(°)	124	8.2	137.0
Overjet(mm)	2	1	−2.2
Overbite(mm)	3	2	1.6
FMIA(L1–FH)(°)	55	2	70.8
OP–FH(°)	9.3	1	10.8
N'–SN–Pog'(Facial convexity)(°)	12	4	1.4
N' Vert–Pog'(mm)	0	2	10.8
Upper Lip Length(ULL)(mm)	20	2	17.1
SN–G Vert(mm)	6	3	2.3
Pog'–G Vert(mm)	0	4	7.3
UL–EP(mm)	−1.4	0.9	−6.1
LL–EP(mm)	0.6	0.9	−0.4

（4）颞下颌关节磁共振

双侧髁突形态不对称，右侧盘髁关系正常，左侧不可复性关节盘前移位伴外移位。

诊断

（1）骨性问题

偏突颌畸形，上颌发育不足，下颌发育过度。

（2）牙性问题

安氏Ⅲ类错𬌗，前牙反𬌗，中线不齐，牙列拥挤；18、28、38、48阻生。

（3）牙体问题

27龋齿。

（4）牙周问题

慢性牙龈炎。

（5）关节问题

左侧颞下颌关节病，左侧不可复性关节盘前外移位。

（6）软组织问题

偏颌，微笑露齿不足、口角不对称，侧貌凹面型，下颌前突。

治疗方案

①治疗目标：改善偏颌和凹面型，建立中性的尖牙和磨牙关系，对齐牙列中线。

②手术优先：术前拔除18、28、38、48。双颌手术：上颌Le FortⅠ型截骨前移摆正，下颌BSSRO后退摆正。

③术后正畸：双侧上颌后牙区植入微种植体支抗，远中移动上颌磨牙排齐整平牙列，内收前牙，精细调整𬌗关系。

④治疗流程：牙周会诊→定期洁治→健康宣教→知情同意→数据采集→模拟治疗方案→修改方案→定制透明矫治器→进入规范化治疗和复诊程序。

方案设计

本病例是手术优先的正畸-正颌联合治疗，口腔颌面外科医生首先通过正颌手术纠正骨性Ⅲ类关系、偏颌和牙列中线等问题，但是咬合关系是紊乱的，由口腔外科转诊口腔正畸科。术后正畸，为正颌术后及时颌间牵引，并且利用创伤后几个月牙移动的快速期，多数病例的透明矫治器第1步在术前完成佩戴。治疗前本病例的牙代偿畸形表现为上颌牙弓不对称，下颌切牙轻微舌向倾斜，上下颌牙列中度拥挤。方案设计拔除第三磨牙，使用正颌术后的终末咬合关系上传资料，上颌双侧磨牙远中移动3~4mm，间隙用于排齐整平、内收切牙2mm，维持中线；下颌磨牙不做远中移动，前牙增加冠唇向转矩约15°，切牙切缘唇倾约1mm，排齐整平，维持中线；使用咬合跳跃纠正开𬌗，获得尖牙、磨牙中性关系（图9-2-57）。

术后正畸第28步矫治器，发现口内右侧第二磨牙远中移动总距离明显小于第1套动画方案，进行阶段重启，调整方案。第2套动画方案：上颌双侧后牙远中移动至中性关系，间隙用于纠正不对称的牙弓、排齐前牙，中切牙冠舌向转矩约3°，23伸长1mm、整平𬌗平面，保持牙列中线；下颌压低下颌切牙2.5mm，整平下颌牙列，中线对齐上颌，舌向移动磨牙匹配牙弓；使用咬合跳跃对全牙列的开𬌗矫正进行评估，如果发现有咬合高点则进行继续压入（图9-2-58）。

戴完第二阶段矫治器后，进入第三阶段为

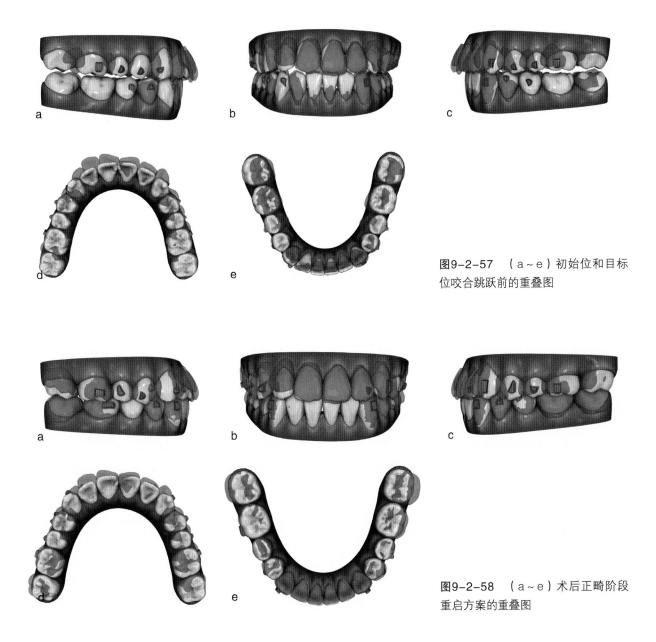

图9-2-57 （a~e）初始位和目标位咬合跳跃前的重叠图

图9-2-58 （a~e）术后正畸阶段重启方案的重叠图

最终精细调整，设计方案为上颌牙列正中增加0.4mm邻面去釉，23近中旋转13°，左侧磨牙伸长有咬合接触，下颌牙列正中增加0.2mm邻面去釉（图9-2-59）。

（1）牙移动及附件设计

本病例选择在动画方案的第2步显示所有附件，第2步透明矫治器开始粘接附件，优势是患者佩戴透明矫治器从简单到复杂，逐渐适应并且容易配合。本病例初始方案的附件较少，上颌第一磨牙为矩形固位附件，前磨牙和尖牙放置远中移动优化附件；下颌前磨牙、尖牙附件主要用于压低下颌前牙、纠正牙齿扭转，下颌双侧磨牙颊向竖直而未放置附件（图9-2-57）。第二阶段的附件设计为第一磨牙、尖牙矩形固位附件，

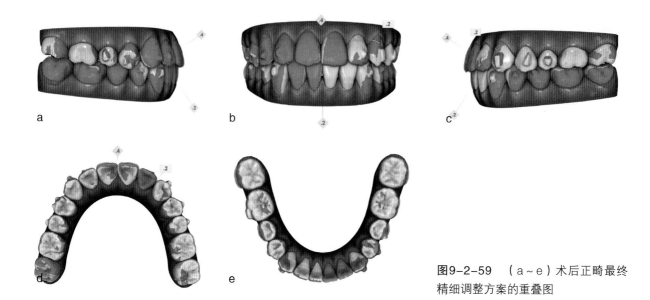

图9-2-59　（a～e）术后正畸最终精细调整方案的重叠图

上颌前磨牙为控根远中移动附件；末端磨牙未放置附件，临床复诊时增加颌间牵引辅助磨牙伸长（图9-2-58）。

本病例上颌磨牙远中移动动画方案为第一磨牙、第二前磨牙、第一前磨牙和尖牙每颗牙的远中移动完成总距离的1/2时下一颗牙开始移动。此类型的动画方案使透明矫治器能够覆盖牙冠骀面和颊舌面的同时，覆盖部分的近远中邻面，增加透明矫治器的包裹性。根据软件默认步距做自动分步，磨牙远中移动总距离相同的情况下，牙移动较之前病例使用的紧凑型磨牙远中移动更为分散，动画方案中每一步同时远中移动的牙齿数量相对较少、总步数增多，但也需要通过微种植体支抗与上颌尖牙矫治器牵引钩之间做颌内牵引，给予上颌后牙远中移动和前牙内收需要的作用力（图9-2-60）。

（2）牵引设计

在磨牙远中移动过程中，同时多颗后牙远中移动需要较大矫治力，因此对支抗要求比较高。

本病例上颌第二磨牙远中移动至总距离的1/2时即开始远中移动第一磨牙，单颗第二磨牙远中移动时未使用牵引，利用上颌剩余牙齿作为整体支抗。第一磨牙开始远中移动时，在上颌尖牙的矫治器牵引钩与微种植体支抗做弹性牵引，牵引力值大小128g（图9-2-60）。对整个牙颌系统做受力分析，上颌微种植体支抗的牵引力方向向后上，通过上颌整个牙列旋转中心的下方。牵引力的水平向分力较大，为磨牙远中移动提供足够的支抗。

对于手术优先的正畸-正颌联合治疗模式，通常上下颌尚未排齐整平牙列和去除代偿性的牙倾斜，先进行正颌手术。正颌手术的终末咬合关系可能有明显的尖窝关系异常，对于骨性Ⅲ类错骀，常见问题有局部磨牙开骀、前牙深覆盖、下颌深Spee曲线未整平。

局部磨牙开骀的解决方案：①本病例第二阶段的矫治器方案，通过下颌前牙压低整平下颌牙列，牙移动后允许虚拟垂直向咬合跳跃观察是否

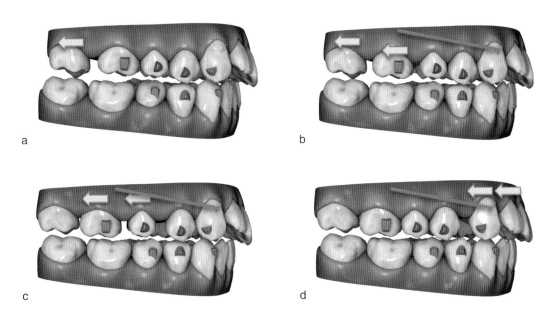

图9-2-60　上颌磨牙远中移动配合微种植体牵引不同阶段牙移动示意图，上颌尖牙矫治器与微种植体配合128g牵引力。（a）远中移动上颌第二磨牙；（b）远中移动上颌第二磨牙、第一磨牙；（c）远中移动上颌第一磨牙、第二前磨牙；（d）内收前牙

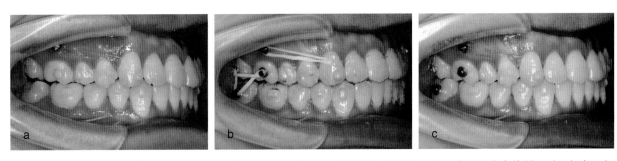

图9-2-61　术后正畸阶段磨牙开𬌗的牵引设计。（a）第二磨牙颊舌尖未接触、第一磨牙颊尖未接触；（b）磨牙颊面、颊尖的矫治器开窗，垂直颌间牵引；（c）磨牙建立紧密咬合

可以纠正少量的全牙列开𬌗。值得注意的是，动画方案的咬合跳跃，实际临床只能发生下颌骨旋转。

　　②对于个别牙的咬合关系不紧密，可以放置矩形附件伸长牙齿、矫治器方案的终末位置设计重咬合；也可以在矫治器开窗、粘接舌侧扣做垂直牵引。本病例第三阶段精细调整时，右侧磨牙开𬌗、其余牙位咬合关系已经完成，上颌矫治器剪掉第二磨牙、第一磨牙的颊面和颊尖区，保留舌尖区；下颌第二磨牙矫治器舌侧扣开窗（图9-2-61）。这种牵引方法的受力分析是上颌磨牙颊侧受到垂直向的矫治力，牙齿发生伸长和舌向倾斜；上颌磨牙舌尖仍在矫治器内部，可以避免牵引后过度伸长。牵引方式是三角形或"V"

形垂直牵引，牵引时机是在磨牙远中移动完成之后，所需矫治力为轻力，以对颌牙作为支抗。

（3）矫治器形态设计

审核矫治器的目标位包括初始牙列和跳跃前终末牙列的重叠、跳跃后的咬合关系，要考虑矢状向、水平向和垂直向3个方面。而对于本病例术后正畸矫治器终末位置的设计：

①矢状向：手术后创造前牙7mm的深覆盖，是预留了上颌前牙切缘内收2mm、下颌前牙唇倾1mm去代偿的空间以及手术覆盖的过矫治1~2mm决定的。

②水平向：在手术将上下颌骨中轴面摆正之后的术后咬合关系上，上下颌牙列中线已经对齐。本病例上颌后牙宽度正常，下颌双侧后牙扩弓，匹配上颌弓形。

③垂直向：上颌露齿不足且𬌗平面倾斜问题已经通过手术纠正，矫治器方案主要检查上颌前牙内收时不设计伸长，整平下颌Spee曲线是压低下颌前牙，全牙列少量开𬌗通过压低早接触的牙位，同时整平𬌗平面实现咬合跳跃（图9-2-57）。

（4）生物力学分析

上颌尖牙和前磨牙使用垂直矩形附件，第一磨牙使用固位附件，第二磨牙未使用附件。选择治疗中第25步、第37步、第56步矫治器应用有限元分析牙移动设计中的生物力学情况，为治疗提供科学参考。

上颌远中移动第二磨牙和第一磨牙0.2mm。

上颌远中移动第一磨牙和第二前磨牙0.2mm。

前牙内收0.2mm。均在透明矫治器的双侧上颌尖牙切割牵引钩，第一磨牙远中放置微种植体，颌内牵引力为128g。

①上颌牙齿移动趋势：上颌矫治器与微种植体支抗做128g颌内牵引下，3个步骤的上颌牙齿移动趋势图显示，透明矫治器远中移动两颗后牙时，矫治牙的牙移动方式为倾斜移动，有明显向远中倾斜移动的趋势，相邻非矫治牙受到相反的力矩发生倾斜移动，所有前牙有微小的唇倾趋势，第25步和第37步矫治器类似（图9-2-62a~d）；前牙内收时，前牙有牙冠向舌向、向远中倾斜伴伸长的趋势，同时已经远中移动到位的后牙会出现近中倾斜（图9-2-62e，f）。

②上颌牙受力情况：上颌矫治器与微种植体做128g颌内牵引，上颌牙齿受力分析图显示，当矫治器陆续远中移动两颗后牙时，发生远中移动的后牙受力区集中在近中颊尖近中面、腭尖近中面和近中龈方外展隙；非矫治牙受到相反方向的力矩，且尖牙、侧切牙、中切牙远中向的力逐渐减小，中切牙受到的力和力矩接近零（图9-2-63a~d）。当前牙内收时，尖牙受力区在近中龈方外展隙，切牙受力区在唇面和切缘，前牙受到舌向力矩，同时后牙受到近中向的力和力矩，力值小（图9-2-63e，f）。由此显示，微种植体作为支抗，128g颌内牵引能够提供远中移动两颗后牙或内收前牙的矫治力，非矫治牙受到的反向力和力矩小。

③上颌牙周膜主应力分布：上颌矫治器与微种植体做128g颌内牵引，以上颌第一磨牙牙周膜的应力分布图为例，最大主应力分布图可显示牙周膜的拉应力，最小主应力分布图可显示牙周膜的压应力区域。

当第二磨牙和第一磨牙远中移动时，26牙周膜的拉应力集中在近中牙颈部和远中根尖部（图

9-2-64a~d），压应力在远中牙颈部和腭根的近中根尖部（图9-2-65a~d）。

当第一磨牙和第二前磨牙远中移动时，26牙周膜的拉应力和压应力分布图与前者的应力分布图基本相同（图9-2-64e~h，图9-2-65e~h）。

前牙内收时，牙周膜的拉应力在远中牙颈部和腭根的近中根尖部（图9-2-64i~l），压应力分布均匀，且数值微小（图9-2-65i~l）。

由此显示，26作为矫治牙，发生向远中的倾斜移动；前牙内收时，26牙周膜受到的应力较小，128g颌内牵引能够提供内收前牙的矫治力。

上颌尖牙矫治器与微种植体做128g颌内牵引，以上颌中切牙牙周膜的应力云图为例。

当第二磨牙和第一磨牙远中移动时，21牙周膜的拉应力集中在腭侧牙颈部和唇侧根尖部（图9-2-66a~d），压应力小（图9-2-67a~d）。

当第一磨牙和第二前磨牙远中移动时，21

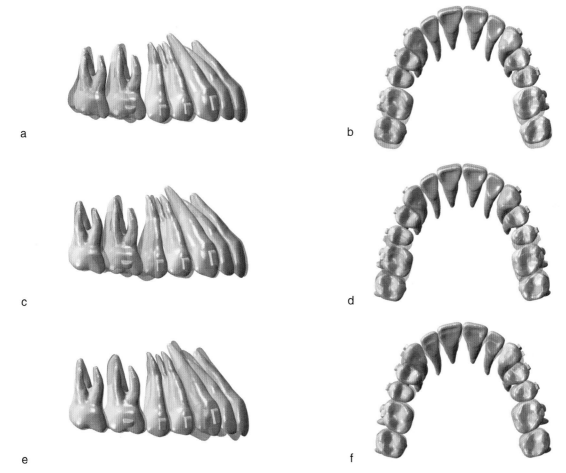

图9-2-62　第25步、第37步、第56步矫治器的上颌牙齿移动趋势图。提示黄色为矫治器戴入前，蓝色为矫治器戴入后（牙齿移动量放大20倍展示）。尖牙矫治器与微种植体做颌内牵引，牵引力大小为128g。（a，b）远中移动第二磨牙和第一磨牙0.2mm；（c，d）远中移动第一磨牙和第二前磨牙0.2mm；（e，f）矫治器内收上颌前牙0.2mm

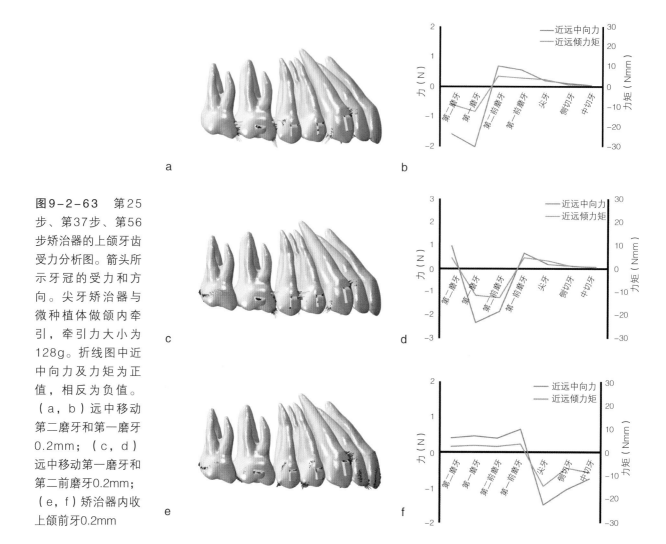

图9-2-63 第25步、第37步、第56步矫治器的上颌牙齿受力分析图。箭头所示牙冠的受力和方向。尖牙矫治器与微种植体做颌内牵引，牵引力大小为128g。折线图中近中向力及力矩为正值，相反为负值。（a，b）远中移动第二磨牙和第一磨牙0.2mm；（c，d）远中移动第一磨牙和第二前磨牙0.2mm；（e，f）矫治器内收上颌前牙0.2mm

牙周膜的拉应力和压应力分布图与前者的应力分布图基本相同（图9-2-66e~h，图9-2-67e~h）。

前牙内收时，21牙周膜的拉应力在唇侧牙颈部和腭侧根尖部（图9-2-66i~l），压应力在牙根唇侧的根尖（图9-2-67i~l）。

由此显示矫治器尖牙牵引钩与微种植体牵引力下，两颗后牙远中移动时21唇向倾斜移动的牙周膜应力微小，前牙内收时21发生冠舌向、根唇向的倾斜移动。

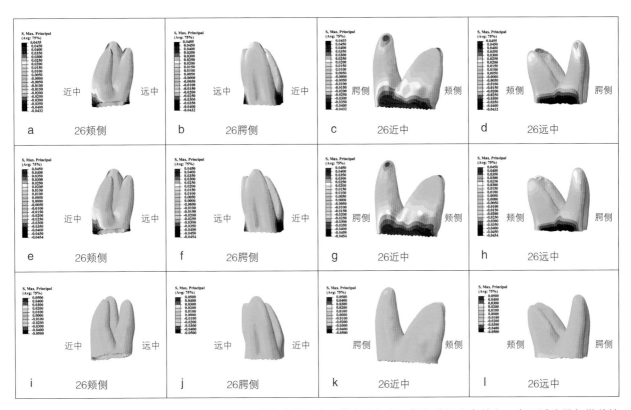

图9-2-64 26牙周膜主应力分布图。最大主应力代表拉应力，黄色和红色，颜色越深应力越大。尖牙矫治器与微种植体做颌内牵引，牵引力大小为128g。（a～d）第25步远中移动第二磨牙和第一磨牙0.2mm；（e～h）第37步远中移动第一磨牙和第二前磨牙0.2mm；（i～l）第56步矫治器内收上颌前牙0.2mm

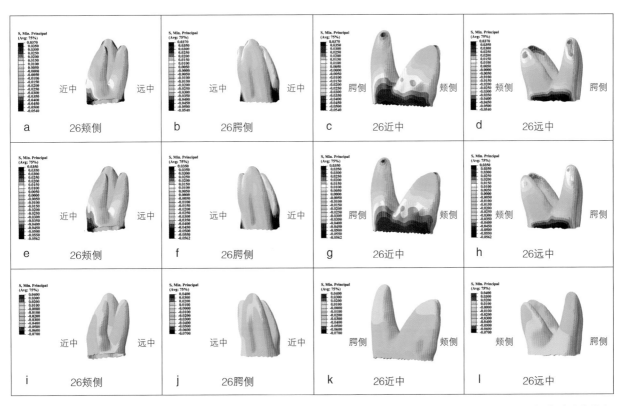

图9-2-65 26牙周膜主应力分布图。最小主应力代表压应力，蓝色，颜色越深应力越大。尖牙矫治器与微种植体做颌内牵引，牵引力大小为128g。（a～d）第25步远中移动第二磨牙和第一磨牙0.2mm；（e～h）第37步远中移动第一磨牙和第二前磨牙0.2mm；（i～l）第56步矫治器内收上颌前牙0.2mm

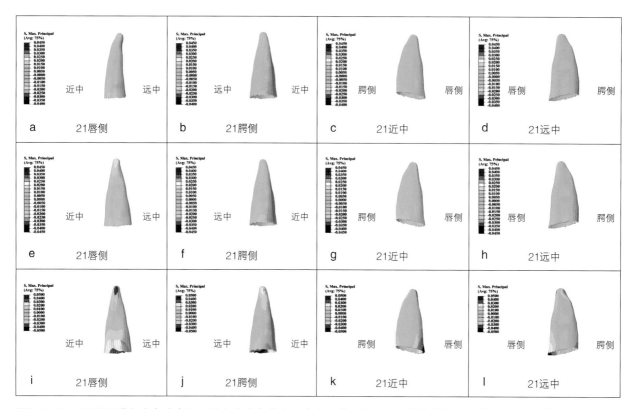

图9-2-66　21牙周膜主应力分布图。最大主应力代表拉力，黄色和红色，颜色越深应力越大。尖牙矫治器与微种植体做颌内牵引，牵引力大小为128g。（a～d）第25步远中移动第二磨牙和第一磨牙0.2mm；（e～h）第37步远中移动第一磨牙和第二前磨牙0.2mm；（i～l）第56步矫治器内收上颌前牙0.2mm

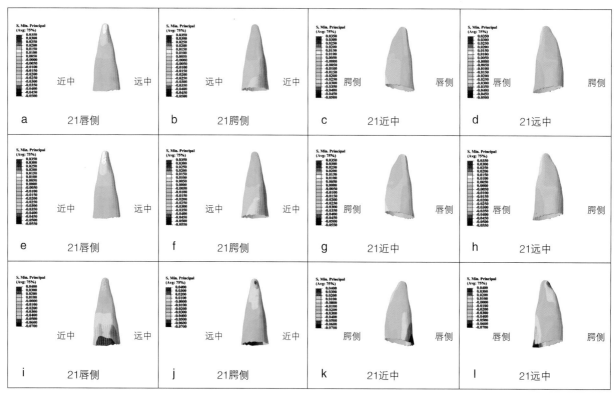

图9-2-67　21牙周膜主应力分布图。最小主应力代表压应力，蓝色，颜色越深应力越大。尖牙矫治器与微种植体做颌内牵引，牵引力大小为128g。（a～d）第25步远中移动第二磨牙和第一磨牙0.2mm；（e～h）第37步远中移动第一磨牙和第二前磨牙0.2mm；（i～l）第56步矫治器内收上颌前牙0.2mm

治疗过程

第一阶段为术前准备，制作透明矫治器，上颌72步透明矫治器，下颌31步主动矫治透明矫治器。

（1）术前正畸

第1个月拔除18、28、38、48，完成矫治器附件的粘接。第8步矫治器，16、26颊侧局麻下植入微种植体支抗，上颌矫治器与微种植体做弹性牵引，橡皮圈型号7.9mm、128g（图9-2-68）。

（2）正颌手术

本病例制取正颌术前石膏模型，拼对术后咬合关系的依据是：上下颌模型之间有3处以上咬合接触，双侧后牙覆盖对称、中线对齐，前牙覆盖7mm。将此咬合关系扫描，配准到正颌外科的三维模型中进行模型外科手术模拟，确定手术方案，数据生成定位殆板，3D打印殆板术中使用。行双颌手术，上颌骨前移3mm并摆正倾斜的殆平面，下颌骨旋转后退摆正中线。正颌术后殆板固定于上颌牙列1个月，上下颌之间颌间垂

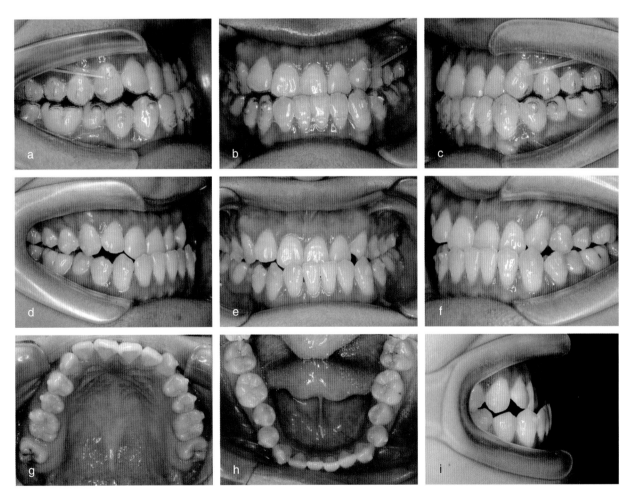

图9-2-68 术前正畸照片（第8步矫治器）。（a~c）戴透明矫治器殆像；（d~i）不戴透明矫治器殆像

直牵引稳定下颌位置和咬合关系。术后1个月时拆除殆板，即刻佩戴术前的透明矫治器。

（3）术后正畸

第28步矫治器时前牙覆盖减小，17不需要继续远中移动，发现与第一阶段牙移动设计方案不符，透明矫治器脱位，即开始阶段重启。第二阶段设计上颌40步透明矫治器，下颌14步主动矫治透明矫治器。粘接新的附件后佩戴矫治器，保持上颌矫治器与微种植体做弹性牵引，橡皮圈型号6.4mm、128g。矫治器戴完后，为了调整后牙咬合更紧密，上颌磨牙和下颌第二磨牙之间做三角形垂直牵引，橡皮圈型号4.6mm、100g（图9-2-69）。

（4）精细调整

改善上颌正中的"黑三角"，制作上下颌11步主动矫治透明矫治器和3步间隙过矫治透明矫治器做最终精细调整，未使用牵引。

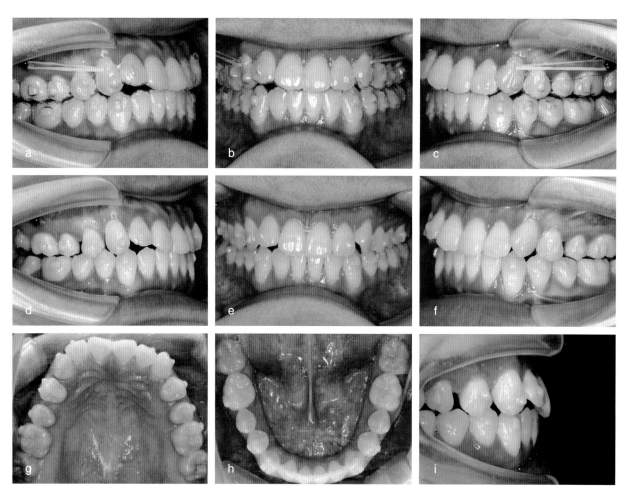

图9-2-69　术后正畸照片（术后正畸第20步矫治器）。（a~c）戴透明矫治器殆像；（d~i）不戴透明矫治器殆像

治疗结果

最终治疗效果为磨牙和尖牙达到中性关系，上下颌牙齿排列整齐，覆殆、覆盖正常，面型改善（图9-2-70～图9-2-72，表9-2-8）。

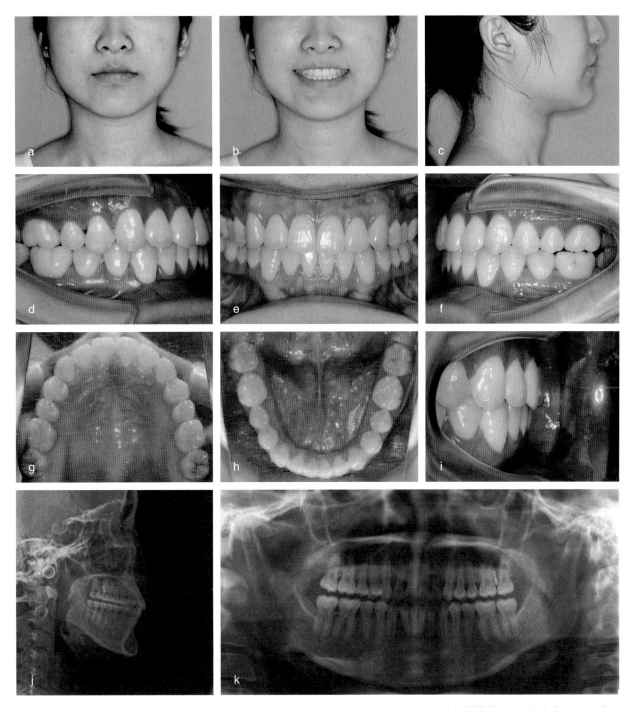

图9-2-70 治疗后照片。（a～c）治疗后面像；（d～i）治疗后殆像；（j）治疗后头颅侧位片；（k）治疗后全景片

表9-2-8　治疗前后头影测量数据

测量项目	标准值	标准差	治疗前测量值	治疗后测量值
SNA(°)	82.8	4.1	83.0	84.4
FH-NA(Maxillary Depth)(°)	91	7.5	87.8	88.5
SNB(°)	80.1	3.9	86.7	82.2
FH-NPo(Facial Angle)(°)	85.4	3.7	92.3	87.9
NA-APo(convexity)(°)	6	4.4	-9.0	1.0
FMA(FH-MP)(°)	27.3	6.1	29.3	30.3
MP-SN(°)	30.4	5.6	34.1	34.4
Co-Go(mm)	59	3.2	51.9	52.8
S Vert-Co(mm)	20.2	2.6	4.9	4.4
S-N(Anterior Cranial Base)(mm)	71	3	62.4	63.9
SN/GoMe(%)	100	10	82.5	87.3
Y-Axis(SGn-FH)(°)	64	2.3	58.8	61.7
Po-NB(mm)	4	2	1.5	3.1
ANB(°)	2.7	2	-3.7	2.1
Wits(mm)	0	2	-11.7	-4.1
ANS-Me/Na-Me(%)	54.4	2.3	55.8	56.3
S-Go/N-Me(%)	63.5	1.5	61.8	63.2
U1-SN(°)	105.7	6.3	108.9	105.6
U1-NA(°)	22.8	5.2	25.9	21.2
U1-NA(mm)	5.1	2.4	6.4	5.5
U1-PP(mm)	28	2.1	25.1	26.6
U6-PP(mm)	22	3	20.4	20.2
IMPA(L1-MP)(°)	96.7	6.4	79.8	88.8
L1-MP(mm)	42	4	38.1	40.1
L1-NB(°)	30.3	5.8	20.7	25.4
L1-NB(mm)	6.7	2.1	4.0	5.5
U1-L1(°)	124	8.2	137.0	131.0
Overjet(mm)	2	1	-2.2	3.2
Overbite(mm)	3	2	1.6	1.7
FMIA(L1-FH)(°)	55	2	70.8	60.8
OP-FH(°)	9.3	1	10.8	12.9
N'-SN-Pog'(Facial convexity)(°)	12	4	1.4	14.3
N' Vert-Pog'(mm)	0	2	10.8	2.7
Upper Lip Length(ULL)(mm)	20	2	17.1	19.5
SN-G Vert(mm)	6	3	2.3	3.6
Pog'-G Vert(mm)	0	4	7.3	-1.5
UL-EP(mm)	-1.4	0.9	-6.1	-2.8
LL-EP(mm)	0.6	0.9	-0.4	-0.2

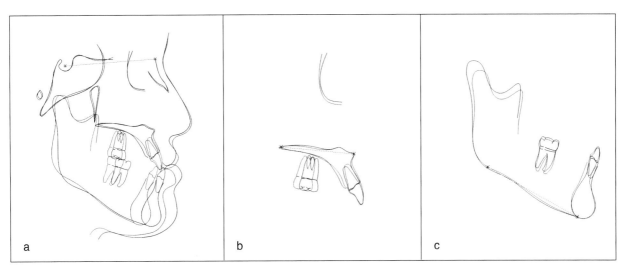

图9-2-71 治疗前后头影重叠图（治疗前黑色，治疗后红色）。（a）SN重叠；（b）上颌重叠；（c）下颌重叠

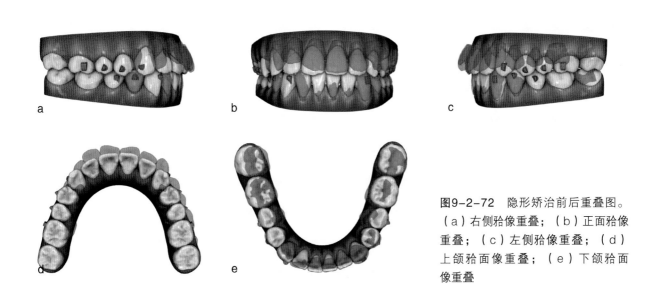

图9-2-72 隐形矫治前后重叠图。（a）右侧殆像重叠；（b）正面殆像重叠；（c）左侧殆像重叠；（d）上颌殆面像重叠；（e）下颌殆面像重叠

病例小结

（1）病例特点

本病例是骨性Ⅲ类错殆伴偏颌畸形，偏颌临床表现为上颌骨垂直向问题引起上颌殆平面右低左高倾斜、下颌骨矢状向发育过度伴不对称。牙代偿畸形主要表现为上颌前牙唇倾、上颌牙弓不对称、下颌前牙向舌侧、向右倾斜及牙列拥挤。口腔颌面外科医生采用手术优先，术后转入口腔正畸科进行正畸，完成排齐整平去代偿、匹配牙弓。上颌植入微种植体辅助磨牙远中移动3～4mm创造间隙，纠正不对称的牙弓形态，下颌前牙压低整平Spee曲线、唇倾去代偿，下颌

后牙扩弓匹配上颌，实现矫治目标。

（2）鉴别诊断

本病例是常见的偏突颌畸形，主诉是下颌前突和面部不对称。偏颌畸形的临床表现多样，应与上颌发育正常、下颌不对称的前突相鉴别，除了临床检查、影像学资料测量分析明确诊断上颌骨的位置和形态，临床上还可以通过"遮挡法"评价上颌发育情况，将小三庭下2/3的下颌骨区挡住后评价微笑露齿的程度、上颌前牙前后向位置以及笑线的对称性；可以通过软件做颌骨CT三维重建，根据颅面部中轴面做"镜面翻转"，评价上颌骨的对称性，尤其是后牙段基骨的对称性决定了下颌后牙的水平向咬合关系，其将影响下颌骨水平向的摆正。

（3）治疗方案选择的理由

本病例的可行方案有：治疗方案1：正颌手术优先；术前正畸，拔除18、28、38、48，安装正畸矫治器，双颌手术；术后正畸，排齐整平去代偿、匹配牙弓，精细调整咬合。治疗方案2：正畸-正颌联合治疗，术前正畸，拔除18、28、38、48，排齐整平去代偿、匹配牙弓，上颌磨牙远中移动提供间隙，下颌前牙唇倾做去代偿；双颌手术；术后正畸，精细调整咬合。本病例采用治疗方案1，手术优先是因为更早地纠正颌骨关系、恢复面型美观，减少术前正畸过程。

（4）病例陷阱及可能的并发症

手术优先的病例需要临床病例的数据积累，也需要正颌外科医生与正畸医生密切配合和会诊，内容包括前牙去代偿后可获得的反覆盖量、正畸治疗能够匹配上下颌弓形，通过双颌手术纠正上颌𬌗平面的倾斜、下颌骨水平向摆正后的咬合关系等。可能的并发症有正颌术后下颌位置不稳定，复发后出现偏斜或覆盖减小等问题，导致术后正畸去代偿空间减小，不能实现磨牙和尖牙的理想咬合关系。

（5）生物力学的考量

手术优先的病例，通过正颌手术先恢复了Ⅰ类颌骨关系，再通过正畸治疗调整紊乱的咬合关系，排齐整平，建立紧密的牙尖交错关系。

本病例上颌磨牙远中移动设计3～4mm、上颌切牙唇倾度正常，使用微种植体作为支抗，两颗后牙同时远中移动时使用128g牵引力。磨牙远中移动提供间隙，数字化排牙时设计对称的牙弓形态，纠正不对称的方圆形牙弓。

矫治初始下颌切牙舌倾且牙齿拥挤，设计压低下颌切牙且增加冠唇向转矩，易实现牙冠向唇侧的倾斜移动，在每次复诊需要仔细检查牙根在牙槽骨中的位置，如果发现牙根根形暴露、牙龈萎缩的可能迹象，需要及时调整治疗方案，加大根舌向的转矩或者转牙周病科进行骨增量的治疗。

下颌双侧磨牙颊向倾斜移动，下颌基骨宽度充足，临床检查磨牙覆盖关系，必要时在第二磨牙上增加交互牵引。

（6）成功治疗的原因

骨性Ⅲ类错𬌗伴偏颌畸形，口腔颌面外科医生采用手术优先，纠正了颌骨的偏斜和矢状向关系，对齐牙列中线。正颌手术前使用隐形矫治技术的数字化方案，使目标位的咬合关系可视化，拔除第三磨牙，术后正畸上颌使用微种植体支抗辅助，磨牙远中移动提供间隙，纠正上颌不对称的牙弓形态，匹配上下颌牙弓，下颌排齐整平，最终实现矫治目标。

参考文献

[1] Brunelle JA, Bhat M, Lipton JA. Prevalence and distribution of selected occlusal characteristics in the US population, 1988–1991[J]. J Dent Res, 1996, 75:706–713.

[2] 匡威. 正畸正颌联合治疗骨性下颌前突畸形前后舌咽形态及功能变化的研究[D]. 西安: 第四军医大学, 2008.

[3] 张天嘉, 徐昱婷, 沈国芳, 等. 国际正颌外科发展回顾与展望[J]. 中国口腔颌面外科杂志, 2018, 16(6):547–552.

[4] Bailey LJ, Proffit WR, White RP. Trends in surgical treatment of Class III skeletal relationship[J]. Adult Orthodont Orthognath Surg, 1995, 10(2):108–118.

[5] 邓诚, 肖水生, 王涛, 等. 下颌前突畸形的外科治疗[J]. 重庆医学, 2003, 32(5):529–530.

[6] Kim DK, Baek SH. Change in maxillary incisor inclination during surgical–orthodontic treatment of skeletal Class III malocclusion: comparison of extraction and nonextraction of the maxillary first premolars[J]. Am J Orthod Dentofacial Orthop, 2013, 143(3):324–335.

[7] Jacobs C, Jacobs–Müller C, Hoffmann V, et al. Dental compensation for moderate Class III with vertical growth pattern by extraction of the lower second molars[J]. J Orofac Orthop, 2012, 73(1):41–48.

[8] Devanna R, Kakkirala N. Surgical–orthodontic correction of a Class III dentofacial deformity[J]. Contemp Clin Dent, 2010, 1(2):107–110.

[9] Ingervall B, Thoer U, Vuillemin T. Stability and effect on the soft tissue profile of mandibular setback with sagittal split osteotomy and rigid internal fixation[J]. Int J Adult Orthod Orthognath Surg, 1995, 10(1):15–25.

[10] Welch TB. Stability in the correction of dentofacial deformities: a comprehensive review[J]. J Oral Maxillofac Surg, 1989, 47:1142–1148.

[11] 韩志峰, 王勇, 王颖, 等. 正颌外科矫正牙颌面畸形300例总结[J]. 现代口腔医学杂志, 1999, 13:27–30.

[12] Egbert M, Hepworth B, Myall R, et al. Stability of Le Fort I osteotomy with maxillary advancement: a comparison of combined wire fixation and rigid fixation[J]. J Oral Maxillofac Surg, 1995, 53:243–251.

[13] 房兵, 邱蔚六, 叶少波. 正颌治疗前后咀嚼肌肌电变化的初步探讨[J]. 上海口腔医学, 1999, 8:143–146.

[14] Converse JM, Horowitz SL. The surgical orthodontic approach to the treatment of dentofacial deformities[J]. Am J Orthod, 1969, 55(3):217–243.

[15] Behrman SJ, Behrman DA. Oral surgeons' considerations in surgical orthodontic treatment[J]. Dent Clin North Am, 1988, 32(3):481–507.

[16] Kankam H, Madari S, Sawh–Martinez R, et al. Comparing Outcomes in Orthognathic Surgery Using Clear Aligners Versus Conventional Fixed Appliances[J]. J Craniofac Surg, 2019, 30(5):1488–1491.

[17] 聂萍, 姜宁, 丁琴凤, 等. 24例骨性Ⅲ类伴偏颌畸形患者隐形正畸-正颌联合治疗效果分析[J]. 上海口腔医学, 2022, 31(1):62–66.

[18] Kong L, Liu X, Zhang J. Combining a digital design–mediated surgery–first approach and clear aligners to treat a skeletal Class III defect for aesthetic purposes: a case report[J]. J Int Med Res, 2022; 50(4):1–14.

[19] Kook MS, Kim HM, Oh HK, et al. Clear Aligner Use Following Surgery–First Mandibular Prognathism Correction[J]. J Craniofac Surg, 2019, 30(6):e544–e547.

[20] Johnston C, Burden D, Kennedy D, et al. Class III surgical–orthodontic treatment: a cephalometric study[J]. Am J Orthod Dentofacial Orthop, 2006, 130(3):300–309.

[21] 曾融生, 杨小平, 王大为, 等. 正畸和正颌手术联合矫治牙颌畸形[J]. 中华口腔医学杂志, 2000, 35(3):174–176.

第10章

10

青少年Ⅱ类
错殆畸形的矫治

ORTHODONTIC TREATMENT
OF CLASS II MALOCCLUSION
IN ADOLESCENTS

10.1 概论

青少年Ⅱ类错𬌗畸形的定义

安氏错𬌗畸形分类诊断Ⅱ类错𬌗畸形

安氏错𬌗畸形是正畸学中的第一个正畸分类法，现目前临床仍然广泛使用安氏错𬌗畸形分类法。安氏错𬌗畸形分类法将错𬌗畸形分为中性错𬌗、远中错𬌗及近中错𬌗3类。安氏错𬌗畸形分类法是基于第一磨牙咬合关系进行分类。安氏Ⅱ类错𬌗畸形是指上颌第一恒磨牙近中颊尖咬合于下颌第一恒磨牙近中颊沟的近中，是上下颌骨及牙弓的近远中关系不调，下颌及下颌牙弓处于远中位置，磨牙关系为远中关系。其他牙齿对于咬合的位置没有特定。上颌前牙唇向倾斜为Ⅱ类1分类，上颌前牙舌向倾斜为Ⅱ类2分类。一侧磨牙为远中关系，另一侧磨牙为中性关系是安氏Ⅱ类亚类。逐步的这种分类方法被延伸到其他方面，包括骨性的关系和生长型，所以当诊断为安氏Ⅱ类、骨性Ⅱ类也就意味着，下颌是位于上颌的远中。有些特殊情况可能磨牙关系是Ⅰ类，但是骨性是Ⅱ类，意味着是Ⅱ类的生长型，可被定义为下颌向下、向后的生长（图10-1-1）。

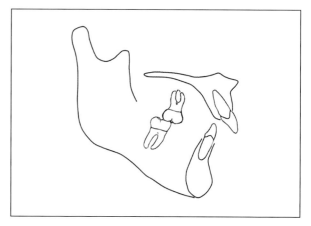

图10-1-1 Ⅱ类关系。Ⅱ类磨牙关系，Ⅱ类骨性，Ⅱ类生长型

切牙分类诊断Ⅱ类错𬌗畸形

另一个错𬌗畸形分类法以切牙的位置作为分类的基准。切牙Ⅰ类是下颌切牙切端在上颌切牙舌隆突下方。切牙Ⅱ类是下颌切牙切端在上颌切牙舌隆突后方（图10-1-2a）。与安氏错𬌗畸形分类法相似，切牙Ⅱ类也有1分类和2分类，1分类是上颌中切牙唇倾或平均倾度，覆盖增大；2分类是上颌中切牙内倾或平均倾度，通常覆盖变小或也可能增大。切牙Ⅲ类是下颌切牙切端在上颌切牙舌隆突前方，覆盖减小或反覆盖。对于上颌发育不足的上颌前牙代偿性唇倾，下颌切牙往往位于上颌切牙舌隆突的前方，尽管前牙存在正覆盖，但是按切牙分类法属于Ⅲ类（图10-1-

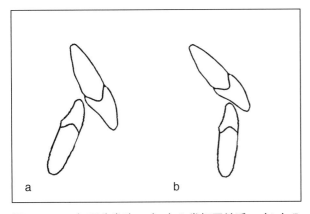

图10-1-2　切牙分类法。（a）Ⅱ类切牙关系；（b）Ⅲ类切牙关系

2b）。因此切牙分类法有利于鉴别诊断区分Ⅲ类错𬌗合并上颌前牙代偿性唇倾和上颌前突的上颌前牙唇倾。因此值得注意的是，上颌切牙的唇倾不仅仅只发生在Ⅱ类，也有可能是Ⅲ类，二者的治疗方法存在很大的差异，需要重视。

牙颌面综合分类诊断

牙颌面综合分类中包含5种主要的特征，这种分类系统的关键是有序的特征描述，牙齿和颌骨关系，与面部外貌之间的相互关系。

（1）正面观左右两侧的对称性及垂直比例是否协调；侧面观呈凸面型、直面型或凹面型；唇部有前突、正常或后缩。切牙的暴露量有过多、正常或不足。Ⅱ类错𬌗畸形往往存在面部比例的不调，包括面下1/3短或长，呈凸面型，上唇前突，下唇后缩，切牙暴露量过度或不足。

（2）牙齿和牙弓，牙齿的排列可以有间隙或拥挤、牙列可能对称或不对称。

（3）水平向过宽或狭窄、合并骨性或牙性。Ⅱ类错𬌗畸形大多存在上颌牙弓狭窄，上颌磨牙腭向倾斜，多数为牙性上颌牙弓狭窄。Ⅲ类关系时常见上颌后牙颊倾，其因为骨性上颌狭窄

的牙齿代偿性倾斜。

（4）矢状向上下颌骨关系可以是Ⅱ类或Ⅲ类，合并骨性或牙性。Ⅱ类的矢状向特征为下颌位于上颌的远中，可能存在下颌位置的后移，也可能存在下颌支、下颌体的体积减小，形成骨性Ⅱ类，也称为小下颌畸形。

（5）垂直向主要有深覆𬌗或开𬌗、合并骨性或牙性。Ⅱ类错𬌗畸形前牙过度萌出或后牙萌出高度不足会形成深覆𬌗。Ⅱ类错𬌗畸形当存在下颌支的减短，会出现下颌的后下向旋转，形成高角型的Ⅱ类错𬌗畸形可能合并开𬌗。Ⅱ类错𬌗合并磨牙区过度萌出也可形成高角型的Ⅱ类错𬌗畸形，这两种Ⅱ类高角型需要鉴别诊断。

Ⅱ类错𬌗畸形的病因

在决定任何错𬌗畸形的治疗前，病因学分析需要优先考量，因为除去畸形的致病因素能够促进治疗的成功，起到事半功倍的作用。骨性Ⅱ类错𬌗畸形可能是由于下颌发育不足、上颌发育过度或两者兼有。考虑到个体的生长潜力，由于上述任何情况导致的错𬌗畸形的治疗方式都取决于年龄。在制订治疗方案前以及考虑到尽量减少复发，应优先考虑错𬌗的病因。与牙面骨密切相关的正畸治疗可以通过改变牙面生长的载体，成功地治疗颌骨畸形和关系异常。治疗目标的成功实现取决于遗传因素、环境因素对错𬌗的影响以及矫治器改变骨骼模式的生物力学能力。颌骨的大小由遗传决定，特别是Ⅱ类2分类，上颌骨宽大，导致牙列代偿性舌倾，下颌体部发育正常或不足，颏部前突。遗传对错𬌗的影响越大，骨性错𬌗越严重，正畸和矫形治疗的成功率越低，如

果对面型要求高的病例可能需要成年后进行正畸-正颌联合治疗。

青少年期Ⅱ类错𬌗畸形有效的治疗方式包括：①阻断引起上颌前突或下颌骨后缩的遗传生长型的病因。②矫治环境因素比如口内外肌肉的平衡失调，所引起的颌骨生长发育及牙齿萌出的位置异常；肌肉平衡失调的情况常见于口腔不良习惯，如吮指、咬下唇以及吐舌等，这些不良习惯会给前牙区带来异常的外力，导致牙齿发生非预期移位，甚至会导致局部颌骨发育异常。③矫治替牙障碍，如下颌乳牙早失或乳恒牙萌出顺序异常可能会导致深覆盖，甚至发展成骨性Ⅱ类。④需要治疗全身因素引起的错𬌗畸形，如鼻呼吸道疾患：慢性鼻炎、鼻甲肥大、腺样体肥大等异常会造成上气道狭窄和通气不畅，最终会养成口呼吸习惯；此种情况可能引起口唇肌包裹性减弱、颊肌被拉长对牙弓的压力增加、舌肌支撑力量减弱，这样会导致牙弓狭窄、腭盖高拱、严重拥挤、牙弓前突等问题出现。其他的全身疾病，如佝偻病、钙磷代谢异常等全身疾病等也影响颌骨发育，形成错𬌗畸形。

Ⅱ类错𬌗畸形的诊断

颌骨生长型分类

（1）Ⅱ类平均生长型

Ⅱ类平均生长型表现为下颌平面角均角，𬌗平面角均角。下颌生长方向为向下、向前（图10-1-3）。

（2）Ⅱ类水平生长型

Ⅱ类水平生长型表现为下颌平面角较小，𬌗平面角较小。下颌生长方向向前。面下1/3较短

（图10-1-4）。

（3）Ⅱ类垂直生长型

Ⅱ类垂直生长型表现为下颌平面角较陡，𬌗平面角较陡，面下1/3较长（图10-1-5）。

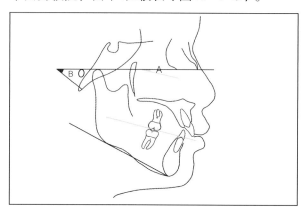

图10-1-3　Ⅱ类平均生长型。（A）𬌗平面角，正常值12.4°±4.4°；（B）下颌平面角，正常值31.1°±5.6°

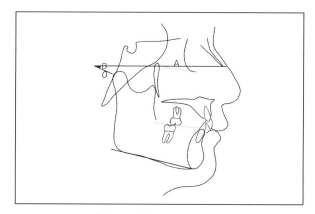

图10-1-4　Ⅱ类水平生长型。（A）𬌗平面角，正常值12.4°±4.4°；（B）下颌平面角，正常值31.1°±5.6°

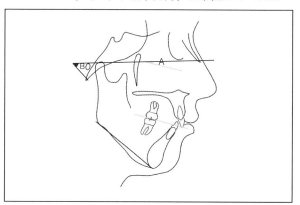

图10-1-5　Ⅱ类垂直生长型。（A）𬌗平面角，正常值12.4°±4.4°；（B）下颌平面角，正常值31.1°±5.6°

颌骨生长型的头影测量分析

（1）常用头影测量指标（ABO分析法）

ABO分析法是由美国正畸专业委员会归纳的11项测量指标，以眶耳平面及前颅底平面为基准平面，包含了颌骨间矢状向关系及垂直向关系、牙齿与颌骨间相互关系（牙性指标）、软组织指标。该分析法所包含常用指标，被临床医生广泛使用，具体指标如下（图10-1-6）。

·颌骨间矢状向关系

①SNA：由蝶鞍点、鼻根点、上齿槽座点之间构成的后下角，反映了上颌相对于颅部的矢状向位置。此角增大反映上颌前突，反之上颌后缩，正常值范围：82.00°±3.5°。

②SNB：由蝶鞍点、鼻根点、下齿槽座点之间构成的后下角，反映了下颌相对于颅部的矢状向位置。此角增大反映下颌前突，反之下颌后缩。正常值范围：77.70°±3.2°。

③ANB：由上齿槽座点、鼻根点、下齿槽座点所构成的角，也为SNA与SNB之差，反映了上下颌骨相互之间的矢状向关系。当SNA>SNB，此角为正值，反之为负值。正常值范围：4.00°±1.8°。

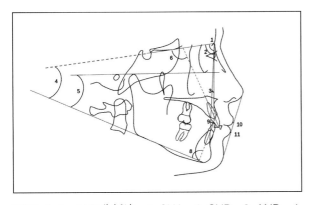

图10-1-6　ABO分析法。1. SNA；2. SNB；3. ANB；4. MP-SN；5. FMA（FH-MP）；6. U1-SN；7. U1-NA距；8. L1-MP；9. L1-NB距；10. UL-EP；11. LL-EP

·颌骨垂直向关系

④MP-SN：下颌平面角，指下颌平面（MP）与前颅底平面（SN）之间的前上角，此角反映下颌体的陡峭程度，也反映了面高，正常值范围：32.90°±5.2°。

⑤FMA（FH-MP）：也为下颌平面角，以眶耳平面（FH）为基准平面，其代表的意义同MP-SN，当蝶鞍点及鼻根点位置存在变异，或MP-SN值处于参考值的临界值，常结合FMA，或后前面高比来联合判断颌骨的垂直向问题。正常值范围：28.67°±4.5°。

·牙性指标

⑥U1-SN：上颌中切牙长轴与前颅底平面之间的后下角，反映上颌切牙对于颅底的相对倾斜度。此角增大说明上颌中切牙唇倾，减小则表明上颌中切牙腭倾。正常值范围：103.56°±5.5°。

⑦U1-NA距：该值为上颌中切牙切缘至鼻根点–上齿槽座点连线间垂线段的长度，为线距测量，也反映上颌中切牙倾斜度及突度。正常值范围：4.30mm±2.7mm。

⑧L1-MP：下颌中切牙长轴与下颌平面交角的后上角，反映下颌中切牙相对于下颌平面的倾斜度，此角度增加提示下颌中切牙唇倾，减小则提示下颌中切牙舌倾。正常值范围：95.00°±7.0°。

⑨L1-NB距：该值为下颌中切牙切缘至鼻根点–下齿槽座点连线之间垂线段的长度，为线距测量，也反映下颌中切牙倾斜度及突度。正常值范围：4.00mm±1.8mm。

·软组织指标

⑩UL-EP：上唇突点至鼻尖点与颏前点连

线（E线）之间垂线段的长度，为线距测量，反映了上唇的突缩情况。正常值范围：1.00mm±2.0mm。

⑪LL-EP：下唇突点至鼻尖点与颏前点连线（E线）之间垂线段的长度，为线距测量，反映了下唇的突缩情况。正常值范围：2.00mm±2.0mm。

（2）Bjök分析法

Bjök于1947年提出，其测量内容包含角度及线距，对颅颌面部生长发育的评价具有重要的意义及影响[1]。该分析法通过描绘鼻根点（N）、蝶鞍点（S）、关节点（Ar）、下颌角点（Go）、颏下点（Me）、颏顶点（Gn）、颏前点（Pog），形成了多角形颅面图，通过评价各个角度及线距比例，用以评估生长发育趋势，具体指标如下（图10-1-7）：

①鞍角（N-S-Ar）：鼻根点、蝶鞍点、关节点构成的前下角，该角度的大小反映了关节窝相对于颅底的前后及垂直向位置，而关节窝位置的变化往往与错𬌗畸形具有相关性。正常值范

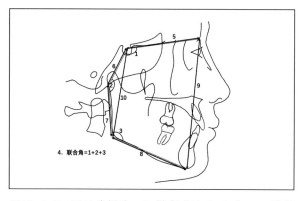

图10-1-7 Bjök分析法。1. 鞍角（N-S-Ar）；2. 关节角（S-Ar-Go）；3. 下颌角（Ar-Go-Me）；4. 联合角；5. 前颅底长（S-N）；6. 后颅底长（S-Ar）；7. 下颌支高度（Ar-Go）；8. 下颌长度（Go-Me）；9. 前面高（AFH）；10. 后面高（PFH）

围：124.0°±5.0°。

②关节角（S-Ar-Go）：该角度反映了下颌的位置，该角度增大往往伴随下颌后缩，具有开张趋势，而该角度减少则提示下颌前突。正常值范围：138.0°±6.0°。

③下颌角（Ar-Go-Me）：是关节点、下颌角点、颏下点所构成的前上角。正常值范围：126.8°±6.7°。

④联合角：是指鞍角、关节角、下颌角3个角度之和。Bjök发现该联合角在生长发育过程中相对稳定，其值为396°±6°。当该角度显著增大时，下颌呈顺时针旋转的生长趋势，显著减小则表现为逆时针旋转的生长趋势。

⑤前颅底长（S-N）：即蝶鞍点与鼻根点连线的线距。正常值范围：72.0mm±3.0mm。

⑥后颅底长（S-Ar）：即蝶鞍点与关节点连线的线距。正常值范围：37.0mm±4.0mm。

⑦下颌支高度（Ar-Go）：Go点的定义为下颌支切线与下颌平面的交角，该角平分线与下颌角的交点，称为Go点，该点与关节点连线的线距即为下颌支高度。正常值范围：49.0mm±4.5mm。

⑧下颌长度（Go-Me）：即为下颌角点与颏下点连线的线距。正常值范围：71.0mm±5.0mm。

⑨前面高（AFH）：即为鼻根点与颏下点连线的线距。正常值范围：112.5mm±7.5mm。

⑩后面高（PFH）：即为蝶鞍点与下颌角点连线的线距。正常值范围：77.5mm±7.5mm。

Bjök通过测量发现：

①在生长发育过程中，联合角的数值相对稳定。

②后颅底长度（S-Ar）与下颌支高度（Ar-Go）之间存在相关性，两者之间理想的比值为3∶4。

③前颅底长度与下颌体长度基本相等。

④后面高与前面高的比值应在62%～65%，超过该范围则提示下颌有逆时针旋转的趋势，为水平生长型；比值过小则提示下颌有顺时针旋转的趋势，为垂直生长型。

（3）McNamara分析法

该分析法是McNamara于1984年提出的，其主要的参考平面包括眶耳平面（FH）、全颅底平面（Ba-N）及鼻垂线[2]。测量指标中包含大量的线距，尤其适合正颌手术前后对比[3-4]。该分析法特征性地引入了鼻垂线，通过鼻根点（N）作FH平面的垂线，并包含了此参照平面的线距测量指标，其具体的测量指标可以分为以下几类（图10-1-8）。

·上颌与颅底的关系

①上颌突度（A-NP）：指上齿槽座点至鼻垂线的垂线段距离，A点在鼻垂线前为正值，反之为负值，正常成人参考值为0～1mm。该线距增加同时伴有鼻唇角较锐，则提示上颌前突，反之则提示上颌后缩。

·下颌与颅底的关系

②下颌突度（Pog-NP）：指颏前点至鼻垂线的垂线段距离，Pog点在鼻垂线前为正值，反之为负值，正常成人参考值为-2～4mm。该线距反映了颏部的突缩情况。

③面轴角：该角度首先通过连接翼上颌裂形态最后上方（Pt）点与颏顶点（Gn），形成面轴，以全颅底平面（Ba-N平面）为参考平面，两者相交的后下角则为面轴角，面轴与全颅底平面应基本垂直，如果该角度减小提示垂直向发育过度，高角趋势；反之则垂直向发育不足，低角趋势。

④下颌平面角（FH-MP）：即下颌平面与眶耳平面的交角，也反映了下颌生长方向。

·上颌与下颌的关系

⑤上颌长度（Co-A）：为髁顶点（Co）与上齿槽座点（A）之间的线距。正常值范围：女性91.0mm±4.3mm；男性99.8mm±6.0mm。

⑥下颌长度（Co-Gn）：为髁顶点（Co）与颏顶点（Gn）之间的线距。正常值范围：女性120.2mm±5.3mm；男性134.3mm±6.8mm。

⑦前下面高（ANS-Me）：为前鼻棘点（ANS）与颏下点（Me）之间的线距。正常值范围：女性66.7mm±4.1mm；男性74.6mm±5.0mm。

McNamara认为，三者之间存在着相对恒定的关系，具体相关性，通过查表可以辅助评估异常发生的部位（表10-1-1）。

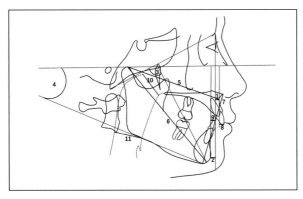

图10-1-8　McNamara分析法。1. 上颌突度（A-NP）；2. 下颌突度（Pog-NP）；3. 面轴角；4. 下颌平面角（FH-MP）；5. 上颌长度（Co-A）；6. 下颌长度（Co-Gn）；7. 前下面高（ANS-Me）；8. 上颌切牙突距（U1-A）；9. 下颌切牙突距（L1-AP）；10. 上咽宽度；11. 下咽宽度

表10-1-1 上颌长度、下颌长度及前下面高的相关性

上颌长度（mm）	下颌长度（mm）	前下面高（mm）
80	97～100	57～58
85	105～108	60～62
90	113～116	63～64
95	122～125	67～69
100	130～133	70～74
105	138～141	75～79

·上下颌切牙与颌骨的关系

⑧上颌切牙突距（U1-A）：先过A点作FH平面的垂线，再作一条与之平行的线，向唇侧平移，直至与上颌中切牙唇面相切，两条平行线间垂线段长度即为上颌切牙突距。成人正常值范围：4～6mm。

⑨下颌切牙突距（L1-AP）：先连接A-Pog，再做下颌中切牙唇面相对A-Pog连线最突点至该线的垂线段，该垂线段长度即为下颌切牙突距。成人正常值范围：1～3mm。

·气道宽度

⑩上咽宽度：软腭后部轮廓线与咽后壁轮廓线之间，最接近的两点间宽度，则为上咽宽度。正常值范围：女性17.4mm±3.4mm；男性17.4mm±4.3mm。

⑪下咽宽度：先描绘舌后缘与下颌骨下缘的交点，该点至咽后壁轮廓最接近的线距，则为下咽宽度。正常值范围：女性11.3mm±3.3mm；男性13.5mm±4.3mm。

国内研究提示，安氏Ⅱ类1分类错𬌗不同性别表现出不同的颅颌结构特征，男性上颌骨长度增加是安氏Ⅱ类1分类错𬌗主要特征。上下颌骨长度差减小及下颌顺时针旋转是女性安氏Ⅱ类1分类错𬌗颅颌结构的主要特征[5-6]。

（4）APDI分析法

该分析是Kim在1978年提出的反映颌骨前后向不调的分析方法[7]。

APDI值的计算需要首先测量：面平面（NP）与FH交角、面平面（NP）与AB平面交角、腭平面（ANS-PNS）与FH平面交角（腭平面相对FH向上倾斜定义为负值）。3个角度的总和则为APDI值。成人正常范围是：81.4°±5.0°；该值越小，则下颌后缩，B点位于A点后方，腭平面向上倾斜，为安氏Ⅱ类错𬌗畸形倾向，反之该值越大，具有安氏Ⅲ类错𬌗畸形倾向（图10-1-9）。

颌骨生长型的功能咬合鉴别

通过息止颌位与𬌗位的下颌切牙切端运动轨迹帮助判断下颌颌位。下颌切牙边缘运动轨迹为近似直线型时，正中𬌗位大多数情况下与最大可重复位一致。下颌切牙边缘运动轨迹为向前和向后的折线型时，正中𬌗位一般与最大可重复位不一致（图10-1-10）。

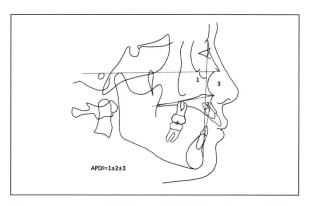

图10-1-9 APDI分析法。1. 面平面（NP）与FH交角；2. 面平面（NP）与AB平面交角；3. 腭平面（ANS-PNS）与FH平面交角

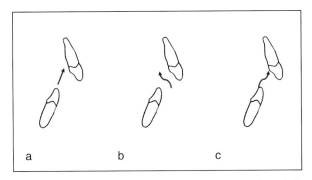

图10-1-10　息止颌位与殆位的下颌切牙切端运动轨迹。（a）下颌切牙边缘运动轨迹为近似直线型；（b，c）下颌切牙边缘运动轨迹为折线型

垂直向问题

深覆殆可以是牙性或骨性。在牙性深覆殆的病例中，深覆殆可能由后牙高度不足或是前牙萌出过高所引起。图10-1-4显示由于磨牙高度不足引起的深覆殆，图10-1-5显示由于切牙萌出过高引起的。磨牙萌出高度不足的青少年Ⅱ类病例是功能性治疗的适应证，因为功能矫治器需要进行磨牙的诱导萌出和升高；对于切牙萌出过高的病例，由于颌间间隙较小，治疗的第一步通常是压低切牙，因此可考虑矫形治疗和牙移动同时进行的矫治器或两种矫治器联合使用。

青少年下颌骨生长矫形治疗的治疗原则

根据生长型的矫形治疗咬合重建的原则[8-9]

（1）"H"型肌激动器的咬合重建

下颌在息止颌位的基础上前伸7~8mm，颌间隙打开2~4mm。建立Ⅰ类效应模式。常见矫治器为水平型低殆垫肌激动器，殆垫较低。

（2）"V"型肌激动器的咬合重建

下颌前伸3~5mm；下颌在息止颌位基础上再向下打开4~6mm。建立Ⅱ类效应模式。常见矫治器为垂直型高殆垫肌激动器，殆垫较高。

（3）下颌显著前伸的咬合重建

下颌前伸至切牙达到切对切关系，且后牙殆平面与功能性殆平面平行。针对安氏Ⅱ类下颌后缩的病例，下颌骨的再定位时，一般原则是所重建的下颌骨位置不超过下颌最大限度前伸之后的3mm。

（4）下颌轻度前伸的咬合重建

构建高位咬合，增加后牙区殆垫的高度，下颌需要前移的程度较轻（习惯性咬合位向前3~5mm）。根据颌间间隙的大小，下颌垂直向打开的高度最多可超过息止颌位的高度4mm。肌肉和软组织受到牵拉后引发一种额外的力，从而导致受累软组织在黏弹性特质上发生应答。垂直高度增加引起的牵张反射的激活对上颌基骨的倾斜产生影响。垂直"V"型肌激动器的设计适合具有垂直生长模式或上颌倾斜的安氏Ⅱ类错殆病例。下颌前伸对具有垂直向生长模式的安氏Ⅱ类错殆畸形的下颌平面不会产生显著的改善。为了使这类病例获得令人满意的疗效，需要利用一些额外的代偿机制：牙槽性代偿，即下颌前牙及牙槽唇倾，以及上颌骨对下颌牙弓的适应性改变，上颌骨向下倾斜（图10-1-11）。

青春期矫形治疗禁忌证

（1）下颌骨生长的方向

下颌骨生长的方向可以是均角型、垂直型或者水平型。上颌骨可以是向前倾斜即殆平面角减小或负值，或是向后倾斜即殆平面角增加。上下颌骨倾斜联合引起的问题对于治疗方案的设定和预后起到了决定性的作用。图10-1-12显示下

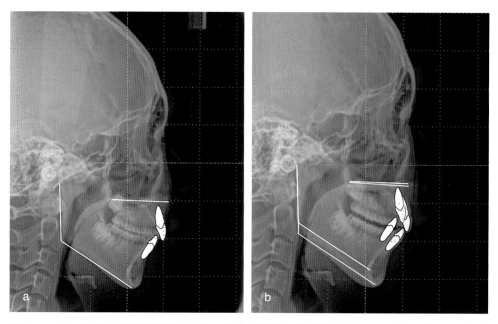

图10-1-11 垂直生长型轻度前伸下颌，"V"型肌激动器矫治效果。（a）治疗前；（b）治疗后，上颌向下倾斜，下颌前牙唇倾代偿

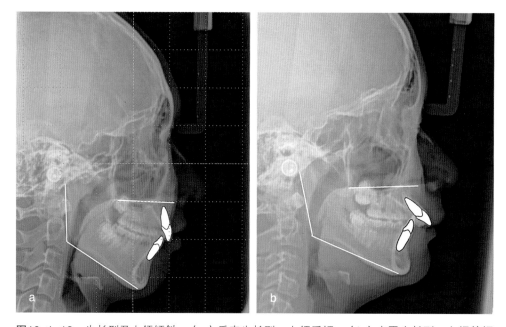

图10-1-12 生长型及上颌倾斜。（a）垂直生长型，上颌后倾；（b）水平生长型，上颌前倾

颌骨的生长型是垂直向的，以及向前倾斜的上颌骨，这两例病例可使用垂直型的肌激动器。如果上下颌骨发散生长模式存在（垂直型生长模式合并上颌骨前倾），即非肌激动器治疗的适应证。

（2）Ⅱ类错殆中颌骨位置与颌骨大小的鉴别

例如在Ⅱ类错殆畸形中，可能是因为下颌骨位置后缩，下颌骨发育正常；但是也有可能下颌骨位置正常，而发育不足，在治疗前需要进行鉴别诊断。

（3）形态学特征

下颌骨的形态学特征可协助鉴别发育状况；下颌角锐，下颌联合宽而短一般为水平生长型。下颌角钝，下颌联合窄而长一般为垂直生长型。

（4）上下颌切牙的位置和轴倾度

其对于下颌所需前伸的位置有重要影响，尤其为矫治器切牙区的设计细节，提供了重要的依据。当上颌切牙内倾，下颌切牙唇倾，提示本病例为垂直生长型。

Ⅱ类错殆畸形的隐形矫治有效性研究

使用透明矫治器治疗深覆殆，可以通过分别压入上颌切牙和下颌骨切牙来实现，磨牙伸长的机制较难实现。隐形矫治在治疗严重下颌平面角过大的病例有一定的优势。研究报道，透明矫治器与固定矫治器在治疗重度深覆殆及下颌平面角增大的病例，治疗时间差异无统计学意义。Ⅱ类弹性牵引在透明矫治器和固定矫治器中的应用，对生长期的Ⅱ类错殆，矢状向产生的矫治作用相似。透明矫治器控制下颌切牙的唇倾度有较好的效果。透明矫治器结合弹性牵引对于轻度Ⅱ类错

殆的矫治，并且下颌前牙不需要唇倾的病例可能是一个很好的选择[10]。

青少年Ⅱ类错殆畸形的隐形正畸治疗原则

青少年Ⅱ类错殆畸形的隐形矫治技术双期治疗特点

透明矫治器可以同时排齐整平牙列和前导下颌刺激其生长发育。透明矫治器也可以作为牙列准备阶段，比如Ⅱ类2分类的矫形治疗前，先纠正内倾的切牙，创造一定量覆盖，随后下颌前导进入矫形治疗。

（1）透明矫治器需要设计附加装置（扩展翼、斜导式双殆垫、天使杆等），作为肌激动器，或主动施加矫形力的功能矫治器促进下颌骨生长发育。

（2）隐形矫治技术中，斜导式双殆垫下颌前伸矫形治疗，出现前磨牙及磨牙区的开殆，特别是当下颌存在深的Spee曲线时会比较明显。透明矫治器难以实现前磨牙及磨牙的升高，因此在矫治器设计时，需要采用压入前牙的方式整平下颌牙列，解除后牙的开殆，该类矫治器对后牙的引导萌出能力较差。但是，用压入前牙这种整平方式是透明矫治器的优势，可以维持下颌前伸后的垂直高度，减小殆平面顺时针旋转。结合透明矫治器使用功能矫治器矫形治疗时，矫形治疗阶段颌位确定只需要前牙区1mm覆盖即可，不需要过度前伸至切刃位置。

（3）隐形矫治技术中主动施加矫形力的功能矫治器如天使杆系统，由于其可以主动加力，力值范围在5~7N，利用天使杆系统与天使

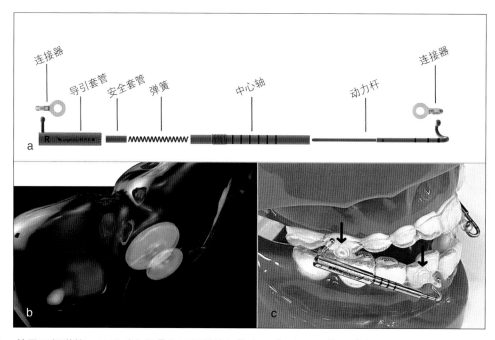

图10-1-13　前置下颌弹簧。AMS对上颌骨和下颌骨施加推力。（a）AMS的设计方案。AMS系统由镍钛合金弹簧、导引套管、安全套管、中心轴、动力杆和相应的连接器组成。（b）透明矫治器挂扣的使用。挂扣为圆形对称结构，固定在透明矫治器上，作为矫形力的适配器。（c）在临床应用中，AMS的弹簧被压缩，以向上颌骨和下颌骨产生推力。可以通过将转动中心螺杆来调节力，中心轴上的6个环形标记对应于0～5N。力通过动力杆和导引套管传递，然后使用连接器施加在透明矫治器上

扣的连接将力量传递于透明矫治器，推动下颌骨向前，同时下颌骨仍然可以正常运动（图10-1-13）。研究表明，天使杆系统的力量可以作用于下颌髁突和颞下颌关节凹，分别产生应力卸载和关节凹的牵张力，促进髁突的生长（图10-1-14）。使用天使杆系统进行Ⅱ类错𬌗矫治时，下颌骨前伸定位于切对切，力值大小可调整至肌肉息止状态仍然可以维持切对切即可（图10-1-15）。在下颌骨前导同时上下颌牙列可以同时移动，上颌牙列可以通过远中移动磨牙矫治上颌前突，下颌牙列可以前牙压入；如果Ⅱ类错𬌗并重度拥挤的，也可以同时进行拔牙矫治[11]。

青少年Ⅱ类错𬌗畸形的隐形矫治技术牙移动设计

　　青少年Ⅱ类错𬌗使用隐形矫治技术进行治疗时，可以将双期矫治的目标合二为一。即矫形治疗和牙移动同时进行。牙移动设计时应该将下颌骨的位置进行调整，下颌前导后的位置作为目标位进行牙移动设计。下颌前移后往往存在后牙开𬌗，整平下颌Spee曲线可以解除后牙的开𬌗，如果还有其他的牙列不齐也同时进行矫治。不同的骨面型下颌整平的方法不同，通过实际病例进行阐述。

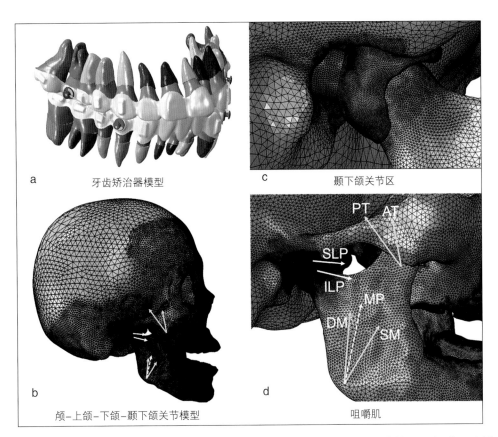

图10-1-14 有限元模型。整个模型分为牙齿矫治器模型和颅-上颌-下颌-颞下颌关节模型。（a）牙齿矫治器模型由牙周韧带、牙冠和牙根、附件、透明矫治器和AMS组成；（b）颅-上颌-下颌-颞下颌关节模型由颅骨、上颌骨、下颌骨、关节盘、椎间盘后弹性层和咀嚼肌组成；（c）颞下颌关节区由髁（蓝色）、关节盘（黄色）、椎间盘后弹性层（橙色）和关节窝（紫色）组成；（d）咀嚼肌由咬肌深部（DM）、咬肌浅部（SM）、翼内肌（MP）、翼外肌上头部（SLP）、翼外肌下头部（ILP）、颞前部（AT）、颞后部（PT）组成

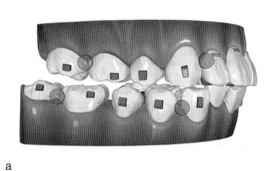
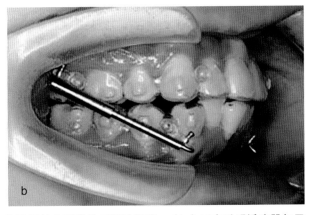

图10-1-15 天使杆的牙移动状态和口内工作状态。（a）设计天使杆系统的牙移动模拟；（b）口内透明矫治器与天使杆系统的工作状态

10.2　临床病例

 病例10-1

一般情况

男，14岁。

主诉

上颌前牙前突2年，要求矫治。

病史

自述替牙后上颌前牙前突，否认鼻及呼吸道慢性疾病，否认遗传性家族史，否认系统疾病史。

临床检查

（1）口外检查

①正面观：面部左右对称，面下1/3略短；微笑时上颌牙列中线与面中线一致，中位笑线（图10-2-1a，b）。

②侧面观：下颌后缩，颏唇沟较深，颏部发育良好，上颌轻度前突，鼻唇角小于90°。上唇位于零子午线前方2mm，下唇位于零子午线后方1mm（图10-2-1c）。

（2）口内检查

恒牙列17-21、21-27、31-37、41-47。前牙深覆𬌗Ⅲ度。右侧Ⅱ类尖对尖磨牙关系，下颌𬌗平面较深。左侧Ⅱ类尖对尖磨牙关系，下颌

𬌗平面较深。上颌左右侧牙弓对称，牙弓宽度未见异常，上颌前牙轻度拥挤。下颌左右侧牙弓对称，牙弓宽度未见异常，下颌前牙轻度拥挤（图10-2-1d~i）。

（3）牙体检查

未见异常。

（4）牙周检查

未见异常。

（5）关节检查

开口度45mm，开口型正常，关节区无压痛，开闭口未扪及弹响。

影像学检查

（1）全景片

第三磨牙牙胚均存在（图10-2-1k）。

（2）头颅侧位片

下颌后缩，均角型，上颌前牙唇倾，下颌前牙唇倾（图10-2-1j，表10-2-1）。

诊断

（1）骨性问题

骨性Ⅱ类，下颌后缩。骨龄生长发育为CVS 4期。

（2）牙性问题

牙性Ⅱ类1分类，深覆𬌗深覆盖。

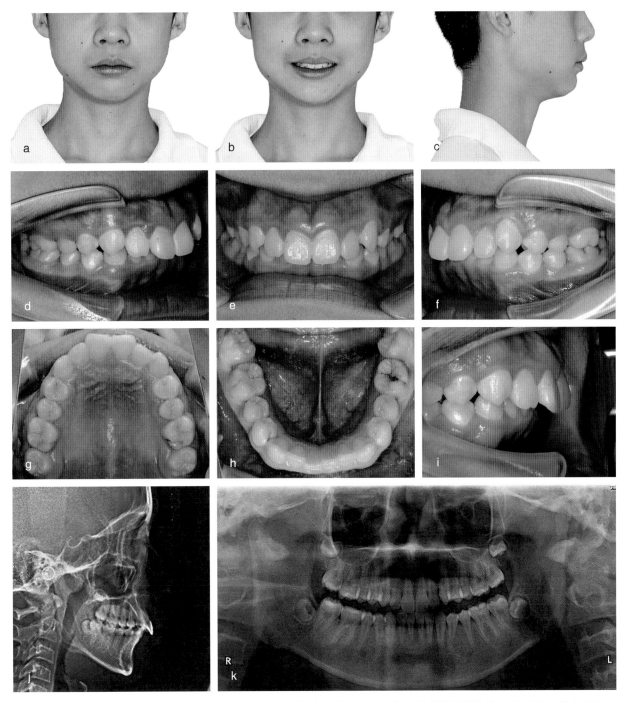

图10-2-1 治疗前照片。（a~c）治疗前面像；（d~i）治疗前殆像；（j）治疗前头颅侧位片；（k）治疗前全景片

表10-2-1　治疗前头影测量数据

测量项目	标准值	标准差	测量值
SNA(°)	82.8	4.1	73.14
FH-NA(Maxillary Depth)(°)	91	7.5	88.49
SNB(°)	80.1	3.9	68.92
FH-NPo(Facial Angle)(°)	85.4	3.7	85.37
NA-APo(convexity)(°)	6	4.4	6.69
FMA(FH-MP)(°)	27.3	6.1	24.56
MP-SN(°)	30.4	5.6	39.90
Co-Go(mm)	59	3.2	58.62
S Vert-Co(mm)	20.2	2.6	11.91
S-N(Anterior Cranial Base)(mm)	71	3	62.14
SN/GoMe(%)	100	10	105.24
Y-Axis(SGn-FH)(°)	64	2.3	64.26
Po-NB(mm)	4	2	2.22
ANB(°)	2.7	2	4.23
Wits(mm)	0	2	2.89
ANS-Me/Na-Me(%)	54.4	2.3	53.13
ALFH/PLFH(%)	150	0	130.87
S-Go/N-Me(%)	63.5	1.5	64.95
U1-SN(°)	105.7	6.3	101.56
U1-NA(°)	22.8	5.2	28.41
U1-NA(mm)	5.1	2.4	7.46
U1-PP(mm)	28	2.1	30.98
U6-PP(mm)	22	3	21.33
IMPA(L1-MP)(°)	96.7	6.4	98.41
L1-MP(mm)	42	4	40.92
L1-NB(°)	30.3	5.8	27.23
L1-NB(mm)	6.7	2.1	6.64
U1-L1(°)	124	8.2	120.13
Overjet(mm)	2	1	7.41
Overbite(mm)	3	2	5.05
FMIA(L1-FH)(°)	55	2	57.03
OP-FH(°)	9.3	1	8.02
N'-SN-Pog'(Facial convexity)(°)	12	4	16.81
N' Vert-Pog'(mm)	0	2	2.10
Upper Lip Length(ULL)(mm)	20	2	22.68
SN-G Vert(mm)	6	3	4.73
Pog'-G Vert(mm)	0	4	-1.96
UL-EP(mm)	-1.4	0.9	1.53
LL-EP(mm)	0.6	0.9	2.48

治疗方案

（1）治疗方案1

①治疗目标：前导下颌，纠正下颌后缩，减小覆盖，排齐整平牙列，建立尖牙、磨牙Ⅰ类关系，正常覆牙合、覆盖。

②拔牙计划：非拔牙矫治。

③牙齿移动计划：使用隐形矫治技术，将下颌骨前导至1mm覆盖；下颌前牙压入、前磨牙升高，整平下颌Spee曲线；上颌牙弓排齐，整平上颌牙合平面。第一阶段功能矫治器，前导下颌至1mm覆牙合、覆盖，纠正下颌后缩。第二阶段透明矫治器，排齐整平牙列，建立后牙咬合。

④支抗设计：以下颌第一前磨牙、第二前磨牙为支抗，尖牙和切牙交互支抗，压入整平下颌前牙。

⑤治疗流程：健康宣教→知情同意→数据采集→模拟治疗方案→修改方案→定制透明矫治器→进入规范化治疗和复诊程序。

（2）治疗方案2

①治疗目标：内收上颌前牙，唇倾下颌前牙，减小覆盖。

②拔牙计划：非拔牙矫治。

③牙齿移动计划：远中移动上颌磨牙造成间隙，内收上颌前牙，Ⅱ类牵引前调整上下颌磨牙关系和交互支抗，下颌前牙唇倾压低减小覆盖。实现建立尖牙、磨牙Ⅰ类关系，正常覆牙合、覆盖。

④支抗设计：Ⅱ类牵引上下颌交互支抗。

⑤治疗流程：健康宣教→知情同意→数据采集→模拟治疗方案→修改方案→定制透明矫治器→进入规范化治疗和复诊程序。

选择治疗方案1，选择依据详见病例小结。

方案设计

（1）牙移动及附件设计

维持上颌牙列中线，维持上下颌牙弓宽度，维持上颌切牙的矢状向位置，下颌前牙压入整平下颌Spee曲线。上下颌前磨牙设计水平矩形附件，13设计楔形附件。11设计正轴附件，23设计优化附件。

（2）牵引设计

本病例无辅助牵引。

（3）矫治器形态设计

第一阶段功能矫治后出现前磨牙及磨牙区开牙合，需要通过第二阶段隐形矫治纠正。下颌前牙压低Spee曲线的整平是纠正前磨牙及后牙开牙合的关键。下颌前牙的压入需要前磨牙较强的支抗以及矫治器固位，因此设计固位作用较强的水平矩形附件。上颌前磨牙区匹配下颌牙弓宽度，需要在前磨牙区扩弓，上颌前磨牙平移，设计水平矩形附件（图10-2-2）。

（4）生物力学分析

以矫治过程中的第5步为例，上下颌尖牙区扩弓，下颌前牙压入，11远中向正轴。下颌第一前磨牙、第二前磨牙作为下颌前牙压入的支抗设计水平矩形附件。应用有限元分析本病例牙移动设计中的生物力学情况，为治疗的进行提供科学的参考。

Ⅱ类均角型病例功能矫治器第一阶段矫治后，第二阶段隐形矫治的方案设计的关键点是整平下颌Spee曲线，矫治前磨牙区和磨牙区开牙合建立稳定的咬合关系。Ⅱ类均角型病例下颌Spee曲线的整平是通过下颌前牙的压入、前磨牙升高来实现（图10-2-3）。上颌纠正前牙转矩及前磨牙区扩弓与下颌牙弓宽度匹配。

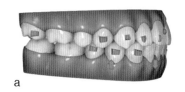
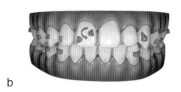
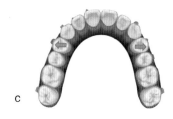

a　　　　　　　　　　b　　　　　　　　　　c

图10-2-2　牙移动受力示意图。（a）下颌前磨牙升高、前牙压入；（b）11正轴；（c）上颌前磨牙区扩弓

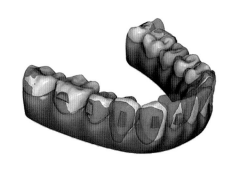
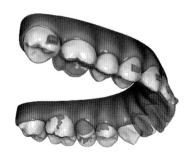

a　　　　　　　　　　　　　　　　　　b

图10-2-3　功能矫治器下颌前置后隐形矫治治疗方案设计。（a）下颌前磨牙升高、前牙压入；（b）上颌前磨牙区扩弓，增加上颌前牙转矩，增加上颌第一磨牙冠腭向转矩

①牙齿移动趋势：透明矫治器整平下颌Spee曲线时，下颌第一前磨牙及第二前磨牙有非常明显的升高移动趋势（图10-2-4a）。升高移动趋势提示矫治器在下颌前磨牙区有脱套趋势，因此在设计下颌矫治器时，第一前磨牙及第二前磨牙需要比较强固位作用的附件，建议采用水平矩形附件。

下颌尖牙有压入及舌倾的移动趋势，因此在尖牙上需要放置固位附件，建议采用水平矩形附件。下颌切牙及磨牙都是压入移动趋势，切牙有舌倾移动趋势，磨牙有颊倾移动趋势，这些移动趋势对治疗有利，同时不影响矫治器固位，因此不需要放置特殊附件。

上颌牙弓匹配下颌前伸后的牙弓宽度，进行

了前磨牙区扩弓及上颌牙增加转矩。上颌前磨牙颊向移动趋势，上颌尖牙伸长移动趋势，上颌侧切牙压入移动趋势，上颌第一前磨牙压入移动趋势，上颌第一磨牙腭倾移动趋势（图10-2-4b）。因此上颌尖牙及磨牙需放置固位附件，避免矫治过程中的脱套趋势，对于转矩量较大的情况，侧切牙需放置固位附件，避免侧切牙的压入，导致前牙区切端的不协调，同时避免前牙区的脱套趋势。

②牙齿受力情况：下颌牙受矫治器应力在前磨牙附件、下颌切牙切端、尖牙牙冠的远中面、磨牙牙冠的近中面（图10-2-5a）。磨牙牙冠近中面的应力集中可能是由于下颌Spee曲线整平过程中前磨牙区需要间隙，而矫治器长度没有相

应增加，产生应力集中。因此对于下颌Spee曲线较深的情况，可以先直立下颌磨牙再整平。由于前磨牙附件粘接在颊侧，当颊侧附件受到殆向伸长向力，舌侧会产生颊向力，因此在设计下颌前磨牙目标位时，前磨牙增加根舌向转矩，或保持下颌前磨牙直立。

矫治器对上颌牙弓产生的应力在上颌第一前磨牙牙冠的颊向力、侧切牙牙冠及第一磨牙腭尖的压入力、第一磨牙牙冠近中面的远中向力（图10-2-5b）。矫治器对上颌前牙施加转矩力及前磨牙区扩弓力，形成的矫治器形变，可能缩短了矫治器的长度，产生了侧切牙、前磨牙、磨牙的压入，因此建议上颌牙弓的目标位设计磨牙适当的远中倾斜以增加矫治器的长度。

③牙周膜主应力分布：下颌前磨牙牙周膜受到的拉应力主要分布在近中根尖和远中面根颈部、近中牙颈部、远中根尖。根据下颌前磨牙牙周膜应力分布特征，下颌前磨牙的升高时有向近中倾斜的移动（图10-2-6），根尖周围均有拉应力，说明该牙受到伸长的力量。

上颌前磨牙牙周膜拉应力主要分布在颊侧根尖1/3区、腭侧近牙颈部；本病例中上颌前磨牙区设计了扩弓，同时增加了冠的腭向转矩，使上颌前磨牙颊向平移（图10-2-7），从应力分布分析，25的移动为伸长和向颊侧的微小倾斜。

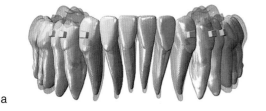
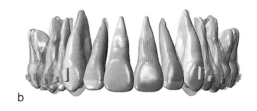

图10-2-4　上下颌牙齿移动趋势图。提示黄色为矫治器戴入前，蓝色为矫治器戴入后（牙齿移动量放大20倍展示）。（a）下颌正面观；（b）上颌正面观

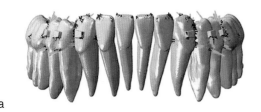
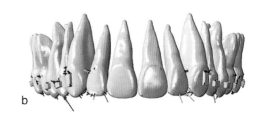

图10-2-5　上下颌牙齿受力分析图。箭头所示牙冠的受力和方向。（a）下颌正面观；（b）上颌正面观

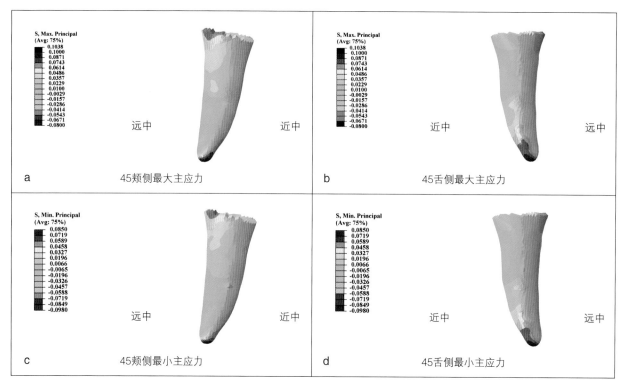

图10-2-6　下颌前磨牙牙周膜主应力分布图。最大主应力代表拉应力，黄色和红色，颜色越深应力越大；最小主应力代表压应力，蓝色，颜色越深应力越大。（a，b）45牙周膜最大主应力；（c，d）45牙周膜最小主应力

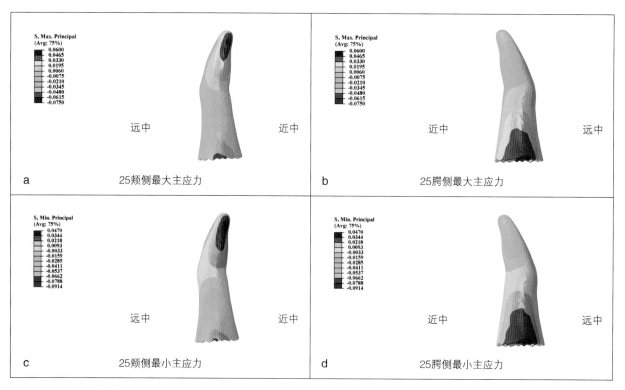

图10-2-7　上颌前磨牙牙周膜主应力分布图。最大主应力代表拉应力，黄色和红色，颜色越深应力越大；最小主应力代表压应力，蓝色，颜色越深应力越大。（a，b）25牙周膜最大主应力；（c，d）25牙周膜最小主应力

治疗过程

第一阶段功能矫治器矫治后，下颌前移，侧貌得到改善。下颌前移后，后牙区出现开殆，前牙早接触（图10-2-8）。

第二阶段透明矫治器排齐整平牙列，关闭后牙区的开殆，建立后牙区尖窝相对的咬合关系。

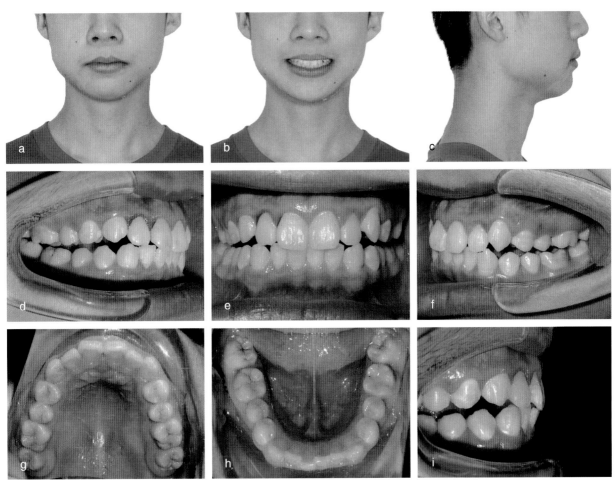

图10-2-8 功能矫治器矫治后照片。（a~c）功能矫治器矫治后面像；（d~i）功能矫治器矫治后殆像

治疗结果

面型得到改善，上下颌牙列整齐，前牙正常覆𬌗、覆盖，中性磨牙关系（图10-2-9）。

治疗15个月上下颌矢状向不调改善，下颌平面角维持，上下颌前牙轻度唇倾，获得较好的软组织侧貌（图10-2-10，图10-2-11，表10-2-2）。

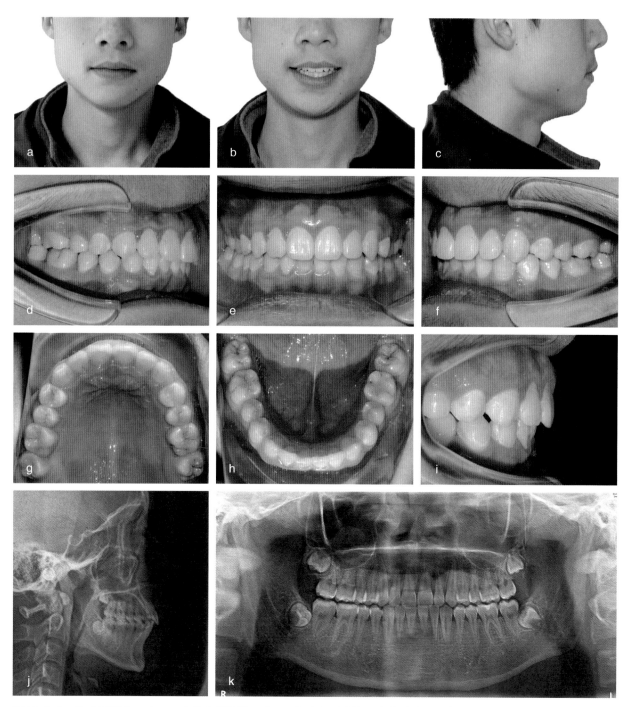

图10-2-9　治疗后照片。（a~c）治疗后面像；（d~i）治疗后𬌗像；（j）治疗后头颅侧位片；（k）治疗后全景片

表10-2-2 治疗前后头影测量数据

测量项目	标准值	标准差	治疗前测量值	治疗后测量值
SNA(°)	82.8	4.1	73.14	72.21
FH-NA(Maxillary Depth)(°)	91	7.5	88.49	87.54
SNB(°)	80.1	3.9	68.92	70.11
FH-NPo(Facial Angle)(°)	85.4	3.7	85.37	86.24
NA-APo(convexity)(°)	6	4.4	6.69	2.70
FMA(FH-MP)(°)	27.3	6.1	24.56	23.70
MP-SN(°)	30.4	5.6	39.90	39.03
Co-Go(mm)	59	3.2	58.62	64.77
S Vert-Co(mm)	20.2	2.6	11.91	12.57
S-N(Anterior Cranial Base)(mm)	71	3	62.14	63.31
SN/GoMe(%)	100	10	105.24	101.11
Y-Axis(SGn-FH)(°)	64	2.3	64.26	65.02
Po-NB(mm)	4	2	2.22	1.71
ANB(°)	2.7	2	4.23	2.10
Wits(mm)	0	2	2.89	0.11
ANS-Me/Na-Me(%)	54.4	2.3	53.13	54.61
ALFH/PLFH(%)	150	0	130.87	126.51
S-Go/N-Me(%)	63.5	1.5	64.95	66.01
U1-SN(°)	105.7	6.3	101.56	99.39
U1-NA(°)	22.8	5.2	28.41	27.18
U1-NA(mm)	5.1	2.4	7.46	8.48
U1-PP(mm)	28	2.1	30.98	32.29
U6-PP(mm)	22	3	21.33	24.08
IMPA(L1-MP)(°)	96.7	6.4	98.41	102.08
L1-MP(mm)	42	4	40.92	42.98
L1-NB(°)	30.3	5.8	27.23	31.22
L1-NB(mm)	6.7	2.1	6.64	7.92
U1-L1(°)	124	8.2	120.13	119.51
Overjet(mm)	2	1	7.41	3.98
Overbite(mm)	3	2	5.05	2.36
FMIA(L1-FH)(°)	55	2	57.03	54.22
OP-FH(°)	9.3	1	8.02	7.55
N'-SN-Pog'(Facial convexity)(°)	12	4	16.81	16.04
N' Vert-Pog'(mm)	0	2	2.10	3.88
Upper Lip Length(ULL)(mm)	20	2	22.68	23.79
SN-G Vert(mm)	6	3	4.73	4.64
Pog'-G Vert(mm)	0	4	-1.96	-1.22
UL-EP(mm)	-1.4	0.9	1.53	-0.97
LL-EP(mm)	0.6	0.9	2.48	0.85

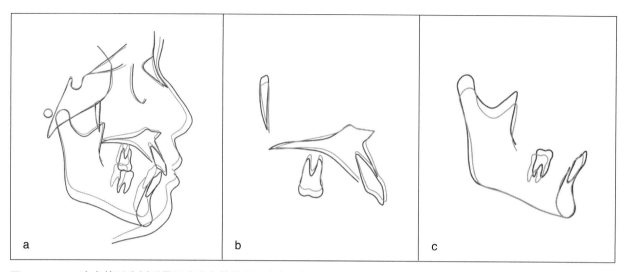

图10-2-10 治疗前后头侧重叠图（治疗前蓝色，治疗后红色）。（a）SN重叠；（b）上颌重叠；（c）下颌重叠

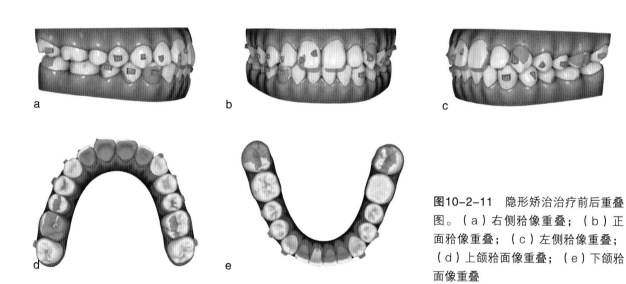

图10-2-11 隐形矫治治疗前后重叠图。（a）右侧骀像重叠；（b）正面骀像重叠；（c）左侧骀像重叠；（d）上颌骀面像重叠；（e）下颌骀面像重叠

病例小结

（1）病例特点

本病例前牙深覆殆深覆盖，侧貌下颌后缩。面部检查上唇位于零子午线前方2mm，下唇位于零子午线后方1mm。矫治需要抑制上颌生长、促进下颌生长，使用双期治疗的方法，Twin-Block功能矫治器可以有效地纠正上下颌矢状向位置不调，改善面型。第二阶段使用透明矫治器排齐整平牙列，建立Ⅰ类咬合关系。

（2）鉴别诊断

本病例Ⅱ类以下颌后缩为主，均角型偏高角，下颌支及下颌体部发育正常，下颌位置靠后，处于生长发育晚期，可以通过功能矫治器前导下颌，协调上下颌矢状向位置关系。此类病例需要与小下颌畸形相鉴别，小下颌畸形病例通常下颌严重后缩、下颌平面角高、下颌支短及下颌体部短，青春期矫形治疗效果不一定良好，可能需要成年后正畸-正颌联合治疗解决下颌骨长度的不足。

（3）治疗方案选择的理由

Ⅱ类均角型错殆畸形的矫治，使用功能矫治器使下颌前导，获得良好的上下颌骨位置关系。功能矫治器矫治下颌后缩可以取得较好的下颌矫形治疗效果，对上颌生长也有部分抑制作用。在协调的上下颌位置基础上进行隐形矫治的排齐及整平牙列。

（4）病例陷阱及可能的并发症

Twin-Block功能矫治器矫治下颌后缩，会出现前牙和最后磨牙有咬合接触，前磨牙及第一磨牙区开殆的现象。青少年Ⅱ类错殆畸形的功能矫治器也有其他可选择的技术，例如Herbst推杆矫治器、肌激动器系列、天使杆等，这类矫治器在矫治中不会出现后牙段的开殆。对于上颌前牙唇倾度大形成的深覆殆深覆盖，需注意上下颌骨实际的矢状关系是否需要调整，也就是如果A点和B点的相互关系正常，仅存在牙性深覆殆深覆盖则无需使用功能矫治器。对于上颌前牙唇倾度大的且上下颌骨性矢状向不调的，在使用功能矫治器确定下颌前伸量时，需要保持一定量的覆盖，根据B点的正常位置确定以避免前伸过度，下颌骨髁突脱离颞下颌关节凹而引起不良反应。

（5）生物力学的考量

透明矫治器下颌前牙的压入可以获得比较好的矫治效果，前磨牙区作为支抗可以适当升高，达到排齐整平下颌Spee曲线，建立后牙稳定咬合。透明矫治器可以有效实现上颌前磨牙区少量扩弓。

（6）成功治疗的原因

对该均角型病例可以采用压入前牙及升高前磨牙的方式整平下颌Spee曲线，就可以关闭前磨牙及第一磨牙区的开殆。透明矫治器压入式的整平可以有效控制磨牙的升高，从而稳定功能矫治器下颌前移的效果。第二阶段矫治通过第一阶段功能矫治器纠正上下颌矢状向位置不调。透明矫治器在协调的上下颌位置排齐整平牙列可以避免矢状向长距离移动，减少矫治器数量，提高矫治效率，获得需要的矫治效果。

病例10-2

一般情况

男性，12岁。

主诉

牙列不齐4年，要求矫正。

病史

自述上颌牙列不齐，否认鼻及呼吸道慢性疾病，否认遗传性家族史，否认全身系统疾病。

临床检查

（1）口外检查

①正面观：面部左右不对称，颏左偏5mm，面中1/3及面下1/3协调；微笑时上颌牙列中线右偏1mm，中位笑线（图10-2-12a，b）。

②侧面观：下颌后缩，颏唇沟较深，颏部发育良好，上颌轻度前突，鼻唇角略小。上唇位于零子午线前方1mm，下唇位于零子午线后方3mm（图10-2-12c）。

（2）口内检查

恒牙列16-21、21-26、31-36、41-46。前牙深覆𬌗Ⅲ度，13唇向位，右上后牙腭倾。尖牙、磨牙Ⅱ类关系，下颌𬌗平面较平。25反𬌗、扭转160°，颊尖腭向位，左侧上颌牙弓狭窄。上颌第二磨牙未萌。下颌牙弓整齐（图10-2-12d~i）。

（3）牙体检查

41牙冠近切端釉质缺损，牙本质暴露。

（4）牙周检查

13牙龈轻度红肿。下颌前牙区间唇面根形。

（5）关节检查

开口度45mm，开口型"↓"，关节区无压痛，开闭口未扪及弹响。

影像学检查

（1）全景片

恒牙列，未见28牙胚，18、38、48牙胚存在。双侧上颌前磨牙近中倾斜。下颌前牙伸长过度萌出。双侧下颌第二磨牙近中斜位阻生。双侧髁突形状不对称。上颌窦底位置低（图10-2-12k）。

（2）头颅侧位片

上颌前突，下颌后缩，低角型，上颌前牙腭倾，下颌前牙直立（图10-2-12j，表10-2-3）。

（3）CBCT

下颌前牙唇侧骨皮质缺如（图10-2-13a）；颞下颌关节后间隙减小，髁突形变（图10-2-13b，c）。

诊断

（1）骨性问题

骨性Ⅱ类，下颌后缩，低角型。

（2）牙性问题

安氏Ⅱ类2分类，上颌牙弓狭窄。

（3）关节问题

颞颌关节后间隙减小，髁突形变。

（4）气道问题

下气道狭窄。

治疗方案

（1）治疗方案1

①治疗目标：双期矫治，前导下颌，纠正下

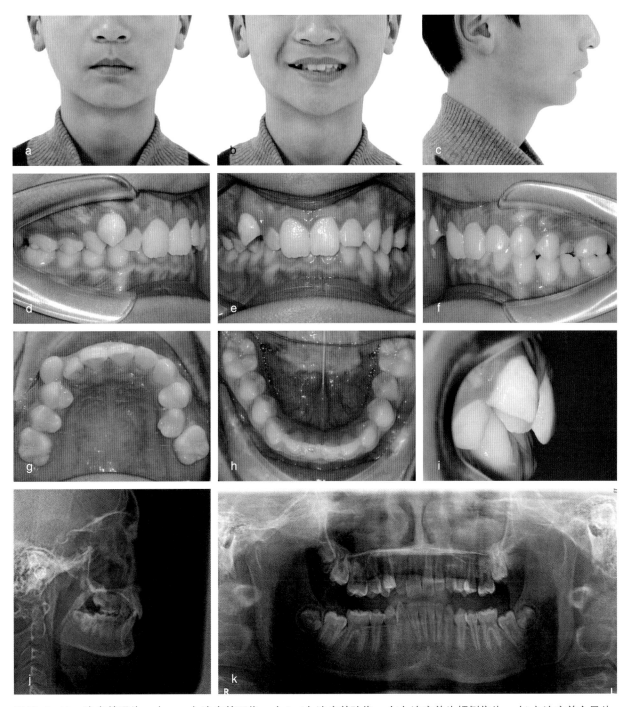

图10-2-12 治疗前照片。（a~c）治疗前面像；（d~i）治疗前殆像；（j）治疗前头颅侧位片；（k）治疗前全景片

表10-2-3 治疗前头影测量数据

测量项目	标准值	标准差	测量值
SNA(°)	82.8	4.1	82.25
FH-NA(Maxillary Depth)(°)	91	7.5	88.48
SNB(°)	80.1	3.9	77.88
FH-NPo(Facial Angle)(°)	85.4	3.7	85.32
NA-APo(convexity)(°)	6	4.4	7.05
FMA(FH-MP)(°)	27.3	6.1	15.21
MP-SN(°)	30.4	5.6	21.44
Co-Go(mm)	59	3.2	60.54
S Vert-Co(mm)	20.2	2.6	8.61
S-N(Anterior Cranial Base)(mm)	71	3	66.07
SN/GoMe(%)	100	10	102.15
Y-Axis(SGn-FH)(°)	64	2.3	61.43
Po-NB(mm)	4	2	2.16
ANB(°)	2.7	2	4.37
Wits(mm)	0	2	4.51
ANS-Me/Na-Me(%)	54.4	2.3	51.52
ALFH/PLFH(%)	150	0	121.04
S-Go/N-Me(%)	63.5	1.5	75.76
U1-SN(°)	105.7	6.3	94.53
U1-NA(°)	22.8	5.2	12.27
U1-NA(mm)	5.1	2.4	0.47
U1-PP(mm)	28	2.1	25.69
U6-PP(mm)	22	3	20.74
IMPA(L1-MP)(°)	96.7	6.4	101.38
L1-MP(mm)	42	4	39.19
L1-NB(°)	30.3	5.8	20.70
L1-NB(mm)	6.7	2.1	2.03
U1-L1(°)	124	8.2	142.66
Overjet(mm)	2	1	4.39
Overbite(mm)	3	2	6.22
FMIA(L1-FH)(°)	55	2	63.41
OP-FH(°)	9.3	1	5.54
N'-SN-Pog'(Facial convexity)(°)	12	4	18.80
N' Vert-Pog'(mm)	0	2	-4.92
Upper Lip Length(ULL)(mm)	20	2	21.04
SN-G Vert(mm)	6	3	3.58
Pog'-G Vert(mm)	0	4	-7.62
UL-EP(mm)	-1.4	0.9	-1.63
LL-EP(mm)	0.6	0.9	-1.02

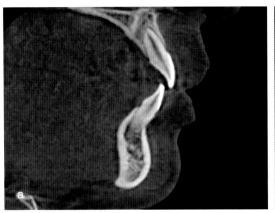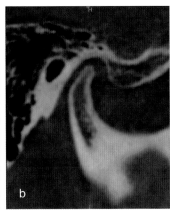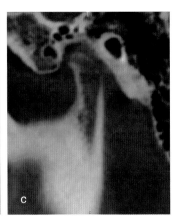

图10-2-13 CBCT分析。（a）前牙区CBCT矢状面分析；（b）右侧髁突有形变，关节后间隙减小；（c）左侧髁突有形变，关节后间隙减小

颌后缩，减小覆盖，排齐整平牙列，建立Ⅰ类后牙咬合关系，正常覆殆、覆盖。

②拔牙计划：非拔牙矫治。

③牙齿移动计划：使用隐形矫治技术，上颌扩弓，前磨牙升高，排齐牙列；下颌压低前牙升高前磨牙段，整平Spee曲线，排齐整平下颌牙列。第一阶段功能矫治器前导下颌。后续使用隐形矫治器。第二阶段透明矫治器，推左侧磨牙远中移动3mm、右侧磨牙近中移动1mm，纠正上颌牙列中线，上颌扩弓，增加上颌前牙转矩；下颌前导，压入下颌前牙整平下颌Spee曲线。

④支抗设计：第一前磨牙、第二前磨牙为支抗牙辅助压入前牙。

⑤治疗流程：健康宣教→知情同意→数据采集→模拟治疗方案→修改方案→定制透明矫治器→进入规范化治疗和复诊程序。

（2）治疗方案2

①治疗目标：纠正上颌前牙转矩，排齐整平上下颌牙列，纠正上下颌牙弓矢状向不调。

②拔牙计划：非拔牙矫治。

③牙齿移动计划：使用隐形矫治技术，上颌前牙唇倾纠正上颌前牙转矩，下颌前牙压入整平下颌Spee曲线。Ⅱ类牵引纠正上下颌矢状向位置不调。

④支抗设计：上颌牙列作为支抗，使用Ⅱ类牵引，促进下颌牙弓前移。

⑤治疗流程：健康宣教→知情同意→数据采集→模拟治疗方案→修改方案→定制透明矫治器→进入规范化治疗和复诊程序。

选择治疗方案1，选择依据详见病例小结。

方案设计

（1）牙移动及附件设计

上颌前牙增加转矩（先唇倾再伸长）；下颌前磨牙升高。上下颌前磨牙设计升高优化附件。上颌前牙设计伸长优化附件。下颌前导套件维持下颌前伸位。

（2）牵引设计

前磨牙及磨牙颌间垂直牵引。

（3）矫治器形态设计

下颌通过双殆垫功能矫治器前导后，前磨牙及磨牙区开殆，后牙等待第二阶段建立稳定咬合关系，双𬌗垫矫治期间下颌可能回退，因此透明矫治器上使用下颌前导套件保持下颌的前伸位。纠正上颌前牙转矩的过程中可能导致前牙切端上抬，因此设计了上颌前牙伸长优化附件（图10-2-14）。

（4）生物力学分析

以矫治过程中第25步下颌前牙压入，前磨牙区通过辅助牵引升高为例。下颌第二前磨牙、第一磨牙128g力垂直牵引，下颌尖牙、第一前磨牙及第二磨牙添加水平矩形附件，下颌前牙压低。应用有限元分析本病例的牙移动设计中的生物力学情况，为治疗的进行提供科学的参考。

①牙齿移动趋势：Ⅱ类低角病例下颌Spee曲线的平整采用前磨牙区开窗，上下颌垂直牵引的方法升高前磨牙（图10-2-15a），这种移动方式下颌前牙有舌向移动及少量压入移动趋势。下颌前磨牙及磨牙都有不同程度𬌗向移动趋势，下颌第一前磨牙及第二前磨牙𬌗向移动趋势最明显，同时下颌牙列有内倾移动趋势，下颌牙弓宽度有缩小移动趋势（图10-2-16a）。下颌目标位设计可以适当增加牙冠的唇颊侧倾斜，避免牙弓缩窄导致脱套。使用透明矫治器下颌前伸功能套件时（图10-2-15b），下颌前牙有唇倾移动趋势及下颌前磨牙压低移动趋势（图10-2-16b）。因此在使用下颌前导功能套件前的牙列准备阶段，需要增加下颌前牙牙冠的舌向转矩。

上颌主要纠正上颌前牙转矩（图10-2-17），上颌牙列后牙整体伸长移动趋势（图10-

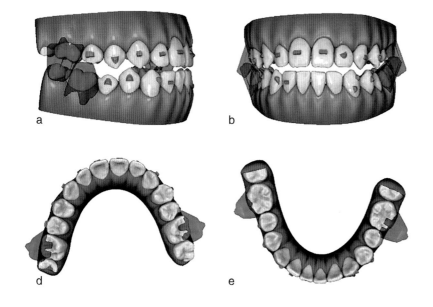

图10-2-14 矫治器设计。（a）右侧𬌗像；（b）正面𬌗像；（c）左侧𬌗像；（d）上颌𬌗面像；（e）下颌𬌗面像

2-18）。因此上颌矫治器需要在尖牙及后牙放置附件增加固位力，防止上颌矫治器脱套。

施加上颌前牙根舌向转矩1.5° 上颌后牙段为支抗牙有伸长移动趋势（图10-2-18）。

②牙齿受力情况：矫治器对下颌牙列的应力在下颌切牙、尖牙、第一前磨牙、第一磨牙远中尖、第二磨牙远中龈缘；由于使用了下颌第二前磨牙开窗牵引、第一前磨牙附件，下颌尖牙牙冠的远中面产生应力集中，下颌第二磨牙的附件及远中龈缘力量集中（图10-2-19a）。下颌第二

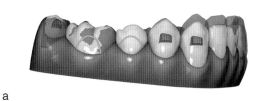

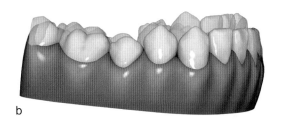

a   b

图10-2-15 功能矫治器治疗后下颌牙弓隐形矫治方案设计。（a）下颌前牙的压入，前磨牙区通过辅助牵引升高；（b）维持下颌前伸位

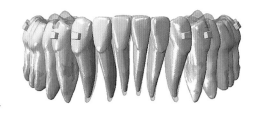

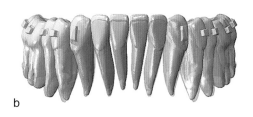

a   b

图10-2-16 Ⅱ类低角型下颌Spee曲线整平的牙齿移动趋势图。提示黄色为矫治器戴入前，蓝色为矫治器戴入后（牙齿移动量放大20倍展示）。（a）下颌牙齿移动趋势是前磨牙和磨牙有升高位移；（b）使用下颌前导套件时下颌牙齿移动趋势是下颌前牙有压低和唇倾移动趋势

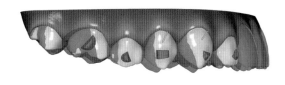

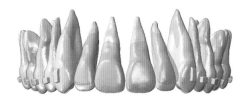

图10-2-17 上颌前牙转矩的纠正，增加上颌前牙牙根的腭向转矩

图10-2-18 上颌牙齿移动趋势图。提示黄色为矫治器戴入前，蓝色为矫治器戴入后（牙齿移动量放大20倍展示）。上颌牙弓后牙整体伸长移动，后牙区的牙根有微小的颊侧移动趋势

磨牙牵引升高时牙弓长度需要相应增加，否则矫治器相对较短就会对下颌牙弓产生挤压，影响下颌整平效果。

使用透明矫治器下颌前伸功能套件时，下颌前牙舌侧受力集中，第一前磨牙远中面及𬌗面远中受力集中。因此下颌尖牙及第一前磨牙、第二前磨牙需水平矩形附件，避免下颌后牙近中倾斜。使用透明矫治器下颌前导功能套件时，矫治器对下颌牙弓最大主应力在下颌前牙舌侧、下颌尖牙牙冠远中面以及第一前磨牙的附件上（图10-2-19b）。因此下颌尖牙及第一前磨牙需要固位较强的水平矩形附件。

上颌牙列转矩纠正的应力相应集中在上颌前牙牙冠唇面龈方及前磨牙附件（图10-2-20）。由于上颌前牙设计增加上颌前牙牙根的腭向转矩，上颌前牙唇侧颈部和切缘舌侧应力集中。因此上颌后牙及尖牙的附件可以增加上颌矫治器的固位，同时避免前牙区脱套。

③牙周膜主应力分布：下颌前磨牙采用垂直牵引的方式升高移动时，牙周膜最大主应力（拉应力）集中于根尖的舌侧面、颊侧根1/2、舌侧牙颈部，说明45在伸长过程中牙根有向颊侧移动的趋势。透明矫治器颊侧开窗，牙齿的牙冠颊侧粘接舌侧扣垂直牵引，产生垂直向升高移动（图10-2-21）。

维持下颌前伸位时，最大主应力（拉应力）

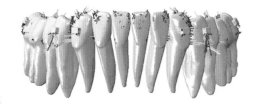
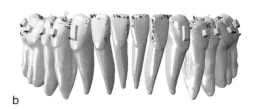

a   b

图10-2-19　下颌牙齿受力分析图。箭头所示牙冠的受力和方向。（a）下颌牙齿应力分布于下颌切牙、尖牙、第一前磨牙、第一磨牙远中尖、第二磨牙远中龈缘；（b）使用下颌前导套件时下颌牙齿应力分布于下颌前牙舌侧、尖牙牙冠远中面、第一前磨牙远中面及𬌗面远中

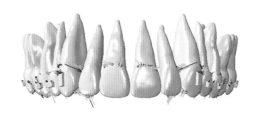

图10-2-20　上颌牙齿受力分析图。箭头所示牙冠的受力和方向。上颌牙齿应力集中在上颌前牙牙冠唇面龈方及前磨牙附件

位于下颌前牙舌侧颈部及根尖唇侧，根尖的拉应力比根颈部舌侧明显小；说明41有向唇侧移动趋势，旋转趋势微小。最大主应力（拉应力）还位于远中面近牙颈部、下颌前磨牙牙根远中

面近牙颈部及颊面近牙颈部牙周膜（图10-2-22）。提示下颌前牙同时受到唇向移动和倾斜的推力。前磨牙受到近中移动的推力。

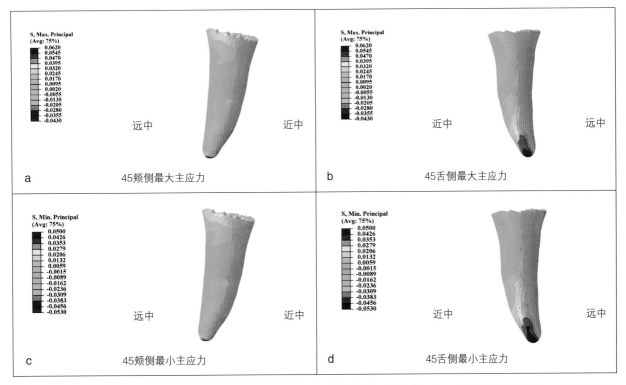

图10-2-21　下颌前磨牙牙周膜主应力分布图。最大主应力代表拉应力，黄色和红色，颜色越深应力越大；最小主应力代表压应力，蓝色，颜色越深应力越大。（a，b）45牙周膜最大主应力；（c，d）45牙周膜最小主应力

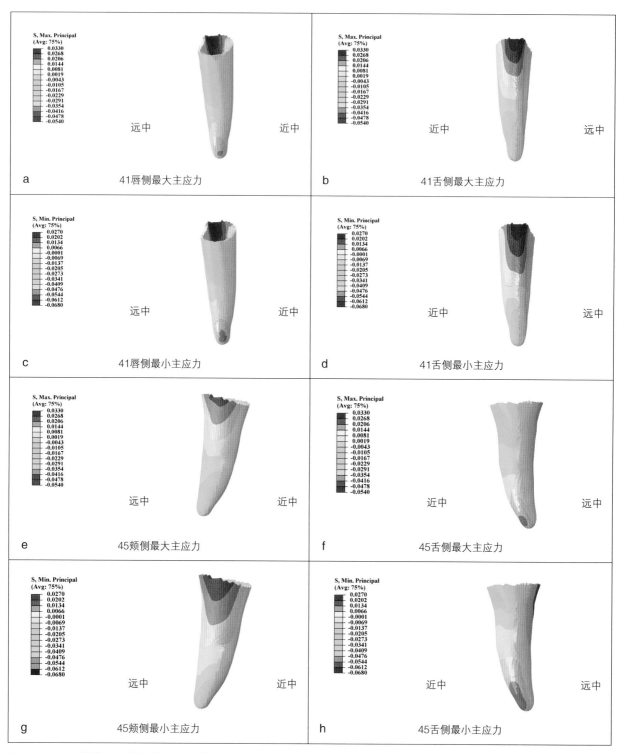

图10-2-22 维持下颌前伸位下颌牙列牙周膜主应力分布图。最大主应力代表拉应力，黄色和红色，颜色越深应力越大；最小主应力代表压应力，蓝色，颜色越深应力越大。（a，b）41牙周膜最大主应力；（c，d）41牙周膜最小主应力；（e，f）45牙周膜最大主应力；（g，h）45牙周膜最小主应力

治疗过程

（1）第一阶段，使用Twin-Block前导下颌至中性咬合的咬合重建记录位（图10-2-23）。

（2）第二阶段，透明矫治器排齐整平牙列（图10-2-24）。

（3）Ⅱ类牵引及垂直牵引调整咬合（图10-2-25）。

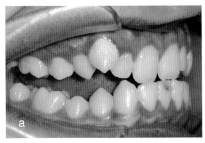
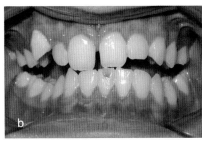
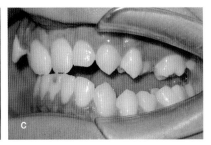

图10-2-23 治疗中照片。（a~c）功能矫治器矫治后殆像

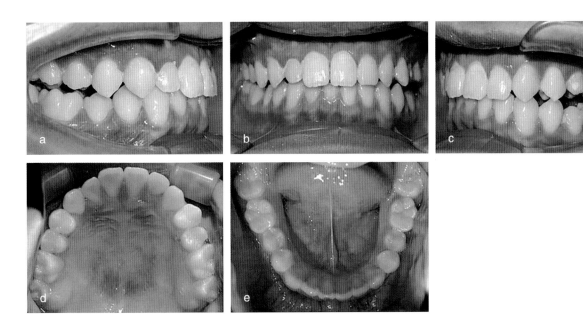

图10-2-24 治疗中照片。（a~e）隐形矫治后殆像

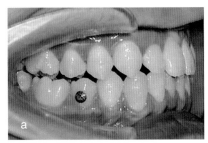
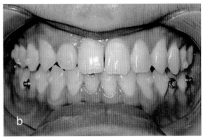
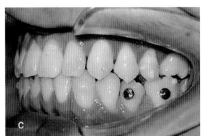

图10-2-25 治疗中照片。（a~c）垂直牵引后殆像

治疗结果

矫治后上下颌矢状向不调得到改善，上颌切牙唇倾度得到纠正，下颌前牙保持直立，上下唇软组织侧貌改善不明显（图10-2-26～图10-2-28，表10-2-4）。

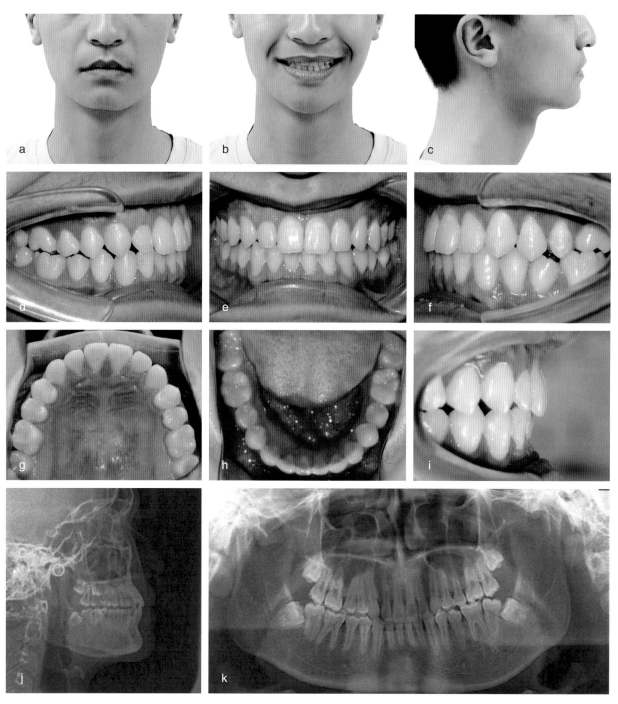

图10-2-26 治疗后照片。（a～c）治疗后面像；（d～i）治疗后𬌗像，达到尖牙、磨牙Ⅰ类关系，正常覆𬌗、覆盖；（j）治疗后头颅侧位片；（k）治疗后全景片

表10-2-4 治疗前后头影测量数据

测量项目	标准值	标准差	治疗前测量值	治疗后测量值
SNA(°)	82.8	4.1	82.25	86.28
FH-NA(Maxillary Depth)(°)	91	7.5	88.48	89.05
SNB(°)	80.1	3.9	77.88	84.00
FH-NPo(Facial Angle)(°)	85.4	3.7	85.32	88.29
NA-APo(convexity)(°)	6	4.4	7.05	1.60
FMA(FH-MP)(°)	27.3	6.1	15.21	16.44
MP-SN(°)	30.4	5.6	21.44	19.21
Co-Go(mm)	59	3.2	60.54	60.65
S Vert-Co(mm)	20.2	2.6	8.61	3.49
S-N(Anterior Cranial Base)(mm)	71	3	66.07	66.01
SN/GoMe(%)	100	10	102.15	89.36
Y-Axis(SGn-FH)(°)	64	2.3	61.43	61.30
Po-NB(mm)	4	2	2.16	2.85
ANB(°)	2.7	2	4.37	2.28
Wits(mm)	0	2	4.51	−0.42
ANS-Me/Na-Me(%)	54.4	2.3	51.52	55.15
ALFH/PLFH(%)	150	0	121.04	113.86
S-Go/N-Me(%)	63.5	1.5	75.76	75.68
U1-SN(°)	105.7	6.3	94.53	113.63
U1-NA(°)	22.8	5.2	12.27	27.35
U1-NA(mm)	5.1	2.4	0.47	3.94
U1-PP(mm)	28	2.1	25.69	26.14
U6-PP(mm)	22	3	20.74	22.33
IMPA(L1-MP)(°)	96.7	6.4	101.38	103.04
L1-MP(mm)	42	4	39.19	39.93
L1-NB(°)	30.3	5.8	20.70	26.25
L1-NB(mm)	6.7	2.1	2.03	4.44
U1-L1(°)	124	8.2	142.66	124.12
Overjet(mm)	2	1	4.39	2.65
Overbite(mm)	3	2	6.22	1.05
FMIA(L1-FH)(°)	55	2	63.41	60.52
OP-FH(°)	9.3	1	5.54	7.34
N'-SN-Pog'(Facial convexity)(°)	12	4	18.80	10.12
N' Vert-Pog'(mm)	0	2	−4.92	1.39
Upper Lip Length(ULL)(mm)	20	2	21.04	22.25
SN-G Vert(mm)	6	3	3.58	−2.05
Pog'-G Vert(mm)	0	4	−7.62	−6.12
UL-EP(mm)	−1.4	0.9	−1.63	−4.35
LL-EP(mm)	0.6	0.9	−1.02	−3.28

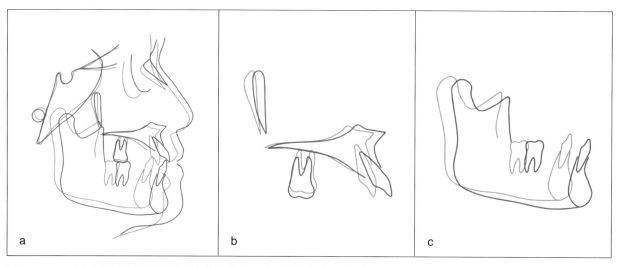

图10-2-27 治疗前后头侧重叠图（治疗前蓝色，治疗后红色）。（a）SN重叠；（b）上颌重叠；（c）下颌重叠

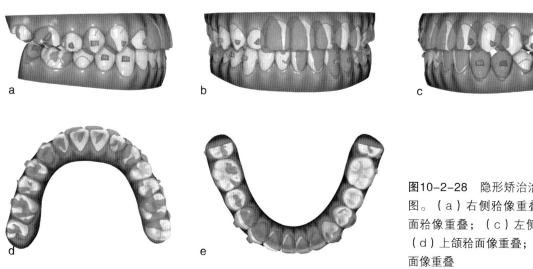

图10-2-28 隐形矫治治疗前后重叠图。（a）右侧𬌗像重叠；（b）正面𬌗像重叠；（c）左侧𬌗像重叠；（d）上颌𬌗面像重叠；（e）下颌𬌗面像重叠

病例小结

（1）病例特点

Ⅱ类低角型错殆畸形的矫治，使用功能矫治器前导下颌，如果存在上颌前牙的内倾，应适当唇倾上颌前牙获得下颌前移的覆盖，同时部分纠正上颌前牙的转矩，再前移下颌减小覆盖。低角型的Ⅱ类错殆畸形的功能矫治器矫治后同样会出现前磨牙及第一磨牙区的开殆，此类错殆畸形下颌的整平方式不同于均角型，需下颌前牙压入、前磨牙区及磨牙升高。

（2）鉴别诊断

低角型Ⅱ类需与骨性短面综合征相鉴别。短面综合征面部下1/3的过短，伴无牙面容、翼基变宽、鼻唇角变锐、颏部突出。该类患者需要正畸-正颌联合治疗。

（3）治疗方案选择的理由

本病例侧貌下颌后缩，头影测量分析显示下颌发育不足，根据CBCT对患者关节的检查显示，下颌处于后位，因此采用功能矫治器纠正下颌后缩。功能矫治器前导下颌后，通过前磨牙及磨牙升高咬合面高，建立后牙区的咬合关系。透明矫治器对升高后牙的作用效率比较低。

（4）病例陷阱及可能的并发症

透明矫治器前磨牙区的升高的有效性较低，需要通过辅助牵引的方式使下颌前磨牙升高。在下颌前磨牙开窗，上颌透明矫治器上对应牙位开槽，临床上在相应的前磨牙上粘接舌钮与上颌矫治器的槽做颌间弹性牵引。对于上颌牙列中线的纠正需要使用单侧磨牙远中移动及不对称Ⅱ类牵引，即中线移动侧加强Ⅱ类牵引。

（5）生物力学的考量

上下颌骨矢状向位置不调，应用功能矫治器前导下颌，抑制上颌的前方生长。下颌骨受到牵张力刺激骨生长发育，上颌骨受到压力减慢生长和骨吸收，同时透明矫治器驱动牙移动实现牙列的排齐整平，具体为压入下颌前牙，颌间垂直牵引升高前磨牙及磨牙，调整中线和建立正常覆殆、覆盖。牵引前磨牙伸长过程中，从力学分析可以看到，牙根会向颊侧方向移动，上颌的前磨牙有伸长、牙根向颊侧和牙冠向近中的倾斜移动，临床每次复诊的时候需要关注是否发生副作用力所产生的不期望的牙移动。下颌前磨牙在生长过程中也会发生牙根向颊侧倾斜的趋势，临床也需要每次复诊严密观察牙根是否有靠近颊侧的骨皮质，以便及时处理。

（6）成功治疗的原因

青少年Ⅱ类低角型是功能矫治器的适应证。下颌前导后颌骨需要有生长能力才能实现治疗目标，正确评估病例的骨龄，在生长发育高峰期前进行治疗是矫形治疗选择的关键。对于生长发育高峰期已经过了的青年或成年，不能采用功能矫治器治疗，防止产生双重咬合而影响治疗结果。由于下颌Spee曲线的存在导致前牙早接触、前磨牙及磨牙开殆。通过整平下颌Spee曲线关闭后牙开殆。低角型Ⅱ类通过压低下颌前牙、升高下颌前磨牙及磨牙整平下颌牙弓。透明矫治器可以有效地压入下颌前牙，但难以升高下颌前磨牙及磨牙。需辅助颌间垂直牵引升高下颌前磨牙及磨牙。

病例10-3

一般情况

女，14岁，身体状况良好。

主诉

牙列不齐4年，要求矫治。

病史

自述上下颌牙列不齐，否认鼻及呼吸道慢性疾病，否认遗传性家族史，否认系统疾病史。

临床检查

（1）口外检查

①正面观：面部左右轻微不对称，颏左偏2mm，面下1/3略长；正面微笑，上颌牙列中线和面中线一致，上唇略短，高位笑线（图10-2-29a，b）。

②侧面观：下颌后缩，高角型，颏唇沟较深，颏部发育良好，上颌轻度前突，鼻唇角小于90°。上唇位于零子午线前方2mm，下唇位于零子午线后方3mm（图10-2-29c）。

（2）口内检查

恒牙列17-21、21-27、31-37、41-47。前牙覆𬌗Ⅰ度、覆盖Ⅰ度，13唇向位，左侧后牙腭倾，下颌前牙右倾，咬合位偏右。右侧磨牙Ⅰ类关系、尖牙Ⅱ类关系，下颌Spee曲线较深。左侧尖牙、磨牙Ⅰ类关系，下颌𬌗平面稍平。上颌牙弓左右侧基本对称，13唇向位，11扭转，12腭向位。下颌牙弓左右侧基本对称，下颌前牙轻度拥挤（图10-2-29d～i）。

（3）牙体检查

11远中切角缺损，双侧上颌侧切牙过小牙。

（4）牙周检查

未见异常。

（5）关节检查

开口度45mm，开口型"↓"，关节区无压痛，开闭口未扪及弹响。

影像学检查

（1）全景片

第三磨牙牙胚存在，34根方致密影（图10-2-29k）。

（2）头颅侧位片

上颌前突，高角型，上颌前牙内倾，下颌前牙唇倾，面部软组织侧貌下颌后缩（图10-2-29j，表10-2-5）。

诊断

（1）骨性问题

骨性Ⅱ类，下颌后缩。

（2）牙性问题

牙性安氏Ⅰ类，上颌前牙内倾，上颌牙弓前突，下颌牙列拥挤，高角型。

（3）牙体问题

11冠折，12、22过小牙。

（4）气道问题

下气道狭窄。

治疗方案

（1）治疗方案1

①治疗目标：排齐上下颌牙列，建立Ⅰ类咬合关系，正常覆𬌗、覆盖。隐形矫治推上颌双侧

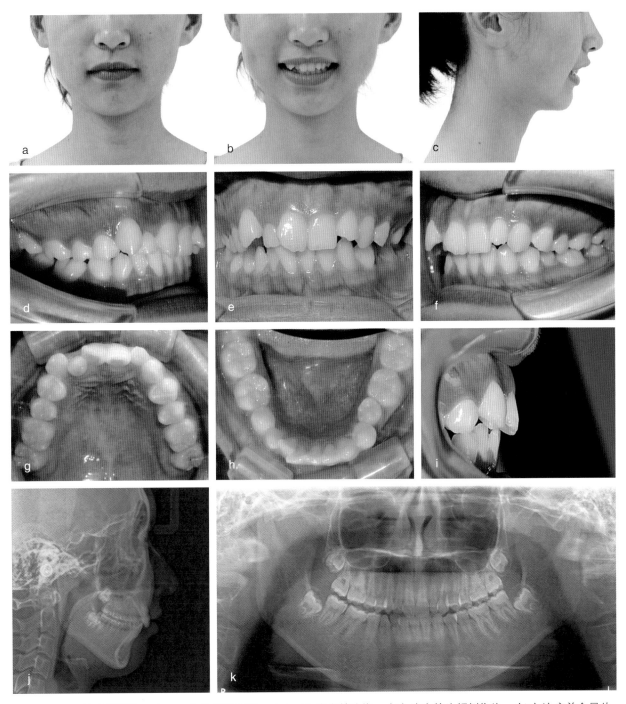

图10-2-29 治疗前照片。（a~c）治疗前面像；（d~i）治疗前殆像；（j）治疗前头颅侧位片；（k）治疗前全景片

表10-2-5　治疗前头影测量数据

测量项目	标准值	标准差	测量值
SNA(°)	82.8	4.1	79.38
FH-NA(Maxillary Depth)(°)	91	7.5	90.63
SNB(°)	80.1	3.9	72.87
FH-NPo(Facial Angle)(°)	85.4	3.7	83.73
NA-APo(convexity)(°)	6	4.4	14.39
FMA(FH-MP)(°)	27.3	6.1	32.52
MP-SN(°)	30.4	5.6	43.78
Co-Go(mm)	59	3.2	52.98
S Vert-Co(mm)	20.2	2.6	9.67
S-N(Anterior Cranial Base)(mm)	71	3	61.10
SN/GoMe(%)	100	10	104.90
Y-Axis(SGn-FH)(°)	64	2.3	66.13
Po-NB(mm)	4	2	-0.76
ANB(°)	2.7	2	6.50
Wits(mm)	0	2	4.28
ANS-Me/Na-Me(%)	54.4	2.3	55.27
ALFH/PLFH(%)	150	0	164.06
S-Go/N-Me(%)	63.5	1.5	62.07
U1-SN(°)	105.7	6.3	92.24
U1-NA(°)	22.8	5.2	12.87
U1-NA(mm)	5.1	2.4	1.44
U1-PP(mm)	28	2.1	30.01
U6-PP(mm)	22	3	22.74
IMPA(L1-MP)(°)	96.7	6.4	92.06
L1-MP(mm)	42	4	41.64
L1-NB(°)	30.3	5.8	28.70
L1-NB(mm)	6.7	2.1	6.08
U1-L1(°)	124	8.2	131.93
Overjet(mm)	2	1	4.83
Overbite(mm)	3	2	3.07
FMIA(L1-FH)(°)	55	2	55.42
OP-FH(°)	9.3	1	9.22
N'-SN-Pog'(Facial convexity)(°)	12	4	22.34
N' Vert-Pog'(mm)	0	2	-2.56
Upper Lip Length(ULL)(mm)	20	2	17.85
SN-G Vert(mm)	6	3	5.74
Pog'-G Vert(mm)	0	4	-5.69
UL-EP(mm)	-1.4	0.9	-1.96
LL-EP(mm)	0.6	0.9	0.29

磨牙远中2mm获得间隙，排齐上下颌前牙，建立1mm切牙覆牙合、覆盖关系。

②拔牙计划：非拔牙矫治。

③牙齿移动计划：使用隐形矫治技术，维持上颌切牙矢状向位置，排齐上颌前牙；上颌远中移动磨牙获得间隙，下颌后牙压入整平下颌Spee曲线。

④支抗设计：前后牙互相支抗，Ⅱ类牵引利用下颌支抗，辅助上颌磨牙远中移动。

⑤治疗流程：健康宣教→知情同意→数据采集→模拟治疗方案→修改方案→定制透明矫治器→进入规范化治疗和复诊程序。

（2）治疗方案2

①治疗目标：隐形矫治推双侧磨牙远中2mm获得间隙，排齐上下颌前牙，建立1mm切牙覆牙合、覆盖关系。

②拔牙计划：拔除17、27。

③牙齿移动计划：使用隐形矫治技术，维持上颌切牙矢状向位置，排齐上颌前牙，上颌远中移动磨牙获得间隙。下颌后牙压入整平下颌Spee曲线。

④支抗设计：下颌牙弓支抗，Ⅱ类牵引，远中移动磨牙。

⑤治疗流程：健康宣教→知情同意→数据采集→模拟治疗方案→修改方案→定制透明矫治器→进入规范化治疗和复诊程序。

选择治疗方案1，选择依据详见病例小结。

方案设计

（1）牙移动及附件设计

透明矫治器维持上颌牙列中线，维持上下颌牙弓宽度，维持上颌切牙的矢状向位置，下颌前牙压入整平下颌Spee曲线。

（2）牵引设计

上颌采用推磨牙远中移动的方式获得前牙排齐所需要的间隙。推磨牙远中移动的过程中会导致前牙唇倾，因此使用Ⅱ类牵引避免上颌前牙唇倾。下颌前牙压低过程中也容易产生内倾，Ⅱ类牵引同时防止下颌前牙压入中产生内倾。

（3）矫治器形态设计

上颌尖牙和前磨牙设计垂直矩形斜面附件，既有良好的固位作用也能产生远中向力，有利于前磨牙远中移动。上颌磨牙牙冠较短，在磨牙近中颊尖设计优化附件。上颌侧切牙为过小牙，牙冠形态为圆锥形，设计水平矩形附件有利于过小牙的控制。11设计水平矩形附件纠正11牙轴倾斜。下颌前磨牙设计水平矩形附件增加支抗作用。上颌尖牙开槽牵引钩，下颌第一磨牙开窗，临床粘接舌钮，Ⅱ类牵引（图10-2-30）。

（4）生物力学分析

以矫治过程中的第20步为例，应用有限元分析本病例的牙移动设计中的生物力学情况，为治疗的进行提供科学的参考。下颌Spee曲线整平，下颌第一磨牙、第二磨牙压入0.2mm，128g力Ⅱ类牵引。

Ⅱ类高角型病例的下颌Spee曲线的整平是通过压入下颌前牙的方式实现。上颌前牙需要维持矢状向位置，通过推上颌磨牙远中移动获得排齐上颌前牙的间隙，需要配合Ⅱ类颌间牵引避免上颌前牙唇倾。Ⅱ类牵引会产生垂直向分力，因此垂直向控制是难点也是重点（图10-2-31）。

对于Ⅱ类高角型的矫治上颌后牙的垂直向控制也是关键。上颌磨牙的垂直向控制，除了设计压入外，通过控制上颌磨牙的颊倾，压入上颌

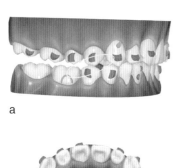
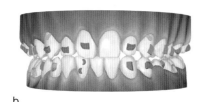
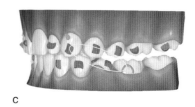
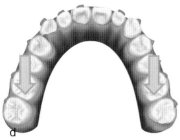
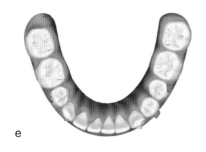

图10-2-30　牵引设计及受力示意图。（a）右侧Ⅱ类颌间牵引；（b）前牙附件设计；（c）左侧Ⅱ类颌间牵引；（d）上颌牙列受力；（e）下颌牙弓形态

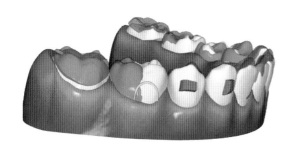

图10-2-31　Ⅱ类高角型下颌压入下颌前牙Spee曲线的整平，下颌后牙的压入及Ⅱ类牵引

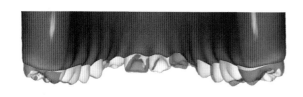
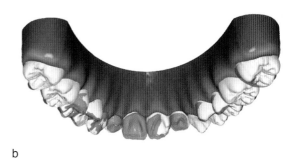

图10-2-32　上颌垂直向控制，磨牙腭尖的压入。（a）上颌磨牙腭尖的压入；（b）上颌前磨牙区扩弓，增加冠腭向转矩

磨牙的腭尖达到压入效果。上颌前磨牙扩弓过程中，可能产生颊倾，需要增加前磨牙牙冠的腭向转矩以避免前磨牙腭尖下垂，但是需要在临床复诊中严密监测根骨关系，避免冠腭向转矩而产生的牙根颊侧移动造成骨开窗、骨开裂（图10-2-32）。

①牙齿移动趋势：下颌磨牙压入及Ⅱ类牵引过程中，下颌第一前磨牙及第二前磨牙有明显的殆向移动趋势，第二磨牙有少量的殆向移动趋势，第一磨牙压入移动趋势，下颌前牙有少量唇向移动趋势，下颌磨牙及前磨牙有颊向移动趋势（图10-2-33a~d）。在矫治器方案设计时，下颌第一前磨牙和第二前磨牙需要放置较强固位的水平矩形附件，避免下颌矫治器的脱套。下颌第二磨牙压入移动趋势无需放置附件。

第20步，为了配合Ⅱ类牵引和控制后牙的垂直向移位设计了第一磨牙、第二磨牙的压入。从牙齿移动趋势图中可以看出，下颌磨牙有压低和近中倾斜的趋势，第一前磨牙、第二前磨牙伸长趋势，第二前磨牙的伸长趋势更大（图10-2-33a，b）；上颌第一前磨牙和第二前磨牙有伸长移动趋势，上颌磨牙有压入、伴近中及腭向倾斜的移动趋势（图10-2-33e~h）。因此上颌牙弓在前磨牙需放置矩形附件增强固位，在磨牙放置水平矩形附件进行转矩控制，避免脱套。磨牙实际远中移动量小于矫治器设计量，磨牙远中移动过程中去除矫治器远中末端，减小矫治器缩短而导致磨牙近中移动。

②牙齿受力情况：下颌磨牙压入时主要的受力集中在近中和颊侧外展隙，受力方向为压入

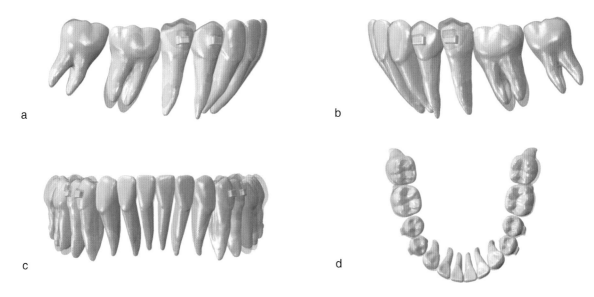

图10-2-33　下颌后牙压入整平下颌Spee曲线及Ⅱ类牵引的牙齿移动趋势图。提示黄色为矫治器戴入前，蓝色为矫治器戴入后（牙齿移动量放大20倍展示）。（a，b）下颌牙齿移动趋势，下颌第一前磨牙及第二前磨牙有明显的升高移动趋势，第一磨牙有少量的升高移动趋势，第二磨牙压入移动趋势；（c）下颌前牙有唇倾趋势；（d）下颌磨牙有颊倾趋势；（e，f）上颌牙齿移动趋势，上颌第一前磨牙和第二前磨牙有伸长移动趋势，上颌磨牙有近中移动及腭倾的移动趋势；（g）上颌前牙有腭倾趋势；（h）上颌磨牙有腭倾趋势

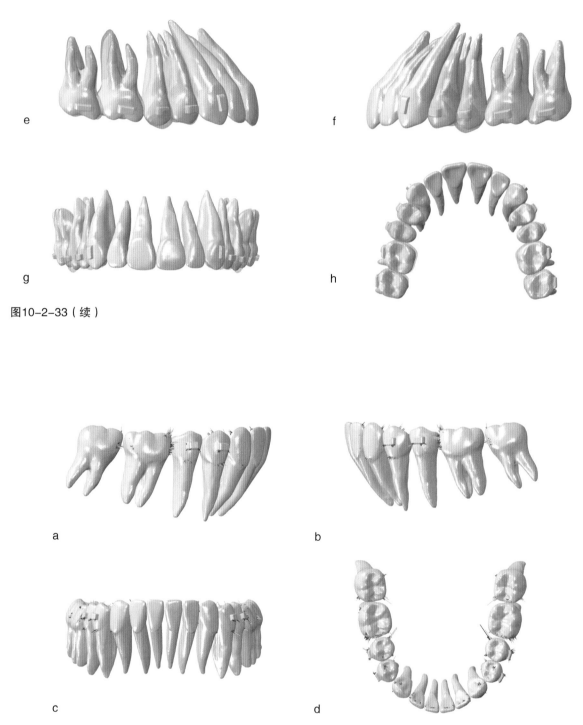

图10-2-33（续）

图10-2-34 上颌牙弓垂直向控制受力分析图。箭头所示牙冠的受力和方向。（a~d）下颌牙齿应力集中在下颌尖牙、下颌第一前磨牙及第二前磨牙；（e）下颌受力的力及力矩折线图（正值代表压低，唇倾；负值代表升高，颊倾）；（f~i）上颌牙弓牙齿应力集中在尖牙牙尖腭侧面及附件、第一前磨牙和第二前磨牙附件及颊侧龈缘、第一磨牙及第二磨牙腭侧近中面、近中牙尖及附件；（j）上颌受力大小的力及力矩折线图（压低向力及唇倾力矩为正值，相反为负值）

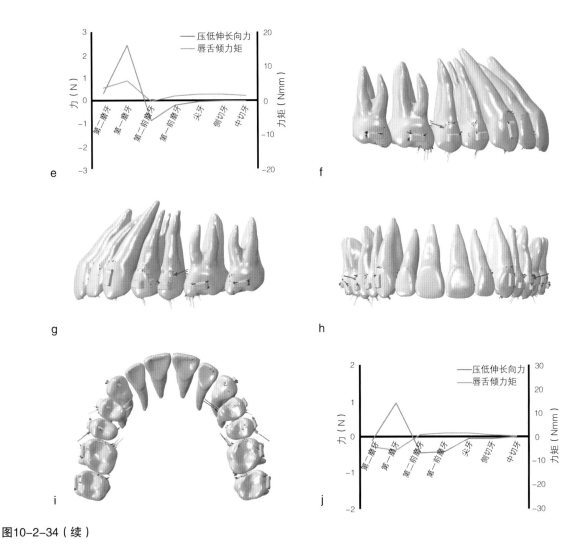

图10-2-34（续）

方向，前磨牙的受力主要集中在附件和牙颈部颊侧，方向为伸长（图10-2-34a～e）。上颌磨牙压入时可以看到受力点主要在近中颊尖、腭尖和颊侧的附件周围，受力方向为压入，上颌的第一前磨牙、第二前磨牙的受力主要集中在舌隆突和舌侧窝、牙颈部以及附件，受力的方向主要以伸长为主（图10-2-34f～j）。

矫治器对上颌牙弓应力主要集中在尖牙牙尖腭侧面及附件、第一前磨牙和第二前磨牙附件及颊侧龈缘、第一磨牙及第二磨牙腭侧近中面、近中牙尖及附件。因此上颌牙弓在尖牙、前磨牙及磨牙的固位尤其重要，需要在这些牙位设计固位力较强的矩形附件。

③牙周膜主应力分布：第20步，45主要的移动是牵引伸长，受到的拉应力集中于近中根尖部和远中根颈部，在颊舌侧根尖到牙颈部均匀广泛分布拉应力，说明45受到牵拉力，牙根有伸长移动的趋势，同时根尖孔逐渐地向远中移动，牙冠向近中倾斜（图10-2-35a～d）。此时47设计为压低的牙移动，从力学分析可见拉应力环状分

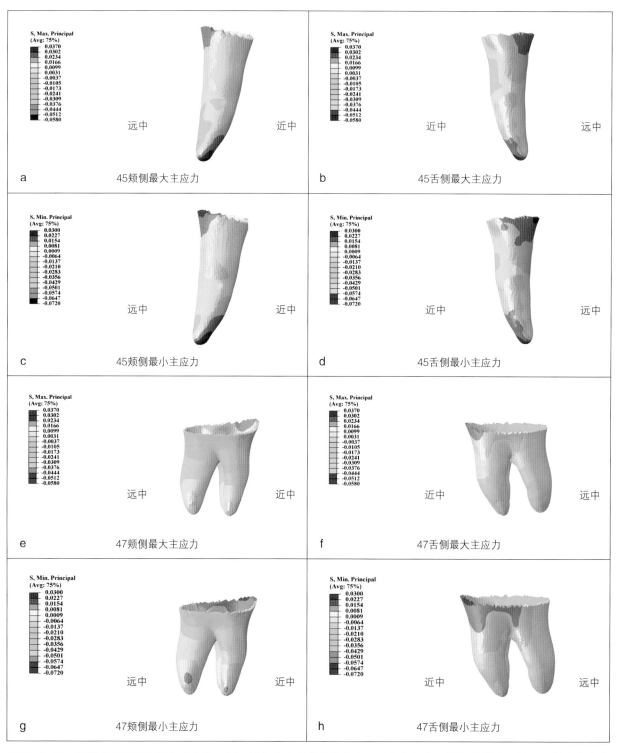

图10-2-35 下颌前磨牙牙周膜主应力分布图。最大主应力代表拉应力，黄色和红色，颜色越深应力越大；最小主应力代表压应力，蓝色，颜色越深应力越大。（a，b）45牙周膜最大主应力；（c，d）45牙周膜最小主应力；（e，f）47牙周膜最大主应力；（g，h）47牙周膜最小主应力

布于根颈部近中，仅有牙根远中的根颈部没有拉应力的分布，牙根根尖1/2可见有广泛的压应力分布，说明47受到下压力压低移动同时有向近中倾斜的移动趋势（图10-2-35e～h）。

此阶段，26也在压入的过程中，可见受力情况在腭根远中的根尖部有拉应力，腭尖的颊侧根尖部有压应力集中，受力的移动模式和27相同，在压入的同时有向近中倾斜的移动趋势，其中腭侧牙根受到的力量更大（图10-2-36）。

治疗过程

（1）推磨牙远中移动，获得间隙，排齐上颌牙列。维持上下颌前牙覆殆、覆盖（图10-2-37）。

（2）推上颌磨牙远中移动到位，排齐上颌牙列，右上后牙颊倾，需增加右上后牙冠腭向转矩，以改善咬合（图10-2-38）。

（3）增加右侧后牙冠腭向转矩后，咬合改善。治疗后殆平面减小，下颌后缩改善。

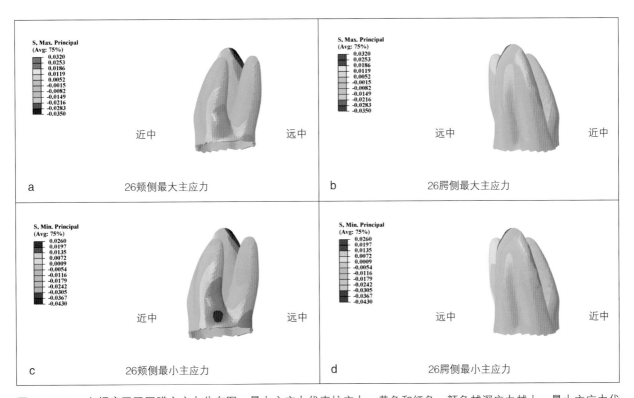

图10-2-36 上颌磨牙牙周膜主应力分布图。最大主应力代表拉应力，黄色和红色，颜色越深应力越大；最小主应力代表压应力，蓝色，颜色越深应力越大。（a，b）26牙周膜最大主应力；（c，d）26牙周膜最小主应力

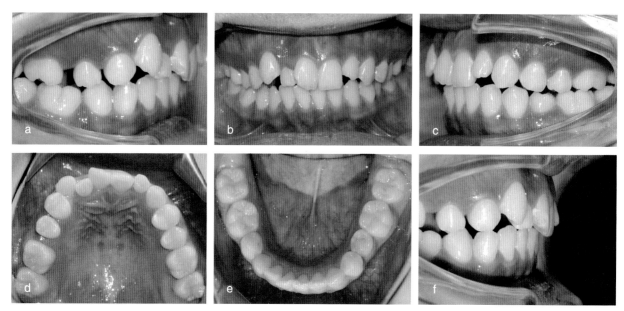

图10-2-37 治疗中照片。（a~f）推上颌磨牙远中移动，维持前牙覆盖

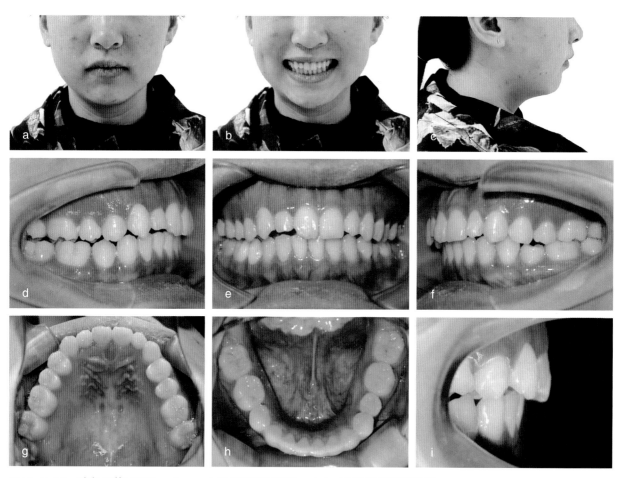

图10-2-38 阶段调整后照片。（a~c）阶段调整后面像；（d~i）阶段调整后𬌗像

治疗结果

矫治后上下颌矢状向不调获得改善，下颌平面角减小，垂直向得到了有效控制。上下颌前牙唇倾度得到纠正。软组织侧貌下颌后缩得到改善（图10-2-39～图10-2-41，表10-2-6）。

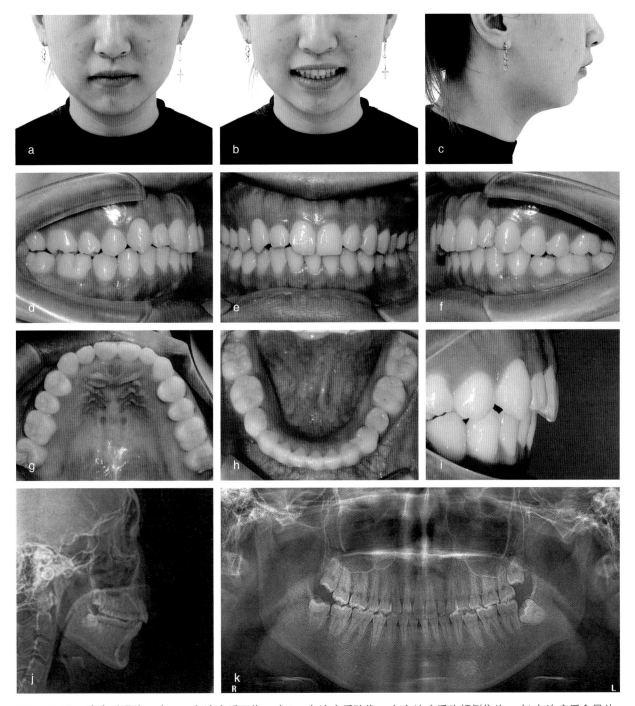

图10-2-39　治疗后照片。（a～c）治疗后面像；（d～i）治疗后殆像；（j）治疗后头颅侧位片；（k）治疗后全景片

表10-2-6　治疗前后头影测量数据

测量项目	标准值	标准差	治疗前测量值	治疗后测量值
SNA(°)	82.8	4.1	79.38	81.67
FH-NA(Maxillary Depth)(°)	91	7.5	90.63	90.30
SNB(°)	80.1	3.9	72.87	74.69
FH-NPo(Facial Angle)(°)	85.4	3.7	83.73	82.71
NA-APo(convexity)(°)	6	4.4	14.39	15.21
FMA(FH-MP)(°)	27.3	6.1	32.52	32.30
MP-SN(°)	30.4	5.6	43.78	40.92
Co-Go(mm)	59	3.2	52.98	53.80
S Vert-Co(mm)	20.2	2.6	9.67	9.79
S-N(Anterior Cranial Base)(mm)	71	3	61.10	61.29
SN/GoMe(%)	100	10	104.90	102.01
Y-Axis(SGn-FH)(°)	64	2.3	66.13	68.13
Po-NB(mm)	4	2	-0.76	-1.20
ANB(°)	2.7	2	6.50	6.98
Wits(mm)	0	2	4.28	3.36
ANS-Me/Na-Me(%)	54.4	2.3	55.27	56.13
ALFH/PLFH(%)	150	0	164.06	150.60
S-Go/N-Me(%)	63.5	1.5	62.07	63.15
U1-SN(°)	105.7	6.3	92.24	94.67
U1-NA(°)	22.8	5.2	12.87	13.00
U1-NA(mm)	5.1	2.4	1.44	1.32
U1-PP(mm)	28	2.1	30.01	30.74
U6-PP(mm)	22	3	22.74	23.59
IMPA(L1-MP)(°)	96.7	6.4	92.06	97.24
L1-MP(mm)	42	4	41.64	42.26
L1-NB(°)	30.3	5.8	28.70	32.86
L1-NB(mm)	6.7	2.1	6.08	7.64
U1-L1(°)	124	8.2	131.93	127.16
Overjet(mm)	2	1	4.83	3.82
Overbite(mm)	3	2	3.07	1.06
FMIA(L1-FH)(°)	55	2	55.42	50.46
OP-FH(°)	9.3	1	9.22	11.67
N'-SN-Pog'(Facial convexity)(°)	12	4	22.34	25.50
N' Vert-Pog'(mm)	0	2	-2.56	-3.54
Upper Lip Length(ULL)(mm)	20	2	17.85	20.57
SN-G Vert(mm)	6	3	5.74	6.02
Pog'-G Vert(mm)	0	4	-5.69	-7.81
UL-EP(mm)	-1.4	0.9	-1.96	-0.34
LL-EP(mm)	0.6	0.9	0.29	0.13

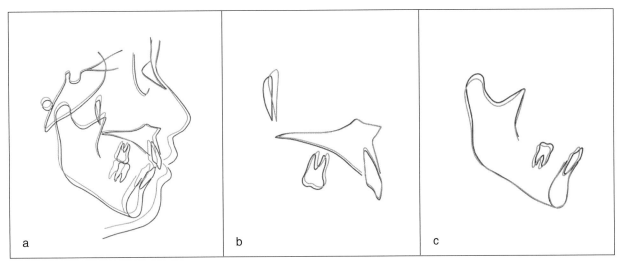

图10-2-40　治疗前后头侧重叠图（治疗前蓝色，治疗后红色）。（a）SN重叠；（b）上颌重叠；（c）下颌重叠

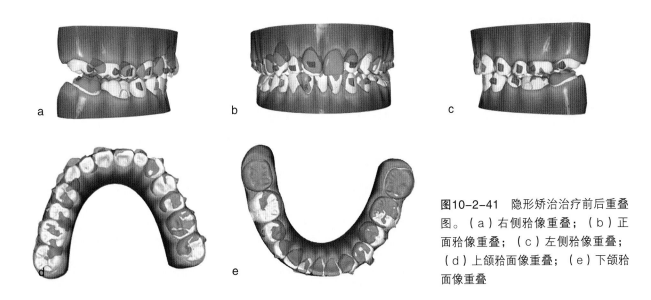

图10-2-41　隐形矫治治疗前后重叠图。（a）右侧𬌗像重叠；（b）正面𬌗像重叠；（c）左侧𬌗像重叠；（d）上颌𬌗面像重叠；（e）下颌𬌗面像重叠

病例小结

（1）病例特点

Ⅱ类高角型错𬌗病例治疗的关键是垂直向控制，对于Ⅱ类2分类高角的难点是间隙的获得。Ⅱ类2分类一般上颌骨较宽，前牙内倾，后牙近中倾斜。矫治Ⅱ类2分类病例大多采用推磨牙远中获得间隙。

（2）鉴别诊断

Ⅱ类高角型错𬌗需与长面综合征相鉴别。长面综合征主要在面中1/3表现为鼻部高，鼻及鼻翼基底窄，鼻侧区凹陷，面下1/3长。自然松弛状态时上下唇不能闭合。上颌切牙暴露过多，开唇露齿，露龈笑，下颌后缩。

（3）治疗方案选择的理由

本病例上颌前牙比较直立，上颌前牙区拥挤度中度以下，因此上颌采用非拔牙矫治，排齐前牙间隙通过推磨牙远中获得。磨牙远中移动的过程中可能会增加后面高，所以在推磨牙远中前，使用了功能矫治器，通过后牙加厚𬌗垫控制后牙的垂直向生长，在后牙开𬌗的情况下远中移动上颌磨牙。上颌第二磨牙的拔除可以获得磨牙远中移动的空间，也有利于第三磨牙的萌出，但存在第三磨牙形态和萌出情况的不确定风险。

（4）病例陷阱及可能的并发症

推磨牙远中可能增加后牙垂直高度，对于高角型的Ⅱ类错𬌗病例不利于垂直向的控制。磨牙远中移动的压入及下颌后牙的压入是该类病例治疗的关键，上颌后牙冠腭向转矩的控制、上颌后牙腭尖的压入也是垂直向控制及建立良好后牙咬合关系的关键。

（5）生物力学的考量

高角型的Ⅱ类错𬌗在下颌前牙压低整平下颌

Spee曲线的同时，为了对抗Ⅱ类牵引的反作用力，设计了压入下颌磨牙的方式。上颌前牙需要维持矢状向位置，通过推上颌磨牙远中移动和压入获得排齐上颌前牙的间隙并控制磨牙垂直向伸长，配合Ⅱ类颌间牵引避免上颌前牙唇倾。Ⅱ类牵引会产生垂直向𬌗向分力，因此垂直向控制是难点也是重点，在隐形矫治技术中可以通过远中移动过程中牙移动设计压入和腭尖的控制，牙根的受力有利于牙的远中移动和垂直向控制，实现治疗目标。从力学分析中可以看到上颌磨牙在压入过程中腭根受到了更多的压入力控制，在压入过程中虽然同时设计了向远中移动，但是在力学分布中可以看出上颌磨牙有近中倾斜的倾向，在临床中可能要加大对上颌磨牙远中移动的支抗牵引和加强每次复诊的临床检查，及时的发现问题，应用加强支抗和加强远中压入力的设计处理。

下颌在整平Spee曲线和受到Ⅱ类牵引力作用时，为了实现对高角病例的控制，下颌的第一磨牙、第二磨牙设计了压入移动，从力学分析可见两颗磨牙均受到了压应力的作用，但是同时在牙颈部的远中和根尖的近中也有拉应力的集中分布，说明了在下颌磨牙的压入中还有近中倾斜的移动趋势。建议临床治疗中在设计下颌磨牙压入移动时，应适当地配合向远中竖直的牙移动设计，并且在临床每次复诊严密地观察，以及早发现磨牙的近中倾斜，可以配合更强有力的附件来抵抗磨牙压入中的近中倾斜趋势。

（6）成功治疗的原因

高角型的Ⅱ类错𬌗病例治疗的关键是垂直向控制，对于Ⅱ类2分类高角的难点是间隙的获得。Ⅱ类2分类一般上颌骨较宽，前牙内倾，后牙近中倾斜，如果采取拔除前磨牙的治疗方案可能产生拔牙间隙关闭困难、面颊部软组织变化等风险，应谨慎采取拔除前磨牙方式。因此矫治Ⅱ类2分类病例大多采用推磨牙远中获得间隙。上颌磨牙远中移动的压入及下颌前牙的压入是该类病例治疗成功的关键，上颌后牙冠腭向转矩的控制、上颌后牙腭尖的压入也是垂直向控制及建立良好后牙咬合关系的关键。

 病例10-4

一般情况

男，12岁。

主诉

牙列不齐4年，要求矫治。

病史

自述上下颌牙列不齐，否认鼻及呼吸道慢性疾病，否认遗传性家族史，否认系统疾病史。

临床检查

（1）口外检查

①正面观：面部左右轻度不对称，颏右偏3mm，面下1/3略短；正面微笑，上颌牙列中线左偏1mm，低位笑线（图10-2-42a，b）。

②侧面观：下颌后缩，均角型，颏唇沟较深，颏部发育良好，上颌轻度前突，鼻唇角略小。上唇位于零子午线前方1mm，下唇位于零子午线后方2mm（图10-2-42c）。

（2）口内检查

恒牙列17-21、21-27、31-37、41-47。前牙深覆殆Ⅲ度，牙列拥挤。中性磨牙关系，下颌Spee曲线较深。上颌左右侧牙弓不对称，左侧牙弓拥挤度大，22稍宽，牙弓宽度未见异常，上颌前牙中度拥挤。下颌左右侧牙弓对称，牙弓宽度未见异常，下颌前牙中度拥挤（图10-2-42d～i）。

（3）牙体检查

未见异常。

（4）牙周检查

双侧上颌尖牙牙龈轻度红肿。

（5）关节检查

开口度45mm，开口型"↓"，关节区无压痛，开闭口未扪及弹响。

影像学检查

（1）全景片

18、38、48牙胚均存在，28牙胚未见（图10-2-42k）。

（2）头颅侧位片

上颌前突，均角型，上颌前牙直立，下颌前牙直立，下颌后缩（图10-2-42j，表10-2-7）。

诊断

（1）骨性问题

骨性Ⅱ类，均角型。

（2）牙性问题

安氏Ⅰ类，Ⅰ类尖牙关系，深覆殆Ⅲ度，上下颌前牙中度拥挤。

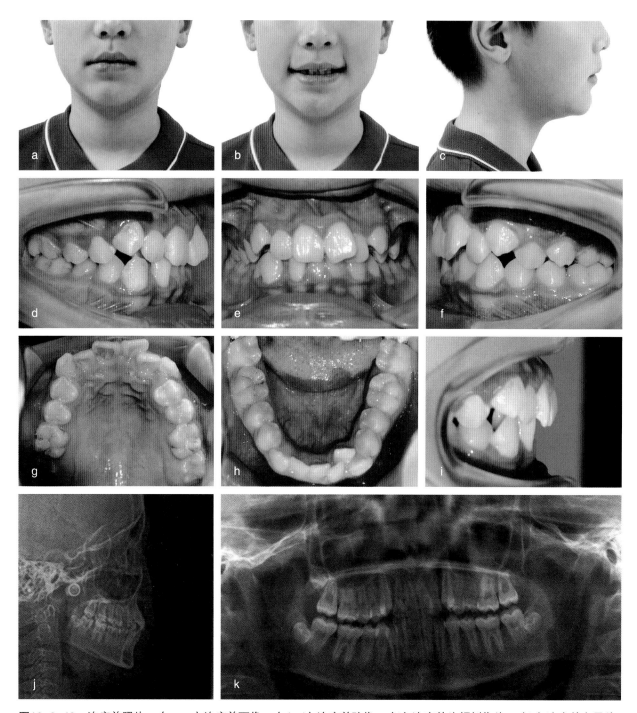

图10-2-42 治疗前照片。（a~c）治疗前面像；（d~i）治疗前𬌗像；（j）治疗前头颅侧位片；（k）治疗前全景片

表10-2-7　治疗前头影测量数据

测量项目	标准值	标准差	测量值
SNA(°)	82.8	4.1	75.33
FH-NA(Maxillary Depth)(°)	91	7.5	88.90
SNB(°)	80.1	3.9	73.07
FH-NPo(Facial Angle)(°)	85.4	3.7	87.34
NA-APo(convexity)(°)	6	4.4	3.39
FMA(FH-MP)(°)	27.3	6.1	21.42
MP-SN(°)	30.4	5.6	35.00
Co-Go(mm)	59	3.2	51.52
S Vert-Co(mm)	20.2	2.6	5.13
S-N(Anterior Cranial Base)(mm)	71	3	62.27
SN/GoMe(%)	100	10	97.60
Y-Axis(SGn-FH)(°)	64	2.3	60.51
Po-NB(mm)	4	2	1.29
ANB(°)	2.7	2	2.25
Wits(mm)	0	2	-1.19
ANS-Me/Na-Me(%)	54.4	2.3	54.46
ALFH/PLFH(%)	150	0	134.25
S-Go/N-Me(%)	63.5	1.5	63.93
U1-SN(°)	105.7	6.3	96.77
U1-NA(°)	22.8	5.2	21.44
U1-NA(mm)	5.1	2.4	4.47
U1-PP(mm)	28	2.1	27.50
U6-PP(mm)	22	3	18.94
IMPA(L1-MP)(°)	96.7	6.4	96.14
L1-MP(mm)	42	4	36.04
L1-NB(°)	30.3	5.8	24.21
L1-NB(mm)	6.7	2.1	4.38
U1-L1(°)	124	8.2	132.09
Overjet(mm)	2	1	3.30
Overbite(mm)	3	2	1.34
FMIA(L1-FH)(°)	55	2	62.44
OP-FH(°)	9.3	1	8.65
N'-SN-Pog'(Facial convexity)(°)	12	4	13.04
N' Vert-Pog'(mm)	0	2	4.38
Upper Lip Length(ULL)(mm)	20	2	22.31
SN-G Vert(mm)	6	3	2.27
Pog'-G Vert(mm)	0	4	-1.18
UL-EP(mm)	-1.4	0.9	-2.63
LL-EP(mm)	0.6	0.9	-0.25

治疗方案

（1）治疗方案1

①治疗目标：稳定颌位，排齐整平上下颌牙列，正常覆𬌗、覆盖。

②拔牙计划：拔除42。

③牙齿移动计划：使用隐形矫治技术，维持上颌切牙的矢状向位置，排齐整平上颌牙列，磨牙远中移动获得间隙。排齐整平下颌牙列，拔除下颌侧切牙获得间隙。建立1mm覆𬌗、覆盖。第一阶段下颌骨颌位的确定，使用上颌隐形𬌗板，确定下颌最大可重复位。第二阶段透明矫治器，维持上颌牙列中线，维持上下颌牙弓宽度。维持上下颌切牙矢状向位置，上颌牙弓双侧磨牙远中移动2mm获得间隙，下颌牙弓拔除下颌切牙获得间隙。维持上颌切牙垂直向位置，下颌前牙压入2.5mm整平下颌𬌗曲线。

④支抗设计：Ⅱ类牵引下颌牙弓支抗。

⑤治疗流程：健康宣教→知情同意→数据采集→模拟治疗方案→修改方案→定制透明矫治器→进入规范化治疗和复诊程序。

（2）治疗方案2

①治疗目标：排齐整平上下颌牙弓，维持Ⅰ类磨牙关系。

②拔牙计划：15、25、35、45。

③牙齿移动计划：使用隐形矫治技术，上下颌第一前磨牙、尖牙远中移动获得间隙，排齐上下颌前牙，下颌前牙压入2.5mm整平Spee曲线。剩余间隙磨牙近中移动。

④支抗设计：中度支抗，磨牙近中移动关闭剩余间隙。

⑤治疗流程：健康宣教→知情同意→数据采集→模拟治疗方案→修改方案→定制透明矫治器→进入规范化治疗和复诊程序。

选择治疗方案1，选择依据详见病例小结。

方案设计

（1）牙移动及附件设计

透明矫治器维持上颌牙列中线，维持上下颌牙弓宽度，维持上颌切牙的矢状向位置排齐整平，下颌前牙压入整平下颌Spee曲线。

（2）牵引设计

Ⅱ类牵引。

（3）矫治器形态设计

采用上颌磨牙同步远中移动，每步矫治器不产生后牙间隙和矫治器长度增加。

（4）生物力学分析

以矫治过程中的第15步为例，43近中移动，41远中移动，关闭42拔牙间隙，上颌尖牙、前磨牙及磨牙整体远中移动，天使扣Ⅱ类颌间牵引，128g牵引力。41、43、33垂直矩形附件，下颌前磨牙及磨牙水平矩形附件。应用有限元分析本病例牙移动设计中的生物力学情况，为治疗的进行提供科学的参考。

①牙齿移动趋势：拔除42时，下颌切牙有显著的向拔牙间隙移动趋势，后牙近中移动趋势。下颌拔除侧切牙，下颌前牙内收的过程中，下颌前牙附件设计对牙轴控制有显著作用，但下颌前牙仍存在一定的倾斜移动趋势。两侧后牙都有升高移动趋势，拔牙侧后牙更明显，两侧存在不对称性（图10-2-43）。因此拔除下颌切牙方案设计时，拔除的牙位选择需要考虑到牙移动结果可能存在倾斜，选择邻牙远中倾斜的切牙拔除，减小切牙的倾斜。后牙放置水平矩形附件，避免内收过程中后牙脱套。

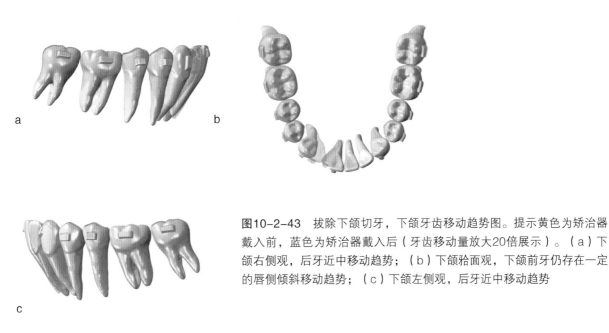

图10-2-43 拔除下颌切牙，下颌牙齿移动趋势图。提示黄色为矫治器戴入前，蓝色为矫治器戴入后（牙齿移动量放大20倍展示）。（a）下颌右侧观，后牙近中移动趋势；（b）下颌殆面观，下颌前牙仍存在一定的唇侧倾斜移动趋势；（c）下颌左侧观，后牙近中移动趋势

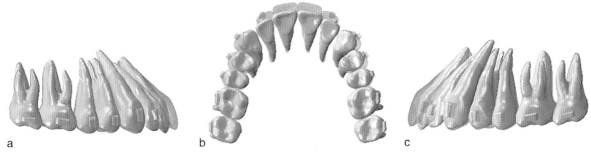

图10-2-44 上颌牙齿移动趋势图。提示黄色为矫治器戴入前，蓝色为矫治器戴入后（牙齿移动量放大20倍展示）。（a）上颌右侧观，前磨牙有远中向及颊向移动趋势，第一磨牙少量远中向移动趋势；（b）上颌殆面观，上颌前牙牙冠腭向移动趋势；（c）上颌左侧观，前磨牙有远中向及颊向移动趋势，第一磨牙少量远中向移动趋势

上颌前牙牙冠腭向移动趋势明显（图10-2-44），前磨牙有远中向及颊向移动趋势，第一磨牙少量远中向移动趋势，第二磨牙没有明显移动趋势，前牙在Ⅱ类牵引配合下仍然有唇侧移动的趋势。提示在设计上颌后牙同步远中移动配合Ⅱ类牵引内收前牙时，移动趋势由前到后逐渐减弱，如需要磨牙远中移动量较大，需要增加设计磨牙的分步移动和微种植体支抗加强前牙的控制。

②牙齿受力情况：下颌牙冠受力集中在拔牙间隙邻牙的远中面及远中切端和牙尖。前磨牙及磨牙的远中面、第二磨牙的远中面牙颈部都是受力集中的区域（图10-2-45）。前磨牙及磨牙远中面受力集中提示后牙可能产生近中倾斜，需要

图10-2-45 拔除下颌切牙的下颌牙弓受力分析图。箭头所示牙冠的受力和方向。（a）下颌右侧观，近远中力矩集中在前磨牙及磨牙的远中面，下颌第二磨牙的远中面牙颈部；（b）下颌𬌗面观，近远中力矩集中在拔牙间隙邻牙的远中面及远中切端和牙尖；（c）下颌左侧观，近远中力矩集中在前磨牙及磨牙的远中面，下颌第二磨牙的远中面牙颈部；（d）力及力矩折线图（近中向力及力矩为正值，相反为负值）

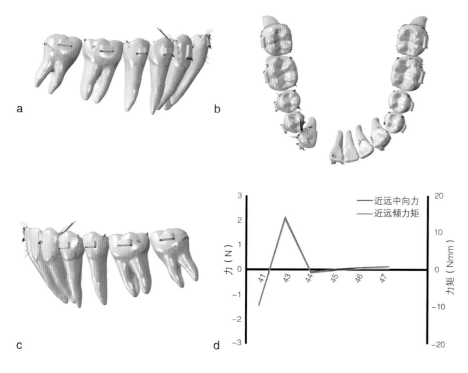

放置水平矩形附件，避免内收前牙关闭间隙过程中后牙近中倾斜。矫治器末端包裹第二磨牙远中面可能是该牙牙颈部应力集中的原因，可以设计末端开放避免矫治器缩短导致后牙远中的近中向力量，减少后牙近中倾斜的可能。下颌双侧磨牙受力不均衡，需要在双侧磨牙都放置附件，避免两侧受力不同导致一侧矫治器脱套。

上颌前牙腭侧、尖牙、前磨牙及磨牙牙冠近中面可以观察到明显的应力集中，上颌牙弓所有后牙均受到近中面应力（图10-2-46）。侧切牙、尖牙、前磨牙附件有明显的应力集中。提示上颌尖牙、前磨牙放置固位较强的矩形附件。第二磨牙附件受力不明显，可以在近中放置小尺寸附件或不放置附件。

③牙周膜主应力分布：牙周膜主应力有限元分析结果显示，拔除42，矫治器内收关闭拔牙间隙时，41向远中移动，拉应力分布为牙根近中颈部、牙根远中根尖1/3，压应力分布为远中根颈部1/2、近中根尖部1/2，牙齿移动为以根中点为旋转中心的远中倾斜移动，同时根尖有微小的唇侧移动（图10-2-47）。设计附件辅助可以减小倾斜。

Ⅱ类牵引辅助内收上颌前牙时，21的拉应力分布主要在唇侧根尖和腭侧牙颈部，压应力分布主要在唇侧牙颈部和腭侧根尖（图10-2-48）。说明21内收过程中产生的是有控制的腭向倾斜移动。

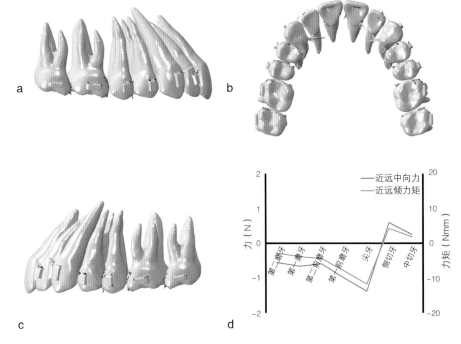

图10-2-46 上颌牙弓受力分析图。箭头所示牙冠的受力和方向。（a）上颌右侧观，近远中力矩集中在上颌后牙近中面；（b）上颌殆面观，近远中力矩集中在上颌前牙腭侧、尖牙近中面；（c）上颌左侧观，近远中力矩集中在上颌后牙近中面；（d）力及力矩折线图（近中向力及力矩为正值，相反为负值）

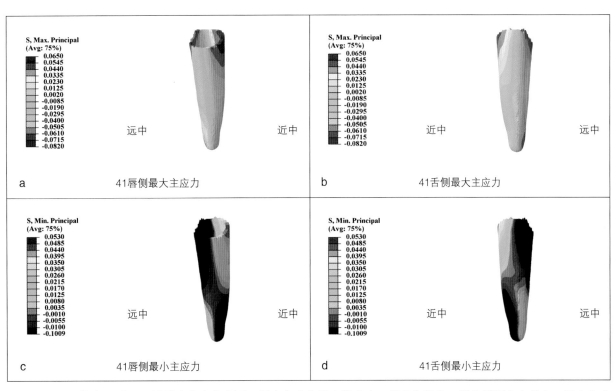

图10-2-47 拔除42后41牙周膜主应力分布图。最大主应力代表拉应力，黄色和红色，颜色越深应力越大；最小主应力代表压应力，蓝色，颜色越深应力越大。（a，b）41牙周膜最大主应力；（c，d）41牙周膜最小主应力

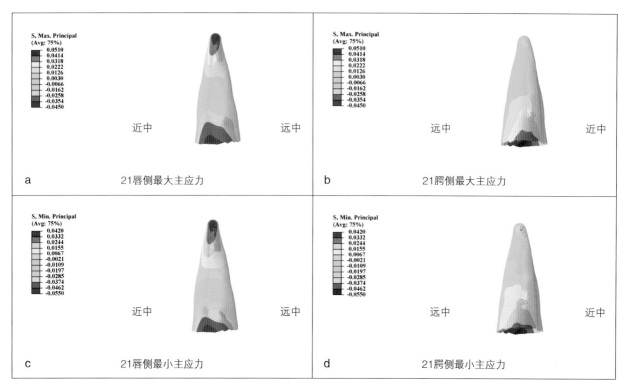

图10-2-48 21牙周膜主应力分布图。最大主应力代表拉应力，黄色和红色，颜色越深应力越大；最小主应力代表压应力，蓝色，颜色越深应力越大。（a，b）21牙周膜最大主应力；（c，d）21牙周膜最小主应力

此时，26远中移动到位，设计为非移动牙；前牙为移动牙在内收中，同时使用Ⅱ类牵引作为支抗保护作用。26的拉应力分布在近中牙颈部和3个根尖的远中，颊根的拉应力比腭根的拉应力微小；压应力分布在远中牙颈部和腭根根尖远中面（图10-2-49）。

治疗过程

（1）使用上颌𬌗板，获得下颌最大可重复位（图10-2-50）。

（2）维持上颌牙列中线，维持上颌牙弓宽度；维持上颌中切牙切端的矢状向位置；下颌前牙压入2mm，下颌后牙远倾压入1mm。

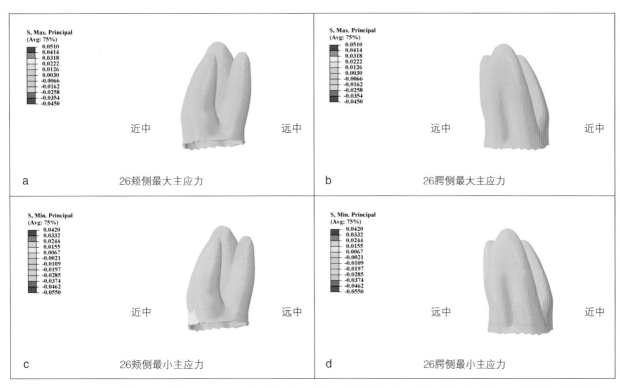

图10-2-49 26牙周膜主应力分布图。最大主应力代表拉应力，黄色和红色，颜色越深应力越大；最小主应力代表压应力，蓝色，颜色越深应力越大。（a，b）26牙周膜最大主应力；（c，d）26牙周膜最小主应力

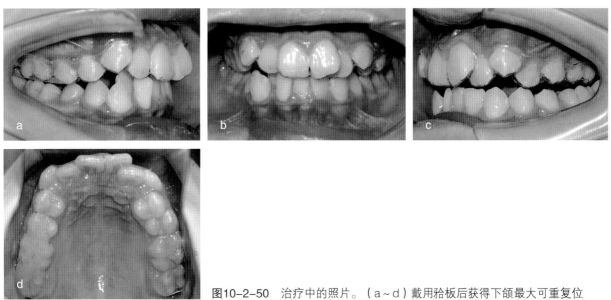

图10-2-50 治疗中的照片。（a～d）戴用殆板后获得下颌最大可重复位

治疗结果

　　上下颌矢状向更协调，垂直向得到有效控制，上下颌前牙唇倾度增加，上下唇软组织侧

貌得到改善（图10-2-51～图10-2-53，表10-2-8）。

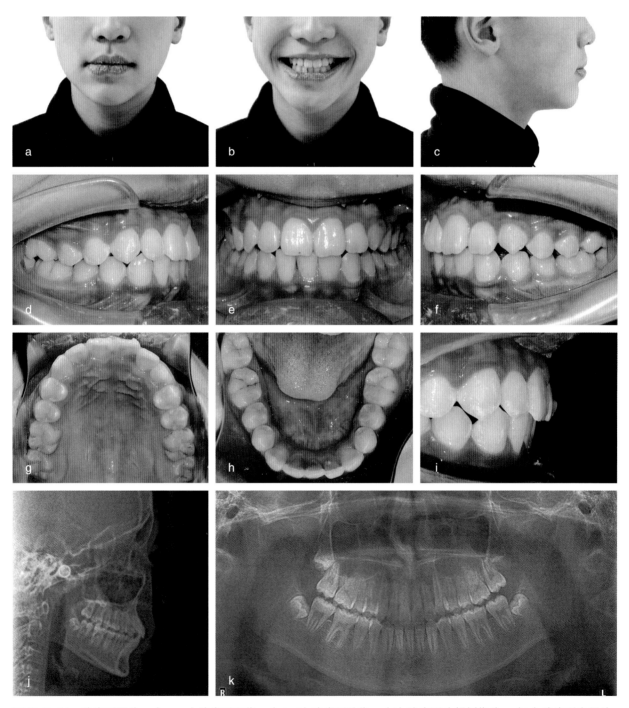

图10-2-51　治疗后照片。（a～c）治疗后面像；（d～i）治疗后𬌗像；（j）治疗后头颅侧位片；（k）治疗后全景片

表10-2-8 治疗前后头影测量数据

测量项目	标准值	标准差	治疗前测量值	治疗后测量值
SNA(°)	82.8	4.1	75.33	77.36
FH-NA(Maxillary Depth)(°)	91	7.5	88.90	89.61
SNB(°)	80.1	3.9	73.07	74.57
FH-NPo(Facial Angle)(°)	85.4	3.7	87.34	87.82
NA-APo(convexity)(°)	6	4.4	3.39	3.92
FMA(FH-MP)(°)	27.3	6.1	21.42	21.72
MP-SN(°)	30.4	5.6	35.00	33.98
Co-Go(mm)	59	3.2	51.52	54.40
S Vert-Co(mm)	20.2	2.6	5.13	8.85
S-N(Anterior Cranial Base)(mm)	71	3	62.27	62.27
SN/GoMe(%)	100	10	97.60	92.94
Y-Axis(SGn-FH)(°)	64	2.3	60.51	60.97
Po-NB(mm)	4	2	1.29	1.90
ANB(°)	2.7	2	2.25	2.79
Wits(mm)	0	2	−1.19	−0.80
ANS-Me/Na-Me(%)	54.4	2.3	54.46	54.64
ALFH/PLFH(%)	150	0	134.25	134.55
S-Go/N-Me(%)	63.5	1.5	63.93	64.78
U1-SN(°)	105.7	6.3	96.77	104.14
U1-NA(°)	22.8	5.2	21.44	26.79
U1-NA(mm)	5.1	2.4	4.47	5.72
U1-PP(mm)	28	2.1	27.50	28.27
U6-PP(mm)	22	3	18.94	19.87
IMPA(L1-MP)(°)	96.7	6.4	96.14	99.40
L1-MP(mm)	42	4	36.04	37.95
L1-NB(°)	30.3	5.8	24.21	27.94
L1-NB(mm)	6.7	2.1	4.38	6.11
U1-L1(°)	124	8.2	132.09	122.48
Overjet(mm)	2	1	3.30	3.70
Overbite(mm)	3	2	1.34	1.90
FMIA(L1-FH)(°)	55	2	62.44	58.88
OP-FH(°)	9.3	1	8.65	8.83
N'-SN-Pog'(Facial convexity)(°)	12	4	13.04	13.99
N' Vert-Pog'(mm)	0	2	4.38	5.35
Upper Lip Length(ULL)(mm)	20	2	22.31	22.38
SN-G Vert(mm)	6	3	2.27	3.03
Pog'-G Vert(mm)	0	4	−1.18	−0.49
UL-EP(mm)	−1.4	0.9	−2.63	−0.83
LL-EP(mm)	0.6	0.9	−0.25	2.13

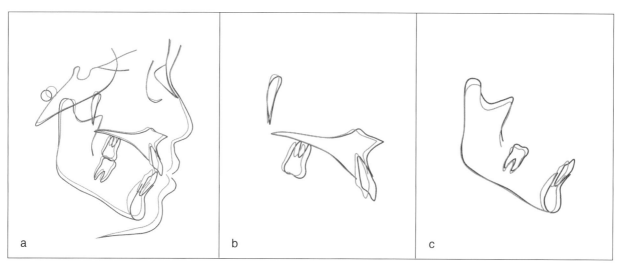

图10-2-52　治疗前后头侧重叠图（治疗前蓝色，治疗后红色）。（a）SN重叠；（b）上颌重叠；（c）下颌重叠

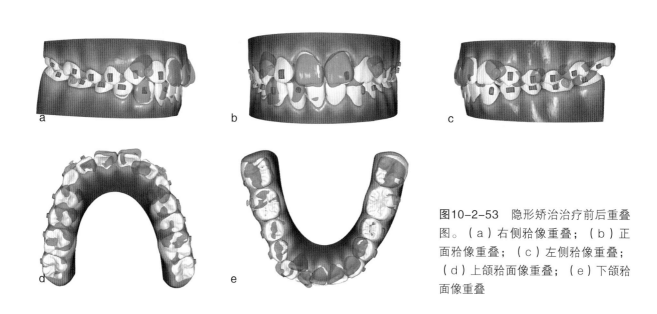

图10-2-53　隐形矫治治疗前后重叠图。（a）右侧𬌗像重叠；（b）正面𬌗像重叠；（c）左侧𬌗像重叠；（d）上颌𬌗面像重叠；（e）下颌𬌗面像重叠

病例小结

（1）病例特点

Ⅱ类2分类病例由于上颌前牙的内倾，下颌可能存在上颌前牙内倾所致下颌被动后退位。后退位的下颌一般下颌体部发育良好，颏部明显。由于下颌前牙内倾导致下颌牙弓位置靠后，形成较深的颏唇沟。纠正上颌前牙内倾可能解除下颌牙列的咬合约束释放下颌骨生长潜力，可以采用殆板使后牙脱离咬合，使下颌回到最大可重复位。

（2）鉴别诊断

侧貌表现为下颌后缩，需区分颌位性下颌后位与骨性下颌发育不足。上颌前牙内倾的Ⅱ类2分类可能存在由于上颌前牙咬合干扰而导致下颌无法前伸。颌位性下颌后位下颌体部发育良好，下颌前牙内倾伴随下颌牙槽内陷，颏唇沟较深。骨性下颌发育不足下颌体部发育不良，下颌前牙代偿性唇倾，颏部肌肉紧张，或下唇松弛外翻。颌位性下颌后位可以通过戴用殆板，使下颌恢复到最大可重复位。

（3）治疗方案选择的理由

透明矫治器的目标位基于戴用殆板以后下颌的位置。Ⅱ类2分类通过纠正内倾前牙及磨牙远中移动可以获得排齐牙列所需的间隙。对于下颌中度拥挤可以拔除切牙获得间隙，从而避免不拔牙可能采用的邻面减径以及下颌前牙过度唇倾。同时，拔除下颌前牙病例属于隐形矫治高度可预测病例，牙移动可以获得较高的有效性。拔除4颗前磨牙会产生大量的磨牙近中移动，属于低度可预测性牙移动，后期可能需要辅助矫治装置。

（4）病例陷阱及可能的并发症

下颌拔除侧切牙、上颌非拔牙矫治可能导致上下颌Bolton比不调。如维持前牙正常覆殆、覆盖的情况下，则影响磨牙尖窝关系。上颌牙列牙冠宽度和偏小会有利于建立后牙尖窝相对的咬合关系。

（5）生物力学的考量

拔除一颗下颌侧切牙时，前牙有显著的内收力，符合设计预期；后牙设计近中移动，同时作为前牙内收的支抗受到近中力；下颌前牙及尖牙设计内收，拔牙间隙两侧切牙及尖牙有显著远中力和远中力矩，两侧中切牙和尖牙有显著舌向力和舌向力矩；两侧尖牙存在非设计的压低向力。本病例下颌拔除42，下颌前牙内收的过程中，下颌前牙附件设计对牙轴控制有显著作用，但下颌前牙仍存在一定的倾斜移动趋势。因此拔除下颌切牙方案设计时，拔除的牙位选择需要考虑到牙移动结果可能存在倾斜，选择邻牙远中倾斜的切牙拔除，减小治疗后切牙的倾斜。下颌双侧磨牙受力不均衡，需要在双侧磨牙都放置附件，避免两侧受力不同导致一侧矫治器脱套。

（6）成功治疗的原因

通过戴用殆板，使下颌恢复到最大可重复位，在牙移动前建立稳定的下颌位置。使用透明矫治器排齐整平过程中，上颌牙弓采用后牙同步远中移动配合Ⅱ类牵引，提高了牙移动的效率，对于生长期青少年矫治，减少矫治器长度改变，减少了脱套和重启。设计下颌切牙的拔除使下颌牙列隐形矫治牙移动成为高度可预测病例。

10.3 青少年Ⅱ类错𬌗畸形矫形治疗的并发症与风险控制

青少年Ⅱ类错𬌗畸形矫形治疗的并发症

矫形力矫治器的原理是通过对颌骨施加矫形力，刺激颌骨的生长发育矫正上下颌骨的关系不调。常用于青少年Ⅱ类错𬌗畸形的功能矫治器主要有肌激动器（Activator）、生物调节器（Bionator）、功能调节器（FrankelⅡ）、双𬌗垫矫治器（Twin-Block）、咬合前移器（Herbst）、天使杆等。它们除了单独使用，有些还可以与头帽-口外弓联合使用。这些功能矫治器通过将力直接作用于牙齿，传导至颌骨，间接对颌骨施加矫形力[11-13]。由于矫形力较正畸力的力值大，因此可能有以下几种不良反应的发生[14-15]。

下颌前牙唇倾和上颌前牙腭倾

Activator、Bionator、Twin-Block的矫形力的来源主要是颌面部肌群。颌下肌群和提颌肌群牵张使下颌在功能矫治器的作用下处于前伸位。在反作用力下，下颌牙弓受到向前的力，使下颌前牙有唇倾趋势。与此同时，颌下肌群的力牵张矫治器向后，通过矫治器传导至上颌牙弓，使上颌前牙有腭倾趋势。

面高增加

功能矫治器矫治骨性Ⅱ类错𬌗畸形时，Activator、Bionator、Twin-Block等矫治器通常需要一定量的垂直向打开。上下颌后牙脱离咬合，有助于上下颌后牙𬌗向生长，最终重新建立咬合，使面高增加。对于面下1/3较短低角型、Spee曲线较深的Ⅱ类低角病例，这是有利的。但对于𬌗平面过陡的Ⅱ类高角病例谨慎使用，可以选择矫治过程中不造成后牙段开𬌗的矫治器如天使杆、Herbst等进行矫治。

下颌后旋

功能矫治器矫治下颌后缩常伴后牙伸长，适应证选择不当时，后牙段伸长和上颌前牙下垂，使下颌平面顺时针旋转，因此双期治疗时需要控制后牙的升高，避免下颌后旋。

后牙开𬌗

功能矫治器在制作之前需要记录目标颌位，一般情况下选择下颌前伸至切对切的位置作为目标位。当部分后牙伸长与对颌牙产生接触时，即可与前牙建立新的咬合面。但由于后牙未建立稳定的咬合，因此常呈后牙开𬌗趋势，需要二期治疗时关闭后牙开殆，获得稳定的后牙咬合关系。

双重咬合

佩戴功能矫治器会形成一定的肌肉记忆，可自行咬至目标位。但由于髁突改建时间较久，对于已经超过生长发育高峰期的病例髁突改建能力弱，因此这种咬合是不稳定的，可能呈现双重咬合。功能矫治器治疗需要足够的治疗时间及合适的治疗时机。

软组织损伤

部分功能矫治器直接将力作用于牙弓，为了减小对牙齿的副作用和增加固位力，功能矫治器均涉及了包裹软组织的基托。还有一部分功能矫治器（如Frankel Ⅱ）的结构会延伸到前庭沟，靠颊屏和下唇挡支开口周肌肉，减少口周肌肉对下颌生长的抑制作用。这些功能矫治器在使用过程中，可能会造成口腔黏膜的压迫，产生创伤性溃疡。双殆垫功能矫治器戴用初期可能会产生下颌前牙舌侧黏膜压痛及溃疡，需要适当修磨下颌矫治器前牙舌侧基托。

颞下颌关节不适

功能矫治器意图通过帮助下颌前伸建立新的颌位，纠正Ⅱ类错殆畸形。但最终仍需颞下颌关节的改建，建立上下颌的稳定关系。当覆盖较大（>8mm）、下颌前伸过度时，颞下颌关节的前斜面和关节结节后斜面挤压，可能造成关节区疼痛等不适。对这种距离较长的下颌前移可以采用分步下颌前导，减轻矫治器对关节的压力。

青少年Ⅱ类错殆畸形矫形治疗的风险控制

适应证选择

功能矫治器适用于下颌功能性后退的下颌水平型生长病例，对于因上颌前突导致的骨性Ⅱ类畸形及垂直生长型病例应谨慎使用。

正确选择矫治器

对于安氏Ⅱ类1分类的均角、低角病例，可选择Activator、Twin-Block、Bionator、Frankel、Herbst、天使杆功能矫治器。其中Activator、Twin-Block可使后牙垂直高度增加，有利于解除前牙深覆殆。Herbst矫治器固定于牙齿上，无需患者配合，因此对于错过生长发育高峰期或者青春发育晚期，以及配合能力较差的，可最大限度地发挥作用。对于安氏Ⅱ类2分类的，可以通过简单的固定矫治器或活动矫治器将上颌前牙唇倾后，再使用功能矫治器。

临床监控

佩戴功能矫治器需要密切监控。临床上分为试戴期和矫治期。试戴期一般为2周，嘱戴用时间从2小时开始，逐渐递增至每天12小时。此阶段主要为了患者逐渐适应矫治器，一般不做调整。此后为矫治期，嘱患者每日尽可能地多佩戴矫治器，保证每日至少12小时，4～6周复诊一次，监测患者的肌肉、牙槽、颌骨反应。一般2～3个月，患者可以在肌肉放松情况下，下颌保持在新的位置。6～8个月，随着矫治器的调磨，后牙逐渐建殆，形成较稳定的殆关系。1年左右，髁突逐渐改建生长，已达到最终的颌位稳定。对于严重的骨性畸形，时间更久。为了获得更好的治疗效果，在功能矫治后，通常需要固定矫治器或透明矫治器进行精细调整，即双期矫治的二期治疗。

不良反应的纠正

适应证的严格把控是预防下颌顺时针旋转、下颌后缩、下面高增加等严重不良反应的基础。对于覆盖过大的病例，可采用分次前伸下颌的方式，减轻颞下颌关节的不适。矫治器试戴时，对于明显的黏膜压痛点，适当调磨，减少口腔溃疡的发生率。功能矫治器引起下颌前牙唇倾、上颌前牙腭倾、上颌骨顺时针旋转等不良反应，可通过切牙帽、唇弓、联合使用头帽-口外弓的方式减轻或避免。在含有下颌前伸套件的隐形矫治技术中，在下颌前伸前的牙列准备阶段增加下颌前牙牙冠的舌向转矩，避免下颌前牙前伸过程中出现唇倾。在二期排齐整平阶段，使用透明矫治器压入磨牙及切牙关闭后牙开𬌗，避免磨牙升高导致下颌后旋。

参考文献

[1] American Board of Orthodontics. ABO Cephalometric Guidelines[EB/OL]. https://www.americanboardortho.com/media/t1ypvc51/202007_cephworkshop.pdf, 2023-05-01.

[2] Mcnamara JA Jr. A method of cephalometric evaluation[J]. Am J Orthod, 1984, 86(6):449-469.

[3] Al Maaitah EF, Alomari S, Al-Khateeb SN, et al. Cranial base measurements in different anteroposterior skeletal relationships using Bjork-Jarabak analysis[J]. Angle Orthod, 2022, 92(5):613-618.

[4] 潘晓岗, 刘泓虎, 曹惠菊. 上海地区101名正常𬌗人群X线头影测量McNamara分析[J]. 上海口腔医学, 1996(04):195-197.

[5] 潘晓岗, 刘侃, 曹惠菊. 上海地区正常𬌗青少年颅颌线距相关性研究[J]. 上海第二医科大学学报, 1997(06):445-447.

[6] 潘晓岗, 嵇国平, 钱玉芬, 等. 安氏Ⅱ1错𬌗的颅颌特征因素分析[J]. 临床口腔医学杂志, 2006(12):733-735.

[7] Kim YH, Vietas JJ. Anteroposterior dysplasia indicator: an adjunct to cephalometric differential diagnosis[J]. Am J Orthod, 1978, 73(6):619-633.

[8] Rakosi T, Graber TM, Alexander RG. Orthodontic and dentofacial orthopedic treatment[M]. New York: Thieme, 2010.

[9] Rakosi T, Graber TM. 口腔正畸颌面矫形治疗图谱[M]. 潘晓岗译. 沈阳: 辽宁科学技术出版社, 2014.

[10] 王诗哲, 潘晓岗, 周可拓. 拔牙病例隐形矫治器设计的有限元分析[J]. 上海口腔医学, 2019, 28(03):264-267.

[11] Zhu C, Yuan L, Zheng Y, et al. Effects of the advanced mandibular spring on mandibular retrognathia treatment: a three-dimensional finite element study[J]. BMC Oral Health, 2022, 22(1):271.

[12] Fujiyama K, Kera Y, Yujin S, et al. Comparison of clinical outcomes between Invisalign and conventional fixed appliance therapies in adult patients with severe deep overbite treated with nonextraction[J]. Am J Orthod Dentofacial Orthop, 2022, 161(4):542-547.

[13] 傅民魁, 林久祥. 口腔正畸学[M]. 2版. 北京: 北京大学医学出版社, 2014.

[14] William R. Proffit. Gold contemporary orthodontics[M]. 5th ed. St Louis: Mosby, 2013.

[15] 林久祥. 口腔正畸学[M]. 北京: 人民卫生出版社, 2011.

第11章

错殆畸形伴颞下颌关节紊乱病的矫治

ORTHODONTIC TREATMENT
OF PATIENTS WITH
TEMPOROMANDIBULAR
DISORDERS

11.1　概述

颞下颌关节紊乱病的定义及分类

颞下颌关节紊乱病（temporomandibular disorders，TMD）是一组涉及颞下颌关节、咀嚼肌和所有相关组织的骨骼及神经肌肉疾病的总称[1-4]。文献报道人群中颞下颌关节相关症状的发生率在成人中高达55%～80%，大部分表现为关节区弹响等轻微临床症状，其中3.6%～7%的患者会出现较严重的临床症状（疼痛、开口受限等），需要寻求相关治疗[5]。但因该类疾病具有病因机制复杂、临床表现个体差异大等特点，并且临床诊断手段局限、治疗方法存在较大争议、多数需要多学科联合治疗，因此常成为临床医生工作中较为棘手的问题。

我国于1997年第二届全国颞下颌关节紊乱综合征研讨会上将该类疾病正式更名为颞下颌关节紊乱病[6]。临床分类分型包括：①咀嚼肌紊乱疾病；②关节结构紊乱疾病；③炎性疾病；④骨关节病。相较国外有关TMD的分类方法，该分类具备简明清晰、系统全面的特点，且便于临床应用。颞下颌关节紊乱病的发展一般分为早、中、晚3个阶段，分别为功能变化阶段、结构变化阶段及关节器质性破坏阶段。随着疾病的发生发展，可表现出关节区的疼痛、弹响，关节绞锁、

开口受限，颌面部肌肉的痉挛、疼痛，髁突的吸收等症状，进而导致颜面形态的变化，影响颜面美观和正常咬合。同时由于口面部及头部的疼痛等容易引起焦虑、抑郁及躯体症状，影响精神心理健康。本章节将针对临床常见颞下颌关节紊乱病的发生发展对颜面美观及身心健康的影响进行简要的概述。

咀嚼肌紊乱疾病

咀嚼肌紊乱疾病一般是TMD发展的早期功能变化阶段，颞下颌关节紊乱病的双轴诊断标准（diagnostic criteria for temporomandibular disorders，DC/TMD）将咀嚼肌紊乱疾病分为咀嚼肌痛、肌筋膜痛及放射性肌筋膜痛[7-9]。患者通常主诉疼痛与咀嚼、吞咽以及说话等功能活动有关，有些患者可出现特定方向的放射性疼痛，如头部或颈肩部等。该阶段颞下颌关节的盘髁关系可能仍保持正常，X线及颞下颌关节磁共振等辅助检查均较难发现明确的病理性变化。在早期的咀嚼肌紊乱病患者中，主要表现为咀嚼肌的酸胀、疼痛，下颌运动受限。患者常发生急性的咬合紊乱，主要是由于肌肉疼痛障碍引起下颌静息位置的改变，导致牙齿接触时咬合位置的改变，另外可伴有关节区的疼痛。当咀嚼肌紊乱持续较

长时间时，临床上则表现为咀嚼肌的痉挛、肥大及疼痛，并常伴有夜磨牙、紧咬牙等口腔副功能运动增加，出现较为严重的牙齿磨耗，面下1/3高度降低，以后面高降低为主，颌位发生显著变化。

咀嚼肌紊乱疾病是口面痛的主要类型之一，可不同程度地影响患者的咀嚼、吞咽、说话等口腔功能，同时可影响心理健康，导致发生焦虑等心理问题。当咀嚼肌紊乱导致其痉挛、肥大，可引起下颌角咬肌附着区的明显增生、下颌角肥大；另外口腔副功能运动增加可引起咬合关系的变化。当患者发生明显的前牙磨耗时，前牙长宽高及其与邻牙的美学比例被破坏，影响牙齿的美观和功能；同时上颌前牙的切缘磨耗会影响上颌前牙的暴露量，影响唇齿关系的协调（图11-1-1）；下颌前牙的重度磨耗在临床上也较为常见，常引起下颌前牙牙冠的暴露量明显降低、覆殆加深，并可出现牙本质敏感甚至牙髓暴露；当后牙发生严重磨耗时则引起面下1/3高度降低，

导致前牙开殆、面部比例的不协调，影响面部美观；部分病例也可能出现髁突的吸收，导致下颌高度降低、下颌骨发生后下旋转、面下1/3高度增加及前牙区开殆，严重影响颜面美观和功能（图11-1-2）。

关节结构紊乱疾病

（1）盘髁关系异常

关节盘的可复性前移位或不可复性前移位是盘髁关系结构异常中最常见的两种类型，在人群中发生率约30%，多数患者无症状，常由临床医生检查发现。可复性关节盘前移位大多表现为开口及闭口过程中的弹响，多数并不伴随其他临床症状。但在可复性关节盘前移位发生的初始阶段，常出现关节区疼痛，阶段性开口受限及咀嚼肌疼痛，随着病程的变长，症状从有到无，如果发展为不可复性前移位的病例几乎没有自觉症状。当病例由可复性关节盘前移位向不可复性关节盘前移位发展的过程中，可能出现关节盘绞锁

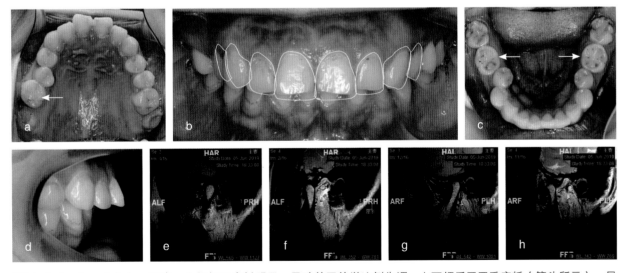

图11-1-1 （a~h）女，29岁。上颌切牙磨耗明显，导致前牙美学比例失调；上下颌后牙严重磨耗（箭头所示），导致前牙覆殆加深；临床表现为咀嚼肌及颞肌区的压痛，但关节区表现为正常盘髁关系

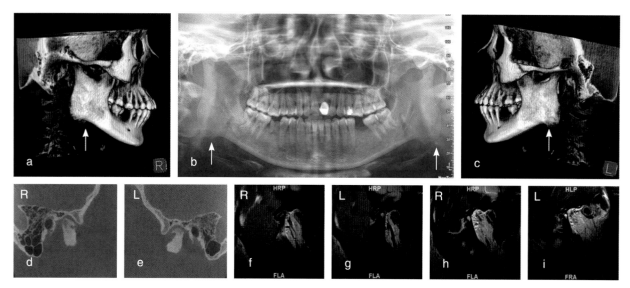

图11-1-2 （a~i）女，27岁。夜磨牙习惯，咀嚼肌肥大，下颌角区咀嚼肌粗隆显著增生，咀嚼肌及颞肌痉挛、压痛，关节区表现为不可复性关节盘前移位及髁突吸收

症状，急性期表现为严重的开口受限及关节区剧烈疼痛。部分病例需进行相关治疗；另有部分病例可能经过自身的下颌运动或关节区的按摩，恢复正常的下颌运动、弹响消失，造成症状消失的假象。

关节盘的内外侧移位可单独发生或者与关节盘前移位伴发，也可出现开闭口过程中的弹响及关节区或咀嚼肌的疼痛。关节盘后移位以及关节盘穿孔、破裂等临床发生率低，属于外科治疗的范畴在此不做讨论。

如关节盘前移位发生的过程中出现关节盘绞锁、开口受限等情况，则会严重影响咀嚼、进食等功能，且剧烈的疼痛常导致失眠、无法正常工作，严重影响心理及健康状态。

临床上关节盘的可复性前移位及不可复性前移位常常导致下颌运动轨迹的异常，单侧的关节盘前移位引起下颌运动偏向患侧，双侧的关节盘前移位常常由于两侧关节盘前移位发生的时机与严重程度不一致，出现下颌运动的偏摆或者偏斜，引起口腔副功能增加、非正常的牙齿磨耗等；也可能进一步导致关节髁突骨质退行性改变、髁突骨关节炎等骨关节病类问题。可复性关节盘前移位中出现髁突骨质退行性改变的病例较少，但在双侧的不可复性盘前移位成人中，髁突退行性改变发生率较高，随着年龄的增加，常发生髁突的吸收、下颌支高度变短，引起前牙区开牙合，且随着髁突吸收的发展，常主诉前牙开牙合呈现渐进性加重；单侧不可复性关节盘前移位中若伴发髁突的吸收，出现下颌支的变短，则可能引起下颌偏斜（图11-1-3）。部分生长发育期不可复性关节盘前移位则可能引起单侧或者双侧髁突的发育障碍，导致前牙开牙合、下颌后缩或者面部偏斜。关节盘的内外侧移位若非对称发生，也会对颜面部的美观有一定的影响，造成面部的功

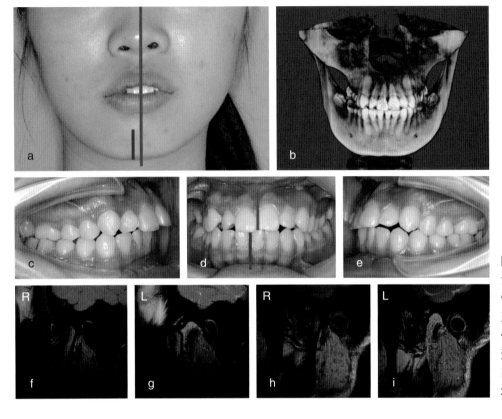

图11-1-3 （a～i）女，15岁。右侧不可复性关节盘前移位，左侧正常盘髁关系；颏部右偏3mm，右侧磨牙完全远中，左侧磨牙中性关系，下颌牙列中线右偏3mm

能性或骨性偏斜。

（2）关节动度异常

·动度减小

由于炎症或外伤因素激发的关节韧带纤维化、髁突粘连甚至关节强直等，均会导致关节的活动度降低，直接影响开口度、进食及咀嚼功能，对全身的生理机制均产生不利的影响。髁突的粘连或强直如发生在幼年或者生长发育期，则会严重影响髁突的发育，导致下颌支高度的严重不足，小下颌畸形伴前牙开殆倾向，损坏颜面美观及口腔功能。严重的面部美观缺陷常引起抑郁、焦虑等心理问题。

·动度过大

开口度过大或者颞下颌关节习惯性脱位是由于关节周围韧带的松弛或者开颌肌群的运动过度，如果出现急性的颞下颌关节脱位，则导致剧烈疼痛，无法闭口，需到医院行颞下颌关节复位；如果已出现习惯性脱位，严重影响口腔的功能，常在大笑、打哈欠、吃大块食物等情况下发生下颌骨的松脱，引起生活的诸多不便，造成心理压力和社交障碍。

炎性疾病

关节内无菌性炎症（包括滑膜炎）可产生关节上下腔内积液，引起关节区的疼痛，颌位也可能发生一定的变化，影响口腔功能的健康。

骨关节病

（1）退行性骨质改变

临床上，髁突退行性骨质改变一般表现为关

节软骨和关节盘的形态变化及磨损、关节软骨下层骨质出现增厚或发生改建。髁突退行性骨质改变常与不可复性关节盘前移位存在一定的相关性，患者一般曾经历关节弹响、摩擦音或下颌功能运动疼痛。

（2）骨关节炎

颞下颌关节骨关节炎（TMJ-OA）是髁突退行性骨质改变较为严重的一种疾病，表现为一定程度的炎性反应、关节软骨的破坏及髁突软骨下骨的吸收。骨关节炎可能是关节盘移位、关节退行性改变等多种关节疾病的最终常见发展结局，但目前文献报道并不存在必然性。

（3）特发性髁突吸收

特发性髁突吸收（idiopathic condylar resorption，ICR）也称进展性髁突吸收（progressive condylar resorption，PCR），是一种病因及发病机制均不清楚、多发于青年女性的一种渐进性的髁突吸收性疾病，人群中发病率约为2‰，常表现为进行性髁突骨质吸收、下颌支高度显著性降低，引起下颌发生顺时针方向旋转及下颌平面角变大、下颌后缩、后牙早接触和前牙开𬌗，可表现为严重的骨性Ⅱ类开𬌗。

（4）其他髁突骨关节病变

类风湿髁突骨关节炎、髁突骨坏死等髁突骨及软骨相关性疾病发病率较低，且常和全身性的骨关节病或系统疾病有关，在此不做赘述。

以上几种常见的骨关节病随着病程的发生发展，初期主要表现为关节区的疼痛及弹响、摩擦音或破碎音等症状，颌位关系变化相对较小，对面部美观的影响相对较小，不易被发现。随着疾病的发展，髁突表现为明显的骨关节炎或者出现特发性髁突吸收时，关节区弹响可能变得不甚明显，主要出现下颌骨形态学的变化，下颌后缩，引起前牙开𬌗，有些仅有个别后牙接触，咀嚼、语音等口腔功能受到影响；面部形态的严重破坏，侧面观呈典型骨性Ⅱ类高角下颌后缩特征

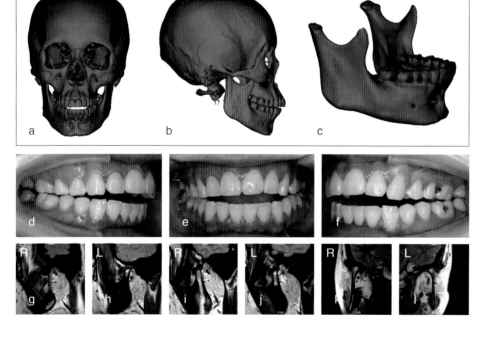

图11-1-4 （a~l）女，22岁。双侧进展性髁突吸收，CT重建显示双侧严重髁突吸收、变平，下颌支高度变短；临床表现为渐进性前牙区开𬌗，下颌骨后下旋转，面下1/3高度增加；关节磁共振显示双侧不可复性旋外前移

（图11-1-4）。有些情况下病程进展速度快，面部畸形和开𬌗问题出现太快，患者心理的准备不足，出现严重的焦虑及体象认知障碍等心理问题，会对关节的状态可能有一定的负反馈作用，导致髁突的进一步吸收，使面部畸形进一步加重。

目前TMD尚缺乏特效的治疗手段，常用的治疗方法总结如下：①药物治疗：常用的药物有止痛药、肌松药等。②物理治疗：主要包括全身的放松及局部的理疗、热敷等治疗，可以缓解部分咀嚼肌或者关节的疼痛症状。③保守的咬合治疗：𬌗板、调𬌗结合正畸及修复治疗等是较为常用的治疗方法，可以对部分病例起到缓解咀嚼肌紊乱症状、改善髁突在关节窝内的位置、恢复部分早期的可复性关节盘前移位、重建咬合平衡等目的。④可复性关节盘前移位/不可复性关节盘前移位的保守治疗：研究证明部分可复性关节盘前移位可通过前伸𬌗板或者手法复位的方式恢复正常的盘髁关系。如关节盘已发生不可复性关节盘前移位，在急性期通过前伸𬌗板或者手法复位的方式仍可以解决部分关节绞锁症状，并可治疗部分不可复性关节盘前移位。⑤可复性关节盘前移位/不可复性关节盘前移位的微创手术治疗：当关节盘前移位无法复位同时伴发髁突退行性改变或者髁突吸收时，尤其在青春期，髁突的生长发育仍未完成，此阶段发生可复性关节盘前移位/不可复性关节盘前移位可能引起双侧或者单侧髁突发育不足，并发下颌后缩或偏斜，可以通过关节镜的复位手术恢复关节盘的位置，使髁突的生长恢复正常。⑥正颌/关节外科治疗：如发生特发性髁突吸收或者严重的骨关节病，伴发明显的下颌后缩、前牙开𬌗，则可能需要正颌外科或关节外科进行正畸-正颌联合治疗或者颞下颌关节的置换才能获得面部美学的恢复。⑦心理评估及治疗：焦虑、抑郁或者躯体症状等心理问题是TMD的重要致病因素，部分TMD需要精神科医生的心理评估及治疗。⑧神经内科的检查诊断及治疗：当出现病因不明的口面部疼痛时，则需要联合神经内科对口面部疼痛的发病原因进行鉴别诊断，进而进行相应治疗。⑨其他治疗：尚有一些如关节腔的清洗、受累肌肉的局部注射、针灸等方法也被部分学者用于TMD的治疗中。

综上所述，常见的TMD在发生发展过程中，无论是咀嚼肌紊乱、关节结构异常还是进一步发展为严重的髁突吸收或者骨关节病，每个过程都可能伴发对心理健康、咬合功能及颜面美观造成的影响。因此TMD常常需要通过口腔外科、口腔正畸科、口腔修复科、正颌外科、神经内科、精神科等多学科联合诊疗，获得理想的临床治疗效果，实现颜面美观、口腔功能及心理健康的总体目标。

口腔正畸治疗与TMD的相关关系

文献报道，准备进行正畸治疗的患者中TMD相关症状的患病率非常高，为21.1%～73.3%，大量牙颌面畸形人群正畸治疗前存在不同程度的颞下颌关节症状，如颞下颌关节弹响、颞下颌关节和咀嚼肌疼痛、开口卡锁或受限等[10]。因此TMD不可避免地成为正畸治疗过程中必须关注的问题之一。

口腔正畸治疗通过大幅度地调整咬合关系矫治错𬌗畸形，建立稳定的口腔功能，实现牙列及面部的美观和谐。正畸治疗疗程长，一般在

2.5～3年，治疗的时机多为青少年期或年轻成人期，在正畸治疗过程中，可能出现既往病程加重或者减轻，也可能新发TMD。对于"正畸治疗是否可以治疗TMD？正畸是否会导致TMD？错𬌗畸形伴有TMD时，如果在正畸治疗前已经明确诊断，是否可以接受正畸治疗？在正畸治疗前，是否要先治疗TMD，或者是随访，或者TMD加重后再寻求关节科或外科治疗？"这些问题的临床路径至今不明确，研究报道结果分歧较大、观点不一。因此临床医生在诊断及治疗理念上的差异也较大，医生和患者的选择都常常遇到很多困扰[11–15]。

既往研究回顾报道，没有充分的证据证明TMD与咬合特征、错𬌗畸形之间存在显著的相关关系[16]。在不同研究中所评估的近40种牙齿咬合特征中，只有正中关系位–最大牙尖交错位的滑动以及非平衡运动中的咬合干扰与至少50%单变量分析中的TMD相关；在大多数多变量分析中，只有非平衡运动中的咬合干扰与TMD相关，肌筋膜疼痛的比值比（odds ratio，OR）为2.45，关节盘移位的OR为2.14，显示这些变量与TMD可能存在关联[17]。多变量分析中也有其他个别临床因素与TMD之间的OR值高于2，如磨牙症、后牙支持丧失及单侧后牙反𬌗等显示与TMD相关。相关研究显示，正畸治疗建立的咬合或髁突位置既不会增加也不会降低患TMD的风险，并且正畸治疗也不能防止将来出现TMD问题[18]。

尽管当前的科学研究并没有将正畸治疗与TMD的发展或预防密切联系起来，正畸治疗中无论怎样移动牙齿都不会导致TMJ功能障碍及TMD；但是在口腔修复领域中的有些研究结果显示，咬合高点及咬合引导异常会导致颞下颌关节症状。

另一方面，有些研究报道TMD的咬合特征可以因为TMD病症而继发改变，不是致病因素。原发性的关节内紊乱（髁突吸收、关节盘移位等）以及咀嚼肌系统咬合紊乱引起的TMD均可导致错𬌗畸形的发生[19]。文献回顾及临床研究显示，各种类型的错𬌗畸形与TMD没有直接相关性，但病理性咬合可能会降低颞下颌关节的耐受力[17]。

因此，在正畸治疗前、中及后正确进行咬合、CBCT、磁共振等检查，评估咬合、TMJ位置、颅颌面形态、牙周健康及是否有副功能运动非常重要，有利于排除导致TMD的危险因素。

TMD的临床检查及诊断

正畸治疗中颞下颌关节的病史采集及临床检查

由于准备进行正畸治疗的患者中TMD相关症状的患病率非常高、正畸治疗时间长、正畸治疗后的长期稳定性也与颞下颌关节的状态密切相关，因此，在正畸治疗前、中或后，尤其对存在关节相关症状的患者进行常规的关节检查非常必要。本文就上海交通大学医学院附属第九人民医院口腔正畸科所采用的病史采集及临床检查方法进行简单介绍。

（1）病史采集

病史采集主要包括以下三部分内容：

·临床特征问卷

①是否存在颞下颌关节区的疼痛、弹响、绞锁等症状。

②是否存在咀嚼肌及全身肌肉的熟悉性疼痛或者牵涉性痛。

③是否存在头痛或者牵涉性头痛。

④是否存在咬合关系的渐进性变化，是否存在咬合痛或者咬合困难。

·病因学问卷

①头面部创伤史及不良姿势习惯。

②咬合创伤史及不良咬合习惯。

③牙科治疗史。

④遗传史。

·精神心理评估量表

①抑郁测试量表（PHP-9）。

②广泛性焦虑症量表（GAD-7）。

（2）临床检查

·关节检查

关节检查主要涉及关节外极及关节外极周围的触诊、关节在开闭口运动及前伸、侧方等非正中运动过程中是否有疼痛、弹响、摩擦音或者绞锁等。

·肌肉触诊

肌肉触诊主要涉及咬肌、颞肌、翼内肌、翼外肌、二腹肌、颏舌肌、舌骨舌肌、胸锁乳突肌、斜方肌等；除此之外，颞下颌韧带、颈突下颌韧带等关节周围重要的韧带也作为常规临床检查项目。

·下颌运动检查

下颌运动检查主要涉及开口度、开口型以及前伸、侧方等非正中咬合运动是否受限、是否存在运动过程中关节及咀嚼肌的疼痛等症状。

·咬合检查

咬合检查主要涉及患者颌间关系、咬合状态、是否存在咬合异常（前牙区开殆、牙齿磨耗等），另外需要检查正中咬合及非正中咬合状态下是否存在咬合干扰。

·全身及相关因素检查

全身及相关因素检查主要涉及与TMD发生相关的全身相关因素，如是否存在脊柱的非生理性偏曲、是否存在可能引起颞下颌关节异常的舌体及气道相关问题等。

（3）辅助检查

除了必要的病因学问卷及临床检查外，全景片、侧位片、正位片、CBCT、MRI等放射学方法也是颞下颌关节病临床检查中非常重要的手段。另外，面弓、殆架等传统的咬合检查方法在TMD的正畸临床检查中也起到较为重要的作用。随着数字化技术的发展与进步，数字化下颌运动分析系统检查也成为一种检查、诊断与TMD治疗设计的重要工具[7,20-21]。

颞下颌关节的磁共振影像分析

目前，已有多种检查方法应用于TMD的诊断中，其中磁共振成像被认为是评价TMD的"金标准"。许多国家已将磁共振应用于关节盘移位等颞下颌关节疾病的诊断。作为一种无创影像学检查方法，磁共振具有软组织对比度优异、信噪比高和场强高的特征，不仅能够提供高分辨率的颞下颌关节软骨与软组织形态学信息，还可反映关节腔内积液、骨髓腔改变、骨皮质改变等其他检查难以发现的情况，对TMD的诊断具有重要意义[21]。

正常颞下颌关节：在矢状向磁共振的闭口位视图中（图11-1-5a），下颌骨髁突位于关节窝的正中，髁突和关节窝、关节结节的骨皮质信号强度较低呈黑色。下颌骨髁突和关节窝、关节结节骨髓腔的信号强度较高呈白色。关节盘后带位于髁突头上方，可在髁突顶部前后10°的区间内，关节盘的中间带与髁突前斜面和关节结节后斜面相对。关节盘由纤维软骨构成，较低信号呈半透明灰色。与关节盘本身的后带相比，关节盘后附着具有相对较高的信号强度，这是由于后附着（双板）区含有脂肪组织。翼外肌的上下头从颞下颌关节向前延伸。在矢状向颞下颌关节磁共振的开口位视图中（图11-1-5b），髁突在关节窝、关节结节的正下方或前下方。正常关节盘的中间带较薄，信号强度低，在髁突和关节结节之间可见。关节盘后附着为关节窝内髁突后方的软组织。翼外肌的上下头同样可见。

关节盘位置异常的颞下颌关节：按移位方向分为前移位、后移位、内侧移位及外侧移位，关节盘后带后缘的切线与经过髁突12点方向的垂线前后夹角超过10°为前移位，关节盘内缘或外缘超过经髁突内外极连线长轴的垂线为侧方移位（图11-1-6）；按开口位关节盘是否恢复正常位置分为可复性移位（图11-1-7）或不可复性移位（图11-1-8）。

颞下颌关节紊乱人群的髁突形态分为卵圆形、扁平形、鸟嘴形；健康人群髁突形态存在个体差异，但髁突形态的变化，尤其是鸟嘴形髁突与关节盘前移位有一定关系。

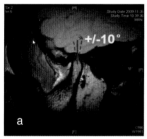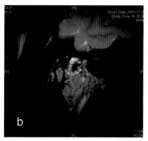

图11-1-5　正常颞下颌关节磁共振影像，红色轮廓为关节盘。（a）闭口位；（b）开口位

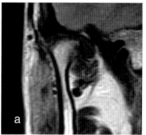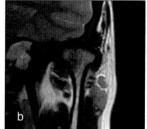

图11-1-6　关节盘内外移位磁共振影像，红色轮廓为关节盘。（a）内侧移位；（b）外侧移位

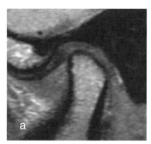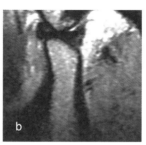

图11-1-7　可复性关节盘前移位影像。（a）闭口位；（b）开口位

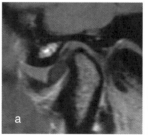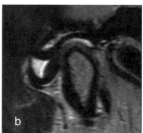

图11-1-8　不可复性关节盘前移位影像。（a）闭口位；（b）开口位

"下颌运动分析系统"在TMD的诊断及应用

下颌骨是颅面部唯一可动的骨骼，下颌骨的运动是口颌系统行使咀嚼、发音等多种功能的基础，下颌运动是否正常是TMJ临床检查的重点内容之一。通常，医生多凭借临床经验简单记录部分下颌运动特征，如开闭口运动、前伸运动、侧方运动的方向及幅度等。精准记录下颌运动轨迹、参数和模式，有助于更精确的临床诊断和咬合重建。

随着测量技术发展，下颌运动分析系统（jaw movement analyzer，JMA）利用传感器实时高速数据采集，能实现对下颌运动轨迹的准确记录，并能将下颌运动在软件内动态复现，极大程度完善了下颌运动的精准描记。JMA记录的下颌运动轨迹、幅度以及颌位的功能在TMD的诊断及应用如下。

下颌功能运动包括开闭口运动、前伸运动、侧方运动等，各运动轨迹复杂。为了便于描述，常以头颅矢状面、冠状面、水平面构建坐标体系，并将运动轨迹在上诉3个平面做投影。正常下颌运动轨迹可概述如下：

①开闭口运动：开口运动指从牙间交错位到自然最大开口位的过程，理想状态下双侧颞下颌关节髁突先沿关节后斜面转动再滑动。其在矢状面投影为向前下的曲线段；冠状面投影为垂直向下的线段；水平面为向前的线段；闭口运动与之相反（图11-1-9a）。

②前伸运动：前伸运动是指下颌在上颌前牙引导下，自牙尖交错位向前下的滑动。髁突在矢状面投影为向前下的曲线段；冠状面投影为垂直向下的直线段；水平面投影为向前的直线段（图11-1-9b）。

③侧方运动：侧方运动是指在上颌尖牙引导下，下颌自牙尖交错位向前侧下方的运动，理想状态下其工作侧髁突表现为旋转，非工作侧与下颌运动方向一致，在矢状面投影为向前下的曲线段；冠状面投影为向前下的曲线段；水平面为向工作侧运动的直线段（图11-1-9c）。

部分颞下颌关节紊乱的病例，存在特征性的下颌运动轨迹。如可复性关节盘前移位，在开口运动初期，因前移位关节盘阻挡，患侧下颌髁突受阻，直到髁突越过关节盘，关节盘复位后下颌方可继续向前运动。对应的下颌运动曲线在矢状面出现特征性的"台阶"曲线；在冠状面呈现下颌先向患侧偏摆，待越过关节盘后再次居中。如图11-1-10所示，磁共振显示右侧关节盘可复性前移位，本病例所描记的下颌运动轨迹符合上述运动特征。

运动幅度异常与颞下颌关节紊乱症状也有明显的相关性。正常运动时下颌前伸运动范围是8~12mm，侧方运动范围是9~14mm，开口运动的范围是37~48mm，TMJ结构紊乱者的运动幅度较正常人群有显著差异，在健康人群中，开口平均值为45.6mm，颞下颌关节功能障碍人群的开口平均值为37.6mm；正常髁突路径的平均长度为开口最大值的39%±7%，在关节疾病中为开口最大值的35%±11%。因此，准确记录的运动幅度，可能将是JMA在颞下颌关节紊乱病诊断及应用的另一个有潜力的方向。

同时，JMA的髁突位置分析模块在颞下颌关节紊乱的诊断中也有重要的价值。对于部分明显存在牙尖交错位与正中关系位不调者，在三维方向上分别记录牙尖交错位和正中关系位时髁突的相对位置，不仅能指导颌位调整的方向及幅度，

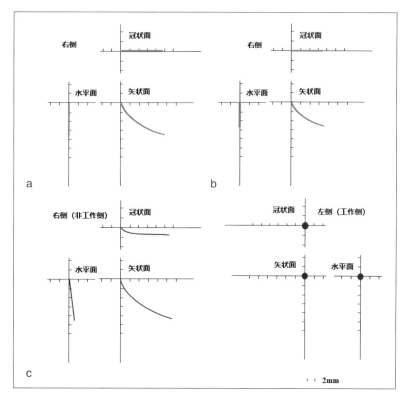

图11-1-9 （a~c）下颌运动轨迹模拟图（改编自《殆学》第4版）

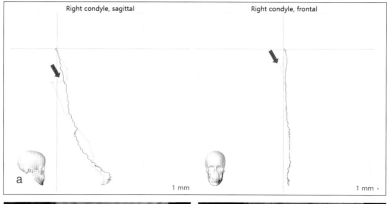

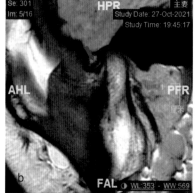
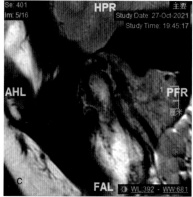

图11-1-10 （a~c）关节磁共振显示右侧关节可复性盘前移位，下颌运动轨迹冠状面呈右偏后居中，矢状面出现特征性"台阶"

也能通过治疗前后比对以评判疗效。

此外，JMA的优势还体现在精准的全程数字化，使下颌运动轨迹数据通过结合CBCT以及口腔或面部扫描数据构建个体化数字化模型，进而保障各类殆板、义齿的精准设计与制造，实现个性化精准制作。

综上所述，JMA在颞下颌关节紊乱病诊断及应用领域有着广泛的前景和显著的价值，但是依然需要大量的前期研究以夯实应用基础。

正畸临床中TMD的处理原则

TMD的正畸治疗共识

大量牙颌面畸形人群正畸治疗前存在不同程度的颞下颌关节症状，如颞下颌关节弹响、颞下颌关节和咀嚼肌疼痛、开口卡锁或受限等。在即将接受正畸治疗或正畸治疗中，对TMD的相关处理方式可以总结如下。

建议不伴有疼痛及下颌功能受限等的关节弹响可以随访观察，不需要关节治疗；对于存在疼痛、开口受限、绞锁等症状时，则需要先行TMD治疗，待症状缓解后再进行正畸治疗。

青春期出现的TMD需要给予足够的重视，关节盘前移位或者骨关节病可能导致或者加重颌面部发育畸形。青少年期出现的可复性关节盘前移位通过下颌前导、殆板、手法复位、理疗或者关节镜、手术复位等手段可以起到治疗作用，防止继发下颌髁突的骨吸收，影响下颌骨生长发育[11-12,14-15,22]。

不可复性关节盘前移位是关节盘移位疾病发展的趋势。不可复性关节盘前移位也是临床骨关节病的致病因素之一。急性期的不可复性关节盘前移位可以通过手法复位、殆板、关节镜或者手术复位的方式进行治疗，防止髁突骨关节病的发生、严重的下颌骨发育不足及咬合紊乱[12,23-24]。

特发性髁突吸收（ICR）是一种发生在下颌骨髁突的原因不明、渐进性的髁突骨吸收性疾病，患病率较低，目前机制尚不清楚，研究认为可能与青春期关节盘的移位、激素水平的异常、心理精神因素有关，也无明确的治疗方法，在正畸治疗前应注意鉴别ICR的症状，需要随访等待ICR停止发展后进行多学科联合治疗[13,25]。

在正畸及颞下颌关节紊乱病治疗过程中，均应注重面部美学–咬合–关节–颌骨整体化治疗概念。临床研究表明，规范的正畸治疗不会引起颞下颌关节紊乱病[26]；无证据表明规范化的拔牙正畸治疗对颞下颌关节形态造成影响，未发现规范化的拔牙正畸治疗与颞下颌关节紊乱病有相关性。正畸治疗能部分消除TMD的易感因素，对降低TMD的发病率有正面的影响，但是单独的正畸治疗并不能作为治疗颞下颌关节紊乱病的主要手段，可作为肌肉疼痛的辅助治疗手段。TMD应采用以人为本的个体化治疗，针对病因及易感因素的对因治疗，治疗手段根据病程诊断可以采用心理、殆板、手术、药物、康复理疗等多种治疗手段。TMD的治疗优先考虑可逆性治疗，严重TMD所引起的面部美学缺陷及咬合紊乱则需要多学科联合治疗。

TMD多学科联合治疗模式

临床面临很多TMD伴发前牙开殆、牙齿过度磨耗、下颌不对称等牙颌面畸形和功能障碍，如果仅有关节症状者往往就诊于颞下颌关节科、口腔外科、康复科、口腔正畸科、口腔修复科等科室，通过物理疗法或𬌗板治疗缓解关节和肌肉疼痛，通过手法、前伸再定位𬌗板、关节镜或颞下颌关节手术复位移位的关节盘。如果TMD继发牙颌面畸形的患者则往往就诊于口腔正畸科，需要通过多学科联合治疗解决问题。面对所有这些病例，口腔正畸医生作为终末咬合的设计者，积极组建或参与TMD的多学科诊疗团队，联合来自不同专业领域的专家，如物理治疗师和颞下颌关节外科、颌面外科、口腔修复科、精神科医生等，为患者提供整体化思路的规范化治疗[19]。口腔正畸医生可以帮助重建协调稳定的咬合、美观的容貌、健康的咀嚼功能。同样，口腔正畸医生仍应注意，咬合因素可能导致颞下颌关节敏感性增加，因此正畸治疗过程中避免咬合干扰，避免随意改变𬌗位导致双重咬合，在规范化正畸治疗后建立稳定的咬合及颌骨位置，以维持咀嚼系统的健康，减少TMD发生的风险[27-28]。

综上所述，正畸治疗前应甄别TMD临床症状，及早发现可能的风险因素，在不具备全面的颞下颌关节检查条件的情况下，可以应用双轴诊断标准（DC/TMD）对颞下颌关节紊乱进行辅助性诊断和分类。尽管治疗方法学术界意见分歧较大，学派很多至今不能统一，但是大部分学者同意：不伴有疼痛及下颌功能受限等的关节弹响可以不需要关节治疗；存在疼痛、开口受限、绞锁等症状时，则需要先行TMD治疗，待症状消失后可以进行正畸治疗。如果正畸治疗过程中出现急性的关节弹响、开口受限、髁突吸收等明显的关节症状，则需暂停正畸治疗，转诊关节专科医生，待关节状态稳定后继续进行正畸治疗。正畸治疗的结果应该注意建立与颞下颌关节及下颌肌肉相协调的咬合关系，实现美观、健康和功能的理想目标。

TMD隐形矫治中的生物力学考量

隐形矫治技术作为一种新的矫治方式，在正畸治疗中的应用越来越广泛。但透明矫治器的厚度可能引起咬合高度的增加和动态咬合的变化，因此目前关于透明矫治器是否是TMD正畸治疗的理想选择尚缺乏足够的研究支持。下文主要就TMD治疗中常见的隐形矫治临床考量进行阐述。

有TMD表现但无症状的隐形矫治

有TMD表现但无自觉症状的临床特征为：在全景片或者CBCT中可见明显髁突形态改变，部分伴有关节弹响但是患者不自知等表现，无疼痛及下颌功能受限等临床症状，且髁突外周骨皮质未见连续性被破坏。一般情况下，该类患者在通过详细的临床检查、排除严重的TMD相关问题后可以在关节随访的情况下进行正畸治疗，治疗中TMD加重则停止正畸治疗，转行颞下颌关节的治疗，待TMD稳定后再次开始正畸治疗。由于该类患者可表现为各种类型的错𬌗畸形，因此在隐形矫治过程中所涉及的生物力学问题与本书其他各章节所阐述的生物力学问题基本一致，可参照前述章节内的相关治疗方式及生物力学分析，本章中仅举例说明。

值得再次强调的是，需要对该类患者的关节问题进行观察随访，如出现相关症状则终止正畸治疗，转关节科等相关科室进行关节治疗，治疗后再继续正畸治疗。

有TMD症状的隐形矫治

对于正畸治疗前即表现出颞下颌关节疼痛、弹响、绞锁以及渐进性的髁突吸收等，常继发咬合紊乱或颌面部形态的变化，如前牙开殆、下颌后缩、下颌偏斜等；另外，一部分患者在治疗前即表现出咀嚼肌疼痛或痉挛，引发的下颌副功能运动可能导致严重牙齿磨耗，进而出现垂直高度异常等问题。临床上需要先进行关节治疗，如物理治疗、殆板治疗、手法复位、关节镜或颞下颌关节锚固术、正颌外科手术等方法进行治疗，并由口腔正畸医生进行咬合重建。这一类患者在应用透明矫治器进行治疗过程中主要涉及垂直高度的管理及矢状向上下颌关系的调整，实现面部美学、咬合正常、颞下颌关节稳定的治疗目标。

当患者因关节盘移位、髁突吸收等原因导致下颌后缩、下颌平面后下旋转、面后高降低引起的高角等临床问题，在正畸治疗前可能需要通过关节盘复位术等方法恢复移位的关节盘，稳定髁突骨质，继而通过正畸方法压低后牙，使垂直高度降低，下颌骨发生逆时针方向旋转，改善面型，恢复咬合。在该类患者的隐形矫治中会涉及施加后牙压低、磨牙远中移动、前牙内收、前牙伸长等生物力学过程。

当患者因关节盘移位等原因导致的颌位不稳定及咀嚼肌疼痛，则可能需要使用手法复位、再定位殆板等方法恢复早期移位的关节盘或者通过应用稳定性殆板稳定下颌的咬合位置、缓解咀嚼肌疼痛。该类患者在治疗后会发生咬合位置的变化，在正畸治疗中需要保持殆板治疗后的颌位、维持治疗后颞下颌关节的稳定，在此基础上逐步恢复前后牙的咬合关系。该类患者的隐形矫治主要是颌位的稳定以及牙齿的分区建殆，因此涉及的生物力学过程主要是不同部位牙齿的伸长或建殆过程。

11.2　临床病例

 病例11-1

一般情况

女，24岁。

主诉

下颌后牙恒牙未萌出，牙齿不齐10年余。

病史

自述10余年前，下颌双侧乳磨牙脱落后恒牙未萌出，其余恒牙牙齿不齐，未进行相关治疗，于我科求治。否认遗传性家族史，否认系统疾病史，否认特殊药物服用史。

临床检查

（1）口外检查

①正面观：面部左右轻微不对称，左小右大；面部上中面高协调，面下1/3稍长；唇休息位无明显露齿，微笑对称，笑线协调（图11-2-1a，b）。

②侧面观：直面型，面中部及颏部发育良好；鼻唇角105°，双唇皆位于E线之内（图11-2-1c）。

（2）口内检查

双侧磨牙Ⅲ类关系，双侧尖牙Ⅱ类关系；上下颌前牙舌倾，深覆𬌗；上下颌牙列宽度基本协调，下颌牙列中线左偏2mm；上颌牙列轻度拥挤，下颌前牙区散在间隙，下颌后牙区可见双侧第二前磨牙缺失，缺牙间隙小，下颌磨牙近中倾斜，上下颌前牙可见明显磨耗（图11-2-1d~h）。

（3）牙体检查

35、45缺失。

（4）牙周检查

牙龈色粉、质韧，无出血、红肿。33-43牙龈薄型，根形明显。

（5）关节检查

开口型正常，开口度三横指，双侧颞下颌关节未触及弹响，无明显压痛。

影像学检查

（1）全景片

35、45缺失，下颌磨牙近中倾斜，18、28、38、48未见，双侧关节髁突形态改变，对称性欠佳（图11-2-1n）。

（2）头颅侧位片

骨性Ⅰ类，均角，颏部发育良好，上下颌前牙舌倾，深覆盖（图11-2-1m，表11-2-1）。

（3）CBCT

显示双侧关节髁突骨皮质连续。

（4）颞下颌关节磁共振

双侧颞下颌关节盘不可复性前移位，双侧髁突形态改变，骨皮质连续（图11-2-1i~l）。

诊断

（1）骨性问题

骨性Ⅰ类，均角。

（2）牙性问题

安氏Ⅲ类，上颌牙列拥挤约2mm，下颌牙列缺损，下颌牙列中线偏斜，35、45缺失。

（3）牙周问题

33-43牙龈薄型，根形明显。

（4）关节问题

髁突形态改变；双侧颞下颌关节盘不可复性前移位。

治疗方案

（1）治疗方案1

①治疗目标：维持面型，保持关节稳定，排齐整平牙列，集中间隙并种植修复缺失牙，恢复正常咬合关系。

②牙齿移动计划：使用隐形矫治技术，远中移动上颌后牙，创造间隙以解除拥挤，排齐牙列；推下颌磨牙向远中并竖直，实现双侧磨牙Ⅰ类关系，维持35、45间隙。关闭下颌前牙散在间隙，调整下颌牙列中线，压低上下颌前牙并调

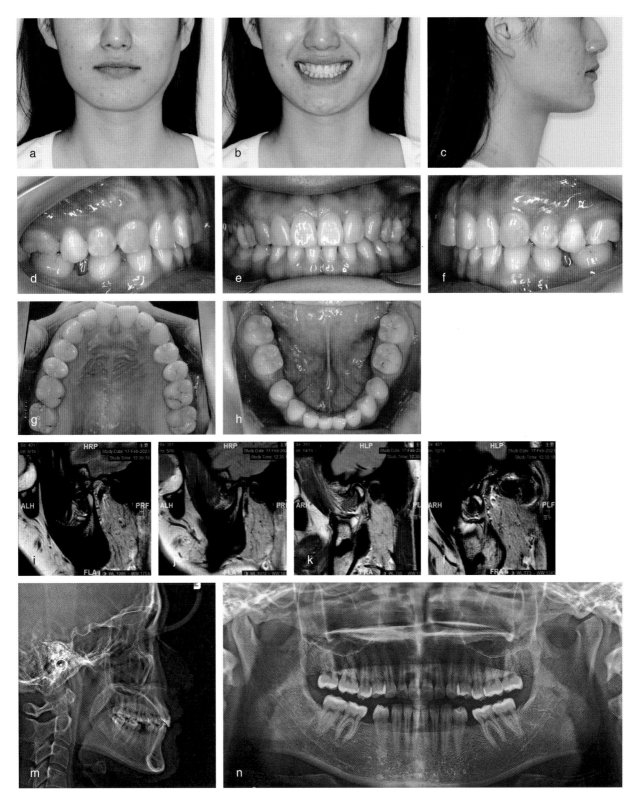

图11-2-1　治疗前照片。（a~c）治疗前面像；（d~h）治疗前𬌗像；（i~l）治疗前MRI显示左侧髁突形态改变；（m）治疗前头颅侧位片；（n）治疗前全景片

表11-2-1　治疗前头影测量数据

测量项目	标准值	标准差	测量值
SNA(°)	82.8	4.1	89.49
FH-NA(Maxillary Depth)(°)	91	7.5	92.75
SNB(°)	80.1	3.9	86.83
FH-NPo(Facial Angle)(°)	85.4	3.7	91.36
NA-APo(convexity)(°)	6	4.4	2.82
FMA(FH-MP)(°)	27.3	6.1	21.01
MP-SN(°)	30.4	5.6	24.28
Co-Go(mm)	59	3.2	69.28
S Vert-Co(mm)	20.2	2.6	8.33
S-N(Anterior Cranial Base)(mm)	71	3	65.27
SN/GoMe(%)	100	10	83.84
Y-Axis(SGn-FH)(°)	64	2.3	61.54
Po-NB(mm)	4	2	2.66
ANB(°)	2.7	2	2.65
Wits(mm)	0	2	-6
ANS-Me/Na-Me(%)	54.4	2.3	55.51
ALFH/PLFH(%)	150	0	131.22
S-Go/N-Me(%)	63.5	1.5	74.24
U1-SN(°)	105.7	6.3	106.79
U1-NA(°)	22.8	5.2	17.31
U1-NA(mm)	5.1	2.4	3.36
U1-PP(mm)	28	2.1	31.53
U6-PP(mm)	22	3	26.51
IMPA(L1-MP)(°)	96.7	6.4	88.13
L1-MP(mm)	42	4	41.52
L1-NB(°)	30.3	5.8	19.24
L1-NB(mm)	6.7	2.1	3.34
U1-L1(°)	124	8.2	140.8
Overjet(mm)	2	1	4.61
Overbite(mm)	3	2	1.98
FMIA(L1-FH)(°)	55	2	70.86
OP-FH(°)	9.3	1	11.64
N'-SN-Pog'(Facial convexity)(°)	12	4	12.24
N' Vert-Pog'(mm)	0	2	12.28
Upper Lip Length(ULL)(mm)	20	2	19.6
SN-G Vert(mm)	6	3	5.76
Pog'-G Vert(mm)	0	4	5.74
UL-EP(mm)	-1.4	0.9	-3.79
LL-EP(mm)	0.6	0.9	-2.92

整前牙转矩实现直立，建立正常覆殆、覆盖及尖牙、磨牙关系。全口设计优化附件。

③支抗设计：上颌拥挤度2mm，后牙需要远中移动，创造间隙，排齐牙齿。设计上颌分步推磨牙向远中，依次移动单颗牙齿；由于上颌前牙腭倾，利用推磨牙向远中的反作用力唇倾上颌前牙，同时在上颌前牙唇侧颈缘添加压力嵴以施加前牙转矩；在23近中设计精密切割牵引，以备微种植体支抗加强推磨牙疗效。下颌第二前磨牙先天缺失，导致其近远中牙列均向缺牙区倾斜；表现为下颌前牙区散在间隙，下颌前牙舌倾，下颌磨牙近中倾斜，设计下颌前后牙交互支抗，推磨牙向远中的同时关闭下颌前牙间隙并适当唇倾。

④颞下颌关节处理：按照治疗原则，该阶段关节稳定，无需进行关节治疗，在告知相应风险后可以进行常规正畸治疗。

⑤治疗流程：健康宣教→知情同意→数据采集→模拟治疗方案→修改方案→定制透明矫治器→进入规范化治疗和复诊程序→矫治完成后保持→并转种植科择期种植修复35、45。

（2）治疗方案2

①治疗目标：维持面型，保持关节稳定，排齐整平牙列，微种植体辅助下颌后牙前移，关闭缺牙间隙，恢复前牙正常覆殆、覆盖及尖牙、磨牙中性关系。

②牙齿移动计划：使用隐形矫治技术，上颌治疗同治疗方案1。下颌前牙关闭散在间隙，调整下颌牙列中线与上颌牙列中线一致；34、44远中植入微种植体支抗，牵引下颌后牙前移，关闭间隙；建立正常覆殆、覆盖，尖牙Ⅰ类、磨牙Ⅲ类咬合关系。全口设计优化附件。

③支抗设计：上颌支抗设计同治疗方案1，

下颌34、44远中植入微种植体支抗，绝对支抗前移磨牙，利用微种植体支抗牵引后牙前移的力量适当唇倾下颌前牙并关闭其散在间隙。

④颞下颌关节处理：按照治疗原则，该阶段关节稳定，无需进行关节治疗，在告知相应风险后可以进行常规正畸治疗。

⑤治疗流程：健康宣教→知情同意→数据采集→模拟治疗方案→修改方案→定制透明矫治器→进入规范化治疗和复诊程序。

选择治疗方案1，选择依据详见病例小结。

方案设计

本病例先天缺失双侧下颌第二前磨牙，双侧关节可见明显形态改变，双侧颞下颌关节盘不可复性前移位，但骨皮质连续，同时无明显关节症状。按照治疗原则，该阶段关节处于稳定期，在告知相应风险和风险的控制对策后可以进行常规正畸治疗。隐形矫治设计包含两个重点区域：第一个重点以磨牙为移动牙，主要涉及磨牙矢状向调整。其中上颌第一磨牙、第二磨牙远中移动，移动距离为1.5mm，为上颌前磨牙和前牙序列远中移动提供间隙；下颌磨牙以向远中竖直为主，下颌第一前磨牙以近中移动为主，恢复正常磨牙关系的同时创造间隙以修复下颌第二前磨牙。第二个重点以上下颌前牙为移动牙，垂直向压低上下颌前牙2mm；矢状向关闭前牙散在间隙，恢复上下颌前牙正常唇倾度，建立正常的覆殆、覆盖。

（1）牙移动及附件设计

本病例后牙区上颌后牙远中移动，下颌后牙远中移动并竖直，添加附件的示意图如图11-2-2a，b所示。透明矫治器推磨牙向远中效率较

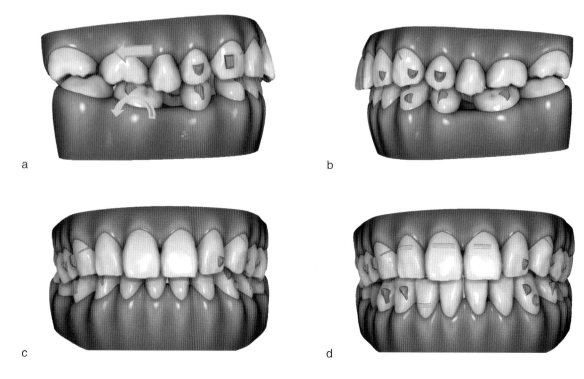

图11-2-2 （a～d）附件设计图

高，本病例上颌后牙远中移动距离小，且牙冠大，不用附件也可实现较好的包裹及控制，但是如果远中移动距离较大时需根据情况添加附件。下颌双侧磨牙需要远中移动并竖直，由于下颌双侧第二前磨牙缺失，为保证疗效并辅助固位，故磨牙添加附件，设计优化附件利于竖直。本病例前牙存在压低及转矩控制，在早期以压低为主，研究显示透明矫治器压低前牙实现率较高，出于美观考量，前牙区设计附件较少，本病例仅在尖牙处设计优化附件辅助前牙压低（图11-2-2c），后期在42及11、12、21唇侧添加压力嵴（power ridge）以辅助实现前牙的根舌向转矩（图11-2-2d）。

（2）牵引设计

在本病例中牙齿无需大范围移动，仅在13、23利用精密切割形成牵引钩，以便上颌后牙移动不足时使用微种植体远中移动牙齿。

（3）矫治器形态设计

本病例后牙临床牙冠较长，上颌牙列完整，磨牙远中移动距离小，矫治器仅需常规设计包裹性较好的矫治器形态即可。下颌由于牙弓中段缺失牙齿，故附以优化附件以确保包裹效果及远中移动实现率。前牙涉及压低及转矩调整，同样也需要设计包裹程度较高的矫治器，配合优化附件及压力嵴（power ridge），以实现前牙有效压低与控制。

（4）生物力学分析

本病例特征性生物力学分析节点主要包括两个部分：缺牙区间隙扩展和上下颌前牙压低。

·缺牙区间隙扩展

该力学节点选取第一阶段治疗方案第5步；该节点的牙齿移动设计为34、44近中整体移动，36、46、37、47远中直立，扩展35、45种植所需间隙；附件设计包括垂直矩形附件和优化附件；单步步距设计为0.2mm。

该类型缺牙区间隙扩展过程中的牙齿移动生物力学特点为：交互支抗设计，同时设计34、44的近中整体移动和36、46的远中直立；34、44近中移动过程中36、46受到大小相等、方向相反的反作用力；为达到目标牙移动位置，34、44牙冠部位需要受到近中向的力及牙根近中移动的力偶，而36、46则应该受到牙冠部位远中向的力，共同实现35、45种植所需间隙的扩展。

①牙齿移动趋势：下颌磨牙表现为远中直立及远中移动趋势，下颌第一前磨牙近中控根移动（图11-2-3）。

②牙齿受力分析：从牙齿受力图（图11-2-4a～d）可见主要受力牙为下颌前磨牙及第一磨牙，由于两组牙齿为交互支抗设计，因此在牙齿受力图中主要表现为下颌第一磨牙的远中颊向力以及𬌗面远中牙尖龈向的压力，下颌第一前磨牙则主要受到近中颊向力以及附件上所受到的远中𬌗向力。44受到近中向的力（正值）及正向的力矩，而46则受到远中向的力（负值）及负向的力矩（图11-2-4e）。

将上述两颗牙受力情况进行单独分析（图11-2-4f～i），颊舌侧观可见46近中侧受到远中向推力，𬌗面远中尖受到向下的压力，两者均能产生远中倾斜力矩，实现远中移动及竖直第一磨牙的效果；44颊舌侧远中与矫治器接触的部位均受到近中向力，其合力可以使44发生近中倾斜移动；其颊舌向分力相互平衡，可以减少牙齿的颊

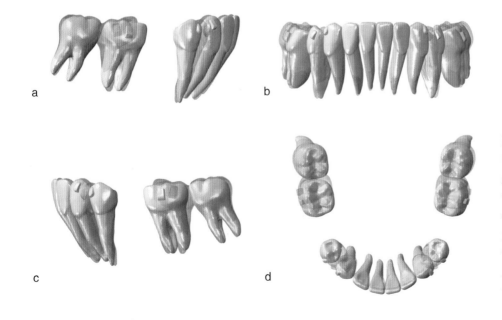

图11-2-3　35、45缺牙区间隙扩展的牙列移动趋势图。提示黄色为矫治器戴入前，蓝色为矫治器戴入后（牙齿移动量放大20倍展示）。（a）下颌右侧观；（b）下颌正面观；（c）下颌左侧观；（d）下颌𬌗面观

舌向移动；同时44附件处受到远中斜向上的力，可以与牙齿受到的近中移动力形成力偶，使44牙根发生近中移动，实现44的近中控根移动。

③牙周膜主应力分布：牙周膜主应力有限元分析结果显示44牙周膜所受到的最大主应力（拉应力）主要集中于牙颈部远中侧及根尖区近中侧（图11-2-5a，b），最小主应力（压应力）主要集中在牙颈部近中侧（图11-2-5e，f），从最大主应力及最小主应力的面积范围看，最大主应力面积范围大于最小主应力，因此牙齿会发生以倾斜移动为主的控根移动；而46最大主应力集中在牙颈部近中及近远中根根尖远中面（图11-2-5c，d）；最小主应力则主要集中于牙颈部远中面且力值较小（图11-2-5g，h），因此牙齿发生远中直立为主的倾斜移动。

· **上下颌前牙压低**

该力学节点选取精细调整治疗方案第3步；压低上下颌前牙（13-23、33-43），打开前牙咬合；附件设计包括垂直矩形附件、优化附件以及椭圆形附件；单步步距设计为0.2mm。

该类型上下颌前牙压低打开咬合的牙齿移动生物力学特点为：上下颌前牙压低在设计中一般

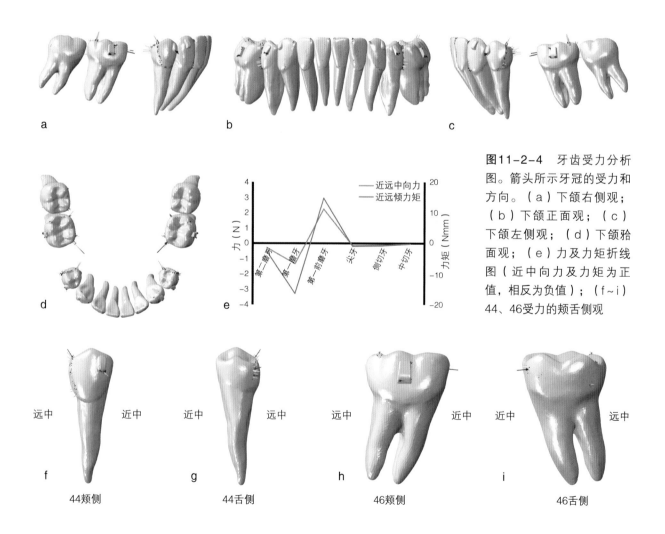

a

b

c

d

e

图11-2-4 牙齿受力分析图。箭头所示牙冠的受力和方向。（a）下颌右侧观；（b）下颌正面观；（c）下颌左侧观；（d）下颌𬌗面观；（e）力及力矩折线图（近中向力及力矩为正值，相反为负值）；（f~i）44、46受力的颊舌侧观

f 44颊侧

g 44舌侧

h 46颊侧

i 46舌侧

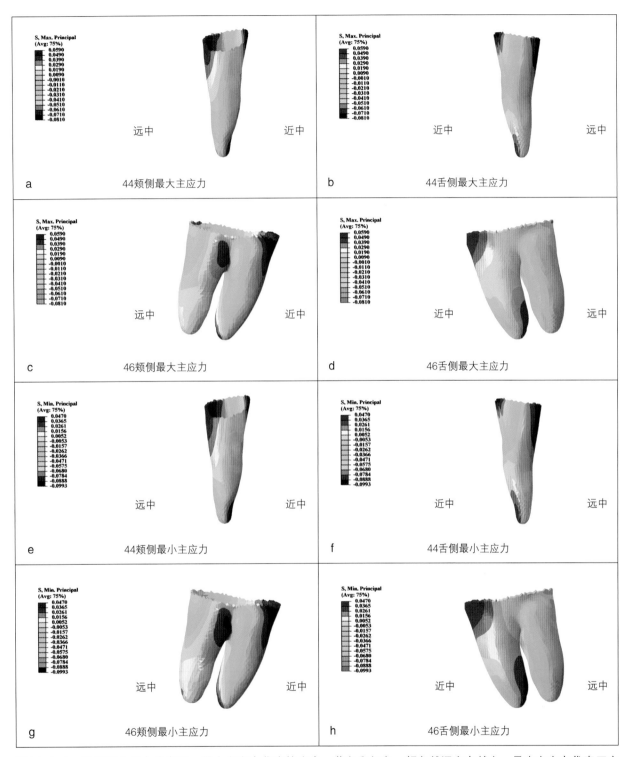

图11-2-5　牙周膜主应力分布图。最大主应力代表拉应力，黄色和红色，颜色越深应力越大；最小主应力代表压应力，蓝色，颜色越深应力越大。（a，b）44牙周膜最大主应力；（c，d）46牙周膜最大主应力；（e，f）44牙周膜最小主应力；（g，h）46牙周膜最小主应力

选择尖牙压低和前牙压低交替进行的方式，本生物力学节点以上颌尖牙的压低为主，此时13、23近远中牙尖斜面均受到压应力，其合力实现13、23的压低，在该过程中，12、11、21、22也受到一定的压低向力，出现少量的压低。而此时最主要受力的支抗牙为14、24，在牙齿颊、舌侧与矫治器的接触部位均受到伸长向力，引起14、24的伸长；同时第二前磨牙及磨牙也共同作为支抗牙，在附件及矫治器与牙齿接触部位受到殆向的伸长向力。

①牙齿移动趋势：从牙齿移动趋势图（图11-2-6）可见上颌前牙压低及少量内收趋势，前磨牙及磨牙区则表现为一定的伸长，其中以第一前磨牙最为明显。我们将进一步分析牙齿受力情况以便理解牙齿的移动趋势。

②牙齿受力情况：从牙齿受力情况图（图11-2-7a~d）可见该方案设计下受力牙主要为第一前磨牙及前牙，压低向力主要作用于上颌尖牙、侧切牙及中切牙，其中上颌尖牙受力最为明显，向前依次降低，而作为主要支抗牙，第一前磨牙受到伸长向力，产生伸长趋势；随着牙齿的压低及前磨牙区的牙弓宽度变化，前牙区受到舌向移动的力矩，且自前磨牙区起由后向前逐渐加大（图11-2-7e）。我们以受力最显著的上颌尖牙为例，结合牙齿移动趋势进行分析（图11-2-7f~i）。从颊舌侧观，23的牙尖近中面受到远中斜向上的力，而远中切缘近邻接点处受到近中斜向上的力，因此牙齿表现为23垂直向的压低、矢状向的内收及一定程度的牙根控制。

③牙周膜主应力分布：本病例牙移动过程中牙周膜主应力分布的有限元分析结果可见，23最大主应力（拉应力）相对不明显（图11-2-8a，b），最小主应力（压应力）主要集中于颊侧根尖近中面（图11-2-8c，d）。

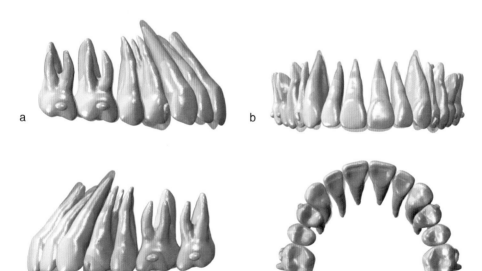

图11-2-6 上颌前牙压低的牙齿移动趋势图。提示黄色为矫治器戴入前，蓝色为矫治器戴入后（牙齿移动量放大20倍展示）。（a）上颌右侧观；（b）上颌正面观；（c）上颌左侧观；（d）上颌殆面观

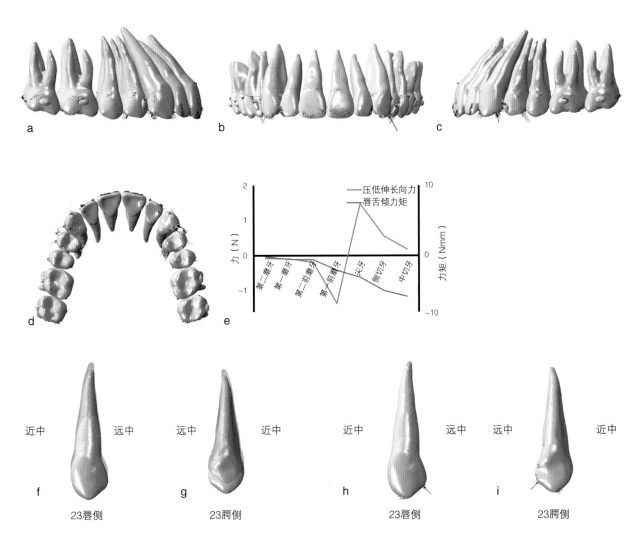

图11-2-7 上颌前牙压低的牙齿受力分析图。（a）上颌右侧观；（b）上颌正面观；（c）上颌左侧观；（d）上颌殆面观；（e）力及力矩折线图（压低向力及唇倾力矩为正值，相反为负值）；（f，g）23的牙齿移动趋势图，显示23存在明显压低及内收趋势；（h，i）23的牙冠受力分析图

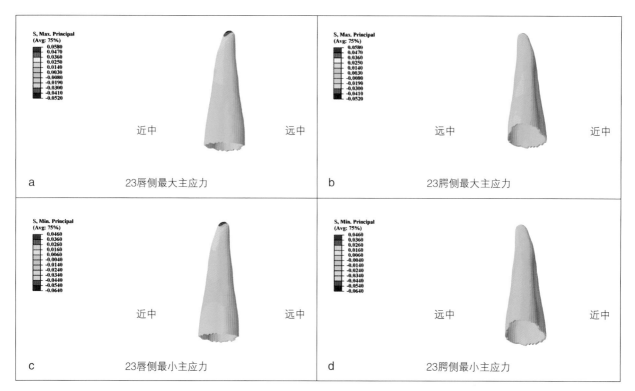

图11-2-8 牙周膜主应力分布图。最大主应力代表拉应力，黄色和红色，颜色越深应力越大；最小主应力代表压应力，蓝色，颜色越深应力越大。（a，b）23牙周膜最大主应力；（c，d）23牙周膜最小主应力

治疗过程

　　该阶段治疗过程中，主要的牙齿移动是以远中移动、直立下颌第二磨牙和第一磨牙以及近中移动下颌第一前磨牙为主，开拓下颌第二前牙修复间隙；同时进行上颌前牙及下颌前牙的压低，打开前牙咬合，建立正常的磨牙关系及前牙区覆𬌗、覆盖（图11-2-9）。

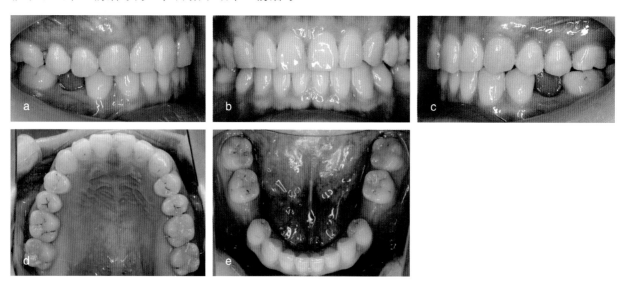

图11-2-9 治疗中照片。（a~e）第一阶段矫治后咬合状况，后牙远中移动及前牙压低基本完成

治疗结果

疗程持续32个月，最终治疗效果为尖牙、磨牙中性关系，缺牙间隙集中，上下颌牙齿排列整齐，覆殆、覆盖正常，面型维持（图11-2-10）。

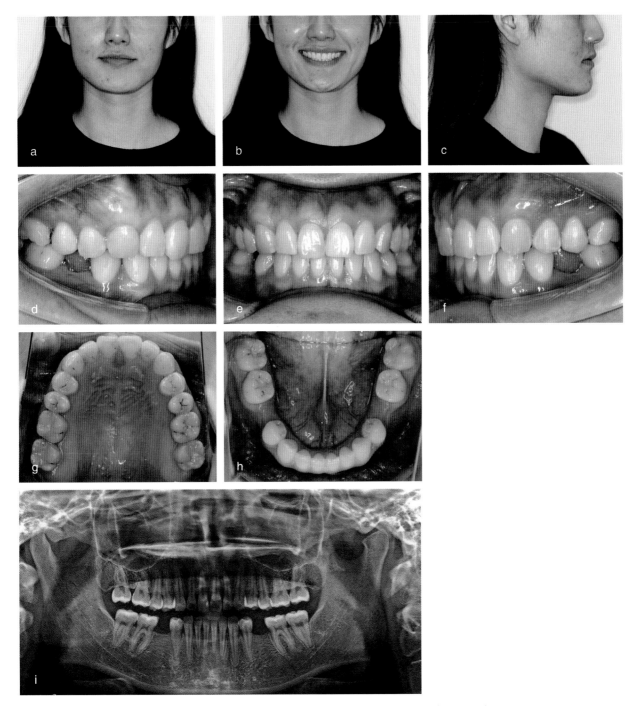

图11-2-10 治疗后照片。（a~c）治疗后面像；（d~h）治疗后殆像；（i）治疗后全景片

种植修复后，最终治疗效果为尖牙、磨牙中性关系，上下颌牙齿排列整齐，覆𬌗、覆盖正常，面型维持（图11-2-11～图11-2-13，表11-2-2）。

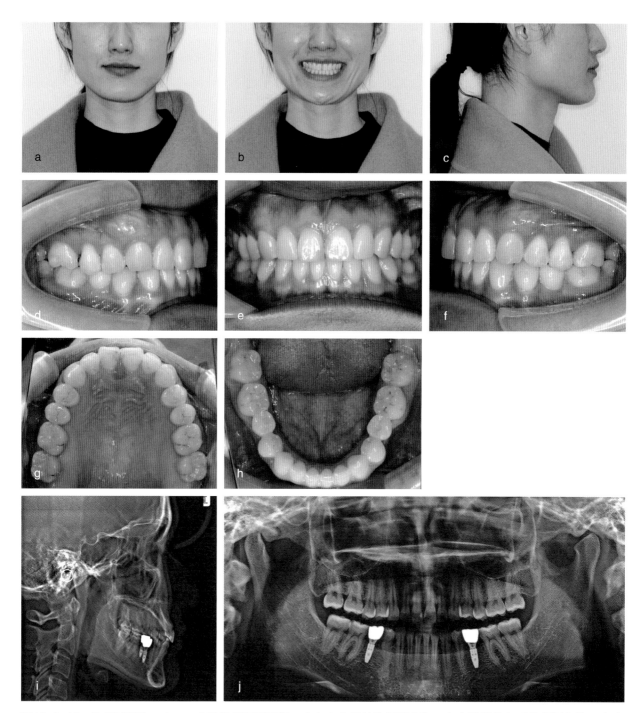

图11-2-11 治疗后照片。（a～c）种植修复后面像；（d～h）种植修复后𬌗像；（i）种植修复后头颅侧位片；（j）种植修复后全景片

表11-2-2 治疗前后头影测量数据

测量项目	标准值	标准差	治疗前测量值	治疗后测量值
SNA(°)	82.8	4.1	89.49	88.5
FH-NA(Maxillary Depth)(°)	91	7.5	92.75	92.16
SNB(°)	80.1	3.9	86.83	86.2
FH-NPo(Facial Angle)(°)	85.4	3.7	91.36	91.01
NA-APo(convexity)(°)	6	4.4	2.82	2.29
FMA(FH-MP)(°)	27.3	6.1	21.01	21.51
MP-SN(°)	30.4	5.6	24.28	25.18
Co-Go(mm)	59	3.2	69.28	69.21
S Vert-Co(mm)	20.2	2.6	8.33	9.3
S-N(Anterior Cranial Base)(mm)	71	3	65.27	64.53
SN/GoMe(%)	100	10	83.84	85.37
Y-Axis(SGn-FH)(°)	64	2.3	61.54	61.54
Po-NB(mm)	4	2	2.66	2.39
ANB(°)	2.7	2	2.65	2.3
Wits(mm)	0	2	-6	-6.96
ANS-Me/Na-Me(%)	54.4	2.3	55.51	55.46
ALFH/PLFH(%)	150	0	131.22	131.56
S-Go/N-Me(%)	63.5	1.5	74.24	74.29
U1-SN(°)	105.7	6.3	106.79	105.48
U1-NA(°)	22.8	5.2	17.31	16.98
U1-NA(mm)	5.1	2.4	3.36	3.37
U1-PP(mm)	28	2.1	31.53	30.26
U6-PP(mm)	22	3	26.51	25.9
IMPA(L1-MP)(°)	96.7	6.4	88.13	87.45
L1-MP(mm)	42	4	41.52	40.55
L1-NB(°)	30.3	5.8	19.24	18.83
L1-NB(mm)	6.7	2.1	3.34	3.04
U1-L1(°)	124	8.2	140.8	141.89
Overjet(mm)	2	1	4.61	4.08
Overbite(mm)	3	2	1.98	0.92
FMIA(L1-FH)(°)	55	2	70.86	71.03
OP-FH(°)	9.3	1	11.64	12.38
N'-SN-Pog'(Facial convexity)(°)	12	4	12.24	13.21
N' Vert-Pog'(mm)	0	2	12.28	10.25
Upper Lip Length(ULL)(mm)	20	2	19.6	19.48
SN-G Vert(mm)	6	3	5.76	5.52
Pog'-G Vert(mm)	0	4	5.74	4.23
UL-EP(mm)	-1.4	0.9	-3.79	-4.36
LL-EP(mm)	0.6	0.9	-2.92	-3.75

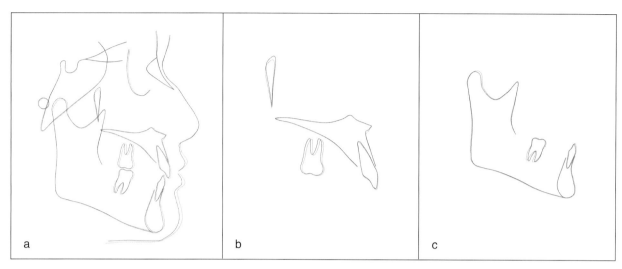

图11-2-12 治疗前后头侧重叠图（治疗前蓝色，治疗后红色）。（a）SN重叠；（b）上颌重叠；（c）下颌重叠

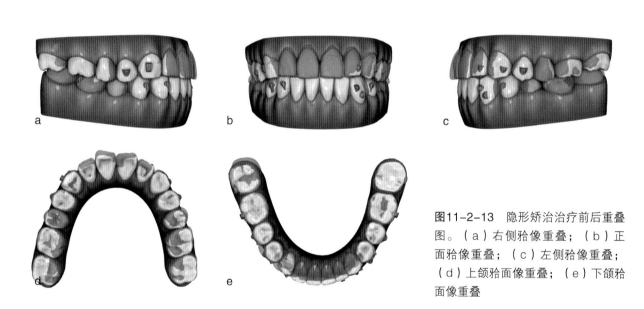

图11-2-13 隐形矫治治疗前后重叠图。（a）右侧𬌗像重叠；（b）正面𬌗像重叠；（c）左侧𬌗像重叠；（d）上颌𬌗面像重叠；（e）下颌𬌗面像重叠

病例小结

（1）病例特点

本病例为成年女性，诊断为骨性Ⅰ类，均角生长型；35、45缺失，下颌前牙散在间隙，下颌后牙近中倾斜；上颌牙轻度拥挤伴内倾性深覆殆。后牙需要远中移动及竖直，前牙需要压低，隐形矫治技术可以高效完成上述牙移动的目标。本病例髁突形态改变，但是无症状。磁共振检查显示，双侧颞下颌关节盘不可复性前移位，双侧髁突形态改变，骨皮质连续。因此需要在治疗过程中密切监控关节形态及骨质，如果正畸治疗中发生关节症状，应停止正畸转关节科治疗稳定后，重新进入正畸。

（2）鉴别诊断

关节形态异常可能是骨关节炎或者既往髁突骨质改变，若关节骨皮质光滑连续，则提示既往存在关节改建，但现阶段已经进入稳定期。若关节骨皮质模糊或者欠光滑，提示可能存在关节不稳定状态，此时不建议进行正畸治疗，需要先进行关节诊治或随访，待关节稳定后再进行正畸治疗。本病例属于关节既往存在改建，所以进行正畸治疗。

（3）治疗方案选择的理由

本病例主要存在后牙缺失，前牙内倾性深覆殆，双侧关节形态欠佳的状况。对于关节形态欠佳需进一步检查MRI或CBCT明确关节骨皮质的情况，髁突骨皮质稳定且不伴有疼痛、下颌功能受限的状态等，随访关节即可。因此，治疗主要解决先天缺牙导致的咬合欠佳以及前牙深覆殆问题。考虑到后牙咬合接近Ⅰ类，面型较好，且下颌缺牙间隙较大，适合配合种植修复缺损牙列，覆殆实现咬合、功能、美观协调的目标。与患者充分沟通后对治疗目标达成一致，选择治疗方案1。

（4）病例陷阱及可能的并发症

本病例轻度拥挤同时上下颌前牙舌倾，牙槽骨菲薄，故治疗过程中需要注意前牙转矩控制，以防出现牙根过度唇倾或舌倾，同时注意监控和随访关节的状态。

（5）生物力学的考量

透明矫治器远中移动上颌磨牙解除拥挤、下颌竖直后牙以调整咬合关系并为修复缺失的第二前磨牙提供空间；上下颌前牙压低，部分唇倾，并控根移动调节前牙转矩，解除前牙深覆殆。

（6）成功治疗的原因

本病例为下颌双侧第二前磨牙先天缺失伴关节形态异常。针对病情特点，首先需要对颞下颌关节结构进行了正确判断，经评估，本病例关节处于稳定期，可以进行正畸治疗。因此针对缺牙、牙列轻度拥挤的主诉进行设计。上颌磨牙设计远中移动，创造间隙，以排齐上颌牙列；下颌竖直磨牙，关闭前牙间隙，留置间隙以修复缺失35、45，压低前牙，并控制转矩以解除前牙深覆殆，最终实现咬合、功能与美观协调。

病例11-2

一般情况

女，25岁。

主诉

咬合不适5年余，咬合稳定性差要求矫治。

病史

自1年前出现咬合不适，未进行相关治疗，现于我科求治。否认遗传性家族史，否认系统疾病史，否认特殊药物服用史。

临床检查

（1）口外检查

①正面观：面部上中1/3面高协调，面下1/3偏长；唇休息位露齿约1.5mm，颏肌紧张，下颌颏部右偏；微笑对称（图11-2-14a，b）。

②侧面观：凸面型，上唇前突，鼻唇角约95°，下颌后缩，颏部发育不足，颏唇沟浅，上下唇位于E线外，高角（图11-2-14c）。

（2）口内检查

恒牙列17-27、37-47；右侧磨牙及尖牙Ⅱ类关系，左侧磨牙轻Ⅱ类关系；覆𬌗、覆盖基本正常；上下颌牙列宽度基本协调，上下颌牙列中线基本正；上下颌牙列无明显拥挤（图11-2-14d~h）。

（3）牙体检查

37磨耗明显，下颌磨牙𬌗面深窝沟。

（4）牙周检查

牙龈呈粉红色，下颌前牙牙龈可见红肿，下颌舌侧可见Ⅱ度牙石，33、43牙龈退缩，牙根暴露。

（5）关节检查

开口型向左偏斜，开口度三横指，左侧颞下颌关节可触及弹响，左侧关节区明显压痛。

（6）咬合检查

咬合不稳定，下颌习惯性右偏。

影像学检查

（1）全景片

左侧关节髁突形态异常，双侧髁突对称性欠佳（图11-2-14p）。

（2）头颅侧位片

骨性Ⅱ类，下颌后缩，高角，颏部发育不足，上下颌前牙唇倾角度基本正常，覆𬌗、覆盖基本正常（图11-2-14o，表11-2-3）。

（3）CBCT

下颌前牙区唇舌侧牙槽骨均较薄，未见明显牙根吸收。

（4）颞下颌关节磁共振

左侧颞下颌关节盘不可复性旋外前移位伴髁突骨质异常，右侧关节盘内移位，双侧关节腔可见少量积液（图11-2-14i~n）。

诊断

（1）骨性问题

骨性Ⅱ类，下颌后缩，高角，颏部发育不足。

（2）牙性问题

安氏Ⅱ类2分类，37磨耗。

（3）牙周问题

慢性牙周病。

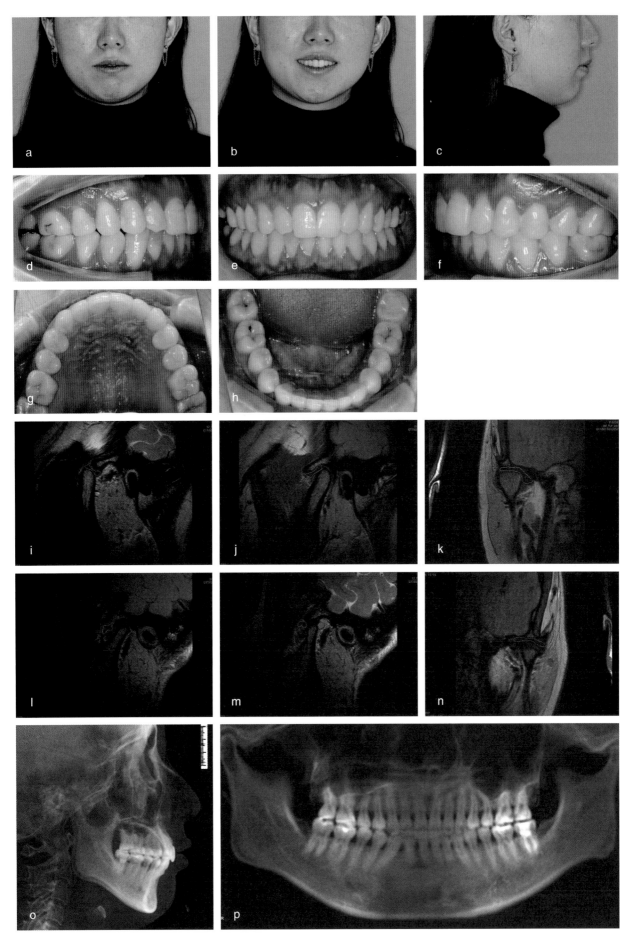

图11-2-14　治疗前照片。（a~c）治疗前面像；（d~h）治疗前𬌗像；（i~n）治疗前关节MRI影像；（o）治疗前头颅侧位片；（p）治疗前全景片

表11-2-3 治疗前头影测量数据

测量项目	标准值	标准差	测量值
SNA(°)	82.8	4.1	76.67
FH-NA(Maxillary Depth)(°)	91	7.5	90.89
SNB(°)	80.1	3.9	70.11
FH-NPo(Facial Angle)(°)	85.4	3.7	83.95
NA-APo(convexity)(°)	6	4.4	14.05
FMA(FH-MP)(°)	27.3	6.1	34.25
MP-SN(°)	30.4	5.6	48.47
Co-Go(mm)	59	3.2	57.62
S Vert-Co(mm)	20.2	2.6	10.25
S-N(Anterior Cranial Base)(mm)	71	3	67.01
SN/GoMe(%)	100	10	96.87
Y-Axis(SGn-FH)(°)	64	2.3	67.18
Po-NB(mm)	4	2	-0.84
ANB(°)	2.7	2	6.57
Wits(mm)	0	2	0.03
ANS-Me/Na-Me(%)	54.4	2.3	55.66
ALFH/PLFH(%)	150	0	169.82
S-Go/N-Me(%)	63.5	1.5	58.3
U1-SN(°)	105.7	6.3	89.63
U1-NA(°)	22.8	5.2	12.96
U1-NA(mm)	5.1	2.4	1.6
U1-PP(mm)	28	2.1	35.66
U6-PP(mm)	22	3	27.62
IMPA(L1-MP)(°)	96.7	6.4	95.53
L1-MP(mm)	42	4	47.31
L1-NB(°)	30.3	5.8	34.1
L1-NB(mm)	6.7	2.1	8.97
U1-L1(°)	124	8.2	126.37
Overjet(mm)	2	1	4.05
Overbite(mm)	3	2	2.98
FMIA(L1-FH)(°)	55	2	50.22
OP-FH(°)	9.3	1	15.12
N'-SN-Pog'(Facial convexity)(°)	12	4	21.96
N' Vert-Pog'(mm)	0	2	-6.76
Upper Lip Length(ULL)(mm)	20	2	22.94
SN-G Vert(mm)	6	3	8.08
Pog'-G Vert(mm)	0	4	-6.9
UL-EP(mm)	-1.4	0.9	1.38
LL-EP(mm)	0.6	0.9	3.2

（4）关节问题

髁突形态骨质异常，左侧颞下颌关节盘不可复性旋外前移位；右侧颞下颌关节盘内移位。

（5）咬合问题

CR-CO不一致。

治疗方案

（1）治疗方案1

关节手术复位关节盘，正畸重建咬合。

①治疗目标：关节外科行关节盘复位术，术后𬌗板稳定下颌位置；以该位置为目标位进行正畸治疗。

②分两个阶段：第一阶段，关节外科先行关节盘复位术，术后佩戴𬌗板稳定下颌位置。第二阶段，使用透明矫治器，上颌后牙区𬌗垫增高，维持并稳定新的下颌位置，逐步伸长前磨牙及前牙，待部分牙列稳定建立咬合后逐步去除上颌后牙𬌗垫，伸长后牙，实现后牙的建𬌗，并对咬合关系进行精细调整，建立正常覆𬌗、覆盖，尖牙及磨牙Ⅰ类咬合关系。

③支抗设计：本病例前期主要涉及牙列的垂直向调整，矢状向无明显变化，故未进行特殊支抗设计。

④治疗流程：关节科会诊→健康宣教→牙周基础治疗→关节风险告知→知情同意→数据采集→模拟治疗方案→修改方案→定制透明矫治器→进入规范化治疗和复诊程序。

（2）治疗方案2

𬌗板稳定关节位置，消除症状，正畸重建咬合。

①治疗目标：应用稳定𬌗板寻找稳定的关节位置，缓解咬合不适、弹响等症状，以该位置为目标位进行正畸咬合重建。

②分两个阶段：第一阶段，先行咀嚼肌去程序化，寻找本病例舒适且重复性好的下颌位置，以该位置为目标位设计稳定𬌗板，通过调磨𬌗板最终确定稳定的下颌位置。第二阶段设计同治疗方案1。

③支抗设计：本病例前期主要涉及牙列的垂直向调整，矢状向无明显变化，故未进行特殊支抗设计。

④治疗流程：健康宣教→牙周基础治疗→关节风险告知→知情同意→全面关节检查→初步获得稳定咬合位→制作稳定性𬌗板→调磨𬌗板→确定最终的稳定咬合位→数据采集→模拟治疗方案→修改方案→定制透明矫治器→进入规范化治疗和复诊程序。

选择治疗方案2，选择依据详见病例小结。

方案设计

本病例存在关节结构改变，表现为左侧髁突形态、骨质异常，左侧颞下颌关节盘不可复性旋外前移位，关节盘挛缩；右侧颞下颌关节盘内移位。伴有开口偏斜，左侧关节区压痛以及咬合不适的症状，咬合位置不稳定，属于有放射学表现并表现为关节弹响、疼痛及咬合不稳定等颞下颌关节紊乱症状的TMD病例。按照该类患者的关节治疗原则应坚持从可逆到不可逆，从保守到手术的治疗原则。方案设计可以分为两个重点阶段：第一阶段是稳定下颌位置，本病例因颞下颌关节外科告知其关节盘已经挛缩，可能手术治疗效果欠佳，且患者自身也偏向保守治疗，故在明确告知相应风险后进行了𬌗板设计，佩戴𬌗板6个月，症状缓解，关节位置稳定，可以进入正畸咬合重建阶段。在稳定下颌位置的前提下，第二阶段以牙齿的垂直向移动为主，通过透明矫治器分步将后牙建立咬合，以实现下颌骨和最大牙尖交错位一致的咬合重建。清晰告知必须清楚自身颞下颌关节存在的问题，如治疗中关节症状加重，则需关节科会诊，有必要时行关节手术治疗。

（1）第一阶段：稳定性𬌗板治疗

· 下颌颌位设计

设计以咀嚼肌去程序化稳定可重复咬合位为目标位。咀嚼肌去程序化后症状缓解，咬合位置发生变化，CR-CO不调得到纠正，在该位置记录咬合，设计𬌗板，调整𬌗板使其与后牙均匀、平衡接触，稳定下颌位置（图11-2-15）。

· 稳定𬌗板佩戴，调磨

𬌗板佩戴6个月，下颌位置稳定，去除𬌗板，后牙𬌗垫以维持下颌位置，在此基础上设计透明矫治器，进入咬合重建阶段（图11-2-16）。

（2）第二阶段：隐形矫治

· 牙移动及附件设计

本病例已进行下颌咬合位重建，后牙区应用树脂垫高后牙，维持后牙咬合关系稳定。此时前牙正常覆𬌗、覆盖，因此牙移动主要以后牙伸长、建立咬合为主。研究显示，仅用透明矫治器不足以大量伸长牙齿，必须合理使用附件以达到目标，因此前磨牙均设计伸长附件。磨牙区垂直向早期无明显变动，故仅需要保证固位性。26、27增加了𬌗垫，且临床牙冠较大，无需设计附件就可获得足够的包裹性；右上后牙牙冠稍小，故添加了一个优化附件以保障固位，下颌牙冠较短，添加了优化附件，便于摘戴的同时有利于加强固位。出于美观考量，前牙区设计少量体积较小的优化附件，同时后期在11、21、22唇侧添加压力嵴（power ridge）以控制前牙转矩（图11-2-17）。

· 矫治器形态设计

本病例后牙临床牙冠较长，且无需大量移动，仅需设计优化附件及包裹性较好的矫治器形态即可。在牙冠伸长建立咬合过程中，同样也需要设计包裹程度较高的矫治器，配合伸长附件，实现伸长牙齿的矫治目标。

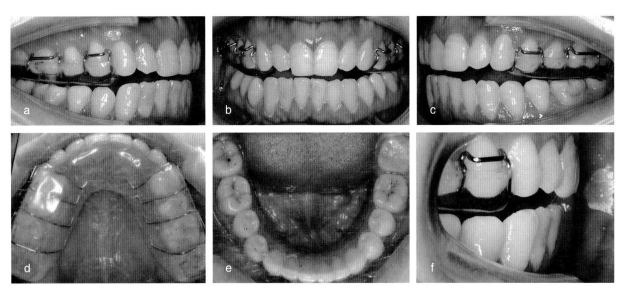

图11-2-15 （a~f）佩戴𬌗板

·生物力学分析

本病例特征性的生物力学节点为殆板治疗后前磨牙区的快速建殆。该类患者在殆板治疗后颌位发生变化，磨牙区需要应用树脂材料暂时维持当前咬合状态，此时需要将前磨牙区牙齿尽快建立咬合，后续再建立磨牙区咬合。本病例选取第一阶段治疗方案中的第23步为例，主要以

34、35、44、45垂直向伸长建殆，整平Spee曲线，其他牙齿作为支抗牙；附件设计包含垂直矩形附件、优化附件及椭圆形附件；移动步距为0.2mm。

该类型牙齿移动生物力学特点为：设计34、35、44、45垂直向伸长，其他牙齿作为支抗牙，此时磨牙及前牙区均受到一定的压低向力，

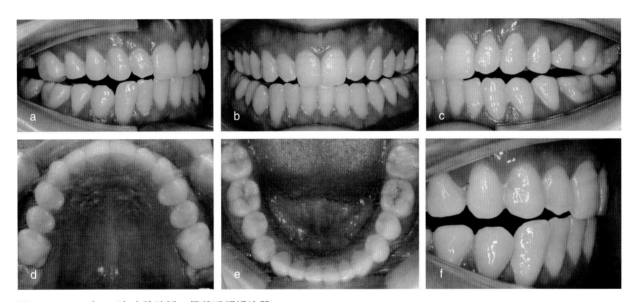

图11-2-16 （a~f）去除殆板，佩戴透明矫治器

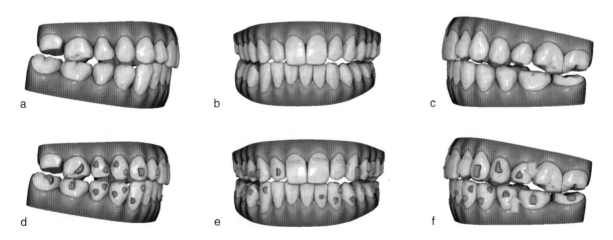

图11-2-17 （a~f）第一阶段附件设计图

其中以靠近前磨牙区的磨牙及尖牙受到的压低向力最为明显，第二磨牙及切牙区也受到一定的压低向力，但力值相对较小。

①牙齿移动趋势：从牙齿移动趋势图（图11-2-18）可见下颌前磨牙伸长，而作为支抗牙，下颌第一磨牙及尖牙区有一定压低，第二磨牙及前牙区也表现为一定的压低趋势，移动量不明显。为了理解这些趋势产生的力学机制，我们以45的牙齿受力情况为例，进一步分析该生物力学节点的力学特征。

②牙齿受力分析：从牙齿受力图（图11-2-19a～d）可见设计伸长移动的下颌第一前磨牙和第二前磨牙颊舌侧附件及矫治器牙齿接触的部位均受到较为明显的拉应力；而作为支抗的其他牙齿，主要的受力牙为第一磨牙和尖牙，最主要受力的部位是附件处，其他牙齿受力较小。从牙

齿受力大小的分析图（图11-2-19e）来看，受力的力值及部位均与受力示意图一致，表现为前磨牙区的伸长向力，其中第二前磨牙较第一前磨牙受力更大；而其他牙齿均受到压低向力，其中第一磨牙和尖牙最为明显，第一磨牙受力大于尖牙。为了全面展示受力情况及对应的牙齿移动趋势，我们以受力最复杂、最显著的45为例（图11-2-19f～i）。颊舌侧观可见45颊侧附件及颊舌侧矫治器与牙齿接触的部位均受到𬌗向的伸长向力，颊舌侧的力可以互相平衡，其中舌侧的力量稍大，所以共同的合力使牙齿发生伸长并伴有一定的颊向直立。

③牙周膜主应力分布：牙齿受力后产生移动的生物学基础是牙周膜及牙槽骨改建，为了进一步关联牙齿受力与牙齿移动情况，我们利用有限元模型对45的牙周膜应力分布进行分析。其中

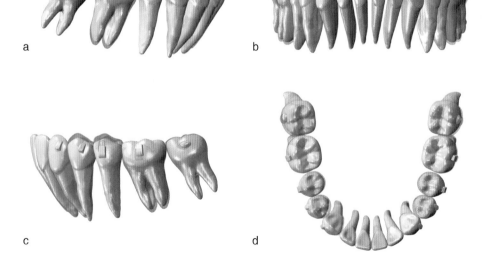

图11-2-18　下颌前磨牙伸长的牙齿移动趋势图。提示黄色为矫治器戴入前，蓝色为矫治器戴入后（牙齿移动量放大20倍展示）。（a）下颌右侧观；（b）下颌正面观；（c）下颌左侧观；（d）下颌𬌗面观

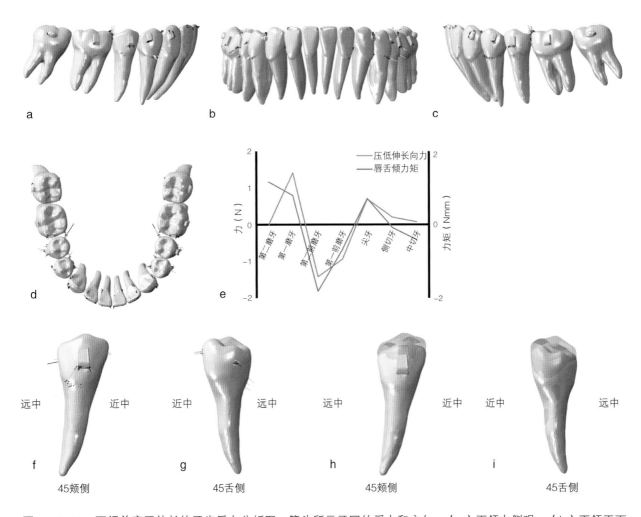

图11-2-19　下颌前磨牙伸长的牙齿受力分析图。箭头所示牙冠的受力和方向。（a）下颌右侧观；（b）下颌正面观；（c）下颌左侧观；（d）下颌𬌗面观；（e）力及力矩折线图（压低向力及唇倾力矩为正值，相反为负值）；（f，g）45的牙冠受力分析图；（h，i）45的牙齿移动趋势图

最大主应力对应拉应力，为正值；最小主应力对应压应力，为负值。可见该牙拉应力集中在根尖及根颈部远中颊侧区，压应力相对不明显，与

45牙齿伸长并伴有轻度颊向直立一致（图11-2-20）。

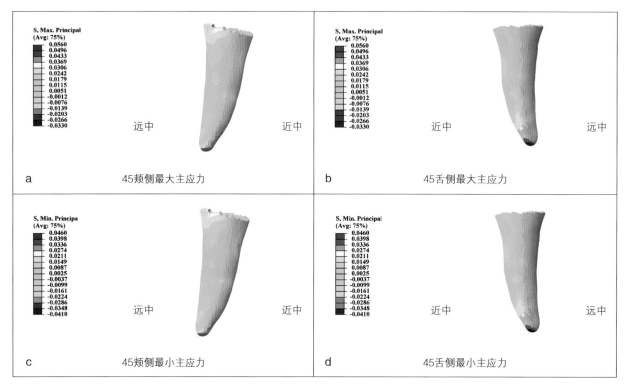

图11-2-20 牙周膜主应力分布图。最大主应力代表拉应力，黄色和红色，颜色越深应力越大；最小主应力代表压应力，蓝色，颜色越深应力越大。（a，b）45牙周膜最大主应力；（c，d）45牙周膜最小主应力

治疗过程

去除𬌗板后，颌位发生明显变化，后牙应用玻璃离子垫高保持下颌位置后进行口扫并设计矫治器（图11-2-21）。

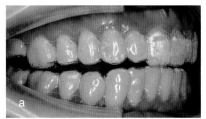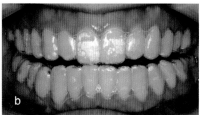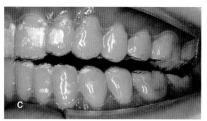

图11-2-21 治疗中照片。（a~c）去除𬌗板，佩戴透明矫治器，后牙𬌗垫以维持下颌位置，在此基础上设计透明矫治器，进入咬合重建阶段

咬合重建基本完成，最终治疗效果为尖牙、磨牙中性关系，上下颌牙齿排列整齐，覆殆、覆盖正常，咬合不适消失。此时后牙咬合稍欠密实，进行咬合精细调整（图11-2-22）。

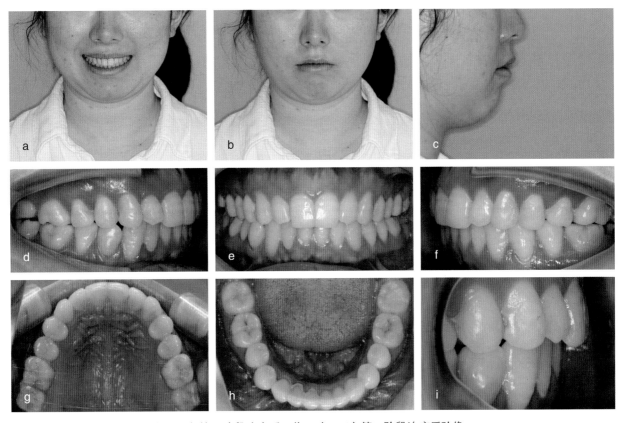

图11-2-22　治疗后照片。（a~c）第一阶段治疗后面像；（d~i）第一阶段治疗后殆像

治疗结果

精细调整咬合4个月，最终治疗效果为尖牙、磨牙中性关系，上下颌牙齿排列整齐，咬合紧密，覆𬌗、覆盖正常，咬合不适消失，咬合稳定，CO-CR不调消除（图11-2-23～图11-2-25，表11-2-4）。

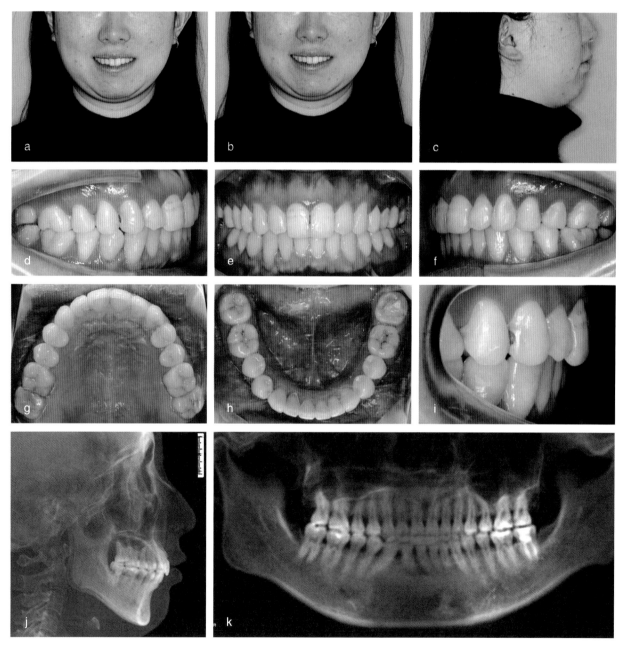

图11-2-23 治疗后照片。（a～c）治疗后面像；（d～i）治疗后𬌗像；（j）治疗后头颅侧位片；（k）治疗后全景片

表11-2-4 治疗前后头影测量数据

测量项目	标准值	标准差	治疗前测量值	治疗后测量值
SNA(°)	82.8	4.1	76.67	76.75
FH-NA(Maxillary Depth)(°)	91	7.5	90.89	90.75
SNB(°)	80.1	3.9	70.11	70.89
FH-NPo(Facial Angle)(°)	85.4	3.7	83.95	84.49
NA-APo(convexity)(°)	6	4.4	14.05	12.61
FMA(FH-MP)(°)	27.3	6.1	34.25	33.45
MP-SN(°)	30.4	5.6	48.47	47.45
Co-Go(mm)	59	3.2	57.62	62.35
S Vert-Co(mm)	20.2	2.6	10.25	10.03
S-N(Anterior Cranial Base)(mm)	71	3	67.01	68.57
SN/GoMe(%)	100	10	96.87	96.45
Y-Axis(SGn-FH)(°)	64	2.3	67.18	66.82
Po-NB(mm)	4	2	-0.84	-0.92
ANB(°)	2.7	2	6.57	5.85
Wits(mm)	0	2	0.03	-0.62
ANS-Me/Na-Me(%)	54.4	2.3	55.66	55.76
ALFH/PLFH(%)	150	0	169.82	169.91
S-Go/N-Me(%)	63.5	1.5	58.3	59.08
U1-SN(°)	105.7	6.3	89.63	90.86
U1-NA(°)	22.8	5.2	12.96	14.12
U1-NA(mm)	5.1	2.4	1.6	2.82
U1-PP(mm)	28	2.1	35.66	36.62
U6-PP(mm)	22	3	27.62	28.11
IMPA(L1-MP)(°)	96.7	6.4	95.53	96.07
L1-MP(mm)	42	4	47.31	48.71
L1-NB(°)	30.3	5.8	34.1	34.41
L1-NB(mm)	6.7	2.1	8.97	9.19
U1-L1(°)	124	8.2	126.37	125.62
Overjet(mm)	2	1	4.05	4.15
Overbite(mm)	3	2	2.98	3.21
FMIA(L1-FH)(°)	55	2	50.22	50.48
OP-FH(°)	9.3	1	15.12	14.33
N'-SN-Pog'(Facial convexity)(°)	12	4	21.96	21.87
N' Vert-Pog'(mm)	0	2	-6.76	-5.56
Upper Lip Length(ULL)(mm)	20	2	22.94	23.55
SN-G Vert(mm)	6	3	8.08	9.03
Pog'-G Vert(mm)	0	4	-6.9	-5.61
UL-EP(mm)	-1.4	0.9	1.38	1.37
LL-EP(mm)	0.6	0.9	3.2	3.18

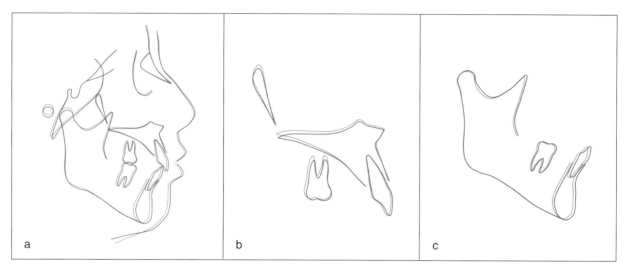

图11-2-24 治疗前后头侧重叠图（治疗前蓝色，治疗后红色）。（a）SN重叠；（b）上颌重叠；（c）下颌重叠

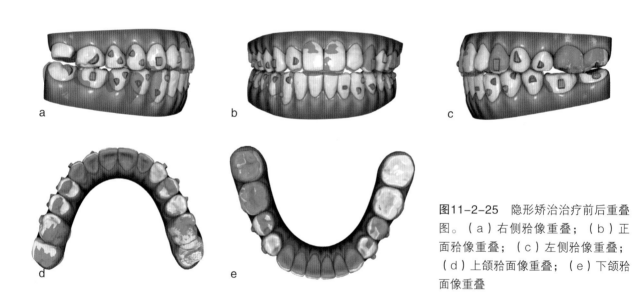

图11-2-25 隐形矫治治疗前后重叠图。（a）右侧𬌗像重叠；（b）正面𬌗像重叠；（c）左侧𬌗像重叠；（d）上颌𬌗面像重叠；（e）下颌𬌗面像重叠

病例小结

（1）病例特点

本病例为25岁女性，主诉为咬合不适，咬合不稳定5年余，未进行相关治疗。检查发现面部右偏，面下1/3偏长；上唇前突，唇休息位露齿约1.5mm，颏肌紧张；侧面呈凸面型，高角，下颌后缩；其咀嚼肌去程序化后不适症状得到缓解；MRI结果显示左侧髁突骨质异常，左侧颞下颌关节盘不可复性旋外前移位；右侧颞下颌关节盘内移位。诊断为：骨性Ⅱ类错殆畸形，下颌后缩，安氏Ⅱ类错殆畸形，颞下颌关节紊乱病。颞下颌关节紊乱病病因复杂，具体而言，本病例可能因关节盘移位、髁突骨质改建导致颌位改变，且改变超出其生理代偿范围，最终表现为咬合不适。

（2）鉴别诊断

本病例是不可复性关节盘移位、关节挛缩、髁突骨质异常伴咬合不适，需要同有关节异常但无症状病例进行鉴别。鉴别要点为前者除有关节运动轨迹以及弹响外还有显著的疼痛或者不适症状，同时有关节区压痛和髁突骨质异常，这类病例需要先行关节治疗。关节治疗可以分为：①保守治疗：如殆板、药物等。②外科治疗：关节盘复位术、关节置换术等，需要根据实际情况做出最有利于就诊人的选择。前文已做较详细介绍，此处不再赘述。

（3）治疗方案选择的理由

针对本病例咬合不适的症状，以及关节影像，制订治疗方案分两部分进行：第一部分为关节治疗，通过实施关节盘复位术恢复关节盘位置或者佩戴稳定殆板实现稳定下颌关节的治疗目的，缓解咬合不适。需要注意的是关节治疗后，该类病例咬合位置将出现明显变化。第二部分为正畸咬合重建，即在新的关节舒适位，通过正畸逐步恢复前后牙的咬合关系。实现咬合、功能的协调。治疗方案1拟通过外科手术复位关节盘，但是本病例前移位关节盘挛缩、形态异常，关节盘复位后效果可能欠佳，故选用治疗方案2殆板治疗，后期通过正畸实现咬合重建。

（4）病例陷阱及可能的并发症

本病例MRI显示骨质异常，且存在关节腔积液，治疗过程中或治疗后髁突可能出现进一步吸收，发生下颌后下旋转、面部偏斜、前牙开殆的风险，需要在治疗中严密监控关节骨质状态以及咬合改变，制订开殆、覆盖加大的正畸方案，充分地告知患者并取得理解和同意。

（5）生物力学的考量

本病例牙列无明显拥挤，关键在于殆板治疗后会出现咬合位置的变化，正畸治疗的核心在维持关节稳定的同时，建立前后牙的咬合关系。针对本病例所涉及生物力学过程主要是牙齿的伸长。下颌第二前磨牙近中牙槽嵴端牙根压应力集中；根尖处、颊侧牙槽嵴顶处拉应力集中与前磨牙的移动趋势相符。下颌第一磨牙作为最主要的支抗牙，产生明显压低趋势。下颌其他牙齿无明显移动趋势。

（6）成功治疗的原因

本病例成功治疗很大程度上取决于颞下颌关节结构的稳定及髁突的改建。本病例殆板治疗后关节能够实现症状缓解，然后通过控制后牙垂直高度稳定下颌位置，通过隐形矫治逐步使得后牙建立咬合关系，实现咬合、下颌骨功能稳定的治疗效果。

病例11-3

一般情况

女，22岁。

主诉

前牙不能咬合5年余。

病史

自述前牙不能咬合，下巴变小，缓慢加重5年余。自述10年前拔牙矫治史，具体不详。否认遗传性家族史，否认系统疾病史，否认特殊药物服用史。

临床检查

（1）口外检查

①正面观：面部左大右小，颏部左偏，面下1/3偏长，唇休息位闭合不全，静态露齿约5mm，微笑口角左高右低（图11-2-26a，b）。

②侧面观：凸面型，下颌后缩，高角，鼻唇角约90°，双唇位于审美平面之后，颏肌紧张（图11-2-26c）。

（2）口内检查

恒牙列，13、25、35、44缺失，双侧磨牙Ⅱ类关系，前牙区开𬌗，覆盖3mm，下颌牙列中线左偏1mm；上颌牙弓尖圆形，上下颌轻度拥挤（图11-2-26d～i）。

（3）牙体检查

口内多牙位唇侧脱矿。

（4）牙周检查

牙龈色红、质韧、红肿。

（5）关节检查

开口型向右，开口度两横指，双侧颞下颌关节未触及弹响，有压痛。

影像学检查

（1）全景片

18、28、38、48阻生，髁突骨质异常（图11-2-26k）。

（2）头颅侧位片

下颌发育不足，高角，颏部发育良好，下颌牙轴轻度舌倾，骨性Ⅱ类关系，高角生长型（图11-2-26j，表11-2-5）。

（3）CBCT

上下颌前牙区唇舌侧牙槽骨均较薄，未见明显牙根吸收。

（4）颞下颌关节磁共振

双侧颞下颌关节盘不可复性旋内前移位，双侧髁突吸收。

诊断

（1）骨性问题

骨性Ⅱ类，下颌发育不足，偏𬌗，高角生长型。

（2）牙性问题

安氏Ⅱ类，牙列拥挤，中线不齐，前牙开𬌗，13、25、35、44缺失，18、28、38、48阻生。

（3）牙周问题

慢性牙周病，14-23、33-43牙龈薄型，根形暴露。

（4）关节问题

双侧颞下颌关节盘不可复性前移位，髁突

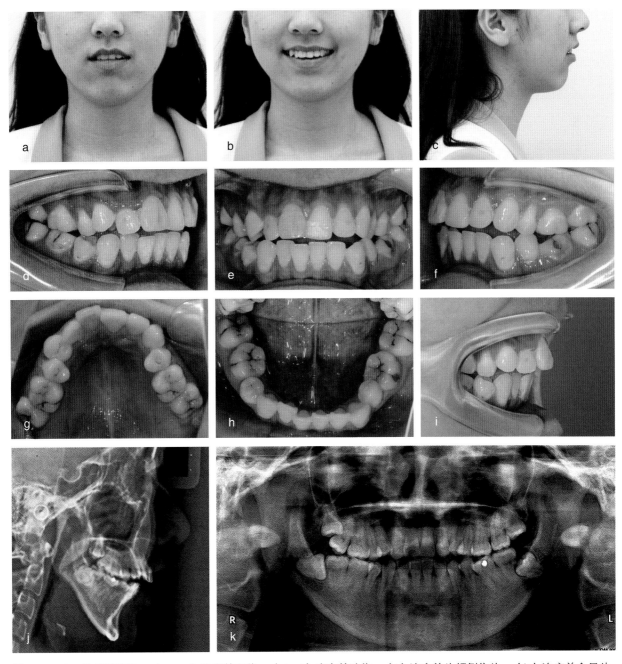

图11-2-26 治疗前照片。（a~c）治疗前面像；（d~i）治疗前拾像；（j）治疗前头颅侧位片；（k）治疗前全景片

表11-2-5 治疗前头影测量数据

测量项目	标准值	标准差	测量值
SNA(°)	82.8	4.1	72.17
FH-NA(Maxillary Depth)(°)	91	7.5	83.71
SNB(°)	80.1	3.9	66.69
FH-NPo(Facial Angle)(°)	85.4	3.7	79.05
NA-APo(convexity)(°)	6	4.4	9.38
FMA(FH-MP)(°)	27.3	6.1	49.47
MP-SN(°)	30.4	5.6	61.01
Co-Go(mm)	59	3.2	46.44
S Vert-Co(mm)	20.2	2.6	9.08
S-N(Anterior Cranial Base)(mm)	71	3	59.82
SN/GoMe(%)	100	10	93.27
Y-Axis(SGn-FH)(°)	64	2.3	73.3
Po-NB(mm)	4	2	1.79
ANB(°)	2.7	2	5.49
Wits(mm)	0	2	7.78
ANS-Me/Na-Me(%)	54.4	2.3	55.14
ALFH/PLFH(%)	150	0	215.52
S-Go/N-Me(%)	63.5	1.5	51.83
U1-SN(°)	105.7	6.3	101.5
U1-NA(°)	22.8	5.2	29.32
U1-NA(mm)	5.1	2.4	7.73
U1-PP(mm)	28	2.1	29.09
U6-PP(mm)	22	3	24.65
IMPA(L1-MP)(°)	96.7	6.4	79.11
L1-MP(mm)	42	4	40.65
L1-NB(°)	30.3	5.8	26.8
L1-NB(mm)	6.7	2.1	7.7
U1-L1(°)	124	8.2	118.39
Overjet(mm)	2	1	8.17
Overbite(mm)	3	2	-0.73
FMIA(L1-FH)(°)	55	2	51.42
OP-FH(°)	9.3	1	9.38
N'-SN-Pog'(Facial convexity)(°)	12	4	17.83
N' Vert-Pog'(mm)	0	2	-17.45
Upper Lip Length(ULL)(mm)	20	2	18.16
SN-G Vert(mm)	6	3	-1.45
Pog'-G Vert(mm)	0	4	-19.89
UL-EP(mm)	-1.4	0.9	-3.3
LL-EP(mm)	0.6	0.9	-1.25

吸收。

（5）软组织问题

侧面凸面型，正面欠对称，微笑口角左高右低。

治疗方案

（1）治疗方案1

正畸–正颌联合治疗（备关节手术）。

①治疗目标：改善下颌后缩凸面型，调整咬合、排齐牙齿，建立中性尖牙、磨牙关系。

②牙周基础治疗：备下颌前牙唇侧骨增量手术。

③术前正畸：拔除18、28、38、48；双侧下颌后牙区微种植体支抗辅助磨牙远中移动，排齐整平牙列，匹配上下颌牙弓，创造6mm覆盖。

④双颌手术：上颌Le FortⅠ型截骨摆正、上抬，下颌BSSRO前移、匹配咬合，备颏成形术；备关节盘锚固术或关节重建术。

⑤术后正畸：精细调整咬合，达到尖牙、磨牙Ⅰ类关系，正常覆𬌗、覆盖。

⑥治疗流程：口外会诊→牙周会诊→健康宣教→知情同意→数据采集→模拟治疗方案→修改方案→定制透明矫治器→进入规范化治疗和复诊程序。

（2）治疗方案2

①治疗目标：关节镜手术复位关节盘；正畸治疗稳定颌位，建立Ⅰ类尖牙、磨牙关系及正常覆𬌗、覆盖。

②牙周基础治疗：备下颌前牙唇侧骨增量手术。

③拔牙计划：拔除18、28、38、48。

④第一阶段：双侧关节镜手术复位前移关节盘，Herbst前导下颌稳定颌位。

⑤第二阶段：使用透明矫治器，微种植体支抗辅助，推上颌磨牙向远中达到Ⅰ类关系，创造间隙，排齐牙列、内收前牙矫治开𬌗；同时，竖直14、24、36、45，压低后牙以逆时针旋转下颌骨辅助解除前牙区开𬌗。维持上颌牙列中线，调整下颌牙列中线与上颌牙列中线一致。正畸结束后建立正常覆𬌗、覆盖，尖牙及磨牙Ⅰ类咬合关系。全口设计优化附件。

⑥治疗流程：口外会诊→健康宣教→知情同意→数据采集→模拟治疗方案→修改方案→定制透明矫治器→进入规范化治疗和复诊程序。

选择治疗方案2，选择依据详见病例小结。

方案设计

本病例拔除18、28、38、48，为牙列的远中移动、排齐及后牙的远中竖直、压入提供空间。隐形矫治设计磨牙远中移动的过程大致可以分为两个阶段：第一阶段，磨牙作为移动牙，需要按设计移动到位，为前磨牙和前牙序列远中移动提供间隙。远中移动磨牙采用分步移动方法，首先将上下颌第二磨牙与第一磨牙远中移动及竖直到位。本病例以上颌磨牙远中移动为主，最大远中移动距离为2.8mm，下颌磨牙以向远中竖直为主；因同时需压入后牙以调整𬌗平面，遂于上颌后牙区植入微种植体支抗。第二阶段，应用微种植体为磨牙、前磨牙的远中移动压低以及前牙的内收提供支抗，其中，37、47的压入量为0.9mm。前磨牙及磨牙远中移动、竖直、压入完成后，𬌗平面得以逆时针旋转，前牙区开𬌗得以解除。

（1）目标位设计

牙移动及附件设计：图11-2-27为本病例添加附件示意图。本病例的上颌磨牙因牙冠较大、包裹性较好，无需附件也可获得良好的远中移动，但对于近中倾斜明显的下颌第一磨牙，为增加矫治器的固位力，添加水平矩形附件用于固位以辅助其远中竖直及压低，同时，在24添加优化旋转附件辅助其去扭转，33、34、43、45添加优化控根附件辅助其远中竖直及压低。

本病例上颌磨牙远中移动动画方案为紧凑型序列磨牙远中移动，即第一磨牙、前磨牙和尖牙每颗牙的远中出现约1mm间隙时便序列远中移动前一颗牙齿。该远中移动方案可使矫治器覆盖的牙冠面积更大，增加矫治器施力面。根据软件默认步距做自动分步，每一步同时远中移动的牙齿数量较多，通过微种植体支抗与上颌尖牙矫治器牵引钩之间的弹性牵引增加支抗。

（2）牵引设计

磨牙远中移动过程中，为提升矫治效率，在某些阶段需要同时移动2～3颗牙。这些牙移动需要较大的矫治力，并且会产生同等大小的反作用力。此时过大的反作用力可能导致磨牙没有产生预期的远中移动，继而产生不希望出现的前牙唇向移动和倾斜。在这种情况下，可以通过适当的牵引设计，对牙颌施加一个外部作用力，以保护前牙和磨牙支抗，保证牙移动的达成。本病例通过在上颌后牙区颊侧植入微种植体支抗辅助上颌磨牙远中移动，在14、23矫治器近中边缘设计精密切割牵引钩，使用7.9mm、3.5oz牵引圈，牵引力值为单侧150g（图11-2-28）。治疗后期精细调整阶段，使用7.9mm、2.5oz牵引圈施加左侧Ⅱ类牵引及14-33斜行牵引，调整中线及磨牙关系。

（3）矫治器形态设计

本病例后牙临床牙冠较长，不需要设计控制力较强的附件，仅需常规设计包裹性较好的矫治器形态即可。磨牙远中移动过程中，设计包裹程度较高的矫治器，同时辅以优化附件即可确保整体远中移动实现率（图11-2-27）。在前牙伸长中，同样也需要设计包裹程度较高的矫治器，可

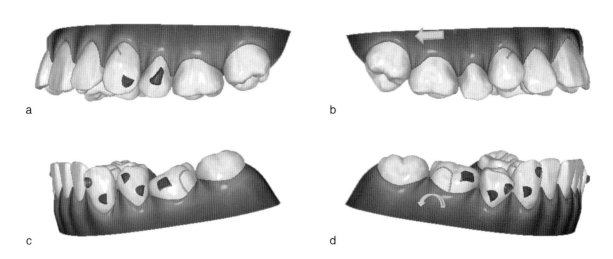

图11-2-27　附件设计图。（a）上颌左侧；（b）上颌右侧；（c）下颌左侧；（d）下颌右侧

考虑配合形态较大的附件，起到有效控制前牙的作用。

（4）生物力学分析

本病例通过控制𬌗平面改善开𬌗，针对下颌磨牙近中倾斜这一临床问题设计磨牙分步远中竖直及压低，特征性生物力学节点主要选取以下两个步骤：第一阶段治疗第12步，远中竖直第一磨牙及第二磨牙，第一磨牙设计水平矩形附件，前磨牙设计优化控根附件，Ⅱ类牵引辅助（99g力）；第一阶段治疗第30步，压低和远中竖直第二磨牙、不设计附件，伸长第一磨牙、设计水平

矩形附件，前磨牙设计优化控根附件。针对这两个步骤的生物力学分析如下，所有移动分析单步步距为0.2mm。

· 第一阶段治疗第12步生物力学分析

远中竖直第一磨牙及第二磨牙，第一磨牙设计水平矩形附件，前磨牙设计优化控根附件，Ⅱ类牵引辅助（99g力）。

①牙齿移动趋势：从牙齿移动趋势图（图11-2-29）可见矫治器戴入后下颌第一磨牙、第二磨牙牙冠向远中竖直，本病例设计分步远中竖直及压低，故下颌前牙及前磨牙反作用力微小，

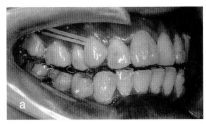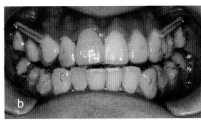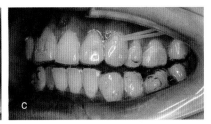

图11-2-28 磨牙远中移动牵引设计。（a~c）上颌后牙区植入微种植体支抗，辅助上颌磨牙远中移动

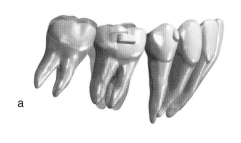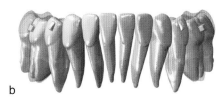

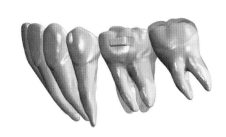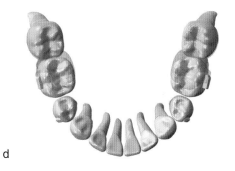

图11-2-29 下颌第12步的整体移动趋势图。提示黄色为矫治器戴入前，蓝色为矫治器戴入后（牙齿移动量放大20倍展示）。（a）下颌右侧观；（b）下颌正面观；（c）下颌左侧观；（d）下颌𬌗面观

移动趋势不明显。

对主要移动牙的牙齿移动趋势进行分析显示，46位置变化主要体现在近远中向及垂直向，可见牙冠呈现远中向移动伴近中边缘嵴伸长、远中边缘嵴压低，牙根向近中竖直（图11-2-30a～d）。47位置改变主要体现在垂直向，近远中向移动较小，可见牙冠呈远中倾斜伴近中边缘嵴伸长，牙根无明显移动（图11-2-30e～h）。

②牙齿受力情况：从牙齿受力图（图11-2-31a～e）可见主要受力牙为下颌第一磨牙。近远中面观示46颊舌向分力相互平衡，使其在颊舌向无明显移动。颊舌侧观（图11-2-31f，g）示矫治器的作用力主要施加于46颊侧附件近中角及远中边缘嵴处，分别为远中向推力（负值）及压低向力，其中，46附件近中角处向𬌗方的分力

与远中边缘嵴处向龈方的力为一对力偶，使牙齿产生逆时针方向的力偶矩；46在Ⅱ类牵引力的作用下，同时于远中龈方矫治器包裹处受到近中向的牵引力（正值）。因前述力偶矩所产生的转动大于该近中向力矩所产生的转动，故将合力矩定义为向远中倾斜（负值），就此实现46远倾并伴有近中边缘嵴升高、远中边缘嵴压低的移动。另外，由于46移动时远中𬌗面与矫治器间的挤压最为显著，近中区对矫治器的挤压相对较小，因此44基本未承受反作用力与力矩。此时，47颊舌侧观（图11-2-31h，i）示矫治器作用力主要施加于牙冠近中面、颊侧颈缘偏远中矫治器包裹处及颊侧颈缘近根分叉矫治器包裹处，为远中向推力（负值）、近中向推力（正值）、伸长向力，其中，后两者为46远倾时矫治器的反作用力。上

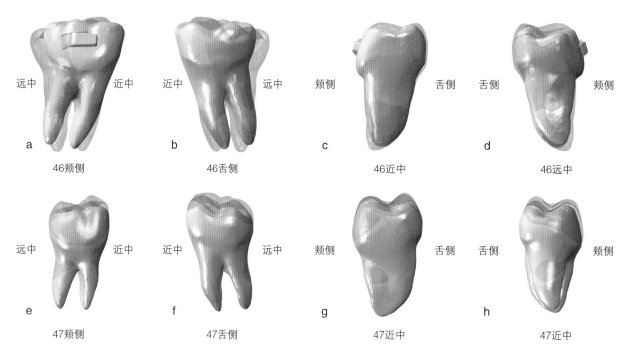

图11-2-30 下颌单颗牙46、47的牙齿移动趋势图。提示黄色为矫治器戴入前，蓝色为矫治器戴入后（牙齿移动量放大20倍展示）。（a）46颊侧观；（b）46舌侧观；（c）46近中观；（d）46远中观；（e）47颊侧观；（f）47舌侧观；（g）47近中观；（h）47远中观

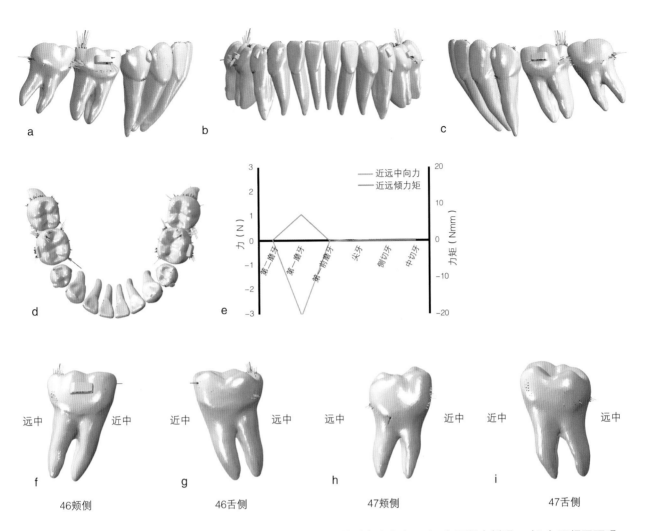

图11-2-31 上颌第12步的牙齿受力分析图。箭头所示牙冠的受力和方向。（a）下颌右侧观；（b）下颌正面观；（c）下颌左侧观；（d）下颌拾面观；（e）力及力矩折线图（近中向力及力矩为正值，相反为负值）；（f）46颊侧观；（g）46舌侧观；（h）47颊侧观；（i）47舌侧观

述近远中向推力为一对力偶，使47发生远中倾斜伴近中边缘嵴伸长的旋转，实现远中竖直。但因47未设计附件且矫治器末端刚性相对较弱，故其近远中向承受的反作用力及力矩也不甚明显。

③牙周膜主应力分布：46在矫治器的驱动下，牙周膜最大主应力（拉应力），主要集中于牙根远中面根尖和近中面颈部（图11-2-32a，b）；46牙周膜最小主应力（压应力），主要集中于牙根远中面颈部和远中根的根尖近中面（图11-2-32c，d）。以上提示46绕根分叉做牙根向近中、牙冠向远中倾斜移动的趋势。47牙周膜最大主应力（拉应力），主要集中于根尖（图11-2-32e，f）；47牙周膜最小主应力（压应力），主要集中于牙根远中面（图11-2-32g，h）。以上提示47表现为远中竖直伴少量伸长的移动趋势。

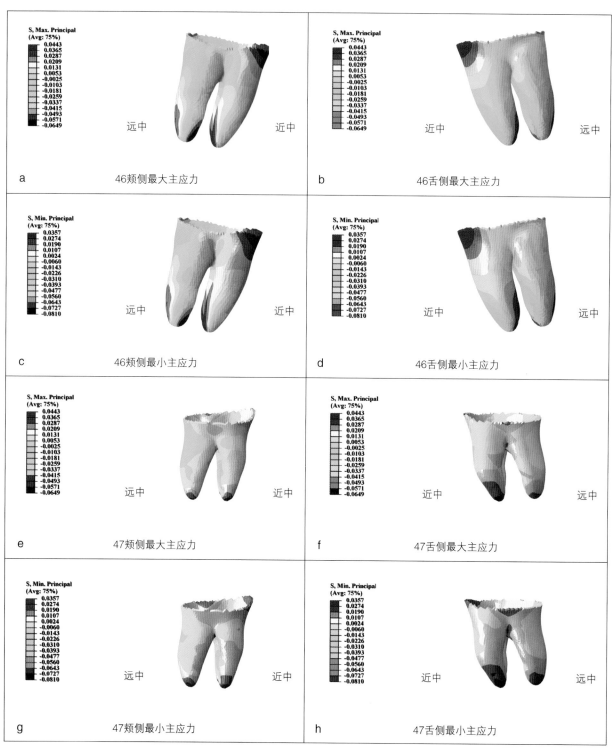

图11-2-32 牙周膜主应力分布图。最大主应力代表拉应力，黄色和红色，颜色越深应力越大；最小主应力代表压应力，蓝色，颜色越深应力越大。（a，b）46牙周膜最大主应力；（c，d）46牙周膜最小主应力；（e，f）47牙周膜最大主应力；（g，h）47牙周膜最小主应力

·第一阶段治疗第30步生物力学分析

压低和远中竖直第二磨牙、不设计附件，伸长第一磨牙、设计水平矩形附件，前磨牙设计优化控根附件。

①牙齿移动趋势：从牙齿移动趋势图（图11-2-33）可见矫治器戴入后下颌第二磨牙压低、远中竖直趋势，下颌第一磨牙伸长趋势。其中，矫治器作用下，下颌第二磨牙的压低、远中竖直得以实现，其反作用力可引起第一磨牙伸长，有助于进一步整平下颌第一磨牙、第二磨牙之间的台阶；同时，下颌前磨牙及前牙出现少量近中倾斜和压低趋势。

单颗牙的牙齿移动趋势图（图11-2-34a~d）可见47的牙移动主要体现在垂直向的压低及牙冠颊向倾斜、牙根舌侧倾斜。46的牙移动主要体现在垂直向的伸长及少量牙冠的近中舌向倾斜（图11-2-34e~h）。

②牙齿受力情况：从牙齿受力图（图11-2-35a~d）可见第30步主要受力牙为下颌第二磨牙和下颌第一磨牙，由于两组牙齿为交互支抗设计，因此在牙齿受力图中主要表现为下颌第二磨牙的牙冠殆面的压低向力（正值）和唇向力矩（正值），下颌第一磨牙伸长向力（负值）和舌向力矩（负值），前磨牙和前牙受到微小的压低向力，可见少量冠唇向转矩（图11-2-35e）。

将上述两颗牙受力情况进行单独分析（图11-2-35f~i），颊舌侧观可见47殆面近中颊尖受到斜向下、向唇侧的压力，近中面颊舌轴角处受到向远中的推力，两者均能产生远中、唇向倾斜力矩，实现远中竖直并压低第二磨牙的效果；46颊侧附件龈方受到向上、向舌侧的力，使46伸长、牙冠向舌侧倾斜。

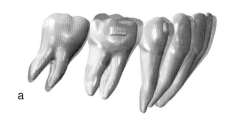
a

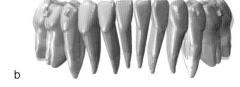
b

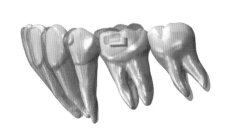
c

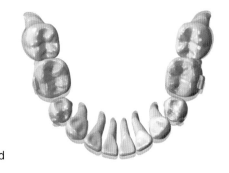
d

图11-2-33 下颌第30步的整体移动趋势图。提示黄色为矫治器戴入前，蓝色为矫治器戴入后（牙齿移动量放大20倍展示）。（a）下颌右侧观；（b）下颌正面观；（c）下颌左侧观；（d）下颌殆面观

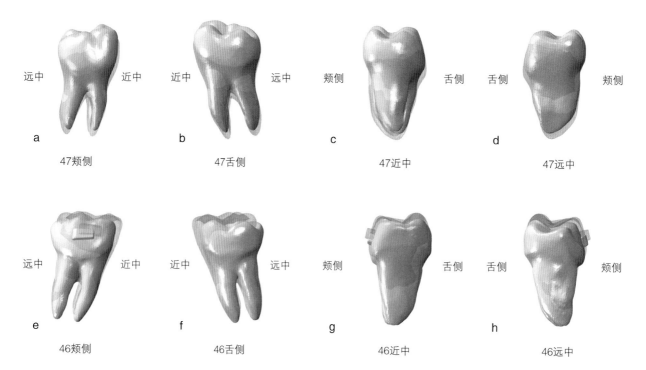

远中 | 近中
a
47颊侧

近中 | 远中
b
47舌侧

颊侧 | 舌侧
c
47近中

舌侧 | 颊侧
d
47远中

远中 | 近中
e
46颊侧

近中 | 远中
f
46舌侧

颊侧 | 舌侧
g
46近中

舌侧 | 颊侧
h
46远中

图11-2-34 下颌单颗牙47、46的牙齿移动趋势图。提示黄色为矫治器戴入前，蓝色为矫治器戴入后（牙齿移动量放大20倍展示）。（a）47颊侧观；（b）47舌侧观；（c）47近中观；（d）47远中观；（e）46颊侧观；（f）46舌侧观；（g）46近中观；（h）46远中观

③牙周膜主应力分布：牙周膜主应力有限元分析结果显示，在矫治器的驱动下，47牙周膜最大主应力（拉应力）相对不明显；47牙周膜最小主应力（压应力）主要位于根分叉及根尖处，从最大主应力及最小主应力的面积范围看，最大主应力面积范围小于最小主应力，与47以压低为主

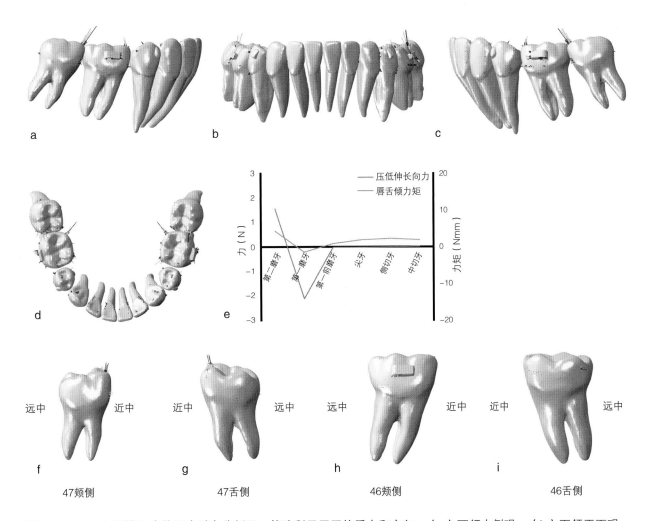

图例标签：

a

b

c

压低伸长向力
唇舌倾力矩

d

e

第二磨牙 第一磨牙 第一前磨牙 尖牙 侧切牙 中切牙

f 47颊侧　远中　近中

g 47舌侧　近中　远中

h 46颊侧　远中　近中

i 46舌侧　近中　远中

图11-2-35 上颌第30步的牙齿受力分析图。箭头所示牙冠的受力和方向。（a）下颌右侧观；（b）下颌正面观；（c）下颌左侧观；（d）下颌殆面观；（e）力及力矩折线图（压低向力及唇倾力矩为正值，相反为负值）；（f）47颊侧观；（g）47舌侧观；（h）46颊侧观；（i）46舌侧观

的牙齿移动趋势一致（图11-2-36a～d）。46牙周膜最大主应力（拉应力）主要集中于根分叉及根尖；最小主应力（压应力）相对不明显，从最大主应力及最小主应力的面积范围看，最大主应力面积范围大于最小主应力，因此46发生以伸长为主的牙移动（图11-2-36e～h）。

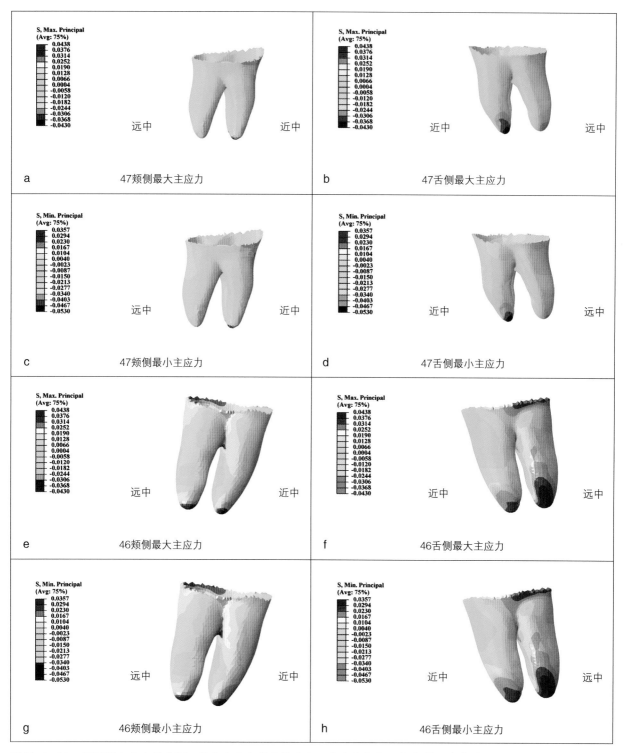

图11-2-36　牙周膜主应力分布图。最大主应力代表拉应力，黄色和红色，颜色越深应力越大；最小主应力代表压应力，蓝色，颜色越深应力越大。（a，b）47牙周膜最大主应力；（c，d）47牙周膜最小主应力；（e，f）46牙周膜最大主应力；（g，h）46牙周膜最小主应力

治疗过程

经过关节盘手术复位+Herbst下颌前导治疗，颞下颌关节基本稳定后，即可进行拍照、口扫，设计治疗方案（图11-2-37）。

治疗过程中，主要以后牙的压低及双侧磨牙的远中移动为主，改善整体的咬合关系，解决拥挤，排齐牙列（图11-2-38）。

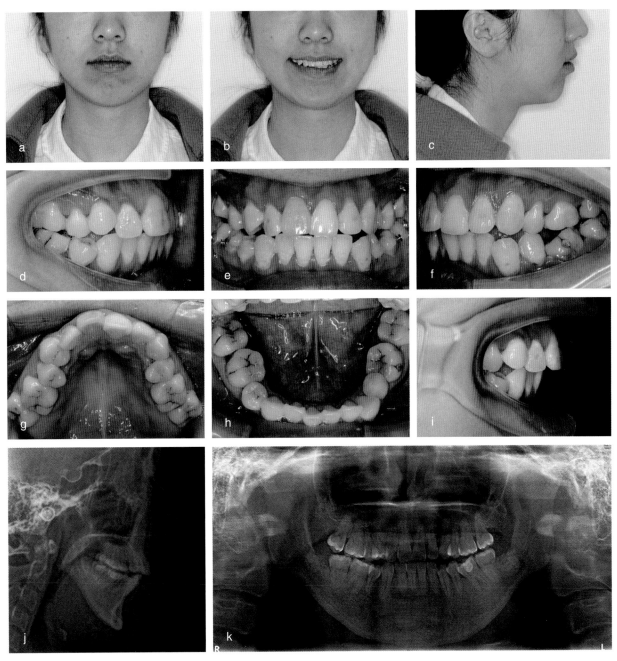

图11-2-37 治疗中照片，关节盘手术复位及Herbst下颌前导后（12个月）。（a~c）第一阶段治疗后面像；（d~i）第一阶段治疗后殆像；（j）第一阶段治疗后头颅侧位片；（k）第一阶段治疗后全景片

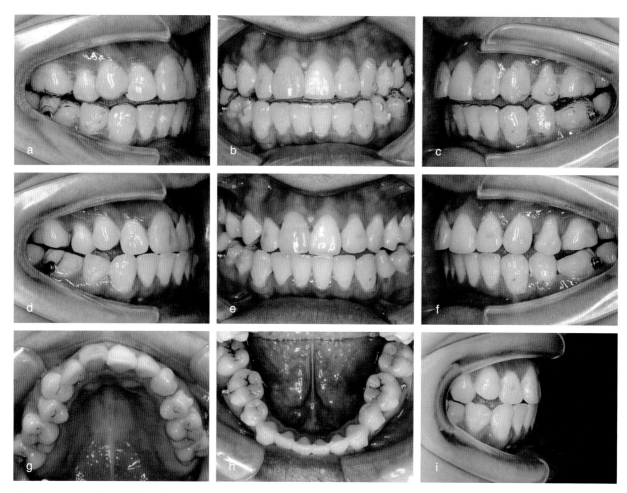

图11-2-38 治疗中照片，后牙压入及磨牙远中移动基本完成，前牙开𬌗解除（隐形矫治12个月）。（a~c）治疗中戴矫治器𬌗像；（d~i）治疗中𬌗像

治疗结果

疗程持续32个月，最终治疗效果为尖牙、磨牙中性关系，上下颌牙齿排列整齐，覆殆、覆盖正常，恢复美好的微笑，面型得到良好改善（图11-2-39～图11-2-41，表11-2-6）。

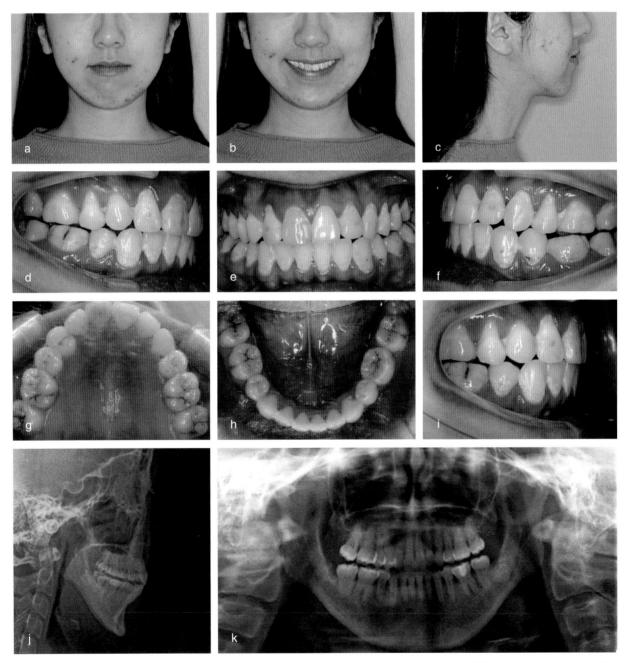

图11-2-39 治疗后照片。（a～c）治疗后面像；（d～i）治疗后殆像；（j）治疗后头颅侧位片；（k）治疗后全景片

表11-2-6 治疗前后头影测量数据

测量项目	标准值	标准差	治疗前测量值	治疗后测量值
SNA(°)	82.8	4.1	72.17	73.29
FH-NA(Maxillary Depth)(°)	91	7.5	83.71	82.81
SNB(°)	80.1	3.9	66.69	68.78
FH-NPo(Facial Angle)(°)	85.4	3.7	79.05	79.46
NA-APo(convexity)(°)	6	4.4	9.38	6.92
FMA(FH-MP)(°)	27.3	6.1	49.47	47.51
MP-SN(°)	30.4	5.6	61.01	57.02
Co-Go(mm)	59	3.2	46.44	44.77
S Vert-Co(mm)	20.2	2.6	9.08	9.86
S-N(Anterior Cranial Base)(mm)	71	3	59.82	57.69
SN/GoMe(%)	100	10	93.27	89.8
Y-Axis(SGn-FH)(°)	64	2.3	73.3	72.88
Po-NB(mm)	4	2	1.79	2.39
ANB(°)	2.7	2	5.49	4.51
Wits(mm)	0	2	7.78	2.79
ANS-Me/Na-Me(%)	54.4	2.3	55.14	55.07
ALFH/PLFH(%)	150	0	215.52	214.4
S-Go/N-Me(%)	63.5	1.5	51.83	52.64
U1-SN(°)	105.7	6.3	101.5	91.68
U1-NA(°)	22.8	5.2	29.32	18.39
U1-NA(mm)	5.1	2.4	7.73	4.54
U1-PP(mm)	28	2.1	29.09	29.25
U6-PP(mm)	22	3	24.65	23.31
IMPA(L1-MP)(°)	96.7	6.4	79.11	86.22
L1-MP(mm)	42	4	40.65	39.34
L1-NB(°)	30.3	5.8	26.8	32.02
L1-NB(mm)	6.7	2.1	7.7	9.38
U1-L1(°)	124	8.2	118.39	125.08
Overjet(mm)	2	1	8.17	1.68
Overbite(mm)	3	2	−0.73	−0.34
FMIA(L1-FH)(°)	55	2	51.42	46.27
OP-FH(°)	9.3	1	9.38	14.48
N'-SN-Pog'(Facial convexity)(°)	12	4	17.83	16.81
N' Vert-Pog'(mm)	0	2	−17.45	−12.26
Upper Lip Length(ULL)(mm)	20	2	18.16	19.81
SN-G Vert(mm)	6	3	−1.45	−2.63
Pog'-G Vert(mm)	0	4	−19.89	−16.64
UL-EP(mm)	−1.4	0.9	−3.3	−3.23
LL-EP(mm)	0.6	0.9	−1.25	0.78

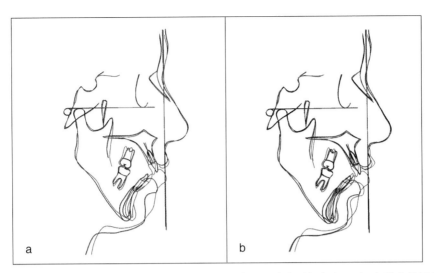

图11-2-40 治疗前后头侧重叠图（治疗前黑色，下颌前导后蓝色，治疗后红色）。（a）治疗前后重叠；（b）治疗前、下颌前导后、治疗后重叠

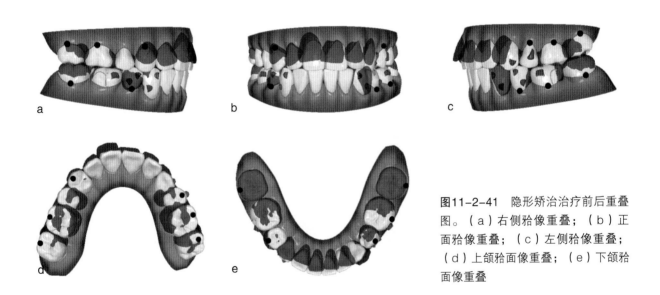

图11-2-41 隐形矫治治疗前后重叠图。（a）右侧**像重叠；（b）正面**像重叠；（c）左侧**像重叠；（d）上颌**面像重叠；（e）下颌**面像重叠

病例小结

（1）病例特点

本病例为22岁女性，主诉为前牙不能咬合缓慢加重5年余，10年前拔牙矫治史。诊断为骨性Ⅱ类，下颌发育不足，高角生长型；牙列拥挤，中线不齐，前牙开𬌗；13、25、35、44缺失，18、28、38、48阻生；特发性髁突吸收；慢性牙周病。

（2）鉴别诊断

与骨性Ⅱ类错𬌗区别，颞下颌关节内紊乱（temporomandibular joint internal derangement，TMJID）指关节盘–髁突关系异常，表现为关节盘前、外或内移位。正常人群中无症状TMJID患病较高。在青春期，11.2%的人因患有TMJID，影响了颌骨生长发育，导致错𬌗畸形。下颌骨的发育迟缓、下颌后缩、前牙开𬌗、面部左右不对称等问题均与TMJID的髁突骨吸收明显相关。TMJID所诱发的牙颌面畸形临床表现为：下颌支变短，下颌体长度变短，后面高减小，而前面高无增加，腭平面和下颌平面的后部更聚拢，上颌磨牙的高度降低，前后颅底短，下颌前牙相对于下颌平面更直立，覆盖增加，前牙开𬌗。其中，女性下颌支高度的减少更为明显。

（3）治疗方案选择的理由

本病例髁突吸收、颞下颌关节内紊乱，目前发病机制及病因均不明确。常常表现为骨性Ⅱ类错𬌗、下颌渐进性后缩，具有较高的𬌗平面角及下颌平面角，可同时伴有前牙开𬌗及后牙早接触等。其治疗目标为：减轻痛苦，改进颞下颌关节功能，提升颜面美观。就此，治疗应包括3个方面：①缓解关节症状，恢复正常关节功能性运动；②改善前牙开𬌗、后牙早接触等；③改善侧貌。学界对于髁突严重吸收的治疗仍有争议，目前的共识认为需采用多种手段结合的方式，如𬌗板治疗、正畸治疗、正颌手术、关节置换术等。本病例关节吸收处于静止期，除耳前区偶有压痛外，无明显功能受限。治疗方案1拟通过正畸–正颌联合治疗改善面型，调整咬合，但此方法未从根本解决关节的病理状态，容易复发，若关节吸收出现进一步进展，则可能需要全关节置换术治疗关节疾患，创伤极大。经与关节外科专家共同会诊，选择关节镜手术结合双期正畸治疗，以较为保守的方式获得了咬合、功能、美观的提升。

（4）病例陷阱及可能的并发症

若处于髁突吸收进展期，治疗过程中或治疗后髁突可能出现进一步吸收，则下颌易发生进一步后下旋转、开𬌗复发、面型变差，需要治疗前充分告知出现不良反应的备用方案，满足患者的知情权。

（5）生物力学的考量

本病例因关节盘移位、髁突吸收等原因导致下颌后缩、下颌平面后下旋转、垂直高度增加等临床问题，在正畸治疗前通过关节盘复位术恢复盘的位置，稳定髁突骨质吸收。正畸治疗第一阶段前导下颌使用Herbst矫治器，缓解关节镜术后关节腔压力、稳定颌位。第二阶段隐形矫治采用磨牙远中移动压低、竖直创造间隙，为前牙拥挤解除、内收、伸长提供空间，利用钟摆效应的同时实现𬌗平面逆时针旋转，解除开𬌗。本病例所涉及特征性生物力学过程主要是下颌磨牙的分步远中竖直及压低。下颌第一磨牙远中竖直时牙根远中面根尖和近中面颈部拉应力集中，根颈部远中面和根尖近中面压应力集中；下颌第二磨牙压入时根分叉及根尖处压应力集中，与牙齿移动趋势符合。因牙移动分步及支抗设计得当，下颌其他牙齿移动趋势不明显。

（6）成功治疗的原因

伴关节紊乱骨性Ⅱ类错殆的治疗能否成功、疗效是否稳定，很大程度上取决于颞下颌关节结构的稳定及髁突的生长和改建；除受年龄影响外，颞下颌关节结构正常与否也起关键作用。本病例为年轻女性，髁突仍具一定改建能力，在与

关节外科专家共同判断髁突吸收不再进展后，通过关节镜手术将关节盘复位，期望保护髁突软骨、减轻受力、维持稳定的关节结构；第一阶段正畸治疗通过Herbst导下颌向前重建颌位，帮助髁突和关节盘位置稳定；进入第二阶段正畸治疗后，通过压低、竖直后牙实现殆平面的整平和逆时针旋转、内收前牙、排齐牙列、矫正前牙开殆，使得咬合、功能及颌面美观皆得以提升。

参考文献

[1] Durham J, Newton-John TR, Zakrzewska JM. Temporomandibular disorders[J]. BMJ, 2015, 12(350):h1154.

[2] Okeson JP. Evolution of occlusion and temporomandibular disorder in orthodontics: Past, present, and future[J]. Am J Orthod Dentofacial Orthop, 2015, 147(5 Suppl):S216–S223.

[3] Gauer RL, Semidey MJ. Diagnosis and treatment of temporomandibular disorders[J]. Am Fam Physician, 2015, 91(6):378–386.

[4] 王美青. 殆学[M]. 4版. 北京: 人民卫生出版社, 2020.

[5] Wright EF, North SL. Management and treatment of temporomandibular disorders: a clinical perspective[J]. J Man Manip Ther, 2009, 17(4):247–254.

[6] 马绪臣, 张震康. 颞下颌关节紊乱病的命名、诊断分类及治疗原则[J]. 中华口腔医学杂志, 2002, 37(04):241–243.

[7] Schiffman E, Ohrbach R. Executive summary of the Diagnostic Criteria for Temporomandibular Disorders for clinical and research applications[J]. J Am Dent Assoc, 2016, 147(6):438–445.

[8] Schiffman E, Ohrbach R, Truelove E, et al. Diagnostic Criteria for Temporomandibular Disorders (DC/TMD) for Clinical and Research Applications: recommendations of the International RDC/TMD Consortium Network and Orofacial Pain Special Interest Groupdagger[J]. J Oral Facial Pain Headache, 2014, 28(1):6–27.

[9] Peck CC, Goulet JP, Lobbezoo F, et al. Expanding the taxonomy of the diagnostic criteria for temporomandibular disorders[J]. J Oral Rehabil, 2014, 41(1):2–23.

[10] Lai YC, Yap AU, Turp JC. Prevalence of temporomandibular disorders in patients seeking orthodontic treatment: A systematic review[J]. J Oral Rehabil, 2020, 47:270–280.

[11] Miao Z, Wang XD, Mao LX, et al. Influence of temporomandibular joint disc displacement on mandibular advancement in patients without pre-treatment condylar resorption[J]. Int J Oral Maxillofac Surg, 2017, 46:328–336.

[12] Xie Q, Yang C, He D, et al. Will unilateral temporomandibular joint anterior disc displacement in teenagers lead to asymmetry of condyle and mandible? A longitudinal study[J]. J Craniomaxillofac Surg, 2016, 44(5):590–596.

[13] Wolford LM, Goncalves JR. Condylar resorption of the temporomandibular joint: how do we treat it?[J]. Oral Maxillofac Surg Clin North Am, 2015, 27(1):47–67.

[14] Chavan SJ, Bhad WA, Doshi UH. Comparison of temporomandibular joint changes in Twin Block and Bionator appliance therapy: a magnetic resonance imaging study[J]. Prog Orthod, 2014,

15:57.

[15] Wadhawan N, Kumar S, Kharbanda OP, et al. Temporomandibular joint adaptations following two-phase therapy: an MRI study[J]. Orthod Craniofac Res, 2008, 11(4):235-250.

[16] Stone JC, Hannah A, Nagar N. Dental occlusion and temporomandibular disorders[J]. Evid Based Dent, 2017, 18(3):86-87.

[17] Manfredini D, Lombardo L, Siciliani G. Temporomandibular disorders and dental occlusion. A systematic review of association studies: end of an era?[J]. J Oral Rehabil, 2017, 44(11):908-923.

[18] Turp JC, Schindler H. The dental occlusion as a suspected cause for TMDs: epidemiological and etiological considerations[J]. J Oral Rehabil, 2012, 39(7):502-512.

[19] Manfredini D, Castroflorio T, Perinetti G, et al. Dental occlusion, body posture and temporomandibular disorders: where we are now and where we are heading for[J]. J Oral Rehabil, 2012, 39(6):463-471.

[20] Talaat W, Al Bayatti S, Al Kawas S. CBCT analysis of bony changes associated with temporomandibular disorders[J]. Cranio, 2016, 34(2):88-94.

[21] Whyte A, Boeddinghaus R, Bartley A, et al. Imaging of the temporomandibular joint[J]. Clin Radiol, 2021, 76(1):e21-e35.

[22] Ivorra-Carbonell L, Montiel-Company JM, Almerich-Silla JM, et al. Impact of functional mandibular advancement appliances on the temporomandibular joint-a systematic review[J]. Med Oral Patol Oral Cir Bucal, 2016, 21(5):e565-e572.

[23] He D, Yang C, Zhang S, et al. Modified temporomandibular joint disc repositioning with miniscrew anchor: part I-surgical technique[J]. J Oral Maxillofac Surg, 2015, 73(1):47.e1-e9.

[24] Yang C, Cai XY, Chen MJ, et al. New arthroscopic disc repositioning and suturing technique for treating internal derangement of the temporomandibular joint: part I-technique introduction[J]. Int J Oral Maxillofac Surg, 2012, 41:1058-1063.

[25] Mitsimponas K, Mehmet S, Kennedy R, et al. Idiopathic condylar resorption[J]. Br J Oral Maxillofac Surg, 2018, 56(4):249-255.

[26] Kandasamy S, Rinchuse DJ, Greene CS, et al. Temporomandibular disorders and orthodontics: What have we learned from 1992-2022?[J]. Am J Orthod Dentofacial Orthop, 2022, 161(6):769-774.

[27] Liu MQ, Chen HM, Yap AU, et al. Condylar remodeling accompanying splint therapy: a cone-beam computerized tomography study of patients with temporomandibular joint disk displacement[J]. Oral Surg Oral Med Oral Pathol Oral Radiol, 2012, 114(2):259-265.

[28] 傅开元, 张豪, 马绪臣, 等. 手法复位辅助殆垫治疗急性不可复性盘前移位的初步报告[J]. 中华口腔医学杂志, 2002, 37(1):36-38.